中等职业教育护理类专业第二轮教材

（供护理类专业用）

U0786492

外科护理

（第2版）

主　编　李　赟　伞　宁

副主编　刘鸿业　王　宇　郭　楠

编　者　（以姓氏笔画为序）

王　宇（辽宁中医药大学附属医院）

尹　淼（哈尔滨市卫生学校）

邓金莹（广东省食品药品职业技术学校）

朱　琼（天水市卫生学校）

伞　宁（哈尔滨市卫生学校）

刘　洋（北京市昌平卫生学校）

刘鸿业（山东省青岛第二卫生学校）

李　凌（天水市卫生学校）

李　赟（天水市卫生学校）

宋博雅（齐齐哈尔市卫生学校）

陈霄航（阳江市卫生学校）

孟　颖（黑龙江医药卫生学校）

郭　楠（天水市卫生学校）

中国健康传媒集团

中国医药科技出版社

内容提要

本教材为“中等职业教育护理类专业第二轮教材”之一，在内容编写的安排上，紧密结合中等卫生职业教育和临床护理发展的需要，紧扣执业准入和岗位就业需求，主要讲述了外科常见病、多发病的护理。

本教材为书网融合教材，即纸质教材有机结合电子教材、教学配套资源（PPT、微课、视频等）、题库系统、数字化教学服务（在线教学、在线作业、在线考试），使教学资源更加多样化、立体化。

本教材主要供中等职业教育护理类专业用。

图书在版编目（CIP）数据

外科护理/李赟，伞宁主编．—2 版．—北京：中国医药科技出版社，2021.12

中等职业教育护理类专业第二轮教材

ISBN 978-7-5214-2623-6

Ⅰ.①外… Ⅱ.①李… ②伞… Ⅲ.①外科学－护理学－中等专业学校－教材 Ⅳ.①R473.6

中国版本图书馆 CIP 数据核字（2021）第 176399 号

美术编辑 陈君杞

版式设计 友全图文

出版 **中国健康传媒集团** | 中国医药科技出版社

地址 北京市海淀区文慧园北路甲 22 号

邮编 100082

电话 发行：010-62227427 邮购：010-62236938

网址 www.cmstp.com

规格 787mm×1092mm 1/16

印张 25

字数 569 千字

初版 2013 年 7 月第 1 版

版次 2021 年 12 月第 2 版

印次 2022 年 10 月第 2 次印刷

印刷 北京紫瑞利印刷有限公司

经销 全国各地新华书店

书号 ISBN 978-7-5214-2623-6

定价 72.00 元

获取新书信息、投稿、为图书纠错，请扫码联系我们。

出版说明

2012年，中国医药科技出版社根据教育部《中等职业教育改革创新行动计划（2010—2012年）》精神，组织编写出版了“全国医药中等职业教育护理类专业“十二五”规划教材”，受到广大医药卫生类中等职业院校师生的欢迎。为了进一步提升教材质量，紧跟学科发展，根据教育部颁布的《国家职业教育改革实施方案》(国发〔2019〕4号)、《中等职业学校专业教学标准（试行）》(教职成函〔2014〕48号）精神，中国医药科技出版社有限公司经过广泛征求各有关院校及专家的意见，于2020年3月正式启动组织第二轮教材的编写工作。在教育部、国家药品监督管理局的领导和指导下，在本套教材建设指导委员会专家的指导和顶层设计下，中国医药科技出版社有限公司组织全国相关院校教学经验丰富的专家、教师精心编撰了第二轮教材，该套教材即将付梓出版。

本套教材全部配套“医药大学堂”在线学习平台。主要供全国医药卫生中等职业院校护理类专业教学使用，也可供医药卫生行业从业人员继续教育和培训使用。

本套教材定位清晰，特点鲜明，主要体现如下几个方面。

1.立德树人，课程思政

教材内容将价值塑造、知识传授和能力培养三者融为一体，在教材专业内容中渗透我国护理事业人才必备的职业素养要求，潜移默化，让学生能够在学习知识的同时养成优秀的职业素养。优选“实例分析/岗位情景模拟”“你知道吗”内容，体现课程思政。

2.立足教改，适应发展

为了适应职业教育教学改革需要，教材注重以真实护理项目、典型工作任务为载体组织教学单元。遵循职业教育规律和技术技能型人才成长规律，体现中职护理类专业人才培养的特点，着力提高学生的临床操作能力。以学生的全面素质培养和行业对人才的要求为教学目标，按职业教育“需求驱动”型课程建构的过程，进行任务分析。强调教材的针对性、实用性、条理性和先进性，既注重对学生基本技能的培养，又适当拓展知识面，实现职业教育与终身学习的对接，为学生后续发展奠定必要的基础。

3.强化技能，对接岗位

教材体现中等职业教育的属性，使学生掌握一定的技能以适应岗位的需要，具有一定的理论知识基础和可持续发展的能力。理论知识把握有度，既要给学生学习和掌握技能奠定必要的、足够的理论基础，也不要过分强调理论知识的系统性和完整性；

注重技能结合理论知识，建设理论-实践一体化教材。

4. 优化模块，易教易学

设计生动、活泼的教学模块，在保持教材主体框架的基础上，通过模块设计增加教材的信息量和可读性、趣味性。例如通过引入实际案例以及岗位情景模拟，使教材内容更贴近岗位，让学生了解实际岗位的知识与技能要求，做到学以致用；“请你想一想”模块，便于师生教学的互动；“你知道吗”模块适当介绍新技术、新设备以及科技发展新趋势、行业职业资格考试与现代职业发展相关知识，为学生后续发展奠定必要的基础。

5. 产教融合，优化团队

现代职业教育倡导职业性、实践性和开放性，职业教育必须校企合作、工学结合、学作融合。专业技能课教材，鼓励吸纳1~2位具有丰富实践经验的岗位人员参与编写，确保工作岗位上先进技术和实际应用融入教材的内容，更加体现职业教育的职业性、实践性和开放性。

6. 多媒融合，数字资源

本套教材全部配套“医药大学堂”在线学习平台。理论教材在纸质教材建设过程中，建设与纸质教材配套的数字化教学资源，增加网络增值服务内容（如课程PPT、习题库、微课、动画等），使教材内容更加生动化、形象化。此外，平台尚有数据分析、教学诊断等功能，可为教学研究与管理提供技术和数据支撑。

编写出版本套高质量教材，得到了全国各相关院校领导与编者的大力支持，在此一并表示衷心感谢。出版发行本套教材，希望得到广大师生的欢迎，并在教学中积极使用本套教材和提出宝贵意见，以便修订完善，共同打造精品教材，为促进我国中等职业教育护理类专业教学改革和人才培养做出积极贡献。

中等职业教育护理类专业第二轮教材

建设指导委员会名单

数字化教材编委会

主　编　李　赟　伞　宁

副主编　刘鸿业　王　宇　郭　楠

编　者　（以姓氏笔画为序）

王　宇（辽宁中医药大学附属医院）

尹　森（哈尔滨市卫生学校）

邓金莹（广东省食品药品职业技术学校）

朱　琼（天水市卫生学校）

伞　宁（哈尔滨市卫生学校）

刘　洋（北京市昌平卫生学校）

刘鸿业（山东省青岛第二卫生学校）

李　凌（天水市卫生学校）

李　赟（天水市卫生学校）

宋博雅（齐齐哈尔市卫生学校）

陈霄航（阳江市卫生学校）

孟　颖（黑龙江医药卫生学校）

郭　楠（天水市卫生学校）

前言

《外科护理》是“中等职业教育护理类专业第二轮教材”之一，是在综合上一版教材编写的基础上，结合中等职业教育现状，强调以人的健康为中心的整体护理理念，体现了“以患者为中心”的优质护理指导思想。在强调护理基本理论、基本知识和基本技能的基础上，注重人文素质和综合能力的培养。本次《外科护理》教材在编写内容、结构特点等方面做了如下调整。

1. 结构特点　本版教材每章节前都有学习目标、案例分析，帮助学生从识记、理解和运用3个层面了解整章的重点内容，注重技能训练和人文素质培养。根据学习内容和中职学生的特点，章节中增加了知识拓展内容，以引起学生的情感体验，激发思维，引导其自主探究学习。为了拓宽学生的知识面，更广泛、深入地了解外科护理的相关知识，每章节都有介绍相关领域的知识窗、临床应用、案例分析等。章节后附有章节小结和目标检测，帮助学生梳理和总结章节内容，复习和巩固已学的知识，达到温故而知新的目的。

2. 编写内容　在内容编写的安排上，紧密结合中等卫生职业教育和临床护理发展的需要，紧扣执业准入和岗位就业需求，准确领会教育部《中等职业学校专业教学标准（试行）》精神，明确培养目标和规格、规范教学管理、加强专业建设、开发教材和学习资源的充分利用，以此为评估教学质量的主要标尺，在理论知识的深度和广度、技能培养的要求和时间安排上，突出中职护理专业、助产专业外科护理的特点，既与护士执业资格考试紧密接轨，又避免与其他教材的交叉重复。基于上述原因，本书删减了目前发病率低，或以内科治疗为主的先天性畸形患儿疾病等内容；增加了手部急性化脓性感染、冻伤及颅内肿瘤等护考大纲涉及内容。

3. 在护理部分内容编排上，为了节约篇幅和避免内容重复，在同一章节中，选择发病率较高的1～2种类型常见疾病，从概念、病理生理、护理评估、常见护理诊断及问题、护理目标、护理措施、健康指导等方面进行详细阐述，其余疾病只介绍护理评估、常见护理诊断及问题和护理措施。

4. 为调动学生学习的积极性和提高学习兴趣，编者们紧紧围绕本教材内容、学习目标、遵循教学大纲和护考要求，编写了配套《外科护理》教材的PPT，其内容包括各章节的学习目标、重点、难点解析、护考考点知识总结、仿真模拟习题、参考答案及部分习题解析等。为体现以学生为主体，实现“教、学、做”一体化，有些章节还配有视频及微课，方便学生能直观理解所学内容。网络增值中含有知识拓展文本及图片等知识链接，可使学生拓宽知识面。

本书在编写过程中，得到了编者所在院校、医院领导的大力支持，同时还得到了临床医护人员和专家的无私帮助，谨在此一并表示诚挚的谢意！

参加本教材编写任务的13位编者为来自全国9所卫生职业院校和综合性医院的具有丰富的临床、教学工作经验的专业技术人员，在编写过程中为了保证内容的科学性、先进性，参阅了大量国内外最新大、中专版本相关教材，为了保证教材内容的“新、精、准”，使学习与工作“零距离”，主编和编者们尽最大努力，进行反复斟酌和修改，但由于编者水平有限，本书不妥之处，恳请广大师生和读者不吝赐教。

编　者

2021年8月

目录

- 掌握脱水、低钾血症、代谢性酸中毒的护理措施。
- 掌握休克的概念、不同时期休克患者的身体状况和护理措施；休克患者的护理评估；扩容疗法的护理。
- 掌握麻醉的概念、分类及麻醉方法的选择；麻醉并发症出现的原因及护理措施。
- 掌握手术前后患者的护理评估和护理措施，手术中的配合和管理。
- 掌握肠内营养和肠外营养支持的护理措施。

- 掌握外科感染患者的护理评估、护理措施和健康指导。
- 掌握创伤、烧伤患者的护理评估（伤情判定）、护理措施。
- 掌握肿瘤患者护理评估和护理措施。
- 掌握颅内压增高、颅脑损伤患者的护理评估和护理措施。
- 掌握甲状腺功能亢进、单纯性甲状腺肿患者的护理评估、护理措施和健康指导。
- 掌握急性乳腺炎、乳腺癌患者的护理措施。
- 掌握胸部损伤、脓胸及胸部肿瘤患者的护理评估、护理措施，胸膜腔闭式引流的护理要点。

- 掌握腹膜炎、腹部损伤患者的护理评估、护理措施和健康指导；胃肠减压的原理、目的及护理。
- 掌握腹外疝、胃十二指肠溃疡外科治疗、胃癌、急性阑尾炎、肠梗阻、直肠肛管良性疾病、结肠癌、直肠癌等胃肠疾病的护理评估和护理措施。
- 掌握肝胆胰外科疾病患者的护理评估和护理措施。
- 掌握外科急腹症患者腹痛的特点和护理措施。
- 掌握原发性下肢静脉曲张、血栓闭塞性脉管炎患者的护理评估、常见护理诊断及问题和护理措施。
- 掌握尿道损伤患者的身体状况和护理措施。

掌握骨折、关节脱位患者的护理评估和护理措施；常见类型骨折、关节脱位的专有体征；脊柱骨折的搬运方法及注意事项。

第一章　绪　论

PPT

【学习目标】

熟悉　外科护理学的范畴与发展；如何学习外科护理学；外科护士应具备的基本素质。

第一节　外科护理学的范畴与发展

一、外科护理学的范畴

外科护理学是护理学的重要组成部分，它是和基础医学理论、护理学基础理论和护理学基本技术操作、外科学以及护理心理学、护理伦理学、社会学等人文科学知识并行的一门医学学科。它以创伤、感染、肿瘤、畸形、梗阻、结石等外科疾病患者为研究对象，在现代医学模式和现代护理观的指导下，根据患者的身心健康需求、社会家庭文化需求，以人的健康为中心，应用护理程序，向外科患者提供整体护理，以达到去除病痛、预防残障、促进康复的目的。外科护士的主要工作内容包括向患者提供有关疾病的诊断、治疗、康复、预防保健的医学知识咨询、指导；协助患者接受各种诊断性检查、各项手术和非手术性治疗的准备工作；评估和满足患者的基本要求；协助预防并发症、康复锻炼和预防残障，同时外科护士肩负着促进护理理论知识和实践技能操作发展的重任。

二、外科护理学的发展

古代外科学的起源并不十分清楚，早在旧石器时代我们的祖先就已开始用人工制造的器具——砭石治疗伤痛，此为古代外科的萌芽时期。据甲骨文记载，夏商时代已有外科病症名及单列专科，有疾目、疾耳等的区分，且有疾医、食医、兽医的划分。至商周时代，我国已有对人体解剖知识的描述，此后更有扁鹊、华佗用酒或麻沸散进行外科手术前麻醉的记载。自张仲景描述肠痈（阑尾炎）、阴吹（阴道直肠瘘）起，至清末高文晋著《外科图说》一书，显示我国古代对外科伤病的认识和治疗在不断提高，但期间的发展过程漫长而曲折。古代外科学仅以诊治伤病为主，古代医学专著中几乎未提到“护理”一词。

直到19世纪40年代，弗洛伦斯·南丁格尔和她的同事们在克里米亚战争中成功地通过清洁、消毒、换药、伤口包扎、改善休养环境等护理手段，注重伤病员的心理调节、营养补充等，使伤病员死亡率从50%降至2.2%，充分证实了护理工作在外科治疗中的重要作用，并由此创建了护理学。

我国外科护理学的发展与外科学的发展相辅相成、密不可分。1958年首例大面积烧伤患者的抢救成功，20世纪60年代初器官移植的实施，1963年世界首例断指再植术在上海获得成功等，既体现了外科学的发展，也是外科护理学发展的结果。

现代外科学在原有外科学的基础上拓展了新的领域，如心血管外科、微创技术、机器人等。人工材料与脏器的应用为外科学的发展提供了新条件，救治了许多以前无法治疗或治愈的病例。微创外科技术的快速发展，将传统手术操作的创伤降低到最低程度。手术机器人和机器人护士的应用，为医务人员提供了机械化帮助，提高了手术的操控性、精确性和稳定性，节省了人力资源、降低了感染风险。在现代外科广度和深度得到快速发展的同时，现代护理观也随之迅猛发展。另外，现代外科学的发展，新的医学模式和现代护理观的确立，使外科护理学在一定的理论基础上不断走向更专、更细、更深，发展日益完善。而且随着时代的进步，人类对新生事物认识的不断加深和各学科间的交流度加大，大大丰富了外科护理学的内涵，对从事外科护理专业者的要求越来越高，不仅要求其掌握本专业特有的知识、技术，还要求其熟悉社会伦理学、社会经济法规、护理心理、人际关系等学科的知识。要求外科护士必须在现代护理观的指导下“以人为本”，对外科患者进行系统的评估，提供身心整体的护理和个体化的健康教育，真正体现“人性化服务”的宗旨。

第二节　如何学习外科护理学

一、明确学习目标

学习外科护理学的基本目标是为了掌握外科护理学的基本理论知识与基本实践操作技能，并将其应运于临床实践当中，为减轻患者病痛、促进机体康复和提高预防保健做出应有的贡献。同时具备良好的人文素养，尊重、关爱、理解护理对象，仪表文雅大方，举止端庄稳重，态度和蔼，责任心强。

二、遵循整体的护理理念

整体的护理理念把患者这一服务对象，看成生理、心理、社会、精神、文化等诸多方面因素构成的统一体，护理的宗旨就是帮助患者适应和降低内外环境的压力，达到最佳的利于疾病康复的状态。要求护士要以现代护理观为指导，以整体、科学的护理程序为手段，针对人们不同的机体健康需求、精神心理需求、社会文化需求提供最佳护理措施。护理服务的对象从社区、医院延伸到社会各个方面的患者及健康人群，不仅要帮助患者恢复健康，还要对健康人群进行预防保健。护理服务时限从胎儿、新生儿、小儿、儿童、青年、中年、老年直至临终，囊括了生命的全过程。护士承担的角色是照顾者、管理者、支持者、教育者和保护者，其工作是以患者为中心。现代医学护理模式要求护士要有高度的责任心、爱心、耐心和同情心，有一定程度的沟通技巧，能建立良好的护患关系，有积极的奉献精神。要运用所学的外科护理学理论知识，积极对患者实施健康教育，鼓励患者从愿意接受护理到积极配合护理。帮助即将出院的患者，进行出院前的健康教育及引导自我护理，促进患者尽早康复，并将疾病预防方面的相关知识进行宣传普及，提高全民的健康意识和健康水平。

三、注重理论联系实际

外科护理学作为一门实践性很强的临床综合性课程，护士一旦进入工作岗位，就要用所学的理论知识指导自己的临床实践操作，所以学习过程要避免脱离实际的死记硬背，要求护士充分利用各种教学资源，多实践、勤思考，知道做什么、怎么做，不断反思、认真总结，培养学习的主动性、有效性，促进自身综合实践能力的提高。同时要紧密结合临床实际情况，如面对重症、急症、疑难杂症等患者的病情突然急剧变化，护士只有掌握好基础理论知识，才能通过用心观察病情的发展变化，准确判断疾病的本质，当机立断，及时做出妥善处理。外科患者住院期间大多有不同程度的心理负担，因此护士要具备一定的沟通交流技巧，学会观察和了解患者的心理变化，利用所学的理论知识进行有效疏导，引导患者正视现实，提高信心，努力配合治疗与护理，学会自我照顾与康复训练。整体护理要求给予患者生理、心理、精神、文化、社会等全方位护理，这就需要外科护士做到理论联系实际，同时也要学习与护理有关的自然科学和人文科学知识，如伦理学、社会学、经济学等，更好的贯彻整体的护理理念，提高护理效果。

四、重视综合职业能力的培养

护理职业活动仅具备一般意义的专业技能是不够的，还应具备以下七方面的能力，它对职业活动的顺利进行发挥着至关重要的作用。

（一）人际交往、沟通能力

护理工作既需要其合作者的支持与协助，又需要其护理对象的理解与配合。护士的主要合作者包括医疗机构的医学工作者、社区人群以及管理者，护理的对象则是全体社会成员，如患者、家属、健康人群等。面对不同年龄阶段、不同家庭环境、不同文化水平及社会背景的合作者和护理对象，护士必须具备一定的社会学、心理学及人际沟通技巧方面的知识，从而才能更好地开展工作。

（二）综合护理能力

综合护理能力主要包括专科及全科护理技能。护士的主要职责是护理不同类型疾病的患者，包括残障者、术后患者、中风恢复期的患者、精神病患者或临终患者等。在工作中，就不免要应用到内科、外科、神经、精神、中医以及老年和康复等学科方面的知识和技能。因此，护士必须具备各专科及中西医结合的综合护理技能，才能满足服务对象的需求。

（三）独立判断、解决问题及应变能力

护士常常处于合作的工作状态，遇到问题可以与其他医护工作人员共同解决；但是护士也要独立进行各种护理操作、独立地运用护理程序、独立地开展健康宣教、独立地进行咨询或指导。此外，无论是在服务站还是在患者家里，其护理条件及设备均不如医疗机构，这就要求护士具备较高的解决问题和应变的能力。

（四）预见能力

预见能力主要应用于预防性指导服务，它也是护士的主要职责之一。护士有责任向患者、家属及健康人群提供预防性指导和服务。在医院，临床护士主要运用顺向思维，即针对已经发生的疾病，应运整体的护理理念进行有效护理；但是护士不仅要运用顺向思维，还要运用逆向思维，即在疾病发生之前，明确病因，从而提前采取预防性措施，避免或降低疾病的发生率。在护理患者时，护士还应有能力预见治疗、护理的效果，以及疾病给患者、患者家庭带来的直接与间接影响，如身体健康、经济压力、心理及精神方面等，同时进行积极有效疏导；对于健康人群，护士也应积极进行疾病预防方面的知识宣教，以提高社会人群的健康意识。

（五）组织、管理能力

护士一方面要向居民提供直接的护理服务，另一方面还要调动一切社会积极因素，大力开展各种形式的健康促进活动，如组织相关人员进行物资供应和各种健康活动的安排工作、组织具有共同兴趣或相关机构人员的学习工作（如养老院中服务员的培训和餐厅人员的消毒指导），这些均需要一定的组织、管理能力。

（六）调研、科研能力

护士不仅肩负着向居民提供护理服务的职责，同时也肩负着发展护理、完善护理学科的重任。因此，护士应不断地充实理论知识，提高业务水平。护理学是一门不断发展的学科，护理人员只有不断地学习新知识，才能适应和促进护理学的发展。护士还应具备医学科研的基本知识，能独立或与他人共同进行护理科研活动。在护理实践中，善于总结经验并提出新的观点，探索适合我国国情的护理模式，推动我国护理事业的发展。

（七）自我防护能力

护士的自我防护能力主要包括两个方面，即法律自我防护及人身自我防护。首先，护士常常在非医疗机构场所提供有风险的医疗护理服务时，护士应加强法律意识，不仅要完整记录患者病情，还要在提供一些医疗护理服务前与患者或其家属签订有关救治协议书，以作为法律依据。其次，护士在非医疗机构场所提供护理服务时，应避免

携带贵重物品，并注意自身的防护。

护士的能力将直接影响护理的质量。只有加强护士的能力培养，提高护理队伍的整体素质，才能保证我国的护理事业健康蓬勃的向前发展，促进护理质量的进一步提升。

第三节　外科护士应具备的素质

随着医学科学的不断进步和发展，以及各学科间的相互交流与沟通，使外科护理学的内涵得到广阔的延伸。外科疾病种类复杂、变化快、突发性强、急诊和抢救较多。外科护理工作的特点对外科护士的综合素质提出了更高的要求，外科护士必须明确自身必备素质的内容，并在实践中不断提高、完善，努力使自己成为一名素质优良的外科专业护士，更好地为人类健康服务。

一、具备高尚的道德素质

热爱祖国，热爱人民，热爱护理事业，有为人类健康服务的奉献精神。具有高尚的道德品质、较高的慎独修养、正确的道德行为，自爱、自尊、自强、自律。能够正视现实、面向未来，追求崇高的理想，忠于职守，救死扶伤，廉洁奉公，实行人道主义。

二、具备良好的身心素质

护士是临床护理工作的主体，要提供最佳的护理服务，就必须加强自身修养，具有健康的体质、开朗的性格、饱满的精神、良好的心理素质和较强的社会适应能力；积极向上、乐观自信的生活态度；稳定的情绪，遇挫折不灰心，有成绩不骄傲；能临危不惧，在困难和复杂的环境中能沉着应对；有宽广的胸怀，在工作中能虚心学习新方法和新技术，能听取不同意见，取众之长，补己之短，工作中能互相交流经验。

三、具备扎实的业务素质

1. 有扎实的专业理论知识，掌握各种常见病的症状、体征和护理要点，能及时准确地制定护理计划。掌握护理心理学和护理伦理学知识，了解最新的护理理论和信息，积极开展和参与护理科研。

2. 有娴熟的护理操作技能，熟练的护理操作技能是一个优秀护士必须具备的基本条件，除了常见的医疗护理技术操作外，对现岗位的专科护理技术应熟练精通，能稳、快、准、好地完成各项护理工作。高超的护理技术不仅能大大减轻患者的痛苦，而且能增强自己的自信心。

3. 掌握急救技术和设备的使用，熟练掌握各种急救技术、急救仪器设备及急救药品的使用，能有效地配合医生完成对急症或危重患者的抢救。

4. 具有高度的责任心，严守工作岗位，密切观察患者病情的变化，严格执行操作规程，认真做好查对制度，时刻牢记医疗安全第一，杜绝医疗差错事故发生。

5. 具有敏锐的观察力，善于捕捉有用的信息，能理论联系实际，勇于技术创新。有较强的语言表达能力，掌握人际交流的方法和技巧，能根据患者的具体情况有效进行心理方面的护理。

四、具备良好的人文素质

现代护理的主题是“以人为本、人文关怀”。要全面提高护理质量就要求护士具有良好的人文精神，尊重、关爱、理解护理对象，让他们感受到人文关怀。因此，要求外科护士在护理工作中仪表文雅大方、举止端庄稳重，关注护理对象生理、心理及社会等各方面对健康问题的反应和对护理的需求。

五、科学文化素质

外科护士在掌握医学理论知识和精通护理专业技能外，还要加强自身的文化修养和自然科学、社会科学、人文科学等多学科方面的知识，积极上进、不断进取，认真学习，紧跟医学发展的步伐，扩大知识面，丰富自己的知识内涵，举止大方、着装得体，提升自身形象，增强自信心和公信力。

六、健康教育的义务宣传员

护理工作的特殊性，既懂医学知识又与患者密切接触，护士应利用这一有利条件，向患者及家属进行健康和卫生知识的宣传教育，对一些常见的慢性病，如：糖尿病、高血压、心脑血管疾病等进行饮食、日常生活和用药等方面的正确指导。根据本地的实际情况做好防治传染病的宣传工作。

（李　赟）

书网融合……

本章小结　　自测题

第二章 水、电解质及酸碱平衡失调患者的护理

PPT

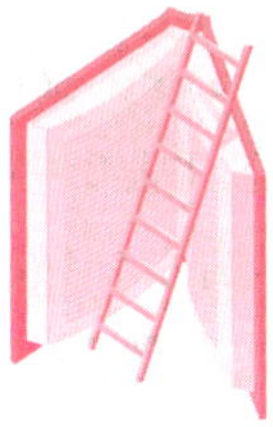

【学习目标】

1. **掌握** 脱水、低钾血症、代谢性酸中毒患者的护理措施。

2. **熟悉** 脱水、低钾血症、代谢性酸中毒患者的护理评估、常见护理诊断及问题以及护理目标；体液分布、体液平衡及调节。

3. **了解** 高钾血症、代谢性碱中毒、呼吸性酸中毒、呼吸性碱中毒患者的护理。

第一节 体液平衡

案例分析

患者，男，40岁，呕吐、腹泻伴发热、口渴、尿少4天入院。体格检查：体温38.2℃，血压110/80mmHg，汗少，皮肤黏膜干燥。实验室检查：血 Na^+ 155mmol/L，血浆渗透压320mmol/L，尿比重>1.0120。其余化验检查基本正常。

问题

1. 给出该患者正确的护理评估及护理诊断。
2. 给患者制定合理的护理计划，配合医生进行补液护理。

一、体液的组成及分布

人体内的液体由水及溶解在水中的无机盐、有机物一起构成，统称为体液，由细胞内液和细胞外液两部分组成。正常成人体液总量约占体重的60%（女性55%），细胞内液约占体重的40%（女性35%）。男、女性的细胞外液均约占体重的20%。细胞外液包括血浆和组织间液两部分，其中血浆约占体重的5%，组织间液约占体重的15%。体液分布和含量随年龄、性别及体重不同而异。随着年龄增长，人体体液总量逐渐减少。新生儿体液量可达体重的80%。绝大部分细胞外液能迅速地与血管内液体

或细胞内液体进行交换并取得平衡，这在维持机体的水和电解质平衡方面具有重要作用，称为功能性细胞外液。另有一小部分细胞外液，它们具有各自的功能，如仅有缓慢地交换和取得平衡的能力，包括结缔组织液和所谓的透细胞液，如脑脊液、胸腔液、心包液、腹腔液、关节液等，故称为第三间隙液体。这部分细胞外液仅占体重的1%～2%，约占组织间液的10%。

细胞内、外液的渗透压相等，正常为290～310mmol/L。渗透压的稳定是维持细胞内、外液平衡的基本保证。

二、体液平衡及调节

（一）水的平衡

在正常情况下，人体内的水以出入水量相等保持水的动态平衡状态（表2－1），这是神经、激素及体液中的化学物质参与调节的结果。肾脏是调节人体内水分最主要的器官，每天排尿量可达1000～1500ml，通过排尿排出了体内代谢产生的废物。另外，呼气和皮肤蒸发为不显性失水，也带走了一部分水分，进而保持体内水的平衡状态。

表2－1　正常成人每日水的出入量

每日摄入水量（ml）		每日排出水量（ml）	
单纯饮水	1000～1500	排尿	1000～1500
食物含水	700	粪便	200
内生水（代谢水）	300	呼气蒸发	300
		皮肤蒸发	500
总入量	2000～2500	总出量	2000～2500

（二）电解质平衡

水和电解质广泛分布于人体内，参与体内许多重要的功能和代谢活动，如在维持体液渗透压和水的平衡、维持体液的酸碱平衡、维持神经和肌肉的应激性、维持细胞正常的物质代谢等方面发挥了非常重要的作用。在正常人体内，细胞外液中最主要的阳离子是Na^+，主要的阴离子是Cl^-、HCO_3^-；细胞内液中主要的阳离子是K^+、Mg^{2+}，主要的阴离子是HPO_4^-和蛋白阴离子。Na^+、K^+的相对平衡，维持着整个细胞的功能和结构的完整。电解质的平衡，受神经系统和某些激素的调节，而这种调节主要是通过神经特别是一些激素通过肾脏排尿得以实现。

1. 钠的平衡　钠主要来自食盐，经尿排出，少部分由汗液丢失。正常血清钠的浓度为135～145mmol/L。正常成人每日需氯化钠4～5g。钠的主要生理功能是维持细胞外液的渗透压及神经、肌肉兴奋性。钠的代谢规律是多进多排、少进少排、不进几乎不排。

2. 钾的平衡　钾主要由饮食中摄取，经尿排出。正常成人每日需氯化钾3～4g。钾的主要生理功能是维持细胞的正常代谢，维持细胞内液的渗透压和酸碱平衡，维持神经、肌肉应激性及心肌收缩功能。钾的代谢规律是多进多排、少进少排、不进也排。

（三）酸碱平衡

正常情况下，人体在代谢过程中会不断产生酸性和碱性代谢产物，但机体能通过血液缓冲系统、肺的呼吸和肾的排泄等进行调节，使血液的 pH 始终保持在 7.35～7.45 的正常范围内，确保体液酸碱的平衡状态。

1. 血液缓冲系统的调节　血浆中最重要的缓冲对为 HCO_3^-/H_2CO_3，HCO_3^- 的正常值为 24mmol/L，H_2CO_3 的正常值为 1.2mmol/L，两者比值为 20：1。只要比值保持在 20：1，血浆 pH 就能维持在 7.35～7.45 的正常范围。血液缓冲系统发挥作用早，但调节作用相对比较弱，要进行酸碱平衡的调节，还需要通过肺和肾来发挥作用。

2. 肺的调节　肺主要通过二氧化碳排出量的多少进行酸碱平衡的调节。延髓的中央化学感受器对脑脊液中 CO_2 和血液的 pH 变化高度敏感。在缺氧状态下，周围化学感受器兴奋性增强，促进肺内 CO_2 呼出，从而降低动脉血二氧化碳分压（$PaCO_2$），降低血中 H_2CO_3 浓度，进而进行酸碱平衡的调节。

3. 肾的调节　肾在酸碱平衡的调节中发挥最重要的作用。其调节方式为通过排出固定酸和过多的碱性物质进行调节；通过 Na^+-H^+ 交换进行调节；通过 HCO_3^- 重吸收进行调节；通过泌出 NH_3 与 H^+ 结合成 NH_4^+ 排出进行调节；通过酸化尿液而排出 H^+ 等方式进行调节，从而维持血浆正常的 pH。

此外，细胞通过 H^+-K^+ 交换，在酸碱平衡调节中也发挥一定的作用。当细胞外液中 H^+ 增多（酸中毒）时，H^+ 进入细胞内，K^+ 排出，故酸中毒时往往伴随有高钾血症；相反，当细胞外液 H^+ 减少（碱中毒）时，细胞内 H^+ 排出，与细胞外 K^+ 进行交换，故碱中毒时往往伴随有低钾血症。

知识拓展

体液是人体内的液体组成部分，由细胞内液和细胞外液两部分组成。在正常情况下，体液通过血液缓冲系统、肺和肾的调节处于平衡状态。人体体液的平衡状态为体内营养物质的交换和代谢废物的排出提供了有利的场所。因此，当急危重症外科患者体液大剂量丢失时，如果不及时补液，最终会影响治疗的效果。

第二节　水、电解质代谢失衡

案例分析

患者，男，25 岁，于 48 小时前突发全腹痛，以右下腹更明显，为阵发性绞痛，伴有肠鸣，多次呕吐，开始为绿色物，以后呕吐物有粪臭味。两天来未进食，亦未排便排气，尿少，3 年前曾做过阑尾切除手术。

查体：急性病容，神智清楚，血压100/60mmHg，脉搏132次/分，体温37.5℃，皮肤无黄染，干燥，弹性差。心肺正常，腹膨隆，未见肠型，全腹触诊柔软，广泛轻压痛，无反跳痛，未触及肿块，肝脾不大，肠鸣音高亢，有气过水音。

辅助检查：腹部透视有多个液平，其余检查基本正常。

问题

1. 分析写出该患者正确的护理评估。
2. 给出该患者正确的护理诊断。
3. 给患者制定合理的护理计划，配合医生进行液体疗法。

一、水钠代谢失衡

在细胞外液中，水、钠关系非常密切，故一旦发生代谢紊乱，缺水与失钠常同时发生。不同原因引起的水钠代谢紊乱，因失水和失钠的程度不同，其临床表现也各不相同。水、钠代谢紊乱一般分为等渗性脱水、高渗性脱水、低渗性脱水三种类型。

（一）等渗性脱水

等渗性脱水（isotonic dehydration）又称急性脱水或混合性脱水，是外科患者中最易发生的脱水类型。水和钠成比例丧失，血清钠和细胞外液渗透压仍保持在正常范围。

1. 病因 消化液急性丧失，如急性肠炎、急性肠梗阻和肠瘘等；体液丧失在感染区或软组织内，如急性腹膜炎、大面积烧伤等。这些丧失的体液成分与细胞外液基本相同。

2. 病理生理 等渗性脱水可造成细胞外液量迅速减少，细胞内、外液的渗透压无明显变化，早期细胞内液无需向细胞外转移，故细胞内液量未发生明显变化。但若体液丧失持续时间较长，细胞内液也将逐渐外移，随细胞外液共同丧失而出现细胞内缺水，进而抗利尿激素分泌增加，出现尿量减少，尿比重基本不变。

（二）高渗性脱水

高渗性脱水（hypertonic dehydration）又称原发性脱水，水和钠同时丧失，但失水大于失钠，细胞外液渗透压增高，血清钠 > 150mmol/L。

1. 病因 ①水量摄入不足：食管癌晚期进水受限、长时间禁食、危重症患者未及时补充水分等。②水分丢失过多：大面积烧伤后创面暴露、高温大量发汗、大面积开放性损伤经创面水分大量蒸发等。

2. 病理生理 由于失水大于失钠，细胞外液渗透压增高，细胞内液向细胞外转移，导致细胞内、外液量都有减少。脱水严重时，患者出现口渴、尿量减少等表现。

（三）低渗性脱水

失钠多于失水，血清钠 < 135mmol/L，细胞外液渗透压降低，即为低渗性脱水（hypotonie dehydration）。绝大多数患者因失水后补液不当引起，故又称继发性脱水或慢性脱水。

1. 病因　①胃肠道消化液持续缓慢丢失：如反复呕吐、长期胃肠减压等。②大创面慢性渗液。③应用排钠利尿剂，未补充适当的钠盐。④等渗性脱水治疗时只补充水分，未及时补充钠盐。

2. 病理生理　细胞外液渗透压下降，导致水从细胞外向细胞内转移，故细胞内缺水不明显，机体因抗利尿激素分泌减少，故早期尿量正常或增多，后期因有效循环血量减少，导致抗利尿激素分泌增多，进而尿量减少。

【护理评估】

（一）健康史

评估患者的年龄、体重、生活习惯、体质状况等，有助于了解体液失衡的发生原因。是否存在导致患者水、钠摄入不足或排出过多的各种因素，如呕吐、腹泻、长时间禁食、高热、急性肠炎、肠瘘等，以及失水失钠后补液是否得当。了解患者的重要脏器功能等。

（二）身体状况

1. 高渗性脱水　失水大于失钠，但随着脱水程度加重，患者的临床表现也各不相同（表2－2）。

表2－2　高渗性脱水的表现

失水程度	临床表现	失水量（占体重%）
轻度	口渴、尿少	2～4
中度	极度口渴、尿少、尿比重高；口唇干裂皮肤干燥、弹性下降、眼窝凹陷	4～6
重度	上述表现加重，并且出现躁狂、谵妄甚至昏迷等脑功能障碍的表现，脉搏细速、血压下降甚至休克等循环系统功能异常表现	>6

2. 低渗性脱水　细胞外液渗透压下降，细胞外水向细胞内转移，患者一般无口渴。根据缺钠程度，临床表现分为轻、中、重三度（表2－3）。

表2－3　低渗性脱水的表现

缺钠程度	血清钠浓度（mmol/L）	临床表现	丢失NaCl量（g/kg）
轻度	130～135	软弱、疲乏、头晕、手足麻木 尿量先多后少	0.5
中度	120～130	上述症状加重，伴恶心、呕吐脉搏细速、血压不稳定或下降脉压变小，浅静脉瘪陷视物模糊，站立性晕倒尿量减少，尿比重低	0.5～0.75
重度	<120	神志不清，四肢发凉，甚至意识模糊，肌痉挛性抽痛，腱反射减弱或消失，木僵、甚至昏迷，可出现阳性病理体征常伴休克	0.75～1.25

3. 等渗性脱水 又称混合型缺水，水和钠同比例丧失，既有高渗性缺水的表现，又有低渗性缺水的表现（表2-4）。

表2-4 等渗性缺水的表现

程度	临床表现	失水量（占体重%）
轻度	口渴、乏力、少尿	2~4
中度	恶心、呕吐、口唇干燥，眼窝凹陷皮肤干燥松弛、弹性降低、心率加快脉搏减弱、血压不稳定或降低，肢端湿冷等	4~6
重度	意识模糊、谵妄甚至昏迷等休克表现	>6

（三）心理及社会状况

人体内环境的紊乱，不但会加快病情的发展，而且由于患者全身不适，甚至出现中枢神经功能障碍或循环功能障碍表现，以及伴有原发病所致的不良反应等，较易引起患者及其家属的焦虑和恐慌。体液失衡常以疾病的并发症出现，因此，常有原发疾病所致的心理与社会反应。

（四）辅助检查

不同类型脱水，血、尿液检查结果各有其特点（表2-5）。

表2-5 三种类型脱水血、尿检查特点

检查项目	高渗性脱水	低渗性脱水	等渗性脱水	临床意义
红细胞计数	增高	增高	增高	提示血液浓缩
血红蛋白量	增高	增高	增高	提示血液浓缩
血细胞比容	增高	增高	增高	提示血液浓缩
血清钠	>150mmol/L	<135mmol/L	135~145mmol/L	判断缺水性质
血尿素氮	可升高	可升高	可升高	见于肾不能排出维持排泄废物所需要的尿量时
尿钠、氯含量	增高明显	减少	正常或稍增高	反映肾有效调节
尿比重	增高	尿比重<1.010	增高	反映尿液浓缩和尿钠、氯排出状况

（五）处理原则

不同类型的脱水，其治疗原则为积极处理原发病，保护肾功能，及时有效补充液体不足。

1. 高渗性脱水 轻度脱水鼓励患者多饮水，不能饮水或中度以上脱水患者应首先静脉滴注5%葡萄糖溶液。补充液体量：①根据临床表现估计失水量占体重的百分比，每丧失体重的1%，需补液400~500ml。②根据血清钠浓度计算，补水量（ml）=［测得血钠值（mmol/L）-正常血钠值（mmol/L）］×体重（kg）×4。除此外，补液还需包括每天生理需要量约2000ml。为防止继发低渗性脱水，高渗状态缓解后应及时适量补给0.9%氯化钠溶液。一般葡萄糖溶液与0.9%氯化钠溶液比例约为2∶1。

2. 低渗性脱水　轻、中度缺钠患者，一般补充5%葡萄糖氯化钠溶液；重度缺钠患者，先输晶体溶液，如复方乳酸氯化钠溶液、等渗氯化钠溶液，后输胶体溶液，如羟乙基淀粉、右旋糖酐溶液和血浆等以补足血容量，再静脉滴注高渗氯化钠溶液，以进一步恢复细胞外液的渗透压。低渗性脱水的补钠量可按下列公式计算：需补充的钠量（mmol）=［血钠的正常值（mmol/L）－血钠测得值（mmol/L）］×体重（kg）×0.6（女性为0.5）。举例如下：女性患者，体重60kg，血清钠浓度为130mmol/L。补钠量（mmol）=（142－130）×60×0.5=360mmol。以17mmol Na=1g钠盐计算，需补氯化钠量约为21g。当天先补1/2量，即10.5g加日需要量4.5g，共计15g。滴注5%葡萄糖氯化钠溶液1500ml即可基本完成。此外还应补给生理需要量2000ml，并根据脱水程度再适当增加一些补液量。其余的一半钠可在第二天补给。

3. 等渗性脱水　轻度脱水患者饮含盐饮料，不能饮水或中度以上脱水患者首先静脉补给等渗氯化钠溶液或平衡盐溶液。但应注意大量补充等渗氯化钠溶液时，有导致高氯性酸中毒的危险。而平衡盐溶液的电解质含量和血浆内含量相仿，用来治疗等渗性脱水比较理想。常用的有乳酸钠和复方氯化钠溶液（1.86%乳酸钠溶液和复方氯化钠溶液之比为1∶2）与碳酸氢钠和等渗盐水溶液（1.25%碳酸氢钠溶液和等渗盐水之比为1∶2）两种。

脱水纠正后，排钾量会有所增加，血清K^+浓度也因细胞外液量的增加而被稀释降低，故应预防低钾血症的发生。

【常见护理诊断及问题】

1. 体液不足　与水分摄入不足或丢失过多有关。

2. 营养失调　与因长时间禁食、频繁大量呕吐等有关。

3. 皮肤完整性受损　与体液缺乏及不适当的组织灌流引起皮肤黏膜干燥、弹性降低等有关。

4. 焦虑　与担心体液失衡对健康和预后的影响有关。

5. 潜在并发症　低血容量性休克、体位性低血压、脑损伤等。

【护理目标】

1. 患者体液容量得到补充，缺水症状、体征缓解或消失。
2. 营养状况得到改善。
3. 维持皮肤黏膜的完整性。
4. 焦虑减轻，对预后有信心。
5. 避免体位性低血压、脑损伤及其他并发症的发生。

【护理措施】

（一）一般护理

根据原发病情况，指导患者注意休息和适当活动，避免意外受伤的发生；能饮食者加强营养，鼓励患者摄入含有丰富蛋白质、能量、维生素和膳食纤维的食物，禁食者注意口腔护理，必要时提供肠内、外营养支持。

（二）液体疗法的护理

补充体液是脱水患者最基本、最有效的治疗方法，也是维持机体体液平衡、增强机体尽快康复的有效措施。补充体液不足必须要解决的三个问题是：补什么（液体种类的选择）、补多少（补液量的计算）、怎样补（补液方法及原则）。

1. 补液种类的选择 原则是“缺什么、补什么”。

（1）生理需要量 按机体每日对盐、糖基础需要量配制。一般成人可予0.9%氯化钠溶液或5%葡萄糖氯化钠溶液500~1000ml，5%~10%葡萄糖溶液1500ml，酌情补给10%氯化钾溶液20~30ml。

（2）已丧失量 按脱水性质配制，见“处理原则”。

（3）继续丧失量 遵循“同质原则”，按实际丢失液体的成分配制。如气管切开患者每日要增加水分丢失800~1200ml，主要以5%葡萄糖溶液补充；消化液丢失者一般可用林格溶液或平衡盐溶液补给。

2. 补液总量 遵循原则为“缺多少、补多少”。补液总量的组成包括三个部分，即已丧失量、继续丧失量和生理需要量。

（1）已丧失量 指在制定补液计划前已经丢失的体液总量。失水量的计算，可根据失水或失钠的程度补给，如60kg体重的中度等渗性脱水患者脱水量约为60kg×5%=3000ml，相当于0.9%氯化钠溶液3000ml。也可按血细胞比容来计算补液量，补等渗氯化钠溶液量（L）=血细胞比容上升值/血细胞比容正常值×体重（kg）×0.25。

（2）继续丧失量 又称额外丧失量，是治疗过程中继续丢失的体液量，如补液过程中继续发生的高热、大汗、呕吐、胃肠减压等体液丢失量。如体温每升高1℃，皮肤丧失水分增加35ml，成人体温达40℃，需多补充600~1000ml液体；出汗湿透一套衣裤约丧失体液1000ml；气管切开者每日水分丢失增加800~1200ml。

（3）生理需要量 指维持基本生命活动所需液体的总量，成人水分为2000~2500ml/d。氯化钠4~5g/d，氯化钾3~4g/d，葡萄糖100~150g/d以上。

补液总量=已丧失量+继续丧失量+生理需要量。第1日补液总量=生理需要量+1/2已丧失量；第2日补液总量=生理需要量+1/2已丧失量（酌情减少）+前1日继续丧失量；第3日补液总量=生理需要量+前1日继续丧失量。

3. 补液方法及原则 通常补液遵循的原则为：①先盐后糖，但高渗性脱水例外；②先晶后胶，先输入晶体液以改善血液浓缩与微循环；③先快后慢，迅速改善缺水缺钠状态后，应减慢滴速，以防心肺负担加剧；④液种交替，避免长时间滴注同一种类型液体，以防造成新的失衡；⑤尿畅补钾，一般要求尿量达到40ml/h以上方可补钾；⑥边补充边调整，随着患者病情变化，及时调整补充液体的计量、速度、种类等。

（三）病情观察

1. 记录24小时液体出入量　准确记录24小时出入液体总量，帮助判断患者液体补充的效果，以便及时调整输液计划，尤其尿量为主要观察指标，尿量在30ml/h以上，说明血容量基本得到补充，应减慢输液速度，减少输液计量。

2. 生命体征的观察　通过分析患者生命体征，进一步判断病情的发展变化及心、肺等重要脏器的功能。如呼吸脉搏平稳、血压回升，说明病情在改善。

3. 症状体征的观察　通过观察患者面部口唇色泽、肢端温度、精神状态等方面的变化，进行体表微循环及有效循环血量补充情况的判断。如面色逐渐红润、肢端温暖、反应灵敏度提高等，说明有效循环血量基本得到补充。

（四）心理方面的护理

在建立相对比较融洽的护患关系的基础上，对患者及其家属进行病情的适当解释、治疗方法的选择及治疗效果的客观分析，让患者在理解的基础上很好的配合医生的治疗和护士的护理工作，同时在心理上进行适当的安慰和疏导，鼓励患者建立起战胜疾病的信心，从而消除因疾病给患者带来的焦虑、紧张和恐惧心理。

【健康指导】

（1）发病前尽量消除导致疾病发生的原因，如高温环境下作业，尽量多补充淡盐水；讲究卫生，不吃不洁的食物；饭后不做剧烈运动；适当参加体育运动，增强机体抵抗力，防止感染的发生等。

（2）疾病发生后尽量做到早发现、早就诊。如急性胃肠炎频繁呕吐与腹泻者，应尽早就诊，防止体液失衡的发生；大面积烧伤患者，及时补充液体，防止休克的发生等；炎症早期及时有效使用抗生素进行抗感染治疗等。

（3）进一步做好康复期间的保健工作。如出院后的自我护理、康复训练、按时用药；适当休息与活动；加强营养，平衡膳食，多吃新鲜的蔬菜和水果，增强机体抵抗力等。

二、钾代谢失衡

钾是细胞内最主要的阳离子。体内总钾量的98%存在于细胞内，细胞外液中钾含量仅占钾总量的2%。正常血清钾浓度为3.5～5.5mmol/L。钾具有诸多生理功能，如参与和维持细胞的正常代谢，维持细胞内液渗透压，参与酸碱平衡的调节，维持神经肌肉的兴奋性以及心肌的生理功能等。钾代谢异常的表现有低钾血症和高钾血症，以前者为多见。

（一）低钾血症

血清钾浓度低于3.5mmol/L即为低钾血症（hypokalemia）。

【护理评估】

1. 健康史 了解患者有无引起低钾血症的发病原因。低钾血症的常见病因总结为以下三个方面。

（1）K^+摄入不足 长期禁食、频繁呕吐不能正常饮食、昏迷等患者。

（2）K^+排出过多 ①肾外途径丢失：严重呕吐、腹泻、胃肠减压、肠瘘等导致钾离子随消化液大量丢失。②随尿排 K^+增多：长期大剂量使用排 K^+利尿剂、糖皮质激素等药物使 K^+随尿排出增加。

（3）体内转移 ①大量输注葡萄糖溶液，尤其与胰岛素合用时，K^+参与糖原的合成，由细胞外转移至细胞内。②碱中毒时，H^+由细胞内转移到细胞外，而 K^+由细胞外向细胞内转移。

2. 身体状况

（1）肌肉应激性下降 ①骨骼肌应激性下降：肌无力是最早出现的症状，一般先是四肢软弱无力，继而延及躯干及呼吸肌，严重者可致软瘫、腱反射减弱或消失。②胃肠平滑肌应激性下降：胃肠蠕动减弱，患者出现恶心、呕吐、腹胀、肠鸣音减弱，严重时可出现麻痹性肠梗阻。

（2）中枢神经系统应激性下降 患者表现为表情淡漠、反应迟钝、嗜睡，严重者可出现昏迷。

（3）心功能异常 主要为传导阻滞和节律异常。严重缺钾者可有心前区不适，易发生洋地黄中毒，导致心脏收缩期停搏。缺钾时典型的心电图改变为早期出现 T 波降低、变平或倒置，随后出现 ST 段降低、Q－T 间期延长和 U 波出现。但并非每个患者都有心电图改变，故不应单凭心电图异常来诊断低钾血症。

（4）代谢性碱中毒 血清钾过低时，K^+从细胞内移出，与 Na^+和 H^+交换增加（每移出 3 个 K^+，即有 2 个 Na^+和 1 个 H^+移入细胞内），使细胞外液的 H^+浓度下降；另一方面，肾远曲小管 Na^+、K^+交换减少，Na^+、H^+交换增加，使排 H^+增多，尿液呈酸性，称反常酸性尿。这两方面作用的结果可致低钾性碱中毒。

3. 心理－社会状况 低钾血症者乏力、翻身困难甚至软瘫，常引起患者及其家属的担心、顾虑和恐慌；静脉补钾每日总量和滴速的严格限制，需要患者及其家属较长时间的配合，也易引起家属的烦躁和顾虑。

4. 辅助检查

（1）实验室检查 血清 $K^+ < 3.5mmol/L$，伴随继发性碱中毒者血气分析可以异常。

（2）心电检查 低钾血症患者，T 波低平或倒置、ST 段降低、Q－T 间期延长、U 波出现（图 2－1）。

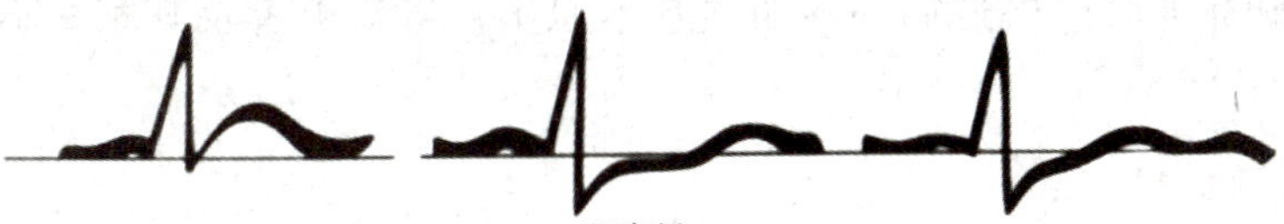

图 2－1 低钾血症心电图表现

5. 处理原则 积极治疗原发病；低钾血症患者能口服者尽量口服补钾，不能口服者及时静脉补钾并加强监测。

【常见护理诊断及问题】

1. 有受伤的危险 与四肢肌肉软弱无力，神情淡漠有关。

2. 有便秘的危险 与胃肠平滑肌蠕动变慢有关。

3. 潜在并发症 心律失常。

4. 知识缺乏 缺乏低钾血症发病原因、治疗等相关知识。

【护理措施】

1. 一般护理 患者尽量卧床休息，鼓励进食含钾较高的食物，如新鲜蔬菜、水果、蛋、奶、肉类等，同时加强营养。

2. 病情观察 严密观察患者精神状态、生命体征、原发病状况、尿量，监测血钾水平及心电图变化等。

3. 治疗配合

（1）病因治疗 积极处理原发病，尽快恢复患者的正常饮食，同时防止钾的继续丢失。

（2）遵医嘱补钾 以口服最为安全，常用 10% 氯化钾溶液 10～20ml，每日 3 次。不能口服者可经静脉补钾。静脉补钾时，常用 10% 氯化钾溶液经 5% 葡萄糖溶液或 0.9% 氯化钠溶液稀释后静脉滴注，并应遵循四项基本原则：①无尿不补钾：尿量必须大于 40ml/h 或 500ml/d 以上时，补钾较为安全。②浓度不过高：静脉滴注氯化钾的安全浓度不超过 0.3%。③滴速不过快：一般不宜超过 60 滴/分。④总量不过大：定时监测血钾浓度，及时调整每日补钾总量，一般每日补氯化钾 3～6g。严禁直接静脉推注。

4. 心理护理 加强护患沟通，通过对病情、治疗方法和护理措施的适当解释，让患者在理解的基础上很好地配合治疗和护理，同时通过一定程度的安慰和鼓励，让患者不仅能说出自己的内心感受，而且能消除对疾病产生的焦虑或恐惧心理，增强患者的治疗信心。

5. 健康指导

（1）术后长时间禁食者、不能正常饮食者、长期控制饮食摄入者或近期有呕吐、腹泻、胃肠道引流者，应及时补钾以防发生低钾血症。

（2）长期大剂量使用排钾利尿药者应监测血钾浓度。

(3) 静脉补钾时严格遵循补钾四项基本原则，告知患者及其家属不能自行调快滴速。

(二) 高钾血症

血清钾浓度大于5.5mmol/L即为高钾血症（hyperkalemia）。

【护理评估】

1. 健康史 了解患者有无引起高钾血症的病因。高钾血症的常见病因有以下三种。

(1) 钾摄入过多 常见于静脉补钾过量、过快或浓度过高，或大量输入库存较久的血液等。

(2) 钾排出减少 肾排钾功能减退，如急、慢性肾功能衰竭，应用保钾利尿剂（如螺内酯、氨苯蝶啶等），盐皮质激素分泌减少。

(3) 体内转移 重症溶血、大面积烧伤、严重挤压伤等大量红细胞、肌细胞破坏，以及严重酸中毒时钾自细胞内移出，继发高钾血症，但体内总钾量正常。

2. 身体状况 轻度高钾血症早期无特异性表现，如病情进一步加重，则出现神经肌肉兴奋性降低等高钾血症的典型表现。

(1) 神经、肌肉功能异常 患者可有感觉异常、肢体软弱无力，严重者出现软瘫、吞咽和呼吸困难、腱反射消失以及恶心、呕吐、腹胀、腹泻等。中枢神经系统可表现为烦躁不安、神志淡漠、晕厥及昏迷。

(2) 心功能异常 血钾对心肌有抑制作用，可出现心动过缓、心律不齐，甚至心脏停搏于舒张期。

(3) 继发酸中毒 高钾血症患者细胞外钾内移，细胞内 H^+ 移出，导致继发性酸中毒。

(4) 严重者有微循环障碍表现 如皮肤苍白、湿冷、青紫、血压下降等。

3. 心理及社会状况 高钾血症起病快、病情重，易危及患者的生命，因此患者及其家属常有焦虑或恐惧等思想情绪。

4. 辅助检查 实验室检查：血清 $K^+ > 5.5$mmol/L。心电图检查：高钾血症患者，T波高尖、Q-T间期延长、QRS波群增宽、P-R间期延长。

5. 处理原则 去除病因；降低血清 K^+ 浓度，如停止钾的继续摄入，促进钾的排出或向细胞内转移；必要时使用钙剂拮抗高血钾对心肌的抑制作用。

【常见护理诊断及问题】

1. 疲乏 与高钾血症导致的肌无力有关。

2. 有受伤的危险 与四肢软弱、精神恍惚有关。

3. 潜在并发症 心律失常、心搏骤停。

【护理措施】

1. 一般护理 卧床休息，加强营养，保证热量的充足摄入。下床活动时加强陪护，避免意外损伤的发生。

2. 病情观察　重点观察患者精神状态、生命体征、原发病情变化、尿量，监测血钾水平及心电图的改变。

3. 治疗配合

（1）停止钾的摄入　禁食一切含钾食物和药物、禁止输入库存血液。

（2）防治心律失常　遵医嘱缓慢静注10%葡萄糖酸钙溶液20ml，必要时重复，拮抗钾对心肌的抑制作用。

（3）降低血清钾浓度

1）促进钾的转移　①静脉滴注5%碳酸氢钠溶液以碱化细胞外环境，促进K^+向细胞内转移和随尿排钾。②静脉滴注高渗葡萄糖及胰岛素溶液，常用25%葡萄糖溶液100～200ml，每5g葡萄糖加胰岛素1U，静脉滴注。

2）加速钾的排出　①应用阳离子交换树脂，可口服，每次15g，每日4次，促使钾从消化道排出，不能口服者可灌肠排钾。②透析疗法。

4. 心理护理　加强护患沟通，缓解患者的心理压力，减轻其焦虑情绪，增强患者治疗的信心。

5. 健康指导　肾功能减退和长期使用保钾利尿药者，应限制含钾食物和药物的摄入，定期复诊、监测血钾浓度，防止高钾血症。

知识拓展

水平衡失调在临床常见的类型有高渗性脱水、低渗性脱水和等渗性脱水三种类型，无论哪一种类型的脱水，如果早期没有得到及时有效的救治，不仅因大量电解质离子的丢失引起渗透压的改变、神经肌肉应激性降低，还会导致有效循环血量减少而发生休克，甚至危及患者的生命。电解质平衡失调的常见类型有低钾血症和高钾血症，以低钾血症最常见，血钾过高或过低都可导致心跳骤停的发生，因此，在临床必须引起重视。

第三节　酸碱失衡

案例分析

患者，男，12岁，因发热、咳嗽、呼吸急促入院就诊。体格检查：呼吸28次/分，血压110/75mmHg，肺部可闻及湿啰音。实验室检查：血气分析：pH 7.51，$PaCO_2$ 30mmHg，PaO_2 68mmHg，HCO_3^- 23.3mmol/L，BE －1.2mmol/L，血K^+ 4.5mmol/L，血Na^+ 134mmol/L，血Cl^- 106mmol/L。

问题

1. 该患者发生了何种酸碱失衡？
2. 如何分析该患者的血气变化？
3. 给出合理的护理诊断。
4. 主要的护理措施是什么？

体液的适宜酸碱度是机体组织、细胞进行正常生命活动的重要保证。在某些致病因素的作用下，导致体内酸碱性物质过量或其调节功能发生障碍者，则出现不同类型的酸碱平衡失调，在临床可分为代谢性酸中毒、代谢性碱中毒、呼吸性酸中毒和呼吸性碱中毒四种类型。$pH<7.35$ 为酸中毒，$pH>7.45$ 为碱中毒。凡是 $[HCO_3^-]$ 为原发性改变者则属于代谢性酸碱失衡，反之，如果 $[H_2CO_3]$ 为原发性改变者则属于呼吸性酸碱失衡。有时可同时存在两种或两种以上的失衡，称混合性酸碱失衡。

一、代谢性酸中毒

代谢性酸中毒（melabolic acidosis）是临床外科最常见的酸碱平衡失调，是由体内酸性物质产生过多、排出减少或碱性物质丢失过多引起。

【护理评估】

（一）健康史

了解患者的原发病情况，尤其是引起代谢性酸中毒的发病原因。其常见致病因素如下。

1. 酸性物质产生过多 失血性及感染性休克致急性循环衰竭、组织缺血缺氧，可使丙酮酸及乳酸大量产生，引起乳酸性酸中毒；糖尿病或长期不能进食者，体内脂肪分解过多引起酮症酸中毒；过度运动、抽搐、发热、缺氧等也能引起体内有机酸产生过多等。

2. 酸性物质排出减少 肾功能不全时，酸性物质排泄障碍而在体内大量堆积，或 HCO_3^- 重吸收减少等。

3. 碱性物质丢失过多 见于腹泻、肠瘘、胆瘘及胰瘘等引起碱性消化液大量丢失，导致体内 HCO_3^- 浓度下降。

（二）身体状况

轻者可无明显症状，重者可出现以下表现。

1. 呼吸系统方面 深快呼吸是最明显最突出的表现，呼吸频率可高达 40 ~ 50 次/分，呼出气体中有酮味。

2. 循环系统方面 患者表现为面色潮红、口唇樱红、心率加快、血压偏低，休克患者发生代谢性酸中毒者皮肤可因缺氧而发绀。

3. 神经系统方面 酸中毒抑制脑细胞代谢活动，患者可有眩晕、嗜睡甚至昏迷。

（三）心理及社会状况

代谢性酸中毒患者会因呼吸深快、血压下降、眩晕、嗜睡等而导致患者及其家属出现担心、焦虑甚至恐慌情绪。

（四）辅助检查

1. 血气分析　血液 pH 和 HCO_3^- 明显下降，代偿期血液 pH 可在正常范围，但血液 HCO_3^-、BE（剩余碱）和 $PaCO_2$ 有一定程度降低。

2. 其他　常合并高钾血症；尿呈强酸性。

（五）处理原则

1. 控制原发病　是治疗代谢性酸中毒的首要措施。通过治疗原发病，机体可通过加快肺通气，排出多余的 CO_2，肾脏随尿排出大量 H^+，保留 Na^+ 和 HCO_3^-，具有一定的调节酸碱平衡的能力，因此，只要病因消除，较轻的代谢性酸中毒可自行纠正，不必应用碱性药物。

2. 应用碱性药液进行纠酸　对于血浆 $[HCO_3^-]$ < 15mmol/L 的重症患者，需要用碱性药物进行治疗。首选碱性药物为 5% $NaHCO_3$ 溶液，其输入人体后即离解为 Na^+ 和 HCO_3^-。HCO_3^- 直接中和体内 H^+，使酸中毒得以改善。用药剂量计算公式为：HCO_3^- 需要量（mmol/L）= [HCO_3^- 正常值（mmol/L）－HCO_3^- 测定值（mmol/L）]×体重（kg）×0.4。一般可将计算值的半量在第一天滴完。第二天复查动脉血气分析及血浆电解质浓度后，根据测定结果再决定是否需继续滴注。

【常见护理诊断及问题】

1. 意识障碍　与代谢性酸中毒抑制脑代谢活动有关。

2. 有受伤的危险　与代谢性酸中毒致意识障碍有关

3. 潜在并发症　高钾血症，心律失常。

【护理措施】

（一）一般护理

1. 休息与活动　患者卧床休息，做好皮肤护理，防止压疮的发生；病情允许下床者，应注意陪护，防止意外伤害的发生。

2. 饮食　做好酸碱性食物的合理搭配，避免造成酸性物质的积累。

（二）病情观察

观察并记录生命体征，注意呼吸频率与深度的变化，脉搏、心律是否异常；定期测量体重；记录 24 小时液体出入量；动态观察记录水、电解质、酸碱失衡状况，遵医嘱根据血气分析结果适当补充碱性药液。酸中毒纠正后，应关注血清 K^+、Ca^{2+} 浓度的变化。

（三）治疗配合

1. 积极治疗原发病。

2. 补充体液不足。代谢性酸中毒患者常伴随脱水出现，应及时有效补液。

3. 对于血浆［HCO_3^-］<15mmol/L 的重症患者，首选 5% $NaHCO_3$溶液进行纠酸。应注意观察有无缺钾、缺钙症状的发生，必要时遵医嘱及时进行补钾、补钙治疗。

（四）心理护理

了解患者的思想情绪变化，做好心理疏导工作。必要时通过良好的解释、安慰、鼓励等方式，消除患者的思想顾虑，让患者能自觉配合治疗和护理工作，并同时建立起战胜疾病的信心。

【健康指导】

对感染、腹泻、肠瘘、休克及肾功能障碍等患者应尽早治疗，避免发生代谢性酸中毒及其并发症，糖尿病患者均衡饮食，注意控制好血糖，预防酮症酸中毒的发生。

二、代谢性碱中毒

体内 H^+丢失过多或 HCO_3^-增多，可引起代谢性碱中毒（metabolic alkalosis）。

【护理评估】

（一）健康史

询问患者有无导致代谢性碱中毒发生的原因，常见致病因素如下。

1. 酸性胃液丢失过多 严重呕吐、长期胃肠减压可使大量 HCl 丢失，氯离子丢失超过钠离子丢失，造成低氯性碱中毒，大量胃液的丧失也丢失了 Na^+，在代偿过程中，K^+和 Na^+交换、H^+和 Na^+交换增加，保留了 Na^+，但排出了 K^+和 H^+，造成低钾血症和碱中毒。

2. 碱性物质摄入过多 长期服用碱性药物，或大量输注库存血液。

3. 缺钾 钾缺乏时，细胞内 K^+与细胞外 H^+交换增多，肾 H^+-Na^+交换加强，引起碱中毒。

4. 其他 如利尿剂呋塞米、依他尼酸能抑制肾近曲小管对 Na^+和 Cl^-的再吸收，而并不影响远曲小管内 Na^+与 H^+的交换，随尿排出的 Cl^-比 Na^+多，回吸收入血的 Na^+和 HCO_3^-增多，发生低氯性碱中毒。

（二）身体状况

轻者常无明显症状，且易被原发病的症状所掩盖。但随着病情的发展，患者会出现以下表现。

1. 呼吸浅慢 以减少 CO_2的排出，从而引起 H_2CO_3浓度继发性升高。

2. 组织细胞缺氧 碱中毒时血红蛋白氧离曲线左移，氧与血红蛋白的结合不易分离可致组织细胞缺氧，尤其脑组织因供氧不足而出现头昏、嗜睡、精神错乱甚至昏迷。

（三）心理及社会状况

随着病情的发展，患者及其家属会因呼吸浅慢、头昏、嗜睡等而出现焦虑、恐惧等情绪。

（四）辅助检查

1. 血气分析　血液 pH > 7.45，HCO_3^-值明显升高，$PaCO_2$正常。

2. 电解质紊乱　可伴有低钾血症、低氯血症，低钙血症可致患者出现手足麻木、抽搐等症状。

（五）处理原则

1. 积极治疗原发病，恢复细胞外液量并补充 Cl^-，以纠正低氯性碱中毒。

2. 纠正碱中毒，轻度只需补充等渗氯化钠溶液或葡萄糖氯化钠溶液和适量氯化钾，严重者可用稀释的盐酸溶液或盐酸精氨酸溶液，以尽快排出过多的 HCO_3^-，恢复体液的酸碱平衡状态。

【常见护理诊断及问题】

1. 体液不足　与长期大剂量呕吐有关。

2. 有受伤的危险　与代谢性碱中毒意识障碍有关。

3. 潜在并发症　低钾血症。

【护理措施】

（一）一般护理

鼓励患者进食含钾和含钙丰富的食物，频繁呕吐患者加强呼吸道的护理，意识障碍及有抽搐者，防止意外伤害的发生。

（二）病情观察

观察患者意识、血液 pH、HCO_3^-值及电解质的变化，尤其是血清钾、血清钙的浓度。

（三）治疗配合

1. 积极治疗原发病。

2. 遵医嘱及时有效纠正碱中毒。必要时用稀释的盐酸溶液或盐酸精氨酸溶液，以尽快排出过多的 HCO_3^-，促进体液的平衡状态。

三、呼吸性酸中毒

呼吸性酸中毒（respiratory acidosis）是因肺部通换气功能障碍，不能充分排出体内产生的 CO_2，以致 $PaCO_2$增高而引起高碳酸血症。

【护理评估】

（一）病因

任何引起肺通换气功能障碍的疾病均可导致呼吸性酸中毒。常见原因有：①呼吸中枢抑制，如全麻过深、镇静剂过量；②胸部活动受限，如严重胸部损伤、胸腔大量积液积气；③呼吸道梗阻，如支气管异物、喉或支气管痉挛；④肺部疾患，如肺组织广泛纤维化、重度肺气肿；⑤呼吸机管理不当等。

（二）身体状况

患者常出现胸闷、气促、呼吸困难、躁动不安等；因缺氧可引起头痛、发绀，严重者可伴有血压下降、谵妄甚至昏迷。脑缺氧可致脑水肿、脑疝，甚至呼吸骤停的发生。

（三）辅助检查

血气分析显示血浆 pH 降低，$PaCO_2$升高，血浆 HCO_3^-可正常。

【护理措施】

及时配合治疗原发病，改善通换气功能障碍；缺氧严重者吸氧；呼吸困难者行气管插管或气管切开等辅助治疗；如因呼吸机使用不当致呼吸性酸中毒者，调整呼吸机参数，促使体内蓄积的 CO_2排出。

四、呼吸性碱中毒

呼吸性碱中毒是指肺泡通换气过度，使体内 CO_2排出过多，以致 $PaCO_2$减低而引起低碳酸血症。

【护理评估】

（一）病因

凡引起过度通换气，使体内 CO_2丢失过多的因素均可导致呼吸性碱中毒的发生。常见原因有癔症、高热、中枢神经系统疾病、剧烈疼痛、严重创伤、低氧血症、呼吸机辅助通气过度等。

（二）身体状况

一般无明显症状，部分患者可有呼吸急促的表现。较重者有眩晕、手足和口周麻木及针刺感、肌震颤及手足抽搐等。呼吸由深快转为浅促，患者常有心率加快。危重患者发生呼吸性碱中毒常提示预后不良，或将发生急性呼吸窘迫综合征。

（三）辅助检查

血气分析显示血浆 pH 升高，$PaCO_2$和 HCO_3^- 下降。

【护理措施】

治疗原发病，去除引起呼吸异常的原因，同时对症处理。如用长纸筒、纸袋罩住口鼻，增加呼吸道无效腔，减少 CO_2呼出，以提高 $PaCO_2$。还可以吸入含 5% CO_2 的氧气。如因呼吸机使用不当所造成的通气过度，应适当调整呼吸频率及潮气量。

目标检测

单选题

1. 在体液平衡调节中发挥主要作用的是（　　）
   A. 血液缓冲系统的调节　　B. 肺的调节
   C. 肾脏的调节　　D. 神经内分泌的调节
   E. 以上都不是
2. 高渗性缺水患者最早最突出的表现是（　　）
   A. 皮肤弹性下降　　B. 明显脱水症
   C. 周围循环衰竭　　D. 低血容量性休克
   E. 口渴、尿少
3. 女性，40 岁，因急性肠梗阻频繁呕吐，出现口渴、尿少、脱水征，血压偏低。对于此患者纠正脱水的过程中，尤其应注意发生（　　）
   A. 低钙血症　　B. 低钾血症　　C. 低钠血症
   D. 低氯血症　　E. 低镁血症
4. 女性，40 岁，因急性肠梗阻频繁呕吐，出现口渴、尿少、脱水征，血压偏低。该患者的脱水类型是（　　）
   A. 高渗性脱水　　B. 原发性脱水
   C. 低渗性脱水　　D. 继发性脱水
   E. 等渗性脱水。
5. 女性，40 岁，因急性肠梗阻频繁呕吐，出现口渴、尿少、脱水征，血压偏低。为该患者进行液体疗法，静脉滴注应选用的液体是（　　）
   A. 5%葡萄糖液　　B. 右旋糖酐
   C. 5%葡萄糖氯化钠溶液　　D. 复方氯化钠溶液
   E. 0.3%氯化钾溶液
6. 等渗性脱水输入大量等渗氯化钠溶液时，可出现（　　）
   A. 血钠过高　　B. 氯化钠过剩
   C. 水中毒　　D. 高氯性碱中毒
   E. 低氯性酸中毒
7. 严重代谢性酸中毒患者首选的溶液是（　　）
   A. 0.9%氯化钠溶液　　B. 氯化钾
   C. 碳酸氢钠　　D. 乳酸钠
   E. 氨基丁三醇
8. 挤压综合征患者易发生（　　）
   A. 代谢性碱中度　　B. 呼吸性酸中毒

C. 呼吸性碱中毒
D. 高钾血症
E. 低钙血症

9. 幽门梗阻患者易发生（　　）
A. 代谢性酸中毒
B. 代谢性碱中毒
C. 呼吸性酸中毒
D. 呼吸性碱中毒
E. 高钾血症

10. 女性，30 岁，哮喘持续状态 2 天，动脉血气分析 pH 7.35，$PaCO_2$ 70mmHg，HCO_3^- 26mmol/L，其酸碱失衡类型是（　　）
A. 呼吸性碱中毒
B. 代谢性酸中毒
C. 呼吸性碱中毒合并代谢性酸中毒
D. 呼吸性酸中毒代偿期
E. 代谢性碱中度

11. 对于需要实施补液疗法的患者首要解决的问题是（　　）
A. 补液途径
B. 液体的先后顺序
C. 补液计量
D. 液体种类
E. 液体失衡的类型

12. 低钾血症患者最早出现的临床表现是（　　）
A. 肠麻痹
B. 肌无力
C. 心动过缓
D. 恶心、呕吐
E. 腱反射减退

13. 轻度低渗性脱水患者尿比重的变化是（　　）
A. 减低
B. 升高
C. 先高后低
D. 先低后高
E. 无明显变化

14. 成人补钾时尿量要求每小时不得少于（　　）
A. 20ml
B. 30ml
C. 40ml
D. 50ml
E. 60ml

15. 机体调节酸碱平衡最迅速的途径是（　　）
A. 肾
B. 血液缓冲系统
C. 细胞内外离子交换
D. 肺
E. 神经－内分泌系统

16. 若将体内每日的代谢产物经肾脏排出，至少需要的尿量为（　　）
A. 100～200ml
B. 300～400ml
C. 500～600ml
D. 800～1000ml
E. 1000～1500ml

17. 呼吸深快是以下哪种酸碱失衡的特征（　　）
A. 代谢性酸中毒
B. 代谢性碱中毒

C. 呼吸性酸中毒　　D. 呼吸性碱中毒
E. 混合型碱中毒

18. 细胞外液最主要的阳离子是（　　）
A. 钠离子　　B. 钾离子　　C. 钙离子
D. 镁离子　　E. 铁离子

19. 不符合静脉补钾原则的是（　　）
A. 尿量在 40ml/h 以上　　B. 输液中氯化钾浓度 <0.3%
C. 滴速 <60 滴/分　　D. 每日补充钾总量 <6g
E. 可先静脉推注 10% 氯化钾

20. 患者张某，因高热大量出汗出现口渴、尿少、血压偏低，应首先输入的液体是（　　）
A. 5% 葡萄糖溶液　　B. 10% 葡萄糖溶液
C. 5% 葡萄糖等渗盐水　　D. 1.4% 碳酸氢钠
E. 1.84% 乳酸钠溶液

（李　赟）

书网融合……

微课　　本章小结　　自测题

第三章 外科休克患者的护理

PPT

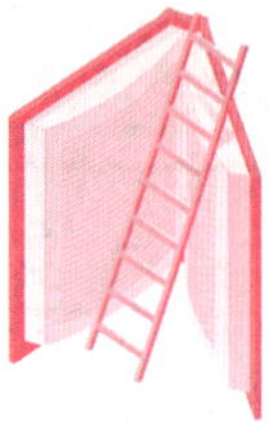

【学习目标】

1. **掌握** 休克的概念、不同时期休克患者的身体状况和护理措施；休克患者的护理评估；扩容疗法的护理。

2. **熟悉** 休克的处理原则、常用的监测指标及其临床意义。

3. **了解** 休克患者的病理生理。

4. 具有较强的组织协调能力、团队合作能力和良好的心理素质，珍视健康，关爱生命。

案例分析

出租车司机王某，因避让行人撞上公路中央隔离墩致腹部受伤20分钟，诉腹痛，120救护车接入院。入院时查体：T 37℃、P 110次/分、R 24次/分、BP 70/55mmHg，神志清楚，面色苍白、四肢冰冷。患者神情焦虑，烦躁，自述口渴。

问题

1. 正确对患者进行护理评估。
2. 及时给出正确的护理诊断及问题。
3. 配合治疗，如何对患者执行有效的护理措施？

休克是机体在多种强烈有害因素作用下，导致有效循环血量锐减，组织灌注不足、细胞急性缺血缺氧和器官功能障碍的一种临床危急综合征。休克起病急，进展快，若未能及时发现及治疗，会出现细胞死亡、组织坏死及多器官功能障碍综合征（MODS）或多系统器官衰竭（MSOF）。休克病理变化的中心环节是有效循环血量下降，而有效循环血量是指单位时间内通过心血管系统进行循环流动的血量，占全身血容量的80%～90%，其正常与否依赖于充足的血容量、有效的心搏出量和适宜的周围血管张力三个因素。休克在临床依病因分为低血容量性休克、心源性休克、神经源性休克、过敏性休克和感染性休克五大类型，外科以低血容量性休克和感染性休克最为常见。大量失血失液、严重创伤导致的休克属于低血容量性休克。感染性休克主要是由于细菌及毒素所引起的，常见于严重胆道感染、急性化脓性腹膜炎、绞窄性肠梗阻、败血症等。

【病理生理】

各类休克的共同病理生理基础是有效循环血量锐减和组织灌流不足，以及由此导致的微循环、代谢的改变及内脏器官的继发性损害等。其微循环的变化分为三个过程。

（一）微循环变化

1. 微循环收缩期　又称为缺血缺氧期。因为有效循环血量锐减，血压下降，组织灌注不足和细胞缺氧，机体通过一系列代偿机制调节和矫正所发生的病理变化。其中包括血管舒缩中枢加压反射，交感神经－肾上腺轴兴奋及肾素血管紧张素分泌增加等，使心跳加快、心排出量增加，以维持循环血量的相对稳定。此外还通过选择性地使外周和内脏小血管、微血管平滑肌收缩、循环血量重新分布，暂时保障心、脑等重要生命器官血液供应。由于毛细血管前括约肌强烈收缩，动静脉短路和直捷通道开放，微循环处于“只出不进”的低灌注状态，有助于组织液回吸收和血容量得到一定补偿，增加了回心血量，故此期称为休克代偿期。若能在此时去除病因，休克容易得到纠正。

2. 微循环扩张期　若休克继续发展，流经毛细血管的血流继续减少，组织因严重缺氧处于无氧代谢状态，大量乳酸类酸性代谢产物堆积，组胺等血管活性物质释放，毛细血管前括约肌松弛，使毛细血管广泛扩张，而后括约肌由于对酸性物质耐受力较大，微循环处于“只进不出”的再灌注状态，血液滞留，毛细血管网内静脉压升高导致血浆外渗，进一步降低了回心血量，心搏出量继续减少，血压下降，心、脑器官灌注不足，休克加重而进入抑制期。

3. 微循环衰竭期　又称为弥散性血管内凝血期。滞留在毛细血管内的血液浓缩、黏稠度增加和酸性环境中血液的高凝状态，在血管内形成微血栓，甚至引起弥散性血管内凝血（DIC）。微循环处于“不进不出”的停滞状态。同时，凝血因子大量消耗和继发纤维蛋白溶解系统激活，出现内脏及全身广泛出血。细胞缺氧更为加重和酸性代谢产物和内毒素的作用，使细胞内溶酶体破裂，释放多种水解酶，造成组织细胞自溶、死亡，引起广泛组织坏死及多器官功能衰竭，是休克患者死亡的主要原因。

（二）代谢变化

在组织灌注不足和细胞缺氧时，体内葡萄糖以无氧酵解供能，产生的三磷酸腺苷（ATP）大大少于有氧代谢时。休克时儿茶酚胺的大量释放能促进胰高血糖素生成及抑制胰岛素分泌，以加速肝糖原和肌糖原分解及刺激垂体分泌促肾上腺皮质激素，使血糖水平升高。休克时血容量降低，使抗利尿激素和醛固酮增加，通过肾使水、钠潴留，以保证血容量。

体内葡萄糖的无氧酵解使丙酮酸和乳酸产生过多。但因肝灌流量减少，处理乳酸的能力减弱，使乳酸在体内的清除率降低及血液内乳酸量增多，致体液酸碱平衡失调，出现代谢性酸中毒。休克时蛋白质分解加速，可使血尿素氮、肌酐、尿酸含量增加。

代谢性酸中毒和能量产生不足还影响各种细胞膜的屏障功能。细胞膜的钠-钾泵功能失常。细胞外钾离子无法进入细胞内，而细胞外液则随钠离子进入细胞内，造成细胞外液减少及细胞过度肿胀、变性、死亡。细胞膜、线粒体膜、溶酶体膜等细胞器受到破坏时可释放出大量引起细胞自溶和组织损伤的水解酶，其中最重要的是组织蛋白酶，可使组织蛋白分解而生成多种活性肽，对机体产生不利影响，进一步加重休克。

（三）内脏器官的继发性损害

休克时，内脏器官由于持续处于缺血、缺氧状态，组织细胞可发生变性、出血、坏死，导致器官功能障碍甚至衰竭。多系统多器官功能障碍或衰竭，是休克患者死亡的主要因素。

1. 心脏 休克时由于心率过快舒张期过短或舒张压降低，冠状动脉灌流量的80%来源于舒张期，冠状动脉灌流量减少，心肌因缺血缺氧而受损。一旦心肌微循环血管内血栓形成，可引起局灶性心肌坏死和心功能衰竭。此外，休克时心肌易受缺血-再灌注损伤，以及酸中毒、高血钾等均可加重心肌功能的损害。

2. 脑 儿茶酚胺释放增加对脑血管作用不大，脑内小动脉平滑肌的舒缩主要受二氧化碳分压和酸碱度的影响。但休克晚期，持续性的血压下降，使脑血流量减少，出现脑缺血缺氧。脑缺氧和酸中毒时，毛细血管周围胶质细胞肿胀，血管壁通透性升高，血浆外渗，继发性脑水肿和颅内压增高。

3. 肝脏 肝细胞缺血、缺氧，肝血窦及肝中央静脉内微血栓形成，肝小叶中心区坏死。肝灌流障碍使单核-巨噬细胞受损，肝的解毒及代谢能力减弱，易发生内毒素血症，加重代谢紊乱及酸中毒。临床可出现黄疸、转氨酶升高，严重时出现肝性脑昏迷。

4. 肾脏 正常生理状况下，85%的肾血流供应肾皮质的肾单位。休克时随着儿茶酚胺、抗利尿激素、醛固酮素分泌增加，肾血管收缩，肾血流量减少，肾小球滤过率降低，水、钠潴留，尿量减少。此时，肾内血流重新分布，主要转向髓质，近髓动静脉短路大量开放，结果致肾皮质血流锐减，肾小管上皮细胞大量坏死，引起急性肾衰竭。

5. 肺 低灌注和缺氧可损伤肺毛细血管内皮细胞和肺泡上皮细胞。内皮细胞损伤可致毛细血管通透性增加而造成肺间质水肿，肺泡上皮细胞受损可影响表面活性物质的生成，使肺泡表面张力升高，继发肺泡萎陷并出现局限性肺不张。休克患者出现氧弥散障碍，通气/血流比例失调，表现为进行性呼吸困难，称为急性呼吸窘迫综合征（ARDS），常发生于休克期内或稳定后48~72小时内。

6. 胃肠道 当有效循环血量不足和血压下降时，胃肠等内脏和皮肤、骨骼肌等外周血管首先收缩，以保证机体重要器官的血液灌注。胃肠道黏膜缺血、缺氧可使正常黏膜上皮细胞屏障功能受损，并发急性胃肠黏膜糜烂或应激性溃疡时，临床表现为上消化道大出血。肠黏膜缺血，可致肠的屏障作用被破坏，肠道内细菌及毒素进入血液，并发肠源性感染或毒血症。

【护理评估】

（一）健康史

了解患者有无肝脾等实质脏器破裂、严重创伤等大出血病史；有无急性胃肠炎、急性肠梗阻、急性腹膜炎、大面积烧伤等大量失液史；有无严重感染、过敏及心脏等重要脏器的器质性病变等。原发病是否存在严重的局部感染或脓毒症。发病以来是否进行补液等治疗干预。

（二）身体状况

依据休克的发病过程，将休克分为休克代偿期、休克抑制期和弥散性血管内凝血期，依程度又分为轻度、中度和重度。主要表现在神志、皮肤黏膜色泽温度、生命体征、尿量等方面；晚期患者可出现皮肤瘀斑、呕血、便血等广泛出血及多器官功能障碍综合征（MODS）的表现（表3－1）。

表3－1　休克患者的身体状况评估要点

分期	神志	皮肤黏膜		血管	脉搏	血压	尿量	估计失血量
		色泽	温度					
休克代偿期	清醒、紧张或躁动不安	苍白	正常或发冷	正常	100次/分以下、有力	舒张压升高、收缩压正常或稍高、脉压＜30mmHg	正常或稍少	＜20%（＜800ml）
休克抑制期	表情淡漠、反应迟钝	苍白或发绀	发冷	表浅静脉萎陷、毛细血管充盈迟缓	100次/分以上、较弱	收缩压＜90mmHg、脉压＜20mmHg	减少	20%～40%（800～1600ml）
弥散性血管内凝血期	意识模糊、嗜睡甚至昏迷	显著苍白、青紫或花斑、瘀斑	厥冷	毛细血管充盈更迟缓、表浅静脉塌陷	很弱或摸不清	收缩压在70mmHg以下或测不到	极少或无尿	＞40%（＞1600ml）

（三）心理及社会状况

休克患者因起病急、病情重、进展快、并发症多，治疗不及时恢复效果差，甚至患者随时会出现生命危险等特点，以及患者及家属对治疗和预后的认知程度较低，可使患者及家属出现焦虑或恐惧等情绪。

（四）辅助检查

1. 血、尿、便三大常规检查　①血常规：通过红细胞计数、血红蛋白和血细胞比容测定，了解血液稀释或浓缩程度，降低提示有失血，升高则提示有失液；血白细胞计数增多和中性粒细胞比例增高则提示有感染存在。②尿常规：尿量减少，尿比重增高常提示有血容量不足。③便常规：黑便或大便潜血试验阳性则提示有消化道出血。

2. 动脉血气分析　有助于了解有无酸碱平衡失调。休克时，因过度换气，$PaCO_2$一般低于正常值，若$PaCO_2$＞50mmHg，提示有严重肺功能不全；若$PaCO_2$＞60mmHg，则应考虑有急性呼吸窘迫综合征。

3. 动脉血乳酸盐测定 反映细胞缺氧程度，正常值为1.0～1.5mmol/L。休克时间越长，血流灌注障碍越严重，动脉血乳酸盐浓度也愈高，提示病情越重，预后不良。

4. 中心静脉压（CVP） 其变化可反映右心功能及血容量情况。正常值为5～10cmH_2O，低于5cmH_2O表示血容量不足，高于10cmH_2O表示右心功能不全。

5. 肺毛细血管楔压（PCWP） 反映肺静脉、左心功能状态。正常值为6～15mmHg。小于6mmHg反映血量不足，增高提示肺循环阻力增大。

（五）处理原则

积极处理原发病，针对导致休克的不同原因和不同发展阶段采取对应措施，尽快去除病因，恢复有效循环血量和疏通微循环，阻止病情的进一步发展；保护重要脏器功能，预防MODS的发生。

【常见护理诊断及问题】

1. 体液不足 与大量失血、失液有关。

2. 心输出量减少 与体液不足、循环血量减少和心功能不全有关。

3. 气体交换受损 与心排血量减少、组织缺氧、呼吸型态改变有关。

4. 有感染的危险 与免疫力降低有关。

5. 有受伤的危险 与烦躁不安、神志不清、疲乏无力有关。

6. 恐惧 与病情危重、担心预后等因素有关。

7. 潜在并发症 感染、压疮、MODS等。

【护理措施】

（一）急救护理

1. 通畅气道 开放气道，清除呼吸道内分泌物或异物，保持气道通畅，必要时及时有效吸氧或行气管插管、气管切开，给予呼吸机辅助呼吸，改善患者的缺氧状况，是救治有效的前提条件。

2. 尽快恢复有效循环血量 补充血容量不足，恢复有效循环血量，疏通微循环，纠正细胞、组织、器官血液灌注不足而引起的缺血缺氧状况，是纠正休克的关键措施。应迅速建立通畅的静脉输液通道，参照监测指标及时有效合理补液。

3. 积极处理原发病 对严重创伤患者，选择合适体位，合理固定、有效包扎、积极止血、严格制动等，防止病情进一步加重。常用止血方法有局部包扎压迫止血法、止血带结扎止血法、填塞压迫止血法及手术缝扎止血法等，必要时可使用抗休克裤进行止血。

4. 其他措施 如给患者保暖、尽量减少搬动、骨折原位固定、必要时用止痛剂等。

（二）一般护理

1. 专人护理 休克患者因病情危重，随时有可能出现生命危险需实施抢救，故应置于危重病房，并安排专人护理。

2. 体位　平卧位或V形体位，以增加回心血量，缓解重要器官的缺血状态；昏迷患者去枕平卧头偏向一侧，以防误吸现象的发生。

3. 保持气道通畅，及时有效吸氧　昏迷患者头偏向一侧，或置入通气管，避免舌后坠、误吸等导致窒息。协助患者咳嗽、咳痰，清除呼吸道分泌物，保持气道通畅，及时有效吸氧。常规给氧，氧浓度40%～50%，氧流量为6～8L/min。严重呼吸困难者，协助医生行气管插管或气管切开，并尽早使用呼吸机辅助呼吸。

4. 注意保暖　休克患者，可通过提高室温、加盖棉被或羊毛毯等方法进行保暖，禁用热水袋、电热毯，以免皮肤血管扩张耗氧量增加致休克加重，同时也避免烫伤的发生。昏迷患者勤翻身以防压疮的形成，及时更换被汗液浸湿的衣、被等，做好患者的皮肤护理。

5. 防止意外损伤的发生　对焦虑、精神紧张、烦躁不安的患者做好心理疏导和看护。对神志不清的患者，应加床边护栏，固定输液肢体，必要时约束带限制四肢活动，防止坠床等意外损伤的发生。

（三）病情观察

通过病情观察，可及时准确掌握疾病的发展变化，必要时及时有效采取对应措施施救和处理，进一步提高治疗效果。

1. 意识和精神状态　意识和精神状态可以反映脑组织血液灌注情况和脑细胞的功能活动状态，也可以反应有效循环血量的下降情况。若神志清醒，说明循环血量基本得到补充；若精神紧张、烦躁不安、谵妄甚至昏迷，说明休克在加重。

2. 生命体征　包括体温、呼吸、脉搏和血压。患者脉搏细速、呼吸急促、收缩压<90mmHg、脉压<20mmHg，表明休克存在；若血压回升、脉压增大，表明休克好转。呼吸大于30次/分或小于8次/分，表示病情危重。多数休克患者体温偏低，但感染性休克患者常有高热。若体温突升至40℃以上或骤降至36℃以下，均提示病情危重。常用脉率/收缩压（mmHg）计算休克指数，帮助判断休克程度。休克指数正常值为0.5左右；≥1.0提示有休克；>2.0提示严重休克。

3. 皮肤色泽和温度　反应体表微循环血液灌注情况。患者皮肤和口唇黏膜苍白、发绀，说明休克存在；皮肤呈花斑状，甚至体表有瘀斑，四肢湿冷，说明休克较重；如果面色红润、肢体皮肤干燥、四肢转暖，说明末梢循环改善，休克缓解。

4. 尿量　可反映肾血流灌注情况，是观察休克变化简便而有效的指标。若尿量少于25ml/h，表明血容量不足；尿量小于17ml/h、尿比重低而固定者，表明已发生急性肾功能衰竭；尿量大于30ml/h时，表明休克在改善。

5. 瞳孔　不同原因引起的休克，瞳孔的变化各不相同。如有机磷中毒可出现瞳孔呈针尖样缩小；流行性脑脊髓膜炎、蛛网膜下隙出血，则双侧瞳孔缩小；癫痫时瞳孔扩大，对光反射消失；颅脑外伤可出现瞳孔先缩小后散大。

6. 辅助检查指标值　分析血、尿、便常规，血电解质，肝肾功能，血气分析，CVP及PCWP等项目值，判断休克患者的病情轻重程度及治疗效果。

（四）治疗配合

补充血容量不足是纠正组织灌注和缺氧的关键，使患者的有效循环血量迅速得到恢复，是治疗休克最基本最有效的措施。

1. 建立通畅的静脉输液途径 迅速建立1～2条静脉输液通道，及时快速有效进行输液或输血，可在短时间内缓解有效循环血量不足，使休克很快得到改善。周围血管萎陷者，立即行中心静脉插管，同时监测CVP的变化。

2. 合理补液 根据休克患者发病原因、身体状况及辅助检查指标值，选择合适的液体类型、液体计量，在遵循补液原则的基础上，进行合理有效的补液。休克患者一般先快速输入晶体液，如0.9%氯化钠溶液、平衡盐溶液、葡萄糖溶液，以增加回心血量和心排出量，后输胶体液，如全血、血浆、白蛋白等，以减少晶体液渗入血管外第三间隙，影响补液的效果。根据血压及血流动力学监测情况调整输液速度，详见表3-2。

表3-2 中心静脉压、血压与补液的关系

CVP	BP	原因	处理原则
低	低	血容量严重不足	充分补液
低	正常	血容量不足	适当补液
高	低	心功能不全或血容量相对过多	给强心药、纠正酸中毒、舒张血管
高	正常	容量血管过度收缩	舒张血管
正常	低	心功能不全或血容量不足	补液试验

*补液试验：取等渗盐水250ml，于5～10分钟内经静脉滴入，若血压升高而CVP不变，提示血容量不足；若血压不变而CVP升高，则提示心功能不全。

3. 积极处理原发病 针对休克病史，如实质脏器破裂大出血、空腔脏器穿孔、肠绞窄性坏死、梗阻性化脓性胆管炎等，在恢复有效循环血量后，需手术治疗原发病，才能有效治疗休克。

4. 合理应用血管活性药物 常用血管活性药物有血管收缩剂、血管扩张剂及强心药。常用血管收缩剂有去甲肾上腺素、间羟胺和多巴胺等。常用血管扩张剂有酚妥拉明、酚苄明、阿托品、山莨菪碱等。常用强心药有多巴胺、多巴酚丁胺和毛花苷C等。给药应注意：①药物要从小剂量、低浓度开始，遵医嘱控制输入速度；②血管收缩药可使组织缺氧加重，应慎重选择，避免药物漏至皮下造成组织坏死。如果注射部位红、肿、痛，应立即更换滴注部位，患处给予普鲁卡因等局部封闭解除血管痉挛；③血管扩张药物必须在补足血容量的基础上使用，否则会导致血压急剧下降。

5. 纠正代谢紊乱 ①休克患者由于组织细胞缺氧，常伴有不同程度代谢性酸中毒，一般患者经补液扩容即可缓解，严重者遵医嘱补充5%碳酸氢钠进行纠正。②为了调节休克患者应激反应，需遵医嘱使用糖皮质激素如氢化可的松200～500mg/d，1～3日为宜。③改善细胞代谢，常用三磷酸腺苷-氯化镁（ATP-$MgCl_2$）、辅酶A、细胞色素C等药物，可增加细胞内能量供应、恢复细胞功能，有利于保护重要脏器功能。

6. 维护重要器官功能　保持呼吸道通畅，及时有效给予氧气吸入，维护肺的通换气功能。休克合并心力衰竭者，积极使用强心药及冠状动脉扩张药。急性肺水肿者，可遵医嘱用药物增强心肌收缩力、降低心脏前负荷及利尿等。对于休克伴少尿者，在积极扩容基础上合理使用利尿剂，预防急性肾功能衰竭的发生。

7. 治疗 DIC 改善微循环　休克发展至 DIC 阶段，需应用肝素抗凝治疗，用量为 1.0mg/kg，每 6 小时一次。DIC 晚期，纤维蛋白溶解系统亢进，可使用抗纤维蛋白溶解药，如氨甲苯酸、氨基己酸等；抗血小板黏附和聚集的药有阿司匹林、双嘧达莫和小分子右旋糖酐等。

8. 皮质激素和其他药物的应用　对于严重休克患者可使用皮质激素。主要作用：①扩张血管，改善微循环；②防止细胞内溶酶体破裂；③增强心肌收缩力，增加心排血量；④增进线粒体功能；⑤促进糖异生，减轻酸中毒。一般主张大剂量静脉滴注，一次滴完，只用 1～2 次，以防引起不良反应。其他药物包括三磷酸腺苷氯化镁（ATP－$MgCl_2$）、纳洛酮、超氧化物歧化酶（SOD）等也有助于对休克的治疗。

（五）心理护理

关爱患者，和患者及其家属建立良好的护患关系，做好积极的心里沟通和疏导工作，稳定患者情绪。必要时适当向患者及家属进行一定程度病情变化、治疗方法和护理措施等的解释和说明，并进行安慰和鼓励，让患者及家属在对疾病有一定程度了解的基础上很好地配合治疗与护理。

【健康指导】

加强自我保健，增强自身免疫力，提高安全防范意识。疾病发生后应尽早就诊，对于严重损伤发生或有生命危险因素存在者，积极施救；昏迷患者要防止意外伤害的发生；有活动性出血者应争取就地包扎止血；搬动患者时保持体位平稳，不使体位变动过大和移动过快，防止机体继续损伤。

目标检测

一、单选题

1. 各型休克的共同特点是（　　）
   A. 血压下降　　B. 中心静脉压下降
   C. 有效循环血量下降　　D. 尿量减少
   E. 脉压下降

2. 休克患者应采取的体位是（　　）
   A. 头高足低位　　B. 侧卧位
   C. 上身及下肢各抬高 10°～30°　　D 头低足高位
   E. 半卧位

3. 休克代偿期的表现是（　　）
A. 血压稍升高，脉搏、脉压正常
B. 血压稍降低，脉搏、脉压正常
C. 血压稍升高，脉搏快、脉压无变化
D. 血压稍升高，脉搏快、脉压缩小
E. 血压稍降低，脉搏快、脉压缩小
4. 反映休克患者组织灌流量不足最简单而有效的指标是（　　）
A. 血压　B. 脉搏　C. 尿量　D. 神志
5. 休克患者在补充足够液体后，血压偏低，中心静脉压正常，应给予（　　）
A. 强心药　B. 利尿剂　C. 血管扩张药
D. 血管收缩药　E. 大量皮质激素
6. 为休克患者补充血容量应首选（　　）
A. 全血　B. 血浆　C. 低分子右旋糖酐
D. 平衡盐溶液　E. 5% 葡萄糖溶液
7. 治疗休克的关键是（　　）
A. 纠正酸碱失衡　B. 补充血容量，维护重要脏器功能
C. 维护重要脏器功能　D. 应用血管活性药物
E. 应用肾上腺皮质激素
8. 在抗休克过程中应用血管扩张剂必须（　　）
A. 在补足血容量之后　B. 与血管收缩剂配合使用
C. 尽早　D. 大量
E. 持续静脉点滴
9. 休克患者血压和中心静脉压均低，提示（　　）
A. 血容量严重不足　B. 心功能不全
C. 血管过度收缩　D. 血容量相对过多
E. 血容量相对不足
10. 反映休克患者病情危重的指标是（　　）
A. 神志淡漠　B. 出现高热
C. 脉搏细速 120 次/分　D. 收缩压低于 80mmHg
E. 皮肤出现多处瘀点、瘀斑
11. 女性患者，精神紧张、烦躁不安、面色苍白、尿量减少、脉压小。应首先给（　　）
A. 血管收缩药　B. 血管扩张药
C. 静脉补液　D. 利尿剂
E. 强心药
12. 男性患者，严重创伤后，血压降低，脉搏细速，面色苍白，诊断为休克。治疗时重点注意（　　）

A. 急性肾功能衰竭的发生　　B. 快速扩充血容量
C. 及时使用甘露醇　　D. 避免使用血管收缩药
E. 药物对各脏器的毒性

13. 男性患者，外伤后出血、烦躁，肢端湿冷，脉搏105次/分，脉压小。应考虑为（　　）
A. 无休克　　B. 休克早期　　C. 休克中期
D. 休克晚期　　E. DIC形成

14. 女性患者，因休克进行扩容疗法，快速输液时，中心静脉压1.47kPa（15cmH_2O），BP 80/60mmHg（10.7/8kPa）应采取的措施是（　　）
A. 大量输液加快速度　　B. 控制速度，减慢输液
C. 减慢输液加用强心剂　　D. 暂停输液
E. 用升压药

15. 男性患者，中心静脉压0.98kPa（10cmH_2O），血压BP 80/60mmHg（10.7/8kPa），快速滴注250ml 0.9%氯化钠溶液后，中心静脉压为1.47kPa（15cmH_2O），BP仍为80/60mmHg（10.7/8kPa）。提示患者（　　）
A. 血容量严重不足　　B. 血容量轻度不足
C. 心功能不全　　D. 容量血管过度收缩
E. 血容量过多

16. 急性肠梗阻易引起的休克是（　　）
A. 失血性休克　　B. 过敏性休克
C. 低血容量性休克　　D. 神经性休克
E. 心源性休克

17. 临床休克期相当于休克病理生理分期的（　　）
A. 微循环痉挛期　　B. 微循环扩张期
C. 微循环衰竭期　　D. 正常微循环
E. 微循环代偿期

18. 观察休克患者尿量，表示组织灌流合适的最低限度为（　　）
A. 10ml/h　　B. 20ml/h　　C. 30ml/h
D. 40ml/h　　E. 50ml/h

19. 失血性休克补充血容量应首选（　　）
A. 全血　　B. 平衡盐液
C. 低分子右旋糖酐　　D. 10%葡萄糖液
E. 5%碳酸氢钠

20. 休克时应用血管收缩药应（　　）
A. 与血管收缩药交替使用　　B. 舒张压不低于60mmHg
C. 心功能正常　　D. 血容量基本补足而血压仍然不升

E. 收缩压为 90mmHg

21. 关于休克患者的护理，以下不正确的是（　　）

A. 常规给氧　　B. 建立通畅的静脉输液通道

C. 观察生命体征　　D. 记录出入量

E. 常规给予血管收缩剂

22. 为了增加血浆渗透压和循环血量，应选用的溶液是（　　）

A. 5% 葡萄糖　　B. 0.9% 氯化钠溶液

C. 低分子右旋糖酐　　D. 10% 葡萄糖液

E. 5% 碳酸氢钠

23. 男性患者，45 岁，十二指肠溃疡，突发大量呕血（约 700ml），患者烦躁，面色苍白，皮肤湿冷，BP 104/90mmHg，P 102 次/分，其表现属于（　　）

A. 休克早期　　B. 休克期　　C. 休克晚期

D. 未发生休克　　E. 虚脱

24. 一休克患者，出现呼吸困难、发绀，给氧无改变，PaO_2 持续降低至 51mmHg，采取正确的措施是（　　）

A. 足量扩容，加快输液　　B. 输液以胶体溶液为主

C. 持续吸入纯氧　　D. 呼气终末正压给氧

E. 应用升压药

25. 一休克患者，血压回升到 130/80mmHg，CVP 达到 $10cmH_2O$，尿量约为 15ml/h，为增加尿量应该（　　）

A. 输血　　B. 使用升压药继续提高血压

C. 增加输液量　　D. 使用血管扩张剂和利尿剂

E. 使用强心剂

二、多选题

26. 休克缺血缺氧期微循环变化的机制有（　　）

A. 交感－肾上腺髓质系统兴奋　　B. 肾素－血管紧张素系统激活

C. 血管加压素释放　　D. TXA_2 升高

E. 内皮素释放

27. 烧伤后休克的发生与下列哪些因素有关（　　）

A. 疼痛　　B. 低血容量　　C. 心衰

D. 感染　　E. 过敏

28. 休克淤血性缺氧期与缺血性缺氧期相比较，其不同的临床表现为（　　）

A. 脸色苍白，少尿　　B. 四肢冰凉，出冷汗

C. 脉搏细速，脉压小　　D. 血压进行性下降

E. 神志可转入昏迷

29. 由血管床容量增加引起的休克有（　　）

A. 失血性休克　　　　B. 过敏性休克
C. 感染性休克　　　　D. 心源性休克
E. 神经源性休克

（李　赟）

书网融合……

微课　　本章小结　　自测题

第四章 麻醉患者的护理

PPT

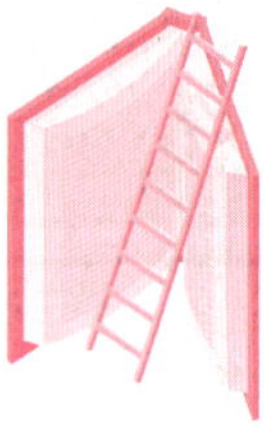

【学习目标】

1. **掌握** 麻醉的概念、分类及麻醉方法的选择；麻醉并发症出现的原因及护理措施。

2. **熟悉** 麻醉前用药的目的、药物种类及注意事项。

3. **了解** 不同麻醉方式的操作方法、注意事项等。

4. 具有发现问题、分析问题、解决问题的能力，能为麻醉手术患者提供整体护理。

第一节 概 述

麻醉是麻醉药物进入患者体内，使其局部或全身痛觉暂时消失，为手术或其他医疗检查、治疗提供有利条件的临床操作技术。

一、麻醉方法

按照麻醉药物类型及用药途径、麻醉范围大小等的不同，麻醉方法主要分以下几种类型。

1. 局部麻醉 包括表面麻醉、局部浸润麻醉、区域阻滞麻醉、神经阻滞麻醉。

2. 椎管内麻醉 包括蛛网膜下隙阻滞麻醉、硬脊膜外隙阻滞麻醉。

3. 全身麻醉 包括静脉麻醉和吸入麻醉。

4. 复合麻醉 指应用两种或两种以上的麻醉药物或麻醉方法，以达到最佳麻醉效果的麻醉。

二、麻醉科护士的主要工作职责

1. 麻醉前的护理 做好患者麻醉前的心理护理及相关准备；按拟定麻醉方法，手术前日准备好麻醉前常用物品、麻醉相关仪器设备、抢救药品等。

2. 麻醉中的护理 手术前日与麻醉医生核对患者的姓名、性别、年龄、手术部位、手术名称及麻醉方法等。要求患者清除面部、口唇、指甲等部位的化妆物，有利于术中对患者肤色的观察。婴幼儿，昏迷、休克、意识不清、烦躁不安者给予必要的护栏以防坠床。危重症患者，应协助麻醉医生做深静脉穿刺置管、动脉穿刺置管等；观察穿刺部位的局部情况，有无肿胀、滑针，有无导管的脱节、扭曲、堵管等。根据患者手术情况、失血量、病情变化、生命体征变化等，遵医嘱调整输液速度、剂量和种类，注意输液反应、药物过敏反应及输血反应现象的发生及配合处理等。

3. 麻醉后的护理　手术结束患者生命体征稳定后护送患者回病房，急危重症患者随同麻醉医生将患者送回 ICU，同时向相关人员进行床边交接班。

第二节　麻醉前准备

一、患者准备

1. 心理准备　术前患者对麻醉缺乏了解，往往会有紧张、焦虑甚至恐惧等表现。麻醉护士在进行麻醉前宣教时，应耐心倾听患者的疑问、担心、顾虑等，而且就麻醉的配合、过程及注意事项进行解释说明，尽量消除患者的思想顾虑，必要者，可给予麻醉前用药辅助治疗。

2. 其他准备　麻醉前利用有效方法尽量改善患者的全身状况，提高患者对麻醉和手术的耐受力。成人择期手术前常规禁食 8 ~ 12 小时，禁饮 4 ~ 6 小时，避免手术时因呕吐物误吸而导致窒息或吸入性肺炎的发生；小儿择期手术前禁食（奶）4 ~ 8 小时，禁饮水 2 ~ 3 小时；门诊小手术或采取局部麻醉的患者，也应常规禁食，避免因术中麻醉效果不佳转为全身麻醉；急诊手术也应做适当的胃肠道准备工作。

二、麻醉方法的选择

麻醉方法的选择取决于疾病类型、病灶部位、病情程度、手术要求及不同类型麻醉方法的优缺点、麻醉医生自身的临床经验及熟练程度、麻醉设备和监护条件等因素，其总的原则是在保障患者生命安全的前提条件下，尽量选择对患者最有利的麻醉方法和药物，把对患者的影响降至最低。

三、麻醉前常用药物

麻醉前常用药物见表 4 - 1。麻醉前用药的目的如下。

1. 镇静安定、催眠，稳定患者情绪，缓解患者紧张、焦虑和恐惧心理。
2. 抑制腺体分泌，保持呼吸道通畅，减少麻醉药物的不良反应。
3. 减轻患者疼痛，增强麻醉效果。
4. 抑制部分不良神经反射，使麻醉过程平稳。

表 4－1 麻醉前常用药物

药物类型	药名	作用	用法和用量（成人）
镇静安定药	地西泮	镇静、安定	口服或静脉注射 5～10mg
	咪达唑仑	抗焦虑、抗惊厥	肌内注射 5～10mg
催眠药	苯巴比妥钠	镇静、催眠、抗惊厥	肌内注射 0.1～0.2g
镇痛药	吗啡	镇痛、镇静	肌内注射 8～10mg
	哌替啶		肌内注射 25～50mg
抗胆碱药	阿托品	抑制腺体分泌	肌内注射 0.5mg
	东莨菪碱	解除平滑肌痉挛和迷走神经兴奋	肌内注射 0.3mg

知识拓展

美国麻醉师协会（ASA）于麻醉前根据患者身体状况和对手术危险性进行分类，将患者共分为五级（表 4－2）。

表 4－2 ASA 病情分级

病情分级	健康状况
1 级	没有全身性疾病，仅有局部病理改变
2 级	有轻度到中度脏器（心、肝，肺、肾和中枢神经系统）病变，但其功能代偿良好
3 级	有重度脏器（心、肝、肺、肾和中枢神经系统）病变，但其功能尚能代偿
4 级	有危及生命的全身性疾病
5 级	存活机会小，处于濒死状态，手术是唯一的治疗措施

注：①急症手术患者，在每级数字后标“急”或“E”（emergency）表示，如 1E、2E 等；②第 1、2 级患者对麻醉耐受良好，风险小；第 3 级患者麻醉前应做好充分准备，尚能耐受麻醉；第 4、5 级患者麻醉危险性极大。

第三节 局部麻醉

一、局部麻醉方法

（一）概念

局部麻醉简称局麻，是指局部麻醉药进入体内，作用于周围神经系统，使麻醉药作用部位痛觉神经冲动暂时被阻断，痛觉暂时消失的一种类型的麻醉。

（二）局部麻醉分类

按照局麻药用药方式、阻滞部位的不同，局部麻醉分为表面麻醉、局部浸润麻醉、区域阻滞麻醉、神经阻滞麻醉。

1. 表面麻醉　将穿透作用较强的局麻药通过滴、注、喷、敷等方法作用于局部黏膜部位，使其通过黏膜而阻滞浅表神经末梢，使局部痛觉暂时消失的麻醉方法。眼、鼻、咽喉、气管、尿道等处的浅表手术或内镜检查常用此种类型的麻醉。

2. 局部浸润麻醉　将局麻药注射于手术所在区域，阻断神经末梢痛觉反应冲动的传导，而达到麻醉作用的方法，是目前应用最广泛的局麻方法。每次注药前应先回抽，以防局麻药误注入血管。此外，在局麻药中加入少量肾上腺素，通常每100ml局麻药中加入0.1%肾上腺素0.3ml，能使局部血管收缩，可降低局麻药吸收速率，延长麻醉时间，减轻局麻药的毒性反应并可减少创面出血。但高血压、心脏疾病、老年患者和指（趾）间神经阻滞患者慎用肾上腺素。

3. 区域阻滞麻醉　围绕手术区，在其四周和底部注射局麻药，以阻滞进入手术区的神经干和神经末梢的麻醉方法，可应用于乳腺良性肿瘤切除术等。

4. 神经阻滞麻醉　在神经干、丛、节的周围注射局麻药，阻滞其冲动传导，使其所支配的区域产生麻醉作用的方法。常用颈丛神经阻滞、臂丛神经阻滞、肋间神经阻滞等方法。

二、局部麻醉常用药物

按照局部麻醉药的化学结构的异同，分类如下。

1. 酯类　包括普鲁卡因、丁卡因等，少部分患者可能会发生变态反应（过敏反应）。

2. 酰胺类　包括利多卡因、布比卡因等，肝肾功能不全者应慎用。

常见的局部麻醉药物见表4－3。

表4－3　常见的局部麻醉药物

局麻药	麻药性能			起效时间			作用时间（h）	一次最大剂量（mg）
	效能	弥散性	毒性	表面麻醉	局部浸润	神经阻滞		
普鲁卡因	弱	弱	弱	—	快	慢	0.75～1	1000
丁卡因	强	弱	强	慢	—	慢	1～1.5	75
利多卡因	中	强	中	中	快	快	2～3	400
布比卡因	强	中	中	—	快	中	5～7	200
罗哌卡因	强	中	中	—	快	中	4～6	200

三、局部麻醉患者的护理

【护理评估】

1. 健康史　评估患者的年龄、性别、宗教信仰、职业和饮食习惯等，重点评估麻醉史、手术史、药物过敏史、用药史、现病史等。

2. 评估　局麻穿刺部位皮肤有无感染等；评估患者的生命体征、意识状态、重要脏器功能、出凝血时间等情况。

3. 心理－社会状况 了解患者精神、情绪状态，患者对局麻的认识和配合程度。

4. 实验室及其他检查 包括血、尿、便三大常规，出凝血时间测定，血气分析，心电图及重要脏器功能检查等。

【常见护理诊断及问题】

1. 潜在并发症 与局麻药毒性反应有关。

2. 焦虑 与担心麻醉安全性和手术有关。

【护理目标】

患者能早期预防、早期发现局麻并发症，并得到相应的处理。

【护理措施】

1. 局部麻醉的并发症

（1）局麻药的毒性反应 局麻药短时间大量吸收入血后，局麻药浓度超过耐受剂量而发生毒性反应，严重者可危及患者生命。

（2）局麻药的过敏反应 局麻药中，以酯类发生过敏反应较为常见，酰胺类极少会发生过敏反应。

2. 局麻药毒性反应的护理

（1）局麻药中毒的常见原因 局麻药过量；药物浓度过高；局麻药误入血管，吸收过快；患者体质较差等。

（2）临床表现 麻醉过程中患者表现为精神紧张、头痛、头晕、耳鸣、视物模糊、血压升高，严重者甚至出现肌肉震颤、谵妄、惊厥和呼吸停止；也可表现为嗜睡、脉搏慢、心律失常，严重者甚至呼吸心跳停止。

（3）急救护理 立即停药，保持呼吸道通畅，给氧。症状较轻者，遵医嘱给予地西泮 0.1mg/kg 肌内或静脉注射，稍作休息可好转；发生抽搐和惊厥患者遵医嘱加用硫喷妥钠 1～2mg/kg 静脉注射；出现呼吸心跳骤停者立即进行气管内插管和心肺复苏。

（4）局麻药毒性反应的预防 局麻药用量不宜过大，浓度不宜过高；注射药物前须先进行回抽，以防误入血管；局麻药中应加入少量肾上腺素，减缓局麻药的吸收等。

3. 局麻药过敏反应的护理

（1）临床表现 主要以酯类局麻药发生过敏反应较常见，患者可出现荨麻疹、喉头水肿、支气管痉挛、低血压及血管神经性水肿，严重者可出现过敏性休克，需做好病情观察。

（2）急救护理 用药前询问药物过敏史和进行局麻药过敏试验。一旦发生过敏反应，应立即停药，遵医嘱进行抗过敏处理，出现过敏性休克者，应进行抗休克处理。

4. 心理护理 正确评估患者的心理状态并疏导患者的紧张焦虑情绪，麻醉前向患者说明麻醉方法和注意事项，以取得患者的配合。

第四节　椎管内麻醉

一、蛛网膜下隙阻滞麻醉

（一）概述

蛛网膜下隙阻滞麻醉又称腰麻，指将局部麻醉药注入蛛网膜下隙，使脊神经根、背根神经节及脊髓表面部分产生不同程度阻滞的麻醉方法。腰麻患者麻醉期间神志清醒，镇痛效果良好，常适用于下肢、手术时间较短的下腹部、盆腔、会阴部、肛门等手术。

（二）麻醉方法

一般选择第3、4腰椎（L_3、L_4）做蛛网膜下隙穿刺（图4－1），见脑脊液流出后注入麻醉药物，调节麻醉平面，以达到手术的要求范围，但麻醉平面不能过高，避免呼吸循环功能受到影响。药物剂量是影响麻醉平面最重要的因素，此外还与药物比重和容积有密切关系。常用的麻醉药物包括普鲁卡因、丁卡因、布比卡因等，使用时加入10%葡萄糖溶液可配成重比重液，加入脑脊液可配成等比重液，加入灭菌注射用水可配成轻比重液。

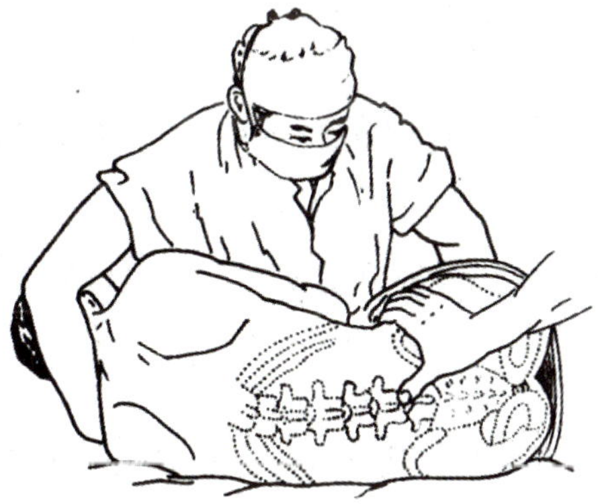

图4－1　蛛网膜下隙穿刺

二、硬膜外腔阻滞麻醉

（一）概述

硬膜外腔阻滞麻醉又称硬膜外阻滞，指通过硬膜外置管，将局麻药注入硬膜外腔产生阻滞作用的麻醉方法。常适用于腹部、盆腔、下肢、肛门、会阴等部的手术。

（二）麻醉方法

临床上主要采用侧卧位进行穿刺。穿刺点应根据手术部位选定，一般取支配手术范围中央的相应棘突间隙。通常上腹部手术穿刺点在胸8～10棘突间隙，中腹部手术在胸9~11棘突间隙，下腹部手术在胸12至腰2棘突间隙，下肢手术在腰3~4棘突间隙，会阴部手术在腰4~5间隙，也可用骶管麻醉。常用的麻醉药物包括1.5%~2%利多卡因、0.2%~0.3%丁卡因和0.5%~0.75%的布比卡因。

三、椎管内麻醉患者的护理

【护理评估】

1. 健康史 评估患者的年龄、性别、宗教信仰、职业和饮食习惯等，重点评估麻醉史、手术史、药物过敏史、用药史、现病史，有无颈椎病、脊柱有无畸形等。

2. 评估 穿刺部位的皮肤有无感染或溃烂等；评估患者的生命体征、意识状态、重要脏器功能、出凝血功能、全身状况等。

3. 心理-社会状况 了解患者精神、情绪状态，患者对椎管内麻醉的认识和配合程度。

4. 实验室及其他检查 包括血、尿、便三大常规，出凝血时间测定，血气分析，心电图及重要脏器功能检查，有脊椎疾病史者，需行CT或核磁共振检查。

【常见护理诊断及问题】

1. 潜在并发症 头痛、尿潴留、血压下降、心律失常、呼吸抑制等。

2. 焦虑 与担心麻醉安全性和手术有关。

【护理目标】

患者能早期预防、早期发现椎管内麻醉并发症并及时对症处理。

【护理措施】

1. 病情观察 椎管内麻醉患者回到病房后，应重点观察患者生命体征，尤其是血压、呼吸并做好记录，必要时可监测中心静脉压，每隔15~30分钟测量1次生命体征，病情趋向稳定后，可适当延长监测间隔时间。同时观察患者的心率、体温、尿量、引流量、疼痛等情况，如出现头痛、恶心呕吐、尿潴留等术后并发症，应及时处理。

2. 蛛网膜下隙阻滞麻醉并发症的护理

（1）蛛网膜下隙阻滞麻醉过程中因迷走神经亢进，患者可能会出现低血压和心率缓慢，应加快输液，维持血压，必要时遵医嘱静脉注射阿托品维持心率；少部分患者麻醉过程中会有恶心呕吐的表现，应暂停手术，必要时遵医嘱给予镇吐药；有呼吸抑制或呼吸困难的患者，应吸氧或气管插管辅助呼吸。

（2）蛛网膜下隙阻滞麻醉后因穿刺了蛛网膜，导致颅内压下降出现头痛，一般发生在腰麻后2~7天，第3天最为剧烈，疼痛持续1~2周，以枕部多见。护理措施：麻醉采用细针穿刺，避免反复穿刺和穿刺出血；术后常规去枕平卧6~8小时；患者发生头痛症状时，因协助患者取平卧位，遵医嘱使用止痛药或针灸；头痛严重者，应告知麻醉医生，从硬膜外隙注入0.9%的氯化钠溶液。

(3) 因腰麻后支配膀胱的副交感神经恢复较慢、切口疼痛及患者不习惯床上大小便等导致尿潴留，应在麻醉前指导患者练习床上大小便，采取下腹部热敷、按摩、针刺穴位、诱导等方法，仍不能解除尿潴留者，行导尿术。

3. 硬脊膜外阻滞麻醉并发症的护理

(1) 全脊髓麻醉（又称全脊麻）是硬脊膜外阻滞麻醉最危险的并发症。原因主要是误将过量的局麻药注入蛛网膜下隙，引起全脊髓包括脊神经根的阻滞，结果造成患者呼吸和心跳停止。预防措施：应着重加强麻醉操作，使用正确剂量，给药后密切观察患者的血压、呼吸和麻醉平面的变化。一旦发生全脊麻，应立即给氧，准备气管内插管施行辅助呼吸，同时遵医嘱使用血管收缩药维持血压，心脏停搏时则需立即做心肺复苏术，若能及时发现和抢救，一般无严重后果。

(2) 若硬膜外穿刺和置管时损伤血管，引起血肿压迫脊髓导致截瘫。患者表现为剧烈背痛，下肢运动障碍，伴肌无力、尿潴留等。处理方法为发现后及时告知主管医生，早期手术清除血肿，缓解症状。

4. 心理护理　正确评估患者的心理状态并疏导患者的紧张焦虑情绪，麻醉前向患者说明麻醉方法和注意事项，以取得患者的配合。

第五节　全身麻醉

案例分析

患者，女，50岁，在气管插管全麻下急诊行“颅内血肿清除术”，于拔除气管插管后转入外科病房。术后3小时患者突然呕吐大量胃内容物，并出现呼吸急促、烦躁不安、口唇轻度发绀。患者呼之能应，立即测 P 130次/分，R 30次/分，BP 98/66mmHg，SpO_2 86%。听诊肺部有明显湿啰音，测血气分析：PaO_2 69mmHg，$PaCO_2$ 44mmHg。

问题

1. 对该患者进行正确的护理评估并提出护理诊断。
2. 患者出现什么全身麻醉术后并发症？原因是什么？
3. 如何配合医生迅速对患者进行抢救？

一、概述

全身麻醉简称全麻，指麻醉药经呼吸道吸入、静脉或肌内注射进入体内，产生中枢神经系统抑制的麻醉技术。临床表现为麻醉期间神志消失、全身痛觉消失、遗忘、反射抑制和骨骼肌松弛。

二、全身麻醉的分类

（一）吸入麻醉

麻醉药物通过呼吸道到达肺泡，通过血气交换进入血液循环，作用于中枢神经系统，产生全身麻醉作用的方法称为吸入麻醉，特点为较容易调节麻醉深度。常用的吸入麻醉药物有“笑气”（氧化亚氮）、氟烷类（七氟烷、地氟烷、异氟烷、恩氟烷）等，可用于麻醉诱导和维持。

（二）静脉麻醉

将麻醉药物经静脉注入或肌内注射后进入血液循环，作用于中枢神经系统，达到全身麻醉状态的方法称为静脉麻醉，特点为：无污染、诱导迅速、对呼吸道无刺激、苏醒期平稳，但肌松效果差、代谢受肝肾功能影响、可控制性不如吸入麻醉等。

常用的静脉麻醉药物如下。

1. 硫喷妥钠 超短效的一种巴比妥类镇静药物，注射药物后患者很快入睡，也很快失去作用效果，因此需小量反复注射，一般不单独使用，可用于全身麻醉诱导、短小手术麻醉及小儿基础麻醉。主要的不良反应有可引起反射性喉痉挛、中枢性呼吸抑制。有哮喘、呼吸困难者禁用。

2. 氯胺酮 临床上应用较广泛的一种短效镇痛麻醉剂，镇痛效果明显，能兴奋交感神经，容易出现意识与感觉的分离现象，无肌肉松弛作用。临床上常用于全身麻醉诱导、小手术麻醉、基础检查麻醉及小儿基础麻醉等。因氯胺酮能使患者心率加快、血压升高、呼吸循环抑制等，因此心脏病、高血压、颅内压增高等患者忌用。

3. 右美托咪定 常用于行全身麻醉的手术患者气管插管和机械通气时的镇静，在镇静催眠状态患者不容易产生呼吸抑制，此外，右美托咪定还有抗焦虑、降低应激反应、稳定血流动力学、镇痛、抗寒战等作用。临床上常用于全身麻醉诱导和维持、有创检查镇静、术后辅助镇痛等。最常见的不良反应为低血压、心动过缓及口干等。

4. 异丙酚 又名丙泊酚，是一种临床上应用非常广泛的短效静脉麻醉药，用于全身麻醉的诱导和维持。常与硬膜外或脊髓麻醉同时应用，也常与镇痛药、肌肉松弛药及吸入性麻醉药同用。静脉注射后迅速分布于全身，40 秒钟内可进入睡眠状态，进入麻醉迅速、平稳。镇痛效应较弱，可使颅内压降低、脑耗氧量及脑血流量减少；对呼吸系统有明显抑制作用，可出现暂时性呼吸停止；对循环系统也有抑制作用，可出现血压降低。

5. 其他药物 镇痛药物，如芬太尼类、吗啡、哌替啶等，用于麻醉前用药和术后镇痛，可对患者循环、呼吸有不同程度的影响。骨骼肌松弛药，如罗库溴铵、顺式阿曲库铵等，与麻醉药物合用便于气管内插管，进行快速诱导气管内插管，便于呼吸道手术操作，抑制膈肌运动。

（三）复合全身麻醉

指两种或两种以上的全麻药或（和）麻醉方法复合应用，彼此取长补短，以达到最佳临床麻醉效果的方法。同时可减少各自麻醉药物的用量，减少术后并发症，有利于麻醉后苏醒。

三、全身麻醉患者的护理

【护理评估】

1. 健康史 评估患者的年龄、性别、宗教信仰、职业、吸烟饮酒史和饮食习惯等，重点评估药物过敏史、用药史、现病史等，评估有无麻醉药物接触史。

2. 麻醉前评估 有无牙齿松动及义齿；有无颈椎病、口腔咽喉疾病等影响气管插管；评估患者的生命体征、意识状态、重要脏器功能、出凝血功能、全身状况等。麻醉后评估术中情况，如麻醉方式、麻醉药物种类及用量、手术情况、有无异常情况；评估术后相关的情况。

3. 心理－社会状况 了解患者精神、情绪状态，患者对全身麻醉及气管插管术的认识和配合程度。

4. 实验室及其他检查 包括血、尿、便三大常规，出凝血时间测定，血气分析，心电图，影像学结果及重要脏器功能检查。

【常见护理诊断及问题】

1. 潜在并发症 呕吐、心律失常、感染、呼吸抑制等。

2. 焦虑 与担心麻醉安全性和手术有关。

3. 有受伤的危险 与全麻恢复期躁动不安，未完全清醒有关。

4. 低效型呼吸型态 与舌后坠、痰液堵塞、误吸等导致呼吸道梗阻有关。

【护理目标】

患者能早期预防、早期发现全身麻醉并发症，且能及时对症处理；患者焦虑、恐惧的症状减轻或消失；患者未发生意外伤害。

【护理措施】

1. 麻醉前的护理

（1）改善患者全身状况，增强患者对麻醉和手术的耐受力。麻醉前和术前应积极治疗影响耐受力的原发疾病，纠正患者营养不良、贫血、代谢紊乱等，控制血压、血糖等在合理范围，积极控制感染等。

（2）成人择期手术前应常规禁食 8～12 小时，禁饮 4 小时；小儿择期手术应禁食（奶）4～8 小时，禁水 2～3 小时。吸烟患者应至少术前 2 周禁烟。

（3）做好患者麻醉术前的心理护理，并遵医嘱使用术前药物。

2. 麻醉后的护理

（1）待患者结束手术后，恢复意识，对答如流，经综合判断，可遵循全麻气管插管拔管指征进行拔除。全麻气管插管拔管指征为：患者神志清楚，呼之能应，可根据指令进行睁眼、握手等；血流动力学稳定；肌力正常，平卧抬头能持续 5 秒以上，恢复自主呼吸；咽喉反射、咳嗽反射恢复，咳痰有力；血氧饱和度、潮气量和每分钟通气量正常。

（2）患者离室（麻醉恢复室）指征　①中枢神经系统：神志清楚，有指定性动作；定向能力恢复，能辨认时间和地点；肌力恢复。②呼吸系统：恢复自主呼吸，吞咽及咳嗽反射恢复；通气功能正常，能自行咳嗽，排除呼吸道分泌物；肺部听诊无异常。③循环系统：心率、血压、脉搏恢复正常或稳定，心电图正常等。

（3）患者的转运　在转运途中保证患者的安全，确保引流管的固定和通畅，及时处理各种意外状况。由恢复室工作人员护送患者返回病房，向接班工作人员详细交代患者的病情，并移交全部病历。与接班人员及患者家属确保患者安全后，待患者病情平稳，意识清醒后方可离开病房。

（4）患者转运至病房后，应严密观察病情变化，每15～30分钟测量生命体征一次，直至患者完全清醒。术后病情严重者，应有专人护理，做好呼吸循环功能监护，及时处理全身麻醉术后并发症。保持呼吸道通畅，预防和及时解除呼吸道梗阻，确保引流管的固定和通畅并做好记录。

3. 全身麻醉常见术后并发症的护理

（1）呼吸道梗阻　常见于：①呕吐与误吸，由于麻醉前患者未严格执行禁食禁饮、麻醉术后胃扩张、消化道出血、麻醉药物的影响等。护理措施：全身麻醉术前应做好禁食禁饮工作，全身麻醉苏醒前，一般将患者平卧，头偏向一侧；若患者出现呕吐，应及时清除口、鼻腔和气管分泌物，严重者应气管插管，反复吸引直至正常。②舌后坠，由于麻醉后肌松药未完全分解，舌根后坠，发生不完全性梗阻并有鼾声。护理措施：托起下颌，必要时置入口咽通气管。③喉痉挛，由于麻醉变浅、麻醉药物刺激及喉部异物等均可诱发，患者出现发绀、呼吸困难及喉部高调鸣音。护理措施：解除诱因，加压给氧，严重者应加大肌松药用量并做好气管插管准备。④其他常见的情况，例如支气管痉挛、气管内导管扭折等导致下呼吸道梗阻，应立即通知医生，做好相应的配合。

（2）呼吸抑制　由于麻醉过深或过浅、麻醉药物的使用引起呼吸节律及深度发生变化，甚至导致肺通气不足，进而出现呼吸抑制的情况。护理措施：密切观察患者的呼吸情况，做好辅助呼吸的准备，严重者应行气管插管术，遵医嘱给予拮抗药。

（3）低氧血症　由于气管梗阻、肺不张和肺炎、吸入氧的浓度过低、气管插入过深等原因造成患者的 SpO_2（脉搏血氧饱和度）$<90\%$。护理措施：麻醉和手术过程中，应做好脉搏血氧饱和度的监测，发生低氧血症者应及时给氧，维持呼吸道通畅。

（4）低血压　主要原因为麻醉过深、麻醉药物引起的血管扩张、术中失血失液过多、内脏牵拉导致的迷走神经反射、过敏反应和输血反应等。护理措施：根据患者情况调整麻醉状态，避免麻醉过深；及时补充血容量，维持良好通气；遵医嘱使用升压药；抗过敏药等。

（5）高血压　常由于麻醉过浅、术中术后镇痛不足、较强的插管及手术刺激、患者本身有高血压病史等造成。护理措施：术前对高血压患者实施手术与麻醉耐受性的评价，并给予积极的术前准备与处理，以降低患者重要脏器的损伤；遵医嘱应用降压药，必要时在严密监测下，行控制性降压。

（6）心律失常　常见原因为麻醉药物的影响、低血容量、发热、手术牵拉内脏刺激副交感神经、患者本身有器质性心脏疾病等。护理措施：术前应积极治疗患者的器质性心脏病，纠正低血容量、降温；麻醉过浅时适当加深麻醉；加强监护，提醒手术医生适当减少刺激，必要时遵医嘱使用抗心律失常药物。

（7）全麻后苏醒延迟　常因为麻醉过量、麻醉中缺氧、代谢性疾病、低体温、脑水肿等原因造成。护理措施：根据手术情况适当调整麻醉深度，可遵医嘱使用麻醉药物拮抗剂；维持血流动力学稳定，及时纠正代谢紊乱和体温变化等。

知识拓展

目前常用的是 Steward 麻醉苏醒评分（表 4－4），实行全身麻醉的患者麻醉结束后进入麻醉复苏室，复苏结束后根据评分标准来决定是否离开手术室。

表 4－4　Steward 麻醉苏醒评分表

患者状况	分值
1. 清醒程度	
完全清醒	2
对刺激有反应	1
对刺激无反应	0
2. 呼吸通畅程度	
可按医师吩咐咳嗽	2
可自主维持呼吸道通畅	1
呼吸道需予以支持	0
3. 肢体活动程度	
肢体能做有意识的活动	2
肢体无意识活动	1
肢体无活动	0

目标检测

单选题

1. 苯巴比妥钠作为局部麻醉前必须用药，主要是因为（　　）

A. 有镇静作用　　B. 能预防局麻药中毒反应

C. 能减少呼吸道分泌　　D. 能减轻迷走神经反射

E. 有催眠作用

2. 硬膜外麻醉最严重的并发症是（　　）

A. 血压下降　　B. 血管扩张

C. 尿潴留　　D. 呼吸变慢

E. 全脊髓麻醉

3. 为防止全麻时呕吐和术后腹胀，手术前需禁食、禁饮的时间为（　　）

A. 12 小时禁食，4～6 小时禁水　　B. 6 小时禁食，4 小时禁水

C. 8 小时禁食，6 小时禁水　　D. 10 小时禁食，4 小时禁水

E. 4 小时禁食，2 小时禁水

4. 当患者发生局麻药中毒反应时，应首先采取的措施是（　　）

A. 地西泮静脉注射　　B. 补液

C. 硫喷妥钠静脉注射　　D. 吸氧

E. 停止局麻药注入

5. 全身麻醉患者清醒前最危险的意外及并发症是（　　）

A. 坠床　　B. 体温过低

C. 呕吐物误吸引起的窒息　　D. 引流管脱出

E. 意外损伤

6. 全麻后完全清醒的指标是（　　）

A. 呼之能睁眼　　B. 对刺激有反应

C. 能听到讲话　　D. 能正确回答问题

E. 能翻身活动

7. 男性患者，75 岁，因左肺癌需行左肺切除手术，其麻醉方式应采取（　　）

A. 硬膜外麻醉　　B. 基础麻醉加局部麻醉

C. 静脉麻醉　　D. 特制面罩给药的吸入性全身麻醉

E. 气管内插管给药的吸入性全身麻醉

8. 女性患者，58 岁，无吸烟史和肺部疾病史。因右半结肠癌在全麻下行右半结肠切除手术后麻醉未清醒，呼吸时出现鼾声，此时首先采取的措施是（　　）

A. 观察病情　　B. 气管插管

C. 托起患者下颌　　D. 环甲膜穿刺

E. 吸痰

9. 腰麻后患者去枕平卧 6～8 小时，主要是预防（　　）

A. 低血压　　B. 头痛

C. 腰痛　　D. 呕吐

E. 切口痛

10. 男性患者，41 岁，全麻下行开颅手术，术后已清醒，应采取的体位是（　　）

A. 头高斜坡卧位　　B. 半卧位

C. 平卧位　　D. 平卧头转向一侧
E. 侧卧位

11. 男性患者，60 岁，在全麻下行胃大部切除术。术后回病房麻醉未清醒，患者血压、脉搏正常，吸气困难，呼吸时喉头有啰音。应考虑（　　）
A. 舌后坠　　B. 呕吐物窒息
C. 喉痉挛　　D. 呼吸道分泌物过多
E. 呼吸节律紊乱

12. 女性患者，32 岁。拟用硫喷妥钠静脉麻醉行直肠息肉切除术，应特别警惕（　　）
A. 舌后坠　　B. 喉痉挛
C. 血压升高　　D. 抽搐
E. 呼吸增快

13. 麻醉前患者评估的主要目的是（　　）
A. 认识患者以防发生麻醉错误　　B. 与患者建立感情，获得患者信任
C. 了解手术方式　　D. 了解患者对麻醉手术的耐受力
E. 确定麻醉方案

14. 腰麻 10 分钟后，患者出现面色苍白，出冷汗，脉搏 120 次/分，血压 74/50mmHg，有恶心呕吐，首先处理是（　　）
A. 头低位　　B. 吸氧
C. 气管内插管　　D. 输血
E. 应用麻黄碱

15. 男性患者，49 岁，因外伤造成多发性骨折，出现短暂昏迷，拟行急诊手术。该患者最佳的麻醉方法选择是（　　）
A. 局麻　　B. 辅助麻醉 + 局麻
C. 气管插管静吸复合麻醉　　D. 氯胺酮麻醉
E. 以上均可

16. 手术麻醉的目的是（　　）
A. 保持呼吸道通畅
B. 保持循环稳定
C. 预防术后感染
D. 使肌肉松弛，消除疼痛，保证术中安全
E. 预防术后并发症

17. 吸入麻醉与静脉麻醉相比，其优点有（　　）
A. 容易调节麻醉深度　　B. 操作方便
C. 药物安全无爆炸性　　D. 对呼吸道无刺激
E. 诱导迅速

18. 不可采用硬膜外麻醉的手术部位是（　　）

A. 上肢　　B. 头部

C. 腹部　　D. 背部

E. 四肢

19. 蛛网膜下隙麻醉常用的穿刺部位是（　　）

A. 腰5～骶1　　B. 腰3～腰4

C. 胸12～腰1　　D. 胸11～胸12

E. 腰1～腰2

20. 蛛网膜下隙麻醉的禁忌证不包括（　　）

A. 高血压　　B. 心脏病

C. 下腹部手术　　D. 中枢神经系统异常

E. 休克

（邓金莹）

书网融合……

微课　　本章小结　　自测题

第五章 手术前后患者的护理

PPT

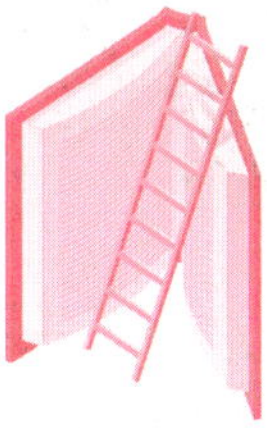

【学习目标】

1. **掌握** 手术前后患者的护理评估和护理措施，手术中的配合和管理。

2. **熟悉** 手术后并发症的预防及处理。

3. 学会术前准备的各项技术及术中的配合，并能正确对患者实施有关手术的健康指导。

4. 具有良好的职业道德、严谨细致的工作作风、健康的体质、健全的人格、良好的心理素质和较好的团队合作能力，重视护理伦理，尊重患者，保护患者隐私。

第一节 概 述

手术是指利用手术器械或者仪器在活体上所完成的各项操作。围术期指的是从确定手术治疗时起到与本次手术有关的治疗基本结束为止的一段时间。包括手术前期（从患者确定手术到将患者送至手术台）、手术期（从患者送至手术台到患者手术结束后被送入复苏室或外科病房）、手术后期（从患者送入复苏室或外科病房至患者出院或继续随访）三个阶段。

按照手术的期限性可将手术分为以下几类。

1. 急症手术 病情危急，需要在最短的时间内进行必要的准备后迅速实施手术以抢救患者生命。例如脾破裂、肠破裂、胸腔大出血等。

2. 限期手术 手术时间可以选择但有一定限度，不宜过久以免延误手术时机，应在限定的时期内做好术前准备。例如各种恶性肿瘤根治术等。

3. 择期手术 手术没有时间限制，可在充分的术前准备后进行手术。例如无严重并发症的胃大部切除术、一般良性肿瘤切除术等。

第二节　手术前患者的护理

案例分析

患者，女，26岁，诉4小时前脐周疼痛，后疼痛转移至右下腹。查体：体温38.7℃，脉搏104次/分，呼吸20次/分，血压100/80mmHg，右下腹压痛、肌紧张、反跳痛、肠鸣音减弱；WBC 15.0×10^9/L。入院后诊断为急性阑尾炎，需急症手术。患者害怕手术，焦虑不安。

问题

1. 目前该患者最主要的护理问题是什么？
2. 该患者手术前护理工作主要从哪些方面进行？

【护理评估】

（一）健康史

1. 一般情况　了解患者的年龄、性别、民族、职业、文化程度、工作单位等。

2. 现病史　本次疾病的发病诱因、原因、入院时间、症状和体征等。

3. 既往史　详细了解患者呼吸、循环、消化、泌尿、内分泌等系统的既往病史及用药情况；了解手术史、药物过敏史，家族史、遗传史；女性患者了解月经史和婚育史等。

（二）身体状况

1. 年龄　婴幼儿和老年人对手术耐受力较成人差，因此是术前评估的重点人群。婴儿重点评估生命体征的变化，而老年人因全身系统功能衰退，应重点评估各系统的病理生理变化，掌握其现存和潜在的问题。

2. 营养状态　评估患者是否存在贫血、低蛋白血症等。可测量身高、体重、血浆蛋白、肱三头肌皮褶厚度及氮平衡等，并综合分析以判断营养状况。

3. 重要脏器功能状态　重点评估心、肺、肝、肾等重要器官的功能状态。尽量使其功能维持在良好状态，以提高患者的手术耐受力。

4. 手术耐受力

（1）耐受良好　患者全身情况良好，无重要器官功能损害，外科疾病对全身影响小，手术安全性较大，术前只需一般准备。

（2）耐受不良　患者全身情况不良，外科疾病已对全身影响明显，或重要器官有器质性病变，功能濒临或已失代偿，需经积极、全面的特殊准备后方可施行手术。

5. 心理－社会状况　大多数患者易产生不同程度的焦虑、恐惧、抑郁或情绪激动等心理反应，此可削弱患者对手术和麻醉的耐受力。故术前应全面评估患者及其家属对麻醉、手术及治疗过程的担忧以及相关知识的认知程度、心理反应；了解家属对患者的关心支持程度和家庭经济情况等。

（三）辅助检查

1. 实验室检查

（1）血、尿、便常规检查　血常规检查有助于了解患者有无感染、贫血、血小板减少等，白细胞计数和中性粒细胞升高提示有感染存在；尿常规检查应注意尿液颜色、比重和尿液中有无红、白细胞；便常规检查应观察粪便颜色、性状和有无出血或隐血等。

（2）凝血功能检查　包括出凝血时间测定、血小板计数、凝血酶原时间测定等。

（3）血液生化检查　包括检查肝、肾功能，以及电解质和血糖检测。

2. 影像学检查　包括 X 线、B 超、CT、MRI 等检查。肺部 X 线检查可了解肺部有无占位性及渗出性病变；B 超、CT、MRI 等检查可明确病变部位、大小、范围等，有助于病情判断。

3. 其他　包括心电图检查、肺功能检查及血气分析。必要时做心功能测试、Hotter（24 小时心电图监测）、动态血压监测等。

【常见护理诊断及问题】

1. 焦虑和恐惧　与患疾病、接受麻醉和手术、担心预后及经济负担等有关。

2. 知识缺乏　缺乏有关麻醉、手术治疗及术前配合等知识。

3. 营养失调，低于机体需要量　与摄入不足及消耗过多、丢失过多或机体分解代谢增强等有关。

4. 体液不足　与体液丢失、摄入不足有关。

5. 睡眠形态紊乱　与住院环境改变、疾病所致不适和担忧等有关。

6. 感染的危险　与机体抵抗力低下、营养不良、糖尿病或肥胖等有关。

【护理目标】

1. 减轻患者焦虑及不安情绪。
2. 和患者及其家属沟通，使其了解相关疾病及治疗配合知识。
3. 提高患者对手术的耐受性，降低并发症的发生率。

【护理措施】

（一）心理护理

1. 态度和蔼，热情主动地接待患者，并介绍责任医师及护士、病区环境、使其尽快适应患者角色。
2. 工作认真负责，操作娴熟，赢得患者的信任及配合。
3. 加强与患者的沟通交流，了解患者的心理状况，尽量满足其合理要求。
4. 根据患者的不同情况，讲解有关疾病及手术知识，并指导患者如何与医护配合。

（二）手术区皮肤准备

简称备皮，重点是充分清洁手术区皮肤，剃除或剪去毛发。备皮是预防术后切口感染的重要环节。

1. 皮肤准备范围（图 5－1）

（1）颅脑手术　整个头部、前额及后颈部，保留眉毛。

（2）颈部手术　由下唇至乳头连线，两侧至斜方肌前缘。

（3）乳房及前胸手术　上至锁骨上部，下至脐水平，两侧至腋后线，并包括同侧上臂上 1/3 和腋窝。

（4）胸部后外侧切口　上至锁骨上及肩上，下至肋缘下，前后胸均超过中线 5cm 以上。

（5）腹部手术　上起乳头水平，下至耻骨联合，两侧至腋后线，包括脐部清洁。

（6）肾区手术　上起乳头水平，下至耻骨联合，前后均过正中线。

（7）腹股沟手术　上起脐水平，下至大腿上 1/3 内侧，两侧至腋后线，包括会阴部。

（8）会阴部及肛门手术　自髂前上棘连线至大腿上 1/3 前、内、后侧，包括会阴部、臀部、腹股沟部。

（9）四肢手术　以切口为中心上下方 20cm 以上，一般多为患侧整个肢体备皮，修剪指甲。

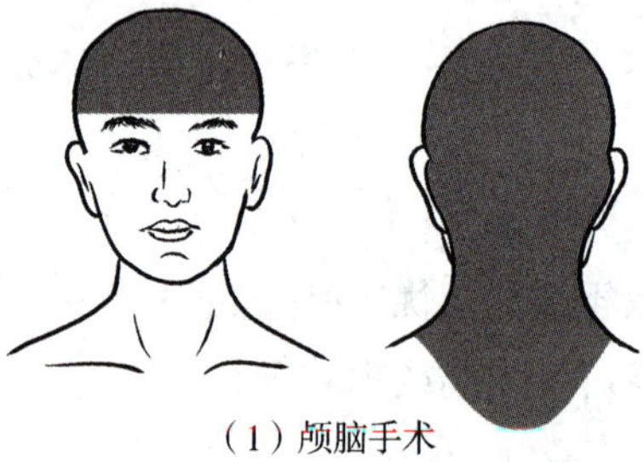

（1）颅脑手术

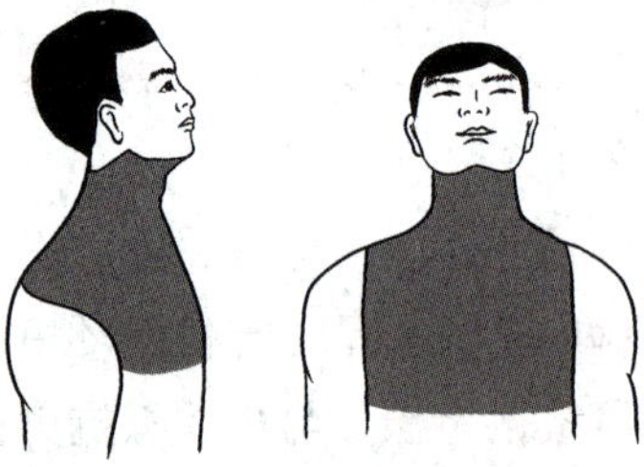

（2）颈部手术

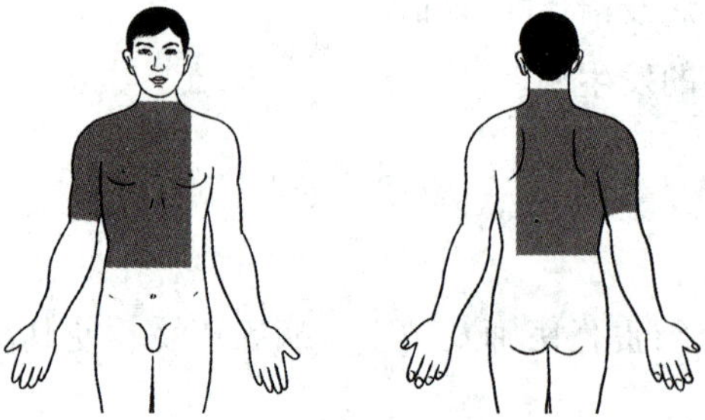

（3）胸部手术

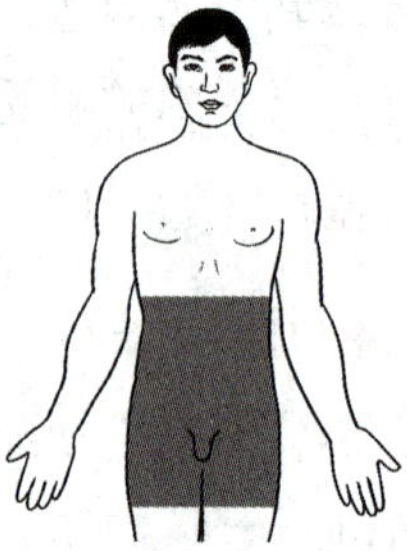

（4）腹部手术

图 5－1　手术区皮肤准备范围

2. 特殊部位手术皮肤准备

（1）颅脑手术　术前3天剪短头发，并每日洗头（急症除外），术前2小时剃尽头发，用肥皂水洗头，戴清洁帽子。

（2）口腔手术　入院后保持口腔清洁，手术前用复方硼酸溶液漱口。

（3）骨、关节、肌腱手术　手术前3天开始准备。第1、2天用肥皂水洗净并用70%乙醇消毒及无菌巾包裹，第3天剃毛、刷洗，70%乙醇消毒后用无菌巾包裹术野。术日晨重新消毒后无菌巾包裹。

（4）阴囊、阴茎部手术　入院后每日用温水浸泡，并用肥皂水洗净，术前1天备皮，范围同会阴部手术。

3. 操作方法

（1）做好解释工作，协助患者沐浴、修剪指甲，更换干净衣物。

（2）将患者接到治疗室（如在病室内应用屏风遮挡），注意保暖及照明。

（3）铺橡胶单及治疗巾，暴露备皮部位。

（4）用持物钳夹取肥皂液棉球涂擦备皮区域，一手绷紧皮肤，一手持剃毛刀，分区剃净毛发。

（5）剃毛后用手电筒照射，仔细检查是否剃净毛发。

（6）用毛巾浸热水洗去局部毛发和皂液。

（7）腹部手术者需用棉签蘸取乙醚清洗脐部污垢和油脂。

（8）四肢手术者，入院后每日用温水浸泡手足20分钟，并用肥皂水刷洗，剪去指（趾）甲。

（三）提高手术耐受力

1. 一般准备　施行大中型手术者，术前做好血型鉴定和交叉配血试验，备好一定数量的全血、血细胞或血浆。有水、电解质、酸碱平衡失调及贫血的患者，术前给予输血、输液等积极纠正。

2. 呼吸道准备　有吸烟嗜好者，劝其戒烟2周以上，以免呼吸道分泌物过多；鼓励患者练习并学会深呼吸运动、有效咳嗽和排痰；指导胸部手术者训练腹式呼吸，腹部手术者训练胸式呼吸；痰液黏稠者，遵医嘱应用α－糜蛋白酶加抗生素雾化吸入，2～3次/日，并配合拍背、体位引流及协助患者排痰；肺部感染者，术前3～5天遵医嘱应用抗生素控制感染病灶。

3. 胃肠道准备

（1）饮食准备　手术前12小时禁食，4～6小时禁饮水，以防麻醉和术中呕吐引起窒息或吸入性肺炎。胃肠道手术患者术前1～2天进低渣饮食；非胃肠道手术患者术前一般不限制饮食种类。

（2）留置胃管　胃肠道手术患者术前放置胃管，幽门梗阻患者术前3天每晚以温生理盐水洗胃，以减轻胃黏膜充血水肿。

（3）灌肠　除急症患者外，一般术前1天晚用0.1%～0.2%肥皂水灌肠，以防麻醉后肛门括约肌松弛排出大便，增加污染机会；结肠或直肠手术前 3 天口服肠道不吸收抗生素，术前 1 天晚清洁灌肠。

4. 心血管系统的准备 心血管疾病可直接影响患者对手术的耐受力，对伴有心血管疾病者应经内科治疗控制原发病，加强对心脏功能的监护。血压在 160/100mmHg 以下者，不必做特殊准备。血压过高患者术前需选用合适的降压药使血压稳定在一定水平，并不要求降至正常才手术。急性心肌梗死患者发病后 6 个月以内不宜做择期手术，6 个月以上若无心绞痛，可在严密监护下进行手术；心衰者在病情控制 3～4 周后再考虑手术。

5. 改善和维持肝、肾功能 术前做好肝、肾功能检查，了解肝、肾功能损害程度，并予以相应治疗。活动性肝炎患者或肝功能严重损害，有明显营养不良、腹腔积液、黄疸者，除急症外一般不宜手术；重度肾功能损害者在有效透析治疗下才能接受手术。

6. 纠正异常出、凝血功能 术前常规检查出凝血时间、凝血酶原时间、血小板计数，必要时检测有关凝血因子，根据实际情况输入新鲜全血或浓缩血小板及给予药物，改善患者的出、凝血功能。

7. 饮食和休息 了解患者饮食习惯，加强指导，鼓励患者多食营养丰富、易消化食物。不能进食或经口摄入不足的营养不良患者，给予肠内、外营养支持以改善营养状况。创造安静舒适的环境，促进患者的休息和睡眠。睡眠形态明显紊乱者给予镇静药物。

8. 适应性锻炼 多数患者不习惯床上排尿和排便，术前指导其在床上练习排尿和排便。为适应术后体位的变化，教会患者自行调整卧位和床上翻身的方法等。

（四）手术日晨护理

1. 测量并记录患者生命体征，检查手术野皮肤准备是否符合要求。若发现患者不明原因的体温升高或女性患者月经来潮等情况，应延期手术。

2. 入手术室前，指导患者排尽尿液；下腹部、盆腔内手术及估计手术时间在 4 小时以上者应留置导尿管并妥善固定；胃肠道及上腹部手术者应放置胃管。

3. 嘱患者拭去指甲油、口红等化妆品；取下活动的义齿、发夹、首饰、手表、眼镜和其他贵重物品。

4. 遵医嘱术前半小时给予术前药物；备好手术需要的病历、X 线片、CT 及 MRI 片、引流瓶、药品等，并随同患者带入手术室。

5. 与手术室接诊人员仔细核对患者、手术部位及名称等，做好交接。

6. 根据手术类型准备麻醉床，备好床旁用物如输液架、胃肠减压装置、吸氧装置及心电监护仪等。

（五）急症手术术前护理

急症手术应配合医生做好急救处理的同时，密切观察患者病情变化，争取在最短的时间进行必要的术前准备。若患者存在严重的水、电解质和酸碱失衡，处于休克状态时，迅速建立静脉输液通道，补充血容量尽早纠正休克。术前必要准备包括：

禁食、禁饮，如病情时间允许可插胃管抽吸胃内容物以防误吸；急查血、尿常规；出凝血时间测定；血型鉴定和交叉配血试验；药物过敏试验；给予术前用药；嘱患者排尿；护送入手术室等。急诊手术前禁忌灌肠和使用导泻剂，未明确诊断前禁用止痛剂。

【健康指导】

向患者及其家属介绍有关疾病和手术知识，如术前准备、用药、麻醉等相关知识，使患者理解手术的必要性和掌握术前准备的具体内容；术前加强营养，注意休息和适当活动，提高抗感染能力；戒烟、注意保暖，预防上呼吸道感染；指导患者做呼吸功能锻炼、床上活动、床上排便练习等各种术前训练。

第三节　手术室护理工作

手术期指患者从进入手术室到手术结束、麻醉恢复的一段时期。这段时期主要在手术室为患者进行手术治疗，其护理目的是要保证手术顺利进行，确保患者手术安全。

一、手术室的设置与管理

（一）手术室设置

1. 手术室布局要求　手术室一般安排在建筑的较高层，与外科病房、监护室、病理科、血库、检验科室等相邻，以保持洁净、方便接送患者及其他联系。建筑以东西方向延伸较好，手术室主要的手术间应建在北侧，避免阳光直射，南侧作为辅助用房或小手术间。

2. 手术室区域划分　手术室按功能流程及洁净程度可分为限制区（无菌区）、半限制区（清洁区）及非限制区（污染区）三个区域。①限制区：设在内侧，包括手术间、洗手间、手术间内走廊、无菌物品间、药品室和麻醉准备室等。②半限制区：设在中间，包括通向限制区的走廊、物品准备室、麻醉恢复室、洗涤室和石膏室等。③非限制区：设在最外侧，包括办公室、会议室、实验室、标本室、污物室、资料室、电视教学室、值班室、更衣室、医护人员休息室、手术患者家属等候室等。

3. 手术间　手术间数和手术床位数应与外科实际床位数之比为1∶（20～25）。

（1）分类　手术间分为无菌手术间、相对无菌手术间及有菌手术间。无菌手术间，设在限制区最里侧，供无菌手术使用，对特殊要求的无菌手术如器官移植、心脏手术等，设置生物洁净层流手术室；相对无菌手术间，供可能污染的手术如胃肠手术使用；有菌手术间，设置在限制区的最外侧，供感染隔离手术如阑尾穿孔等手术使用。

（2）面积　手术间按不同用途设计大小。普通手术间以每间30～40m^2为宜；心血管直视手术等的手术间因辅助仪器设备较多，需60m^2左右；小手术间仅需20～30m^2。室内净高3m，走廊宽度2.2～2.5m，便于平车运送及来往人员走动。

（3）结构　手术间的门窗安装要紧密，以免灰尘进入；门宜宽大，最好采用感应自动门；窗口应大，利于采光；地面及墙壁坚硬、光滑无缝、易清洗，防火、耐消毒液；墙角呈弧形，不易蓄积灰尘。

（4）物理环境　手术间内应设有隔音及空气净化装置；光线均匀柔和，接近自然光，手术灯光为无影、低温、聚光和可调；室内温度恒定在22～25℃，相对湿度为40%～60%。

（5）设备　其基本配备有手术床、器械桌、升降台、麻醉机、无影灯、药品及敷料柜、读片灯、吸引器、供氧装置、输液架、踏脚凳、各种扶托及固定患者的物品、污物桶、挂钟等。现代手术室还有中心供氧、中心负压吸引、中心压缩空气等设施，配备各种监护仪、X线摄影、显微外科、闭路电视及录像等装置。为保证供电，应有双电源或有备用供电装置及墙上设有足够的电源插座。

4. 辅助工作间　辅助工作间包括麻醉准备间、麻醉恢复间、器械清洗间、器械准备间、灭菌间、敷料间、洗手间等，应分别安置在合理的位置，以辅助手术顺利进行、防止物品污染及交叉感染等。

（二）手术室管理

1. 手术室规章制度　手术室人员均应认真执行各项消毒隔离制度，除手术室人员及参加当日手术者外，无关人员不得擅自进入；患有急性感染性疾病，尤其是上呼吸道感染者不得进入手术室；凡进入手术室的人员必须更换手术室的清洁鞋帽、衣裤、口罩，不得大声喧哗及随便走动；若有参观人员，最好安排观看闭路电视，若无条件应严格限定参观人数；接送患者一律使用专用平车，注意安全，严格查对；无菌手术与有菌手术严格分开，若接台手术，应先安排无菌手术，后进行污染或感染手术；手术室内备齐急救物品，无菌物品应定期消毒，及时准备好手术器械和用品。

2. 手术室分区管理　为保持环境洁净，必须严格区分或隔离手术室的三个区域。凡进入手术室的人员必须更换手术室的衣裤、鞋，戴专用帽子、口罩方可进入半限制区；进入半限制区的人员不可大声谈笑和高声喊叫；进入限制区内的一切人员及其活动都必须严格遵守无菌原则。手术室内人员和物品的流动应遵循洁污分开的原则，不能随意跨越各区，一般需要采用双走道方案：无菌通道是医务人员、手术前患者、洁净物品的行走路线；污物通道是手术后器械、敷料及污物的运输路线。

3. 手术间的清洁消毒管理　清洁工作应在每天手术结束后手术室净化空调系统过程中进行。包括：①采用湿式打扫，保持手术间内器具清洁无尘，然后用紫外线消毒30～60分钟。②手术前1小时运转净化空调系统。③每台手术后清除污物，用消毒液、清水各擦拭1次地面、设备及物品。④每周大扫除一次，每月做一次空气洁净度和生物微粒监测。⑤特殊感染手术建议使用一次性物品，术后按有关规定及方法进行消毒处理。

二、常用手术器械和物品的准备与使用

（一）物品准备

1. 布类物品　包括手术衣、各种手术单及手术包的包布。手术衣分大、中、小三

号，用于遮盖手术人员未经消毒的衣着和手臂，手术衣前襟及腰部为双层，袖口为松紧口，折叠时衣面向里，领子在最外侧。手术单包括大单、中单、手术巾、各种部位手术单及洞巾等，均有各自的规格尺寸和折叠方法。包布多用双层，用以包裹手术用品及敷料。布类物品应选择质地细柔且厚实的棉布。目前应用一次性无纺布制作并经灭菌处理的手术衣帽、布单等可直接使用，但不能完全替代布类物品。

2. 手术敷料　包括吸水性强的脱脂纱布类和脱脂棉花类，用于术中止血、拭血、压迫及包扎等。纱布类敷料包括不同大小尺寸的纱布垫、纱布块、纱布球及纱布条。常用的棉花类敷料有棉垫、带线棉片、棉球及棉签。

3. 手术器械　基本器械包括：①切割及解剖器械，如手术刀、手术剪、剥离器、骨凿和骨剪等，用于手术切割（图 5－2、图 5－3）；②夹持及钳制器械，包括止血钳（图 5－4）、镊子、钳子（图 5－5）及持针器（图 5－6）等，用于止血、分离组织、把持缝针等；③牵拉器械，包括各种拉钩和胸、腹腔牵开器，用以暴露深部手术野，方便手术操作（图 5－7）；④探查及扩张器械，包括探条、探子、探针等，用于探查及扩大腔隙等；⑤吸引器头，用于吸除积液积脓，清理手术野（图 5－8）。某些手术需要特殊器械，包括：①内镜类，如膀胱镜、腹腔镜、胸腔镜、纤维支气管镜和关节镜等；②吻合器类，如食管、胃肠道及血管吻合器；③其他精密及专科仪器，如高频电刀、激光刀、电钻、手术显微镜、心肺复苏仪器等。各种器械均应专人负责保管，定位放置，定期检查、保养和维修。

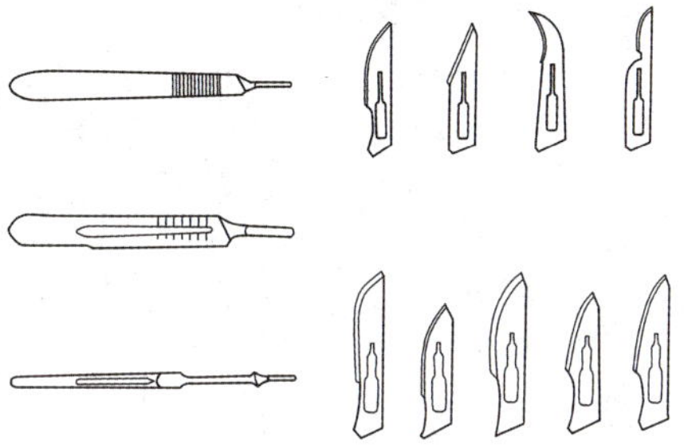

图 5－2　手术刀

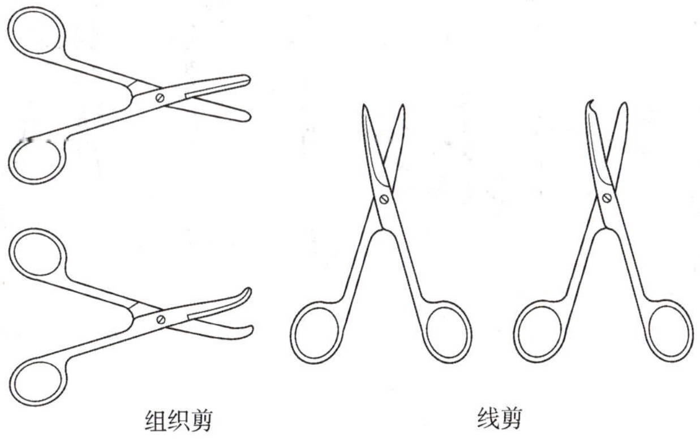

图 5－3　手术剪

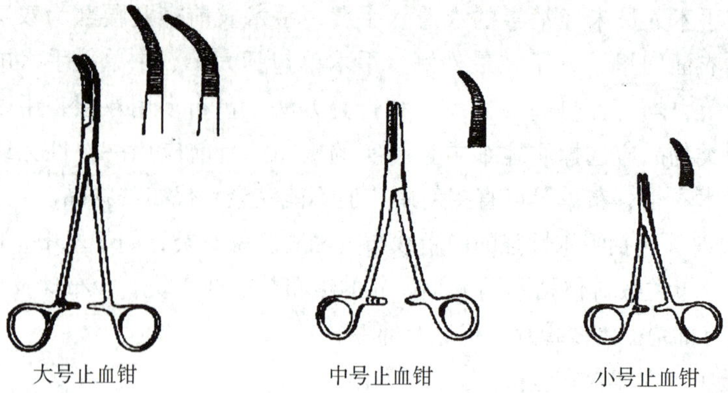

图 5－4　止血钳

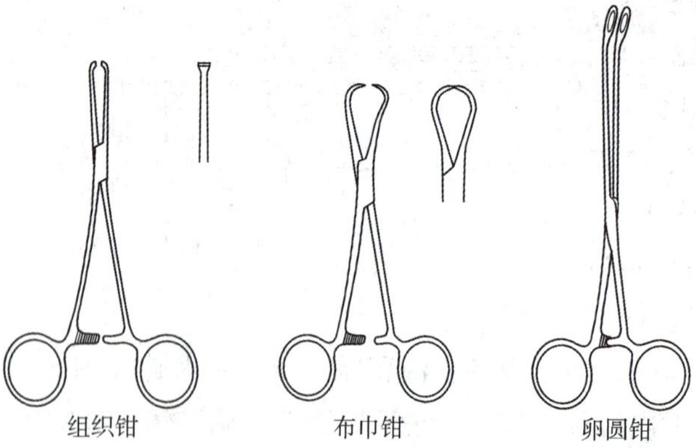

图 5－5　钳子

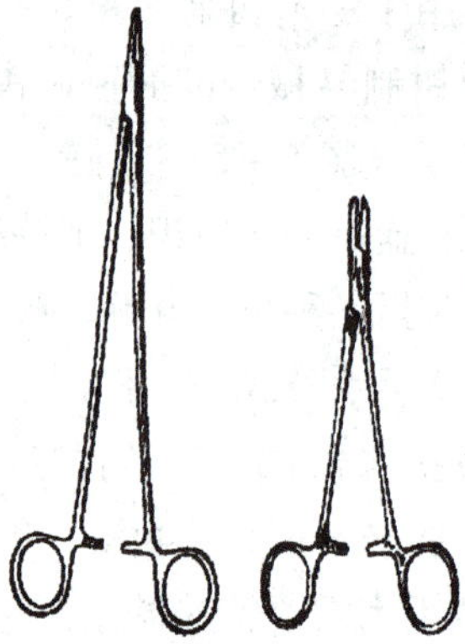

图 5－6　持针器

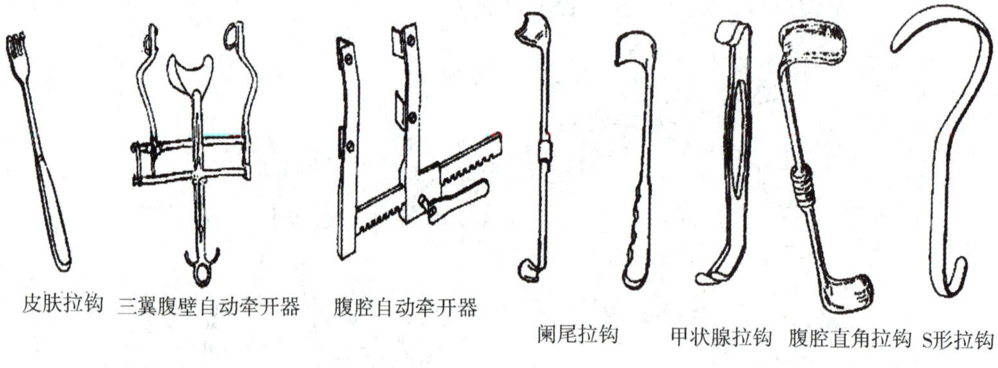

图 5－7　各种拉钩

4. 缝针及缝线　①缝针常用的有圆针和三角针两类（图 5－9）。两类缝针均有弯、直两种，大小粗细各异。圆针用于缝合血管、神经、脏器和肌肉等软组织；三角针用于缝合皮肤或韧带等坚韧组织。②缝线用于缝合各类组织和脏器，常用缝合线有 1～10 号线，号码表示线的粗细，号码越大线越粗。细线用 0 表明，0 越多，线越细。缝线分为不可吸收和可吸收两类，不可吸收缝线包括丝线、金属线、尼龙线等；可吸收线包括天然和合成两种，肠线、胶原线为天然可吸收线，聚乳酸羟基乙酸线、聚二氧杂环已酮线等为合成缝线。

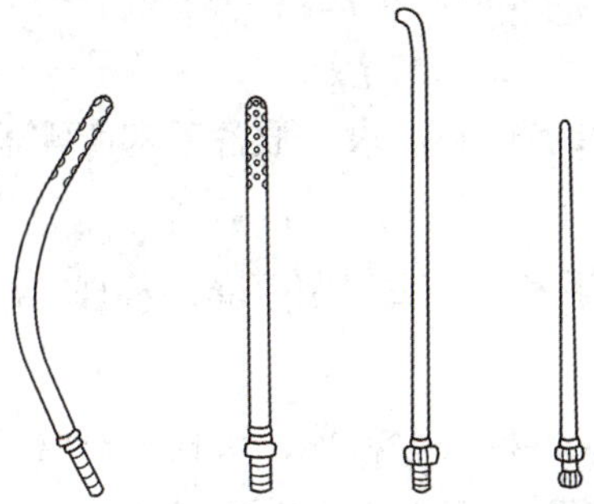

图 5－8　吸引器头

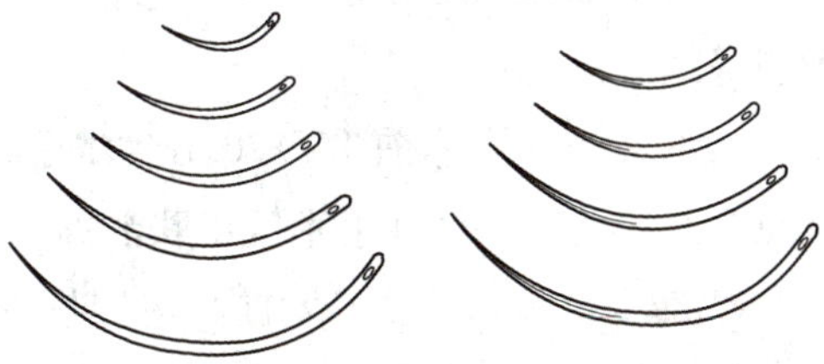

图 5－9　缝合针

5. 引流物　其种类很多，可根据手术部位、创腔深浅、引流液量及性质选用合适的引流物。常用的有：①乳胶片引流条，用于浅部切口和小量渗液的引流；②纱布条引流，包括干纱条、盐水纱条、凡士林纱条及抗生素纱条等，用于浅表部位或感染创口的引流；③“烟卷”引流是用细纱布卷成卷烟状，外用橡胶膜包绕即可，常用于腹腔内较短时间的引流；④引流管为应用广泛的引流物。普通单腔引流管可用于创腔引流；双腔引流管多用于腹腔脓肿和胃、肠、胆或胰瘘等的引流；T 管用于胆总管引流；蕈状引流管用于膀胱或胆囊手术引流。

（二）器械台准备

1. 器械台准备要求　手术器械台（无菌桌）用于手术中放置各种无菌物品及器械。器械台分为大、小两种，大号器械桌长宽高分别为 110cm × 60cm × 90cm，小号器械桌为 80cm × 40cm × 90cm。应根据手术的性质、范围选择并准备无菌桌。

2. 铺无菌桌步骤　术日晨由巡回护士准备清洁、干燥、平整和合适的器械台，并将手术包、敷料包置于其上，用手打开包布的外层，再用无菌钳先对侧后近侧打开第二层包布。器械护士刷手后用手打开第三层包布。铺在台面上的无菌巾共 6 层，无菌单应下垂台面以下至少 30cm；器械护士穿无菌手术衣、戴无菌手套后，将器械分类、有序地摆放于器械台上。

3. 器械托盘　为可调高低的长方形托盘，盘面 48cm × 33cm，横置于患者适当部位，用于手术时放置刀剪钳等常用器械与物品。手术区铺单时用双层手术单包裹，并在其上再铺手术巾。

三、手术室护士分工与职责

手术过程中医护人员必须有明确的分工和职责，但又需密切配合。手术中护士的配合包括直接配合及间接配合。直接配合的护士又称为器械护士或洗手护士，参与手术、管理器械台、供给术中所需器械、物品及敷料，主动配合手术操作；间接配合的护士不直接参与手术，而是在固定的手术间内配合器械护士、手术医师、麻醉师做台下巡视的护理工作，又称为巡回护士。

（一）器械护士工作

1. 术前访视 于术前一天访视患者，了解患者病情和需求，准备手术所需器械和敷料等。

2. 术前准备 术前15～20分钟洗手、穿无菌手术衣，戴无菌手套，整理、准备无菌桌，并协助医师做好手术区皮肤消毒、铺巾。

3. 清点、核对用物 术前与巡回护士共同清点器械、敷料等，认真核对清楚并记录，术中关胸、关腹前及体腔关闭后缝合前与巡回护士再次清点、核对物品，防止将物品遗留于患者体腔内。

4. 正确传递用物 术中与手术者默契配合，传递用物，做到及时、准确、平稳、防止损伤。

5. 保持器械与用物整洁 随时整理用物，保持无菌区整齐、干燥、无菌。

6. 配合抢救 关注手术进展，若患者出现心脏停搏、大出血等意外时，积极配合医师抢救。

7. 留取标本 妥善保留术中切取的各种标本。

8. 包扎和固定 术毕协助医师包扎伤口，固定引流物。

9. 整理用物 术后处理手术器械、用物，并协助整理手术间。

（二）巡回护士工作

1. 术前物品准备 巡回护士是手术间的负责护士，术前应检查手术间的清洁与消毒是否合格，设备是否安全有效，用物是否备齐，创造最佳的手术环境及条件。

2. 核对患者 热情接待并核对患者，做好输血准备，建立静脉输液通路。

3. 安置体位 根据麻醉和手术要求安置患者体位，正确固定，确保患者舒适安全。

4. 协助手术准备 协助手术人员穿无菌手术衣；暴露手术区，配合皮肤消毒；协助器械护士铺无菌桌等。

5. 清点核对 术前、术中体腔关闭前及切口缝合前与器械护士共同清点、核对器械、敷料等数目并记录。

6. 术中配合 关注手术进展，随时调整灯光，供应术中所需物品，保证输血、输液通畅；做好急救准备，主动配合抢救，并负责与外部联络。

7. 保持手术间整洁安静 保持手术间清洁、安静，随时补充用物；监督手术人员遵守无菌原则。

8. 术毕安置患者与整理手术间 术后协助医师包扎切口、固定引流管，与护送患者的人员仔细交接；整理手术间并清洁消毒。

四、手术室护理技术

（一）患者准备

1. 一般准备　全身麻醉或椎管内麻醉的患者应在术前30～45分钟到达手术室，低温麻醉的患者需提前1小时到达手术室。手术室护士应仔细核对患者，确保手术部位准确无误，认真点收所带药品，做好三查七对和麻醉前的准备工作。

2. 体位安置　一般由巡回护士根据患者的手术部位安置合适的手术体位，其要求是：①最大限度地保证患者的安全与舒适；②充分暴露手术区域；③保证患者呼吸及循环通畅；④肢体及关节不能悬空，应支托稳妥；⑤妥善固定，避免血管、神经受压；⑥便于麻醉和监测。常用的手术体位如下。

（1）仰卧位　为最常见的体位，适用于腹部、颌面部、颈部、骨盆及下肢等手术。患者仰卧，头部垫软枕，用中单固定两臂于体侧，膝下放一软枕并用较宽的固定带固定膝部，足跟部用软垫保护。手术台的头端放置麻醉架，以利于观察患者呼吸及病情变化；足端放置升降器械台，距离患者身体约20cm高度。乳腺手术时手术侧靠近手术床边，肩胛下垫以卷折的中单，上臂外展置于臂托上，对侧上肢仍用中单固定于体侧。颈前部手术时采用头过伸仰卧位，手术台上部抬高10°～20°，头板放下60°～70°，使颈部过伸。

（2）侧卧位　适用于胸、腰部及肾手术。胸部手术时，患者健侧90°卧位，背、胸、肋处各垫一软枕，暴露术野，双手伸直固定于托手架上；上腿屈曲90°，下腿伸直，两腿间垫软枕，固定髋部及膝部。肾脏手术时，患者90°侧卧，肾区对准手术台腰桥架，两手臂伸展固定于托手架上，腰部垫软枕，摇起手术台架，头尾部适当摇低，使腰部抬高，暴露术野，固定臀部及膝部。胸腹联合手术时，患者半侧卧（30°～50°）于手术床，肩背、腰、臀部各垫一软枕，术侧上肢固定于托手架上。

（3）俯卧位　适用于脊柱及其他背部手术。患者俯卧于手术台上，头偏向一侧；双肘稍屈曲，置于头旁；胸部、耻骨及髂嵴垫以软枕，足下垫小枕；固定腘窝。颈椎手术时，头面部置于头架上，稍低于手术台面。腰椎手术时，胸腹部垫一弧形拱桥，足端摇低。

（4）截石位　适用于会阴部、尿道及肛门部手术。患者仰卧，臀部位于手术床尾部摇折处，必要时臀下垫小枕；两腿套袜套，分别置于两侧搁脚架上；腘窝垫以软枕，用固定带固定。

（5）半坐卧位　适用于鼻、咽部手术。将手术床后仰15°，头端摇高75°，足端摇低45°，双腿半屈，头与躯干依靠在手术床上，两臂用中单固定于体侧。

3. 手术区皮肤消毒　目的是杀灭切口及其周围皮肤上的病原微生物。安置好手术体位后，由第一助手进行手术区皮肤消毒。消毒时通常以切口为中心向四周涂擦；若为肛门、会阴部手术或感染伤口，则由外向内涂擦。手术区皮肤消毒范围要包括手术切口周围15～20cm的区域；若估计手术时有延长切口的可能，应适当扩大消毒范围。

4. 手术区铺单 手术区皮肤消毒后由器械护士及第一助手铺盖无菌手术布单，以遮盖除手术野外的其他身体部位。一般要求术区周围有4～6层无菌布单覆盖，外周最少2层。如腹部手术时，先用4块皮肤巾（切口巾）遮盖切口周围并用布巾钳夹住；再将两块无菌中单分别铺于切口的上下方；最后将手术洞单正对切口，短端向头部，长端向下肢分别展开。

（二）手术人员准备

手术人员的无菌准备是避免患者伤口感染、确保手术成功的必要条件之一。

1. 术前一般准备 手术人员进入手术室时，应先在非限制区更换手术室专用鞋，穿洗手衣裤，将上衣扎入裤中，自身衣物不可外露；戴专用手术帽和口罩，遮盖全部头发及口鼻；剪短指甲，检查手臂皮肤无破损及感染，方可进入洗手间。

2. 手臂刷洗与消毒 手术前必须进行手臂刷洗与消毒，传统方法包括肥皂水刷手和稀氨溶液洗手法。随着各种高效消毒剂的产生和推广，简便而有效的手臂消毒方法亦随之产生。

（1）肥皂水刷手法 ①按普通洗手方法将双手及前臂用肥皂和清水洗净；②用消毒毛刷蘸取消毒肥皂液刷洗双手及前臂，从指尖到肘上10cm。刷洗时，把每侧手分成从指尖到手腕、从手腕至肘以及肘上臂三个部分，依次左、右交替刷洗，注意刷洗甲缘、甲沟及指蹼等处。刷完后，用清水冲洗手臂，注意指尖朝上肘向下。然后，更换消毒毛刷，相同方法再刷洗两遍，共约10分钟；③用一块无菌小毛巾由指尖向肘部方向擦干手臂，擦过肘部的毛巾不可再擦手部；④将双手至肘上6cm区域，浸泡在75%乙醇桶内5分钟，若乙醇过敏，改用1∶1000苯扎溴铵溶液或1∶5000氯已定溶液浸泡3分钟；⑤浸泡消毒后，保持拱手姿势待干，双手不得下垂，不能接触未经消毒的物品。

（2）碘伏刷手法 ①按肥皂水刷手法刷洗双手、前臂至肘上10cm，约3分钟，用清水冲净，无菌巾擦干；②用浸透0.5%碘伏的纱布，从一侧手指尖向上涂擦直至肘上6cm处，同法涂擦另一侧手臂。更换纱布后再擦一遍，保持拱手姿势，自然干燥。

（3）灭菌王刷手法 ①按普通洗手法用肥皂水洗净双手、前臂至肘上10cm，用清水冲净；②用消毒毛刷蘸灭菌王3～5ml刷手、前臂至肘上10cm，共3分钟，流水冲净后用无菌纱布擦干；③用浸透灭菌王的纱布从手指尖涂擦到肘上6cm处，自然待干。

3. 穿无菌手术衣（图5－10） ①手臂刷洗消毒后，从器械台上拿取折叠好的无菌手术衣，选择较宽敞处站立，手提衣领，抖开，使手术衣的另一端下垂。注意勿使手术衣触碰到其他物品或地面；②两手提住衣领两角，面对衣的内侧面将手术衣展开；③将手术衣向上轻轻抛起，双手顺势插入袖中，两臂前伸；④巡回护士在穿衣者背后抓住衣领内面，协助将袖口后拉，并系好衣领后带；⑤穿衣者双手交叉，身体略向前倾，用手指夹起腰带递向后方，巡回护士在背后接住腰带并系好；⑥穿好手术衣后，双手保持在腰以上、胸前、视线范围内。

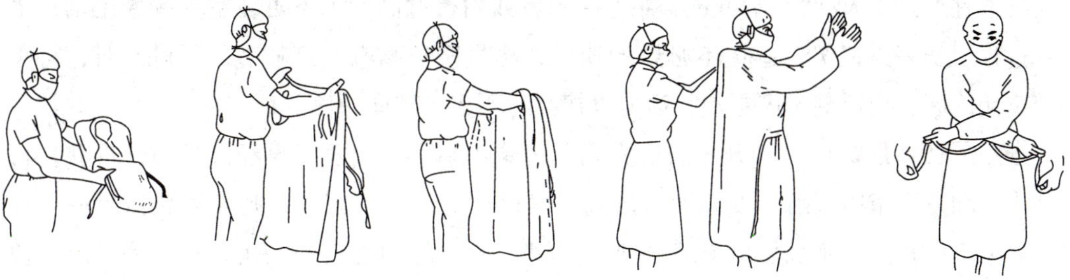

图 5-10　穿无菌手术衣

4. 戴无菌手套（图 5-11）　无菌手套有干、湿两种。戴干无菌手套又分闭合式和开放式，其程序为先穿手术衣后戴手套。戴湿无菌手套的程序是先戴手套后穿手术衣。临床多采用开放式戴干无菌手套的方法：①穿好手术衣后，将滑石粉轻轻擦于手背、手掌及指间；②掀开手套袋，捏住手套口的向外翻折部分（手套的内面），取出手套并分清左、右侧；③将右手插入右侧手套口内，戴好，注意未戴手套的手不可触及手套的外面（无菌面）；④用已戴上手套的右手手指插入左手手套口翻折部的内面（即手套的外面），帮助左手插入手套并戴好；⑤分别将左、右手套的翻折部翻回，并盖住手术衣的袖口；⑥用无菌盐水冲净手套外面的滑石粉。

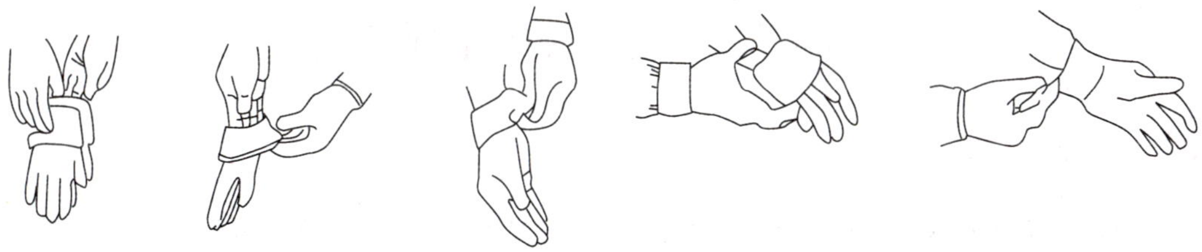

图 5-11　戴无菌手套

（三）手术中的无菌操作原则

1. 明确无菌概念与无菌区域　手术人员消毒后的手臂不准接触未经消毒的物品；穿无菌手术衣和戴好无菌手套后，背部、腰部以下和肩部以上都视为有菌区；无菌桌仅桌缘平面以上为无菌区，手术台边缘及以下的布单不可接触，凡下坠超过手术台边缘以下的物品一概不可再拾回使用；任何无菌包及容器的边缘均视为有菌，取用无菌物品时不可触及；手术过程中，手术人员须面向无菌区，并在规定区域内活动。

2. 保持无菌物品的无菌状态　无菌区内所有物品必须是灭菌的，若无菌包破损、潮湿、可疑污染时均视为有菌；手术中若手套破损或接触到有菌物品，应立即更换；若前臂或肘部污染立即更换手术衣或加套无菌袖套；无菌区的布单若湿透应加盖或更换干的无菌单；巡回护士须用无菌持物钳夹取无菌物品，并与无菌区保持一定距离。

3. 减少空气污染、保持洁净效果 手术时门窗应关闭，减少人员走动；参观手术人员不宜超过2人/间，不可过于靠近手术者或站得过高，也不可在室内频繁走动；手术过程中勿高声谈笑，避免不必要的谈话，尽量避免咳嗽、打喷嚏，不得已时，将头转离无菌区；口罩潮湿应更换；请他人擦汗时，头应转向一侧。

4. 保护皮肤切口 切开皮肤前先用无菌聚乙烯薄膜覆盖，再经薄膜切开皮肤；切开皮肤和皮下脂肪层后，以大纱布垫或手术巾遮盖边缘并固定；凡与皮肤接触的刀片和器械不应再用；延长切口或缝合前，再用75%乙醇消毒皮肤一次；暂停手术时，切口应用无菌巾覆盖。

5. 正确传递物品和调换位置 手术中传递器械及用物时，由器械台正面方向递给，不可在手术人员背后或头顶方向传递；若手术人员需调换位置，先退后一步，转过身背对背地转至另一位置。

6. 沾染手术的隔离技术 在进行胃肠道、呼吸道或宫颈等部位的沾染手术时，切开空腔脏器前先用纱布垫保护周围组织，并随时吸净外流的内容物；被污染的器械和物品应放在专放污染器械的盘内，避免与其他器械接触；污染的缝针及持针器应在等渗盐水中刷洗；完成全部沾染处理步骤后，手术人员应更换无菌手套或用无菌水冲洗，尽量减少污染的机会。

第四节 手术后患者的护理

案例分析

患者，男，64岁，“肠梗阻”收住入院，现术后第3日，患者一直卧床，自诉无力下床活动，肛门未排气，尚未进食。

问题

1. 该患者目前最主要的护理诊断问题有哪些？
2. 护理人员鼓励患者术后早期活动的目的是什么？

手术后护理是指从患者手术完毕返回病房至基本康复出院阶段的护理。此期应严密观察患者的病情变化，实施切实可行的护理措施，减轻患者的痛苦和不适，防治并发症，促进患者尽早康复。

【护理评估】

（一）手术类型和麻醉方式

了解麻醉种类、手术方式及术中出血、输血、输液的情况，判断手术创伤大小及对机体的影响。

（二）身体状况

1. 生命体征　评估患者返回病室时的体温、血压、脉搏、呼吸，同时注意监测其意识、瞳孔的变化。

2. 切口状况　了解切口部位、敷料包扎情况，评估切口有无出血、渗血、渗液、感染及愈合情况。

3. 引流管与引流物　了解所置引流管的种类、数目及引流部位，观察引流液的量、色及性状。

4. 疼痛等不适　了解有无切口疼痛、恶心、呕吐、呃逆、腹胀及尿潴留等术后不适，观察和评估术后不适的种类和程度。

5. 肢体功能　了解感知觉恢复情况和四肢活动度、皮肤色泽和温度。

6. 并发症　评估有无术后出血、术后感染、切口裂开和深静脉血栓形成等并发症的发生及相关因素。

【常见护理诊断及问题】

1. 清理呼吸道无效　与痰液黏稠、切口疼痛不能有效咳嗽有关。

2. 体液不足　与手术创伤、术后禁食和摄入不足有关。

3. 舒适度的改变：疼痛、恶心、腹胀、尿潴留等　与麻醉影响、留置各类导管和手术创伤反应有关。

4. 营养失调，低于机体需要量　与术后禁食、代谢增高有关。

5. 活动无耐力　与手术创伤所致乏力、倦怠有关。

6. 知识缺乏　缺乏有关术后护理、康复锻炼和保健知识。

7. 潜在并发症　术后出血、感染、切口裂开和深静脉血栓形成等。

【护理措施】

（一）一般护理

1. 体位　根据麻醉情况、术式、疾病性质等安置患者合适的体位：①麻醉未清醒者，应去枕平卧位，头偏向一侧，防止口腔分泌物或呕吐物误吸；②蛛网膜下隙麻醉者，应去枕平卧 6～8 小时，防止脑脊液外渗致头痛；③硬脊膜外腔麻醉者，平卧 4～6 小时；④颅脑手术后，如无休克或昏迷可取 15°～30°头高足低斜坡卧位；⑤颈胸部手术后，多采用高半坐位卧位，以利于呼吸和有效引流；⑥腹部手术后多采用低半坐卧位或斜坡卧位，以降低腹壁张力，减轻疼痛；⑦脊柱或臀部手术后，取俯卧或仰卧位；⑧休克患者，取下肢抬高 15°～20°，头部和躯干抬高 20°～30°的体位。

2. 饮食　术后饮食的恢复与麻醉方式、手术范围及胃肠道功能有关。

（1）腹部手术　一般在术后禁饮食 1～3 天，待肠道功能恢复、肛门排气后开始进食，逐渐给流质饮食和半流质饮食，第 7～9 天过渡到软食，术后 10～12 天恢复普通饮食。进食早期避免食用牛奶、豆类等胀气食物。

（2）非腹部手术　局麻下行小手术的患者，如无任何不适术后即可按需进食；蛛网膜下隙和硬脊膜外腔麻醉者，术后6小时可根据需要适当饮食；全身麻醉者，待麻醉清醒、无恶心呕吐后，给予流食，逐渐给半流食或普食。

3. 休息与活动　保持病室安静，保证患者安静休息。原则上，病情稳定后鼓励患者应早期床上活动，争取在短期内下床活动，除非有治疗方面的禁忌。术后早期活动可增加肺活量；改善全身血液循环；预防深静脉血栓形成；促进胃肠道蠕动，防止腹胀及肠粘连；促进膀胱功能恢复，防止尿潴留。

4. 切口护理　观察切口有无出血、渗血、渗液及感染征象；敷料有无污染或脱落。若切口少量渗血，可加压包扎，敷料污染或脱落，应及时更换；大量出血及切口感染，应及时通知医师，并协助处理。切口缝线拆除时间依据患者年龄、切口部位、局部血液供应情况而决定。一般头、面、颈部手术后4～5天拆线；下腹部、会阴部6～7天拆线；胸部、上腹部、背部、臀部7～9天拆线；四肢10～12天拆线，近关节处适当延长；减张缝线14天拆线。

5. 引流管护理　应妥善固定引流管，防止松脱；保持引流通畅，避免引流管扭曲、受压、阻塞；观察并记录引流液的性状和量，及时发现异常情况；按时更换引流袋或引流瓶；待引流量减少后，拔除引流管。乳胶引流片一般于术后1～2天拔除；单腔或双腔引流管多用于渗液较多、脓液稠厚的患者，大多于术后2～3天才能拔除；胃肠减压管在肠道功能恢复、肛门排气后拔除；导尿管可留置1～2天。

（二）常见术后不适的护理

1. 切口疼痛　麻醉作用消失后，患者可出现切口疼痛。术后24小时内疼痛最剧烈，2～3天后逐渐减轻。术后应提供有效缓解切口疼痛的措施：①遵医嘱给予口服镇静、止痛类药物，必要时肌内注射哌替啶等；②大手术后1～2天内，可持续使用自控镇痛泵（PCA）进行止痛；③将患者安置于舒适体位，有利于减轻疼痛，指导患者咳嗽、翻身时用手按压切口部位，减少对切口的张力性刺激；④鼓励患者表达疼痛的感受，并做简单的解释；⑤指导患者运用正确的非药物方法减轻疼痛，如按摩、放松或听音乐等；⑥配合心理疏导，分散注意力，减轻患者对疼痛的敏感性。

2. 发热　是术后患者最常见的症状，由于手术创伤的反应，术后患者的体温可略升高，变化幅度在0.5～1℃，一般不超过38℃，称之为外科手术热，于术后1～2天体温逐渐恢复正常。若术后3～6天仍然持续发热或体温降至正常后再度发热，则要警惕继发感染的可能。手术后发热不超过38.5℃可暂不做处理，若超过39℃可给予物理降温或应用解热镇痛药物对症处理，并寻找原因做针对性治疗。

3. 恶心、呕吐　术后早期的恶心、呕吐常为麻醉反应所致，待麻醉作用消失后，即可自然停止。患者呕吐时，协助其取合适体位，头偏向一侧，并及时清除呕吐物。若腹部手术后反复呕吐，有可能是急性胃扩张或肠梗阻。若持续性呕吐，应查明原因并做相应处理。部分患者需遵医嘱给予镇静、止吐药物或针刺内关、足三里以减轻症状。

4. 腹胀　术后早期腹胀多因胃肠道蠕动受抑制，肠腔内积气过多所致，多于术后2～3天胃肠蠕动功能恢复、肛门排气后可自行缓解。若术后数日仍无肛门排气、腹胀明显或伴有肠梗阻症状，应做进一步检查和处理。可采用持续胃肠减压、肛管排气或高渗溶液低压灌肠等综合措施，更应注意是否存在腹膜炎或其他原因所致的肠麻痹或肠粘连等原因所致机械性肠梗阻，经非手术治疗未缓解者，需完善术前准备后再次手术治疗。

5. 呃逆　术后呃逆可能是神经中枢或膈肌受刺激引起。术后早期发生者，可压迫眶上缘，抽吸胃内积气、积液，给予镇静或解痉药物等措施。若上腹部手术后出现顽固性呃逆，应警惕膈下积液或感染的可能。一旦明确诊断，需及时处理。

6. 尿潴留　术后尿潴留较常见，尤其是老年患者。主要因全身麻醉后排尿反射受抑制、切口疼痛引起后尿道括约肌反射性痉挛以及不习惯于床上排尿等所致。若患者术后6～8小时尚未排尿或虽排尿但尿量少、次数频繁，耻骨上区叩诊有明显浊音者，应考虑尿潴留。处理为先稳定患者情绪，采用下腹部热敷、轻柔按摩膀胱区及听流水声等多种方法诱导排尿，若无禁忌，可协助其坐于床沿或站立排尿。亦可遵医嘱用药物解除切口疼痛或用卡巴胆碱等促使膀胱壁肌肉收缩，使患者自行排尿。若上述措施均无效时，在严格无菌技术下导尿。若尿量超过500ml或有骶前神经损伤、前列腺肥大，应留置导尿，留置导尿期间注意导尿管护理及膀胱功能训练。

（三）常见术后并发症的护理

1. 术后出血　术后出血可发生于手术切口、空腔脏器及体腔内；主要由于术中止血不完善或创面渗血未完全控制、术中痉挛的小血管断端术后舒张、结扎线松脱以及凝血机制障碍等原因引起。若切口敷料被血液渗湿，应及时打开检查切口以明确出血情况和原因。了解各引流管内引流液的性状、量和色泽有助于判断体腔内出血。未放置引流管者，可通过密切临床观察，评估患者有无烦躁、脉率持续增快、脉压减小和尿量少等低血容量性休克的早期表现，若少量出血时，一般经更换切口敷料、加压包扎或遵医嘱使用止血药物即可止血；出血量大时，应迅速输液、输血以扩充血容量，并完善术前准备，再次行手术止血。

2. 切口感染　指清洁切口和可能污染切口并发感染，常发生于术后3～5天。表现为切口疼痛加重或减轻后又加重，局部出现红、肿、压痛或波动感，有分泌物；伴体温升高、脉率加快及白细胞计数增高等全身表现。若发现切口感染，感染早期勤换敷料、局部热敷或理疗、遵医嘱合理使用抗生素等控制炎症；若明显感染或脓肿形成，应拆除局部缝线，充分敞开切口，清理切口并放置凡士林油纱条引流分泌物，定期更换敷料，争取二期愈合。预防措施：①术前完善皮肤和肠道准备；②严格遵守无菌技术原则；③手术操作中严格止血，避免切口渗血、血肿；④保持切口敷料清洁、干燥、无污染；⑤术后加强营养支持，增强患者抗感染的能力；⑥遵医嘱合理应用抗生素。

3. 切口裂开 多见于腹部及肢体邻近关节部位，主要由于营养不良、切口张力大、缝合不当、切口感染及腹内压突然增高引起。切口裂开分为全层裂开和部分裂开。常发生于术后1周左右或拆除皮肤缝线后24小时内。在患者突然腹部用力或有切口的关节伸屈幅度较大时，通常自觉切口疼痛和突然松开，有大量淡红色液体自切口溢出。腹部切口全层裂开者可见有内脏脱出。若发现切口裂开，应及时处理：①腹部切口全层裂开时，立即让患者平卧，安慰和稳定情绪，用无菌生理盐水纱布覆盖切口，并用腹带轻轻包扎，通知医生，送患者入手术室重新缝合；术后放置胃肠减压。若有内脏脱出，切忌在床旁还纳，以免造成腹腔内感染。②切口部分裂开或裂开较小时，暂不手术，待病情好转后择期行切口疝修补术。预防措施：①术前加强营养支持；②手术时避免强行缝合造成腹膜等组织撕裂；③关闭体腔时采用减张缝合，术后延缓拆线时间；④切口外适当用腹带或胸带包扎；⑤避免用力咳嗽、用力排便等引起腹内压增高的因素；⑥预防切口感染。

4. 肺不张及肺部感染 发生在胸、腹部大手术后，多见于老年人、长期吸烟和患有急、慢性呼吸道感染者。患者肺脏弹性减弱，术后呼吸活动受限，分泌物不易咳出，易堵塞支气管，或呕吐物误吸造成肺部感染及肺不张。肺不张患者主要表现为发热、呼吸和心率增快；胸部体检有局限性湿啰音和呼吸音减弱等；胸部X线检查呈典型的肺不张征象。继发感染时，体温明显升高，白细胞和中性粒细胞计数增加。预防措施：①术前做好呼吸道准备；②全麻手术拔管前吸净支气管内分泌物；术后取平卧位头偏向一侧，防止呕吐物和口腔分泌物的误吸；③术后鼓励患者深呼吸、有效咳嗽，体位引流或给予雾化吸入；④胸、腹带包扎松紧适宜；⑤注意口腔护理和保暖。若发生肺不张，鼓励患者深吸气，帮助患者翻身、拍背，使不张的肺重新复张；遵医嘱有效使用抗生素；给予雾化吸入稀释痰液；若痰量持续过多，用支气管镜吸痰，必要时行气管切开。

5. 泌尿系统感染 诱发感染最常见原因是尿潴留。泌尿系统感染分下尿路感染和上尿路感染两种类型。下尿路感染常见急性膀胱炎，主要表现为尿频、尿急、尿痛、排尿困难，一般无全身症状；尿常规检查有较多红细胞和脓细胞。上尿路感染一般为膀胱炎向上蔓延形成的肾盂肾炎，多见于女性患者；主要表现为畏寒发热、肾区疼痛；白细胞计数增高，中段尿镜检有大量白细胞和细菌。术后预防和及时处理尿潴留是预防尿路感染的主要措施。鼓励患者多饮水，保持尿量在1500ml/d以上；指导患者术后自主排尿；留置导尿严格遵守无菌操作原则。发生感染者，应根据尿培养和细菌药敏试验选择有效抗生素治疗，同时使用药物碱化尿液，减轻症状。

6. 深静脉血栓形成 发生于术后长期卧床、活动减少的老年人或肥胖者，以下肢多见。主要表现为小腿轻度疼痛和压痛或腹股沟区疼痛、压痛；患肢凹陷性水肿，腓肠肌挤压试验或足背屈曲试验阳性。术后鼓励患者早期下床活动，卧床期间积极做双下肢的屈伸运动、穿弹力袜等促进下肢静脉回流；术后补充足够的水分减低血液黏滞度；用电刺激、充气袖带挤压腓肠肌、被动按摩腿部肌肉等方法，减少下肢静脉血栓的形成。若发生深静脉血栓，应抬高、制动患肢，严禁局部按摩及经患肢输液，以防血栓脱落；同时遵医嘱给予抗凝、溶栓治疗，治疗期间监测出、凝血时间和凝血酶原时间。

（四）心理护理

根据患者的心理状态给予个体化心理疏导，缓解患者不良心理反应，保持乐观心态；为患者创造良好环境，避免各种不良刺激；医护人员经常访视患者，提供针对性心理疏导及术后健康指导。

【健康指导】

1. 指导患者合理摄入、均衡饮食，注意休息，劳逸结合。
2. 术后继续药物治疗者，应遵医嘱按时、按量服用。
3. 指导并监督患者进行术后锻炼，如深呼吸、有效咳嗽、床上活动及早期离床活动。教会患者缓解不适及预防术后并发症的简单方法。
4. 指导患者定期门诊随访。

目标检测

单选题

1. 赵某，22 岁因脊柱结核需要手术，手术时该患者的体位应选择（　　）
   A. 仰卧位　B. 截石位　C. 俯卧位
   D. 侧卧位　E. 膝胸位
2. 郭某，排尿时出现排尿中断和疼痛，到医院就诊，医生怀疑为膀胱结石，膀胱镜检查的体位是（　　）
   A. 膝胸位　B. 截石位　C. 侧卧位
   D. 俯卧位　E. 仰卧位
3. 李某，女，58 岁，急性阑尾炎，准备急症手术，患者表现害怕手术，焦虑不安，应首先考虑给予（　　）
   A. 术前常规护理　B. 心理护理
   C. 做好床位准备　D. 生活护理
   E. 严密观察病情变化
4. 王某，女，52 岁。胃手术后第 8 天，已拆线。剧烈咳嗽后，发现伤口敷料被淡红色液体浸湿，检查见伤口有 4cm 长裂缝，未见有肠管脱出，应首先考虑是（　　）
   A. 切口缝线反应　B. 切口裂开
   C. 切口疝口　D. 肠胃吻合口瘘

E. 切口感染

5. 谢某，女，34 岁，子宫肌瘤，准备手术，为防止全麻时的呕吐和手术后腹胀，手术前禁饮食的时间是（　　）

A. 4 小时禁食，2 小时禁饮　　B. 6 小时禁食，4 小时禁饮

C. 8 小时禁食，6 小时禁饮　　D. 10 小时禁食，6 小时禁饮

E. 2 小时禁食，4 小时禁饮

6. 孙某，男，45 岁，胃溃疡 12 年，择期胃手术，术前不必要的护理措施是（　　）

A. 术前 24 小时肥皂水灌肠　　B. 术前服肠道抗菌药物

C. 术前 6 小时禁食　　D. 术前 12 小时禁食

E. 手术日晨插管

7. 曾某，女，37 岁，甲亢患者，重度甲亢，甲状腺大部分切除术应采取的体位是（　　）

A. 俯卧位　　B. 半侧卧位　　C. 仰卧位

D. 颈仰卧位　　E. 截石位

8. 谈某，女，56 岁，早期胃癌，准备手术，手术区皮肤消毒的范围包括切口周围（　　）

A. 5cm　　B. 10cm　　C. 15cm

D. 25cm　　E. 30cm

9. 常某，45 岁，肺癌术后，下列哪一项不是对该患者术后护理评估的内容（　　）

A. 详细了解麻醉种类　　B. 了解手术输液、输血和用药情况

C. 引流管固定情况　　D. 安置体位

E. 检查生命体征

10. 周某，21 岁，阑尾切除术后，护士鼓励其早期下床活动的主要目的是（　　）

A. 预防肺部并发症　　B. 预防血栓性静脉炎

C. 预防肠粘连　　D. 预防尿潴留

E. 预防压疮

11. 男性患者，30 岁，车祸致外伤性脾破裂，入院时已发生休克，直接送入手术室在麻醉医生接患者的同时，巡回护士应首先处理的是（　　）

A. 给患者吸氧　　B. 手术区备皮

C. 输液，抽血配血试验　　D. 准备手术器械

E. 摆放手术体位

12. 李某胆囊摘除术后切口裂开，下列处理不妥的是（　　）

A. 安慰患者　　B. 用腹带包扎

C. 立即在病床上将内脏还纳　　D. 送手术室缝合
E. 立即用无菌盐水纱布覆盖

13. 王某，腹部手术后，咳黏稠痰，不能咳出，主要护理措施是（　　）
A. 给抗生素　　B. 鼓励翻身
C. 戒烟　　D. 给镇咳药物
E. 超声雾化吸入

14. 王某，女，45 岁，拟做胃大部切除术，术前该患者最主要的护理诊断是（　　）
A. 体温过高　　B. 营养失调
C. 体液不足　　D. 焦虑或恐惧
E. 潜在并发症

15. 前列腺切除术后，为防止术后肺不张，错误的做法是（　　）
A. 术前锻炼深呼吸，咳出痰液
B. 吸烟者术前戒烟
C. 合并上呼吸道感染患者，术前先控制感染
D. 防止术中或术后呕吐物吸入肺内
E. 及时用镇咳剂，减轻咳嗽

16. 十二指肠溃疡手术前禁食的主要目的是（　　）
A. 避免手术后腹胀　　B. 避免手术困难
C. 预防麻醉中呕吐造成窒息　　D. 防止术后吻合口瘘
E. 早期恢复肠蠕动

17. 甲状腺术后采用（　　）
A. 半坐卧位　　B. 俯卧位　　C. 侧卧位
D. 平卧位　　E. 头低脚高位

18. 王某，男，72 岁，拟做疝修补术，手术前有关皮肤的准备，哪一项是不正确的（　　）
A. 手术前 1 天沐浴、洗头　　B. 修剪指（趾）甲、更换衣服
C. 腰部手术擦净脐部污垢　　D. 剃去手术区皮肤的毛发
E. 备皮由患者或家属来完成

19. 乳腺癌术后防止肺部感染的措施不正确的是（　　）
A. 协助患者有效咳嗽排痰　　B. 抗生素治疗
C. 雾化吸入　　D. 咳嗽时应用镇咳药物
E. 术前戒烟

20. 李某，女，20 岁。阑尾切除术后 3 天，体温 37℃，自诉切口疼痛，查体见切口红肿压痛。护士应首先考虑（　　）

A. 外科热　　B. 肺不张
C. 切口感染　　D. 切口缝线反应
E. 切口裂开

（郭　楠）

书网融合……

微课　　本章小结　　自测题

第六章 外科患者营养支持的护理

PPT

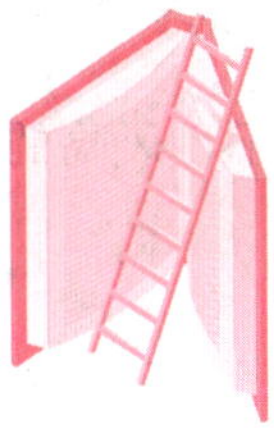

【学习目标】

1. **掌握** 肠内营养和肠外营养支持的护理措施。

2. **熟悉** 营养支持的概念；肠内营养和肠外营养的适应证和禁忌证。

3. **了解** 肠内营养和肠外营养常用的营养制剂、给予方法和途径。

第一节 概 述

案例分析

患者，男，72 岁。脑血管意外 1 周转入本院，身材消瘦，呈嗜睡状态。营养指标检测发现：清蛋白 26g/L，转铁蛋白 1.8g/L。患者无消化道出血和肠道感染，既往除高血压外无其他疾病史。

问题

1. 根据其检测结果，该营养状况属于？
2. 此时该患者的营养支持应首选？
3. 若该患者鼻饲期间出现呛咳、呼吸急促，提示可能的情况是？

营养支持是指在摄入饮食不足或不能摄入的情况下，通过肠内或肠外营养的途径补充或维持人体必需的营养素。机体良好的营养状态和正常代谢是维持生命活动的基础与保证，营养不良或代谢紊乱都可影响组织和器官的正常功能，甚至导致器官功能衰竭。从 20 世纪 60 年代开始，营养支持的基础理论、营养制剂及应用技术不断发展，已广泛应用临床，效果突出，挽救了许多危重患者的生命。目前营养支持已成为外科应激患者有效的治疗手段之一。

一、外科患者的代谢变化

机体的能量来源包括糖、蛋白质及脂肪。单纯禁食、饥饿状态下，机体通过减少活动、降低基础代谢率、减少能量消耗从而减少机体组成的分解来维持生存。手术、创伤应激后的神经－内分泌变化使体内营养素处于分解代谢增强而合成代谢降低的状态。

1. 糖代谢的变化在创伤、手术或感染等情况下，机体发生应激反应。一方面糖异生明显活跃，葡萄糖生成增加；另一方面，胰岛素分泌受抑制，机体对胰岛素的反应性明显降低，出现胰岛素抵抗。

2. 蛋白质分解代谢加速大量氮自尿液中排出，机体出现明显的负氮平衡。

3. 脂肪分解明显增加。

4. 水、电解质及酸碱平衡失调。

5. 微量元素及维生素代谢紊乱。故对较大的手术、创伤、有营养不良风险的患者，提供及时、合理的营养支持将有助于康复治疗。

二、营养评定

（一）健康史

评估患者的一般状态；有无慢性消耗性疾病、手术创伤、感染等应激状态，或因各种原因导致较长时间不能正常饮食。

（二）人体测量

1. 体重 是评价营养状况的一项重要指标，综合反映蛋白质、能量的摄入、利用和储备情况。短期内出现体重变化可受水钠潴留或脱水等因素影响，故应根据病前3～6个月的体重为标准进行评定。当实际体重仅为理想体重的90%以下时，提示营养不良。

2. 体质指数（BMI） BMI＝体重（kg）/身高（m）^{2}，中国成人BMI参考值为18.5～24kg/m^2，BMI是反映营养不良和肥胖症的指标，BMI＜18.5kg/m^{2}为消瘦，≥24kg/m^{2}为超重。

3. 其他 肱三头肌皮褶厚度可判断脂肪组织的储备情况，上臂肌围用于判断骨骼肌或体内瘦体组织群的量。因缺乏中国人群正常参考值，加之测量误差较大且与临床结局无确定关系，故临床应用价值不高。

（三）实验室检测

1. 内脏蛋白测定 内脏蛋白测定是蛋白质营养状况测定中极其重要的方法之一，包括血清清蛋白、转铁蛋白及前白蛋白，是营养评定的重要指标。清蛋白浓度降低是营养不良最明显的生化特征，但清蛋白的半衰期较长为20日，而转铁蛋白及前白蛋白的半衰期较短，分别为8日和2日，后者常能反映短期营养状态变化，是营养不良早期诊断和评价营养支持效果的敏感指标。

2. 氮平衡 用于初步判断机体蛋白质平衡情况。当摄入氮大于排出氮为正氮平衡，反之为负氮平衡。在正常能进食情况下，氮平衡计算公式为：氮平衡＝氮摄入量［静脉输入氮量或口服蛋白质（g）/6.25］－氮排出量（尿中尿素氮＋4g）。食物中每6.25g 蛋白质含1g 氮。在没有消化道及其他额外体液丢失的情况下，机体蛋白质分解后基本以尿素氮形式排出；公式里的4g 氮包括尿中其他含氮物质和经粪便、皮肤排出的氮。

3. 免疫指标　营养不良时常伴有免疫力降低。①血液总淋巴细胞总数低于 1.5×10^9/L 常提示营养不良。②皮肤迟发性超敏试验：通常接种 5 种抗原，观察皮肤迟发性超敏反应以了解免疫功能。但因其影响因素较多，特异性较差。

上述各项指标的检测结果与标准值比较，以判断患者的营养状态（表6－1）。

表6－1　营养状态的评定

评价指标	正常范围	轻度营养不良	中度营养不良	重度营养不良
标准体重百分率（%）	>90	81～90	60～80	<60
清蛋白（g/L）	>35	28～34	21～27	<21
转铁蛋白（g/L）	2.0～2.5	1.8～2.0	1.6～1.8	<1.6
前白蛋白（g/L）	0.25～0.50	0.15～0.25	0.10～0.15	<0.10
氮平衡（氮的克数/24 小时）	0±1	$-5\sim-10^{\Delta}$	$-10\sim-15^{\Delta}$	$<-15^{\Delta}$
总淋巴细胞计数（$\times10^9$/L）	1.5	1.2～1.5	0.8～1.2	<0.8
皮肤超敏试验阳性反应（>5mm）	至少对 2 种抗原有反应	只对 1 种抗原有反应	只对 1 种抗原有反应	对抗原无反应

注：$^{\Delta}$表示轻度、中度、重度负担平衡

三、营养不良的类型

营养不良是因能量、蛋白质及其他营养素缺乏或过度，导致营养不足或肥胖，影响机体功能乃至临床结局。营养不良通常是指能量或蛋白质摄入不足或吸收障碍造成的特异性营养缺乏症状，即蛋白质－能量营养不良，分以下 3 种类型。

1. 消瘦型营养不良　为能量缺乏型，表现为体重下降，人体测量值较低，但内脏蛋白指标基本正常。

2. 低蛋白质型营养不良　为蛋白质缺乏型，表现为血清清蛋白、转铁蛋白测定值较低，总淋巴细胞计数及皮肤超敏试验结果异常。因体重下降不明显，临床上常易被忽视。

3. 混合型营养不良　是长期慢性营养不良发展的结果，具有上述 2 种类型的表现，可导致器官功能损害、感染等并发症。

四、营养支持的基本指征

当患者出现以下情况之一时，应提供营养支持。

1. 近期体重下降大于正常体重的 10%。
2. 血白蛋白＜30g/L。

3. 连续7日以上不能正常进食。

4. 已明确为营养不良。

5. 可能产生营养不良风险或手术并发症的高危患者。

五、营养物质需要量

可用以下方法估算患者能量需要量。

1. 基础能量消耗（BEE） 健康人按 Harris – Benedi 公式计算。

男性：BEE（kcal）=66.5+13.7W+5.0H−6.8A

女性：BEE（kcal）=66.51+9.56W+1.85H−4.68A

注：W 体重（kg）、H：身高（cm）、A 年龄（岁）因患者能量不同于健康人，故应用 H–B 公式时应做相应校正。

2. 静息能量消耗（REE） 应用代谢仪测得。

3. 实际能量消耗（AEE） 计数公式为 AEE = BEE × AF × IF × TF。其中 AF 为活动因素（完全卧床1.1；卧床加活动1.2；正常活动1.3）；IF 为手术、损伤因素（中等手术1.1；脓毒血症1.3；腹膜炎为1.4）；TF 为发热因素（正常体温1.0；每升高1℃，系数增加0.1）。

4. 简易估算 一般为25～40kcal/（kg·d），根据病情和治疗目标增减。

蛋白质一般为1～1.5g/（kg·d），根据病情和治疗目标增减。

第二节　肠内营养

案例分析

患者，女，79岁，胃大部切除术后4日，禁食，血清白蛋白29g/L，经空肠造瘘予以肠内营养支持（50ml/d），肠内营养支持的第2日，患者主诉在营养液输注期间腹部不适，24小时排便6次，且大便不成形。体检：T 37.4℃，P 90次/分；腹部平软，无压痛、反跳痛和腹肌紧张。粪便隐血试验阴性，大便常规检查阴性。

问题

1. 该患者出现了何种并发症？
2. 患者肠内营养期间出现上述并发症的相关因素？
3. 接受肠内营养支持的患者如何预防上述并发症？

肠内营养（EN）是指经口或喂养管，提供维持人体代谢所需营养素的一种方法。其优点是：①营养物质经肠道和门静脉吸收，能很好地被机体利用，整个过程符合人体营养生理；②可以维持肠黏膜细胞的正常结构，保护肠道屏障功能；③无严重代谢并发症，安全、经济。因此，凡胃肠功能正常或存在部分功能者，应选肠内营养。

一、适应证

凡具有下述营养支持指征，且胃肠道功能可耐受肠内营养制剂时，应首先考虑肠内营养。

1. 吞咽或咀嚼困难者，如食道手术、破伤风患者等。
2. 意识障碍或昏迷者，不能正常经口进食。
3. 疾病稳定期，如消化道瘘、炎症性肠病、短肠综合征、胰腺炎等。
4. 高分解代谢状态，如严重感染、大面积烧伤、复杂大手术后、危重患者等。
5. 慢性消耗性疾病，如结核、肿瘤等。

二、禁忌证

肠梗阻、腹腔或肠道感染、严重腹泻或吸收不良、消化道活动性出血、休克。

三、肠内营养的实施

（一）肠内营养制剂

1. 要素制剂　一种人工精制、营养素全面、由无渣小分子物质组成的水溶性营养制剂。特点是营养全面，成分明确，不含乳糖，无需消化即可直接吸收；干粉制剂携带方便，易于保存。因其气味、口感均不佳，故以管饲为主。适用于胃肠功能较弱者。

2. 非要素制剂　一种以酪蛋白、大豆蛋白或蛋白质水解物为氮源，渗透压接近于等渗的营养制剂。口感较好，口服或管饲均可。主要适用于胃肠功能较好者，包括混合奶、匀浆制剂等。

3. 组件制剂　指仅以某种或某类营养素为主的制剂，又称不完全制剂，包括糖类组件、蛋白质组件、脂肪组件、维生素和矿物质组件等。

4. 特殊治疗专用型制剂　为某些疾病或特殊人群制备的营养液，如肝功能衰竭专用制剂、肾功能衰竭专用制剂、创伤专用制剂和婴儿专用制剂等。

（二）肠内营养给予途径

多数患者因经口摄入受限或不足而采用管饲、经鼻插管或造口途径。

1. 经鼻胃管或胃造口　适用于胃肠功能良好的患者，鼻胃管多用于仅短时期（1个月内）肠内营养支持者；胃造口适用于需较长时期营养支持的患者。

2. 经鼻肠管或空肠造口　适用于胃肠功能不良、误吸危险性较大者。鼻肠管多用于短期（1个月内）营养支持者；空肠造口常适用于需长期营养支持者，可以同时进行胃、十二指肠减压或经口进食。

（三）肠内营养给予方式

1. 按时分次给予　适用于喂养管端位于胃内和胃肠功能良好者。将配好的肠内营养液用注射器分次缓慢注入，每次入量100~300ml，在10~20分钟内完成。此方法易引起胃肠道反应。

2. 间隙重力滴注 将营养液置于吊瓶内，经输注管与喂养管相连，借助重力缓慢滴注，每次滴注在2~3小时内完成，间隔2~3小时。多数患者可以耐受。

3. 连续输注 适用于病情危重、胃肠道功能不良和耐受性较差、经十二指肠或空肠造口管饲的患者。与间隙重力滴注相同，在12~24小时内持续滴注。采用肠内营养输注泵可保持恒定滴速，便于监控管理。

【护理评估】

（一）健康史

评估患者的一般情况，如年龄、性别、饮食和食欲、有无禁食及禁食的天数；近期或既往有无消化系统手术史、较大的创伤、灼伤、严重感染或慢性消耗性疾病，如结核、癌症等。

（二）身体状况

1. 局部状况 评估患者是否有腹部胀痛、恶心呕吐、腹泻症状；是否出现压痛、反跳痛和肌紧张等腹膜炎体征。

2. 全身状况 评估患者生命体征是否平稳及营养状况；有无休克、脱水或水肿等征象。

3. 辅助检查 了解患者人体测量指标、实验室指标，以评估有无营养支持的指征。

（三）心理-社会状况

了解患者及家属对营养支持重要性和必要性的认识程度、接受程度和对营养支持费用的承受能力。

【常见护理诊断及问题】

1. 有误吸的危险 与患者的意识障碍、体位、喂养管移位及胃排空障碍有关。

2. 有皮肤完整性受损的危险 与长期留置喂养管有关。

3. 有胃肠动力失调的危险 与肠内营养液的浓度、温度、输注速度、喂养管放置位置和患者不耐受有关。

4. 潜在并发症 感染。

【护理目标】

1. 患者未发生误吸或发生误吸的危险性降低。
2. 患者未发生黏膜、皮肤的损伤。
3. 患者接受肠内营养期间能维持正常的排便形态，未出现腹胀或腹泻。
4. 患者未发生与肠内营养支持相关的感染或感染时被及时发现和处理。

【护理措施】

（一）预防误吸

1. 管道护理

（1）妥善固定喂养管　注意观察喂养管在体外的标记；经鼻置管者妥善固定于面颊部；造口置管者采用缝线固定于腹壁；加强护理，防止压迫、扭曲、拉脱喂养管。

（2）输注前均应确定导管的位置是否恰当；可用 pH 试纸测定抽吸液的酸碱性，必要时可借助 X 线透视、摄片确定管端位置。

2. 取合适体位　经鼻胃管和胃造口途径肠内营养时，取 30°～45°半卧位有助于防止营养液反流及误吸；经鼻胃肠管或空肠造口途径者可取随意卧位。

3. 及时评估胃内残留量　每次肠内营养液输注前及输注期间（每间隔 4 小时）应抽吸并评估胃内残留量，若残留量大于 100～150ml，应减慢或暂停输注，必要时遵医嘱用胃动力药物，以防胃潴留引起反流和误吸。

4. 加强观察　若患者突然出现呛咳、呼吸急促或咳出类似营养液的痰液，应警惕误吸的可能，此时应鼓励和刺激患者咳嗽，以排出吸入物和分泌物，必要时经鼻导管或气管镜清除误吸物。

（二）避免黏膜和皮肤的损伤

长期留置鼻胃管或鼻肠管者，可因鼻咽部黏膜长时间受压而产生溃疡，应每日用油膏涂拭鼻腔黏膜进行润滑；对胃、空肠造口者，应保持造口周围皮肤干燥、清洁。

（三）提高胃肠道耐受性

1. 加强观察　倾听患者主诉，注意有无腹泻、腹胀、恶心、呕吐等胃肠道不耐受症状。若患者出现上述不适，查明原因；针对性采取措施如减慢速度或降低浓度；如对乳糖不耐受，应改用无乳糖配方营养制剂。

2. 输注环节的调控　输注时注意营养液的浓度、速度及温度。①经胃管给予者，初始可用全浓度（20%～24%），滴速约 50ml/h，每日给予 500～1000ml，3～4 日内逐渐增加滴速至 100ml/h，达到 1 日所需总量 2000ml。②经空肠管给予者，先用 1/4～1/2 全浓度（即等渗液），滴速宜慢（25～50ml/h），从 500～1000ml/d 开始，逐渐增加滴速、浓度，5～7 日达到患者能耐受和需要的最大输入量。用肠内营养专用输注泵控制输注速度为佳。

3. 保持适宜的输注温度　输注时营养液温度以 38～40℃为宜，室温较低时可使用恒温加热器。

4. 避免营养液污染　配制营养液时遵守无菌操作原则；现配现用，每次仅配 1 日量；备用时置于 4℃冰箱保存，24 小时内用完；每日更换输注管道、袋或瓶。

5. 支持治疗　伴有低蛋白血症者，遵医嘱给予人体清蛋白或血浆，以减轻肠黏膜组织水肿导致的腹泻。

（四）感染性并发症的护理

1. 吸入性肺炎 多见于经鼻胃管行肠内营养发生误吸者（护理措施参见本节中预防误吸相关内容）。

2. 急性腹膜炎 多见于经空肠造口置管行肠内营养者。

（1）加强观察 若患者突然出现腹痛、造口管周围渗出或腹腔引流管引出类似营养液的液体，应怀疑喂养管移位、营养液进入游离腹腔，应立即停输营养液，报告医生，尽可能协助清除或引流出渗漏的营养液。

（2）遵医嘱合理应用抗生素，避免继发性感染或腹腔脓肿。

（五）定期效果监测

注意监测血糖或尿糖，以及时发现高血糖和高渗性非酮性昏迷。记录液体出入量，监测电解质变化，防止水、电解质紊乱。定期监测肝、肾功能及内脏蛋白质，留尿测定尿氮平衡，进行人体测量，以评价肠内营养效果。

（六）健康教育

1. 知识宣教 告知患者肠内营养的重要性和必要性，降低自行拔管的风险。

2. 饮食指导 告知患者术后恢复经口饮食是循序渐进的过程，指导患者和家属饮食护理的内容，保持均衡饮食。

3. 出院指导 指导携带喂养管出院的患者及其家属掌握居家喂养和自我护理方法。如出现腹痛、腹泻、造口管周围渗液等异常情况，应及时就诊。

第三节 肠外营养

案例分析

患者，男，65岁，肠梗阻术后行TPN，遵医嘱给予TNA2000ml周围静脉输入。约3小时后，患者出现表情淡漠、嗜睡，随即出现昏迷。检查提示：血糖36.8mmol/L，血清 Na^+ 155mmol/L，血清 K^+ 4.5mmol/L，血浆渗透压380mmol/L，尿糖强阳性，尿酮体（-）。此时TNA剩余不足1000ml，患者既往无糖尿病史。

问题

1. 该患者发生的并发症是什么？
2. 患者出现此情况的原因是什么？
3. 为防止营养液变质和污染，配制后的TNA应该注意什么？

肠外营养（PN）系通过静脉为无法经胃肠道摄取或摄取的营养物不能满足自身代谢需要的患者提供包括氨基酸、脂肪、碳水化合物、维生素及矿物质在内的营养素，以抑制分解代谢，促进合成代谢并维持结构蛋白的功能。所有营养素完全经肠外获得的营养支持方式称全肠外营养（TPN）。

一、适应证

有营养支持的基本指征且不能或不宜接受肠内营养支持的患者。

1. 不能从胃肠道进食者，如短肠综合征、急性坏死性胰腺炎等。

2. 处于高分解代谢状态的危重者，如严重感染、大面积烧伤、复杂手术特别是腹部大手术前后。

3. 急需改善营养状态者，如营养不良患者的术前应用、放射治疗和化疗期间胃肠道反应严重者、肝肾衰竭者。

4. 消化不良或消化道需要休息，如肠道炎性疾病、长期腹泻等。

5. 慢性消耗性疾病，如结核、肿瘤等。

二、禁忌证

严重的水、电解质、酸碱平衡紊乱；凝血功能异常；休克。

三、肠外营养的实施

（一）肠外营养制剂

1. 葡萄糖　是肠外营养的主要能源物质，成人常用量为4～5g/(kg・d)，供给机体非蛋白质热量需要的50%～70%。常用制剂浓度为25%和50%。临床应用注意：供给过多或过快输入时，部分葡萄糖可转化为脂肪沉积于肝脏，导致脂肪肝。故每日葡萄糖的供给量不宜超过300g。

2. 脂肪乳剂　是肠外营养另外一种重要能源，成人的常用量为1～2g/(kg・d)，供给机体非蛋白质热量需要的20%～30%。常用浓度为10%、20%、30%的脂肪乳剂。临床应用的意义在于提供能量和必需脂肪酸，维持细胞膜结构和人体脂肪组织的恒定。常用的脂肪乳制剂有两类：长链甘油三酯（LCT）及中链甘油三酯（MCT）。LCT能提供人体必需脂肪酸，临床应用较普遍。

3. 复方氨基酸　是肠外营养的唯一氮来源，正常机体氨基酸需要量为0.8～1.0g/(kg・d)。其营养价值在于供给机体合成蛋白质及其他生物活性物质的氮源。应激、创伤时需要量增加，按1.2～1.5g/(kg・d）供给。复方氨基酸溶液有平衡型及特殊型两种。平衡氨基酸溶液含必需与非必需氨基酸的比例符合正常机体代谢需要，适用于多数患者。特殊氨基酸溶液配方系针对某一疾病的代谢特点而设计的，兼有营养支持和治疗双重作用，如含支链氨基酸较多适用肝昏迷患者，含必需氨基酸较多适用于肾衰竭患者。

4. 维生素　常用制剂有水溶性维生素及脂溶性维生素。水溶性维生素包括维生素B、维生素C族和生物素等，由于它们在机体内无储备，因此肠外营养时应每日给予。脂溶性维生素包括维生素A、维生素D、维生素E、维生素K等，体内有一定储备，禁食时间超过2~3周才需要补充。

5. 微量元素 常用复方制剂，含有人体所需锌、铜、铁、硒、铬、钼、氟、碘、锰9种微量元素。短期禁食者可不予补充，TPN超过2周时静脉给予。

6. 电解质 肠外营养时需要补充钾、钠、氯、钙、镁及磷。常用制剂有10%氯化钾、10%氯化钠、10%葡萄糖酸钙、25%硫酸镁等，有机磷制剂为甘油磷酸钠注射液，含磷1mmol/L。

（二）肠外营养液的输注途径

可经周围静脉或中心静脉给予。临床上选择需视病情、营养支持时间、营养液组成、输液量和护理条件而定。

1. 经周围静脉肠外营养支持（PPN） 适用于PN时间 < 2周、部分补充营养素的患者。PPN技术操作较简单、并发症较少。

2. 经中心静脉肠外营养支持（CPN） 适用于PN时间 > 10日、营养素需要量较多及营养液渗透压较高（超过900mOsm/L）的患者。CPN需要严格的技术与物质条件，并发症较多。

（三）肠外营养的输入方法

1. 全营养混合液（TNA） 将肠外营养各营养素配制于密闭的无菌3L输液袋中，又称全合一（AIO）营养液，其优点：①全部营养物质均匀进入体内，有利于更好的代谢和利用，增加节氮效果；②简化输液过程，节省护理时间；③降低代谢性并发症的发生率；④全封闭的输注系统减少污染和空气栓塞的机会；⑤该营养液既可中心静脉输注又可经外周静脉输注。

2. 单瓶输注 不具备TNA输注条件时，可采用单瓶输注方式，但因各营养素非同步输入，故不利于所供营养素的有效利用。

【护理评估】

（一）健康史

评估患者的一般情况，如年龄、性别、职业、生活方式、既往病史；评估患者近期饮食情况、有无厌食、饮食种类和进食量，因检查或治疗所需禁食的天数；有无额外丢失和急、慢性消耗性疾病；有无肝胆系统或其他代谢性疾病；有无水、电解质代谢紊乱等内环境失衡现象。

（二）身体状况

1. 局部 评估患者周围静脉显露是否良好，颈部和锁骨上区皮肤有无破损，有无气管切开或其他影响静脉穿刺（置管）的因素。

2. 全身 评估患者的生命体征是否平稳，有无脱水或休克等征象。

3. 辅助检查 根据患者的体重、血电解质、血生化和细胞免疫力功能等检查结果，评估患者的营养状况及其对肠外营养的耐受程度。

（三）心理－社会状况

了解患者及其家属对肠外营养支持重要性和必要性的认知程度、接受程度，家庭经济承受能力及社会支持状况。

【常见护理诊断及问题】

潜在并发症：气胸、血管或胸导管损伤、空气栓塞、导管移位、感染、糖代谢紊乱、肝功能异常、血栓性静脉炎等。

【护理目标】

患者未发生与静脉穿刺管道和肠外营养支持相关的并发症。

【护理措施】

（一）合理输注

合理安排输液顺序和控制输注速度。

1. 对已有缺水者，先补充部分平衡盐溶液；已有电解质紊乱者，先予纠正。

2. TNA 输注不超过 200ml/h，并保持连续性，以利于充分利用，不可突然大幅度改变输液速度。

3. 根据患者 24 小时液体出入量，合理补液，维持水、电解质和酸碱平衡。

（二）定期监测与评价

肠外营养最初 3 日每日监测血清电解质、血糖水平，待情况稳定后改为每周测定 1～2 次；血清清蛋白、转铁蛋白、前清蛋白、淋巴细胞计数等营养指标及肝肾功能测定每 1～2 周一次，每周称体重，有条件进行氮平衡测定，以评价肠外营养支持效果。

（三）并发症的观察和护理

1. 置管相关的并发症　与中心静脉插管或留置有关，包括以下内容：气胸、血管损伤，胸导管损伤，空气栓塞，导管移位等。综上所述，在置管时应掌握静脉导管留置技术，遵循静脉治疗临床实践指南规范；妥善固定静脉导管，防止导管移位；每日查看体外导管长度，确保输注装置、接头紧密连接。

2. 感染　主要是导管性脓毒血症，与输入营养液污染、置管时间过长及穿刺无菌技术操作不严格有关。如出现寒战、高热等症状，提示导管性脓毒血症的可能。立即停止输液，取血和营养液做培养；更换输液袋及输液管，必要时拔出中心静脉导管，导管端送培养。导管性脓毒血症以预防为主，可在层流环境下配制肠外营养液，保持输注系统的密闭，每日消毒置管处皮肤，并更换无菌敷料，置管时严格无菌技术操作等。

3. 糖代谢紊乱　高血糖较常见。主要原因是单位时间内输入葡萄糖总量过多或速度过快，超过人体代谢能力，患者可出现血糖异常升高。严重者可出现渗透性利尿、脱水、电解质紊乱、神志改变甚至昏迷。应加强血糖监测，一旦出现高血糖表现，立即报告医生，遵医嘱处理：立即停输葡萄糖溶液或大量含糖的营养液；输入等渗或低渗盐水以纠正高渗环境，可加适量胰岛素以降低血糖。低血糖者表现为脉搏加速、面色苍白、四肢湿冷和低血糖性休克，应立即通知医生及时处理，遵医嘱静脉推注或输注葡萄糖溶液。

4. 肝功能异常 主要原因是葡萄糖超负荷引起肝脂肪变性，其他相关因素包括必需脂肪酸缺乏、长期 TPN 时肠道缺少食物刺激、体内谷氨酰胺大量消耗，以及肠黏膜屏障功能降低等，表现为转氨酶升高、碱性磷酸酶升高、高胆红素血症。目前尚无有效的预防措施。

5. 血栓性静脉炎 多发生在经周围静脉输注肠外营养液时，常因为营养液浓度和渗透压较高、置管时间过长所致，主要表现为输注部位的静脉呈红肿、条索状变硬、疼痛等。一般经局部湿热敷、更换输液部位或使用经皮吸收的消炎贴后可逐渐消退。

（四）健康教育

1. 知识宣教 告知患者及其家属合理输注营养液及控制输注速度的重要性，不能自行调节输注速度；告知保护静脉导管的方法，避免患者翻身、活动、更衣时导管脱出。

2. 饮食指导 当患者胃肠功能恢复或允许进食时，鼓励患者尽早经口进食或肠内营养支持，以降低和防治肠外营养相关并发症发生。

3. 出院指导 制订饮食计划，指导均衡营养，定期到医院复诊。

目标检测

单选题

1. 外科患者进行营养支持时应首选（　　）
   A. 肠内营养　　B. 周围静脉营养
   C. 中心静脉置管营养　　D. 完全肠外营养
   E. 部分肠外营养
2. 肠内营养的严重并发症是（　　）
   A. 误吸　　B. 高血糖
   C. 水中毒　　D. 肠道功能紊乱
   E. 低血糖
3. 配制好的肠内营养液保存的条件是（　　）
   A. －12℃　　B. 4℃　　C. －4℃
   D. 0℃　　E. 12℃
4. 关于肠外营养的叙述，正确的是（　　）
   A. 肠外营养时，应首选中心静脉置管营养

B. 不能经中心静脉导管给药、输血和取血
C. 怀疑导管脓毒症时，继续观察并用大量抗生素
D. 肠外营养能避免发生糖代谢紊乱
E. 应将葡萄糖、氨基酸和脂肪乳剂依次单独输入

5. 进行全胃肠外营养时中心静脉插管处常选用（　　）
A. 头静脉　　B. 肘正中静脉
C. 锁骨下静脉　　D. 颈外静脉
E. 足背静脉

6. 利用体质指数判断营养不良的标准是（　　）
A. BMI < 20kg/m² 为消瘦，≥21kg/m² 为超重
B. BMI < 18.5kg/m² 为消瘦，≥20kg/m² 为超重
C. BMI < 18.5kg/m² 为消瘦，≥24kg/m² 为超重
D. BMI < 20kg/m² 为消瘦，≥24kg/m² 为超重
E. BMI < 18.5kg/m² 为消瘦，≥24kg/m² 为超重

7. 适用于肾衰患者的营养制剂是（　　）
A. 必需氨基酸配方　　B. 高支链氨基酸配方
C. 匀浆膳　　D. 要素饮食
E. 大分子聚合物

8. 肠内营养并发症与输入速度及溶液浓度有关的是（　　）
A. 腹胀、腹泻　　B. 腹膜炎
C. 胆囊结石　　D. 肠道细菌移位
E. 误吸

9. 评价外科患者的营养状态，最简单而实用的指标是（　　）
A. 近期体重下降程度和肱三头肌皮褶厚度
B. 氮平衡试验
C. 血清转铁蛋白和视黄醇结合蛋白
D. 握力和肱三头肌皮褶厚度
E. 近期体重下降程度和血浆清蛋白水平

10. 保持肠内营养喂养管通畅的最有效方法是（　　）
A. 只用于输注营养液，禁止注入其他药物
B. 连续输注过程中每 4 小时用温开水 30ml 冲洗管道
C. 妥善固定，防止扭曲
D. 使用肠外营养输注泵输入营养液
E. 做好插管长度标记，并班班交接

11. 属于重度营养不良的清蛋白标准是（　　）

A. 15g/L　　B. 21g/L　　C. 25g/L
D. 35g/L　　E. 29g/L

12. 肠外营养发生导管性脓毒症时，最有效的措施为（　　）
A. 更换营养液　　B. 局部清洁、换药
C. 更换导管　　D. 大剂量抗生素
E. 拔除导管

13. 外科患者营养不良的特点是（　　）
A. 以蛋白质不足为主　　B. 以能量不足为主
C. 维生素及矿物质摄入不足　　D. 蛋白质－能量不足
E. 脂肪摄入不足

14. 通过鼻胃管灌注要素饮食时，最好让患者取（　　）
A. 左侧卧位　　B. 右侧卧位　　C. 去枕平卧位
D. 半卧位　　E. 垫枕平卧位

15. 以下适用于肠内营养支持的情况是（　　）
A. 活动性消化道出血　　B. 严重肠道感染
C. 脑部损伤后昏迷患者　　D. 肠梗阻
E. 急性阑尾炎穿孔

16. 高热，无咳嗽咳痰，腹部无压痛及反跳痛，最有可能发生（　　）
A. 高渗性非酮性昏迷　　B. 胆石症
C. 气胸　　D. 导管折断
E. 导管性脓毒症

17. 经胃管输入肠内营养液时，初始的速度为（　　）
A. 20ml/h　　B. 50ml/h　　C. 60ml/h
D. 80ml/h　　E. 120ml/h

18. 关于营养支持的下列叙述中正确的是（　　）
A. 营养支持只是提供蛋白质
B. 营养支持只是提供能量
C. 营养支持只是涉及营养素的代谢调理、药理和免疫作用
D. 营养支持除了提供蛋白质，还提供能量
E. 营养支持不仅仅为患者提供蛋白质和能量，还涉及营养素的代谢调理、药理和免疫作用

19. 肠内营养发生误吸的因素不包括（　　）
A. 饲管移位　　B. 意识障碍
C. 配方不合理　　D. 体位不当
E. 胃潴留

20. 全胃肠外营养液中，提供热能的最主要来源是（　　）
A. 葡萄糖　B. 脂肪　C. 氨基酸
D. 维生素　E. 电解质

（王　宇）

书网融合……

微课　本章小结　自测题

第七章 外科感染患者的护理

PPT

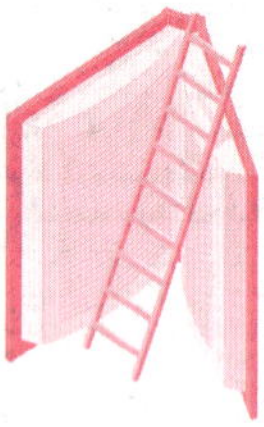

【学习目标】

1. **掌握** 外科感染患者的护理评估、护理措施和健康指导。

2. **熟悉** 外科感染的发病原因、常见护理诊断及问题和处理原则。

3. **了解** 外科感染的特点、分类及转归。

4. 学会对外科感染患者进行护理评估，并运用所学知识能对患者开展健康教育。

5. 具有良好的职业道德，重视护理伦理，保护患者隐私，珍视生命，关爱患者，减轻患者痛苦，维护健康。

第一节 概 述

感染是指病原体侵入人体后引起的局部或全身炎症反应，其中病原体主要为细菌。外科感染则是指需外科诊疗手段进行治疗的感染性疾病。

一、特点及分类

（一）特点

1. 多为几种细菌引起的混合性感染。
2. 在组织损伤或外科手术等操作后发生的感染。
3. 具有明显的症状和体征，甚至有全身表现。
4. 需手术及换药治疗。

（二）分类

1. 按致病菌种类和病变性质分

（1）非特异性感染 亦称化脓性感染或一般性感染，占外科感染的大多数。常见疾病有疖、痈、丹毒、急性淋巴结炎，急性乳腺炎等，而其中最常见的致病菌为金黄色葡萄球菌、大肠埃希菌、溶血性链球菌等，可单一细菌感染，也可以多种细菌混合感染。通常先有局部炎症表现，后局部化脓。

（2）特异性感染　在致病菌、病程演变及治疗等方面与一般感染不同。结核、破伤风、气性坏疽等属于特异性感染，引起其感染的致病菌如结核杆菌、破伤风梭菌、产气荚膜梭菌等致病菌的作用也与一般性感染的病菌不同，引起独特的病变。

2. 按病程分

（1）急性感染　以急性炎症为主，病程在3周以内。

（2）慢性感染　病程超过2个月或更久的感染。

（3）亚急性感染　病程在3周和2个月之间的感染。

3. 按发生条件分

（1）原发性感染　伤口直接污染造成的感染。

（2）继发性感染　在伤口愈合过程中出现的病菌感染。

（3）外源性感染　由体表或外在环境入侵机体造成的感染。

（4）内源性感染　由原存在体内的一些病原体，在机体抵抗力下降时，成为致病菌造成机体感染。

此外，还可分为条件性（机会性）感染、二重感染和医院内感染等。

二、外科感染常见的致病菌

引起外科感染的细菌有很多，其中常见的有以下几种（表7－1）。

表7－1　常见化脓性致病菌

致病菌	致病特点	脓液特点
金黄色葡萄球菌	产生溶血素、杀白细胞素和血浆凝固酶，引起疖、痈、脓肿、伤口感染、骨髓炎等	黄色、稠厚、不臭、感染易局限，可形成转移性脓肿
化脓性链球菌	产生溶血素、透明质酸酶、链激酶等引起淋巴管炎、急性蜂窝组织炎、脓毒症等	淡红色、稀薄、量大、感染易扩散
大肠埃希菌	单独致病力弱，常与厌氧菌混合感染，引起阑尾炎等腹腔内感染	单独感染不臭，混合感染脓液稠厚、灰白色、有恶臭或粪臭
铜绿假单胞菌	对多数抗生素不敏感，常引起大面积烧伤创面的感染及脓毒症	淡绿色、特殊的甜腥臭味
脆弱类杆菌	厌氧菌，有产气性，多与需氧菌形成混合感染，是腹腔内感染的主要致病菌	恶臭
变形杆菌	对常用抗生素有耐药性，是腹膜炎、尿路感染、烧伤创面感染的主要致病菌之一	特殊的恶臭

三、外科感染的转归

致病菌的毒力、机体的抵抗力、感染的部位以及是否恰当的治疗措施等因素决定了感染的发展趋势，一般有以下3种。

（1）局限化　细菌毒力小、数量少、机体抵抗力强及治疗及时恰当，使得炎症病灶很快消散或局限化形成脓肿。

（2）转为慢性　机体抵抗力和细菌的毒力处于平衡状态，部分细菌长期残留体内，则转为慢性。

（3）感染扩散　细菌致病力大于机体抵抗力，感染易扩散，引起严重的全身性感染。

第二节　软组织常见的急性化脓性感染

案例分析

患者，男，63 岁。右背部皮肤肿块伴畏寒、发热 5 天。查体：T 39℃，P 84 次/分，R 20 次/分，BP 160/90mmHg，右背部后方肩胛骨可见直径约为 5cm 大的椭圆形皮肤隆起，色红、表面有数个脓点，个别脓头破溃，有浅黄色脓液流出。既往有糖尿病史 10 余年。

问题

1. 该病的诊断是什么？
2. 正确的护理措施应该是什么？

软组织急性化脓性感染主要有以下几种。

1. 疖　是单个毛囊及所属皮脂腺的急性化脓性感染。好发于头、面、颈及会阴等毛囊丰富的部位。常见致病菌为金黄色葡萄球菌。多个疖同时发生在身体同一部位或反复发生，称为疖病，常见于营养不良和抵抗力低下的人群。

2. 痈　是指多个毛囊及毛囊周围皮脂腺的急性化脓性感染。好发于颈项、背部等皮肤厚韧的部位，常见的致病菌是金黄色葡萄球菌。

3. 脓肿　是指化脓菌感染后，病灶内的组织坏死、液化后形成脓液聚集在体内，有完整的腔壁，常见致病菌为金黄色葡萄球菌，一般在感染原发部位形成脓肿，少数情况下，致病菌可通过血液播散到身体其他部位，即形成转移性脓肿。

4. 急性蜂窝织炎　是指疏松结缔组织的急性化脓性感染，可发生在皮下、筋膜下、肌间隙或深部蜂窝组织，主要致病菌为溶血性链球菌，其次为金黄色葡萄球菌。

5. 丹毒　是指皮肤网状淋巴管的急性化脓性感染，好发于面部和下肢，常见致病菌为乙型溶血性链球菌。

6. 急性淋巴管炎和淋巴结炎　是指致病菌从皮肤黏膜破损部位或其他病灶侵入淋巴管而引起的急性化脓性感染。常见致病菌为乙型溶血性链球菌，其次为金黄色葡萄球菌。

【护理评估】

（一）健康史

评估患者的身体状况，如年龄、发育与营养状况等；了解患者既往有无感染史、结核与糖尿病等慢性病史；有无足癣、银屑病等皮肤病史；有无皮肤黏膜开放性损伤；近期是否使用糖皮质激素、化疗药物等免疫抑制剂。

（二）身体状况

1. 局部症状　局部常为红、肿、热、痛的炎性结节，中央部位逐渐坏死、化脓、破溃，局部出现凹陷。不同浅部软组织感染又有其不同特点（表7-2）。

2. 全身症状　当病灶较深时，感染扩散或脓液引流不畅，可出现寒战、发热、头痛、食欲减退等全身表现。

表7-2　常见软组织急性化脓性感染的特点

感染名称	主要特点
疖	初为红肿痛的小结节，后形成锥形隆起，几日后中央可见黄白色的小脓栓，可自行脱落。挤压危险三角区的疖可导致颅内化脓性海绵状静脉窦炎
痈	小片皮肤红肿，边界不清，可见其中多个脓栓，一旦破溃，可见病灶处呈蜂窝状改变。挤压上唇痈可致颅内感染
脓肿	浅部脓肿局部有明显红肿热痛，可触及波动感；深部脓肿局部症状不明显，主要为全身表现，穿刺抽出脓液有助于确诊
急性蜂窝织炎	局部症状明显，病灶中央易缺血坏死，边界不明显。深部感染常有全身症状。口底、颌下急性感染可致喉头水肿，压迫气管易引起窒息
丹毒	局部可见片状红斑，颜色鲜红、中央区稍淡、边界明显、常伴有烧灼样疼痛，有明显的全身症状
急性淋巴管（结）炎	原发病灶的近心端，可见一条或多条“红线”，质硬有压痛，多见于浅层淋巴管炎；深层淋巴管炎的主要症状为患侧肢体肿胀，沿淋巴管有压痛。急性淋巴结炎患者淋巴结肿大有压痛，严重者可形成脓肿并破溃，伴全身症状

（三）心理-社会状况

浅部软组织急性化脓性感染后，因疼痛、发热等症状及面部形象受影响，患者常出现焦虑、担忧等情绪。

（四）辅助检查

1. 实验室检查　全身感染时，血常规可见血白细胞计数和中性粒细胞比例增高；血液、脓液细菌培养及药物敏感试验可帮助进行疾病的诊断。

2. 影像学检查　B超、CT、MRI可早期发现深部脓肿。

（五）治疗原则

消除病因，及时处理原发病灶，脓肿形成则及早切开引流。必要时应用抗生素及支持疗法。浅部软组织急性化脓性感染的治疗详见表7-3。

表7－3 常见软组织急性化脓性感染的治疗

感染名称	治疗要点
疖	早期应用外用药，如碘酊、鱼石脂软膏等，可热敷、理疗。危险三角区的疖禁止挤压，脓肿形成则切开引流；感染严重者可应用抗生素
痈	局部治疗同疖；全身治疗应用抗生素。脓肿形成则做“+”或“++”字切口，以充分引流。唇痈禁忌切开
脓肿	一旦确诊，立即切口引流，全身症状严重者，应用抗生素
急性蜂窝织炎	早期局部制动、抬高患处、理疗、湿敷等，脓肿形成则切口引流。口底、颌下及颈部蜂窝织炎应尽早切开，以免发生呼吸困难和窒息
丹毒	患肢制动并抬高，局部湿敷，全身应用抗生素。丹毒有接触传染性，应注意床旁隔离
急性淋巴管（结）炎	积极治疗原发病灶，制动并抬高患肢，脓肿形成则切口引流，全身应用抗生素

【常见护理诊断及问题】

1. **急性疼痛** 与炎症刺激有关。
2. **体温过高** 与感染有关。
3. **潜在并发症** 感染性休克、窒息等。

【护理目标】

减轻或消除患者疼痛，使体温恢复正常，防治并发症。

【护理措施】

（一）一般护理

1. **体位与休息** 指导并协助患者抬高患肢并制动，以减轻患肢局部肿胀和疼痛，有利于炎症消散。保持病房通风换气、床单位整洁。

2. **饮食与营养** 鼓励患者进食高维生素、高蛋白、高热量、易消化饮食。口唇、口底感染者，进食流质或半流质饮食。

3. **其他** 丹毒有接触传染性，应做好隔离防护。

（二）病情观察

观察患者神志、精神状态，定时测量生命体征，对于“危险三角区”的疖和上唇的痈需注意观察有无头痛、眼部周围组织红肿、意识障碍等颅内感染征象。对于口底、颌下蜂窝织炎患者应着重观察有无呼吸困难，发现异常及时报告医生。

（三）治疗配合

1. 有全身感染者，遵医嘱合理、正确使用抗生素，注意观察药效及不良反应。

2. 对症护理，体温升高者，给予物理降温或遵医嘱应用药物降温。

3. 脓肿形成后，应配合医生及时切开引流，保持引流通畅，及时换药，保证敷料清洁干燥。注意观察引流液的量、颜色、性状的变化和全身反应。

4. 心理护理，向患者介绍康复过程，给予关心鼓励，使之消除焦虑心理，增强战胜疾病的信心，积极配合治疗。

5. 健康指导。指导患者锻炼身体，提高机体免疫力。注意个人及环境卫生，做好劳动保护，预防损伤。禁忌挤压危险三角区的疖。积极治疗足癣、糖尿病等慢性疾病。

第三节　手部急性化脓性感染

手部急性化脓性感染常见类型有甲沟炎、脓性指头炎、腱鞘炎、滑囊炎和掌深间隙感染。

一、甲沟炎和脓性指头炎

甲沟炎是指甲沟及其周围组织出现的急性化脓性感染。多因手指的轻微外伤如刺伤、剪指甲过深和逆剥皮刺等引起。脓性指头炎是指末节手指掌面皮下组织的化脓性感染，多由甲沟炎扩展、蔓延或手指末节皮肤受伤后感染所致。

【护理评估】

（一）健康史

评估患者生活及工作环境，既往有无感染病史，了解患者有无逆剥皮刺、剪指甲过深的习惯，手指末节有无受伤及伤口处理情况等。

（二）身体状况

1. 甲沟炎　初起时，一侧甲沟皮肤出现红肿、疼痛，可迅速发展形成脓肿，红肿区有波动，但不易破溃流脓。感染可发展至甲根部或对侧甲沟，形成半环形脓肿。若未及时切开排脓，感染向深层蔓延可形成脓性指头炎、指甲下脓肿或指骨骨髓炎。

2. 脓性指头炎　初期为末节指头发红、肿胀，当指动脉受压，则出现剧烈跳痛。多伴有寒战、发热等全身症状。重者易引起指骨缺血性坏死，形成慢性骨髓炎，伤口经久不愈。

（三）心理－社会状况

患者多因疼痛出现焦虑、紧张或恐惧等不良情绪反应。

（四）辅助检查

1. 血常规检查　全身感染者血白细胞计数和中性粒细胞比列增高。

2. 细菌培养　可确诊病原菌。

3. X 线检查　确认有无指骨坏死。

（五）处理原则

1. 甲沟炎　局部热敷，理疗，应用外用药如鱼石脂软膏、黄金散等。脓肿形成则尽早切开引流。若为甲下脓肿，应行拔甲术，注意勿伤甲床。

2. 脓性指头炎　初期，患手与前臂保持平置位，患指朝上，避免下垂加重疼痛。患指局部应用外用药如鱼石脂软膏、黄金散等。一旦出现指头明显肿胀和跳痛，应立即切开引流，避免发生指骨坏死和骨髓炎。

【常见护理诊断及问题】

1. 急性疼痛　与炎症刺激、局部肿胀有关。

2. 体温过高　与感染有关。

3. 潜在并发症　指骨坏死等。

【护理目标】

减轻或消除患者疼痛，使体温恢复正常，防治并发症。

【护理措施】

1. 一般护理

（1）体位与休息　患指制动并抬高，以减轻肿胀和疼痛。

（2）饮食与营养　鼓励患者多喝水，进食高热量、高蛋白、高维生素的食物。

2. 病情观察　监测患者生命体征，观察患指局部症状，有无突然疼痛减轻，皮肤从红转白等指骨坏死的征象。

3. 治疗配合　①局部热敷、理疗，应用外用药等，一旦脓肿形成，立即切开引流。②患者高热时，应给予物理或药物降温。③遵医嘱合理使用抗生素。

4. 健康指导　指导患者日常生产劳动时注意保护双手，若皮肤破损，应用碘酊消毒，无菌纱布包扎。日常修剪指甲不宜过短，忌逆剥皮刺。

二、急性化脓性腱鞘炎、滑囊炎和手掌深部间隙感染

急性化脓性腱鞘炎、滑囊炎和手掌深部间隙感染都是手掌深部的化脓性感染，多数为手指掌面的刺伤或邻近组织的感染蔓延导致。致病菌多为金黄色葡萄球菌。

【护理评估】

（一）健康史

评估患者营养状况，机体免疫力；了解患者生活习惯、工作环境、有无手部损伤及感染病史。

（二）身体状况

1. 局部症状

（1）化脓性腱鞘炎　患指肿胀、疼痛、皮肤紧张、手指关节呈半屈曲状态、被动伸指时剧痛。若治疗不及时，鞘内脓液积聚，压力骤升，易致肌腱坏死、患指丧失其功能。

（2）滑囊炎　因拇指与小指腱鞘分别与桡侧滑囊和尺侧滑囊相通，桡侧滑囊炎常继发于拇指腱鞘炎，表现为拇指微曲、肿胀，伸指和外展不能。尺侧滑囊炎多继发于小指腱鞘炎，表现为小指和环指半屈曲，小鱼际和小指腱鞘区肿胀、压痛。

（3）手掌深部间隙感染　掌中间隙感染可见掌中凹消失，局部肿胀、隆起，手背部水肿明显；鱼际间隙感染则掌中凹存在，鱼际和拇指指蹼处肿胀有压痛，示指半屈、

拇指外长略屈、不能对掌。

2. 全身表现　发热、头痛、乏力、食欲减退、脉搏增快等。化脓性腱鞘炎和掌深部间隙感染均可致病变组织压力升高，可继发肘内或腋窝淋巴结肿大、触痛。

（三）心理－社会状况

患者因剧痛、肢体活动受限、担心预后等常表现出焦虑、紧张、恐惧等不良情绪反应。了解家属对患者的关心及支持程度。

（四）辅助检查

1. 实验室检查　血白细胞计数和中性粒细胞比例增高。

2. 影像学检查　手掌超声检查可显示肿胀腱鞘和积存的液体。

（五）治疗原则

患指及手臂抬高、制动，可减轻疼痛。早期局部理疗、应用外用药等。感染严重则应尽早切开引流并应用抗生素。

【常见护理诊断及问题】

1. 疼痛　与炎症刺激、局部肿胀压迫神经有关。

2. 体温过高　与细菌感染有关。

3. 潜在并发症　肌腱坏死、手功能障碍。

【护理目标】

减轻或消除患者疼痛，使体温恢复正常，防治并发症。

【护理措施】

见“甲沟炎和脓性指头炎”的护理措施。应注意观察和预防肌腱坏死及手功能障碍：①观察患手的皮肤颜色、局部肿胀和疼痛有无改变，警惕肌腱坏死或感染扩散的发生。②患处愈合后，指导患者进行手部功能锻炼，防止肌肉萎缩、关节僵硬等并发症，促进手部功能恢复。

第四节　全身化脓性感染

全身化脓性感染是指病菌侵入血液循环而引起全身严重感染中毒症状者，常见类型有菌血症、毒血症、脓血症、败血症及脓毒败血症。脓毒症是细菌在体内生长繁殖并产生大量毒素而引起的严重的全身感染症状。菌血症时临床症状不明显，但一般血培养可检出病原菌。

【病因与分类】

1. 病因　病原菌数量多、毒力强，机体抵抗力下降是全身外科感染的主要病因。一般发生在严重创伤后、各种化脓性感染等。

2. 分类　常见致病菌有：革兰阴性杆菌、革兰阳性球菌、无芽孢厌氧菌以及真菌。

【护理评估】

(一) 健康史

评估患者营养状况，了解有无严重创伤、完全静脉营养、浅部组织感染和慢性消耗性疾病史；是否长期应用抗生素、免疫抑制剂、激素或抗肿瘤药物。

(二) 身体状况

全身化脓性感染的共同表现有：①突发寒战高热，起病急，病情重，体温可达40～41℃或体温不升反降；②头痛、头晕、恶心、呕吐、出冷汗、意识淡漠或烦躁、昏迷；③肝、脾肿大，严重者可出现黄疸和皮下瘀斑；④也可出现水、电解质、酸碱失衡等。

(三) 心理－社会状况

全身化脓性感染的患者病情较重，症状明显，患者常有紧张、焦虑、恐惧等情绪。

(四) 辅助检查

1. 血常规　血白细胞计数升高或降低，中性粒细胞比例升高。

2. 尿常规　尿液中可见尿蛋白及红细胞。

3. 细菌培养及药物敏感试验　在患者寒战高热时采血进行细菌或真菌培养可发现病原菌并可进行药物敏感试验。

(五) 治疗原则

积极处理原发病灶，包括彻底清除坏死组织和异物，消灭无效腔、充分引流脓液等。应及时合理有效应用抗生素。对真菌脓毒症者，应停用抗生素，应用抗真菌药物。调节体液平衡，加强支持治疗。有重要器官功能不全者给予相应的处理。对症治疗。

【常见护理诊断及问题】

1. 体温过高　与病原菌感染有关。

2. 焦虑　与病情急骤、担心预后有关。

3. 体液不足　与高热、营养不足及体液失衡有关。

4. 潜在并发症　感染性休克、多器官功能障碍综合征等。

【护理目标】

帮助患者恢复正常体温，减轻或消除患者焦虑情绪，纠正体液不足，防治并发症。

【护理措施】

(一) 一般护理

1. 体位与休息　卧床休息，协助患者定时翻身拍背，保持呼吸道通畅。保持病房通风换气，床单位清洁干燥。

2. 饮食与营养　给予患者高热量、高蛋白、高维生素且易消化饮食。

3. 其他　做好皮肤等生活护理。

（二）病情观察

严密观察患者生命体征，加强护理，异常者及时报告医生并做积极处理。

（三）治疗配合

处理原发病，遵医嘱及时、合理使用抗生素，高热患者给予物理或药物降温，维持水、电解质和酸碱平衡。

（四）心理护理

关心理解患者，稳定患者情绪，向患者解释病情的发展变化过程，使患者能积极配合治疗。

【健康指导】

指导患者坚持锻炼，增强机体免疫力。注意劳动保护。及时正确处理创伤，预防感染。正确使用抗生素，防止二重感染。

知识拓展

抗生素使用原则

1. 原则　轻症感染可不使用抗生素；用窄谱抗生素有效者，不用广谱抗生素；单一药物有效者不联合用药；严重感染或全身感染应早期、足量、联合静脉给药。

2. 注意事项　轻症感染可口服或肌内注射给药，严重或全身感染必须静脉给药。联合用药时应分次、分别静脉给药，注意配伍禁忌。用药过程中注意病情变化，若效果不明显，应报告医生及时更换药物。一般应在体温恢复正常、症状消退后72～96小时后停药。严重感染需在体温正常后继续用药1～2周。用药过程中应注意抗生素的毒性反应、过敏反应、细菌的耐药性等问题。

第五节　特异性感染

案例分析

患者，男，43岁，在建筑工地干活时，不慎右脚踩到铁钉，仅见少量出血，没有做特殊处理。1周后患者出现头晕、头痛、咀嚼肌无力，并多次出现全身肌肉发硬、阵发性痉挛。家人急送入院。入院时患者突发颈项强直、牙关紧闭、手足抽搐。医嘱：地西泮注射液10mg肌内注射，立即；破伤风抗毒素皮试，立即。

问题

1. 如何对该患者进行正确的护理评估并提出护理诊断?
2. 如何配合医生对患者进行及时有效的治疗?
3. 如何对患者进行正确的健康指导?

一、破伤风

破伤风是破伤风梭菌侵入伤口，在缺氧环境下生长繁殖，产生外毒素（痉挛毒素和溶血毒素）被释放入血而引起的一种急性特异性感染。破伤风梭菌是革兰染色阳性厌氧芽孢梭菌，存在于泥土和粪便中。破伤风发病需要具备3个条件：①病原菌侵入伤口；②无氧或缺氧环境；③机体抵抗力低下。痉挛毒素是引起临床症状的主要毒素，可引起全身横纹肌持续性收缩与阵发性痉挛、血压升高、心率加快、大汗等。溶血毒素则引起局部组织坏死和心肌损害等。

【护理评估】

（一）健康史

了解患者有无开放性损伤及伤口处理经过。新生儿患者则需了解出生过程、脐带残端是否严格消毒等情况。

（二）身体状况

1. 潜伏期　一般为7天，少数患者为1～2日。也有伤后数月或数年后发病。新生儿在断脐后7天左右发病，俗称“7日风”。

2. 前驱期　无特异性症状，可出现全身乏力、头痛、头晕、咀嚼肌紧张和酸胀等，一般持续12～24小时。

3. 发作期　典型表现为肌肉强直性收缩，阵发性痉挛。最早受累的肌群为咀嚼肌，随后依次为面部表情肌、颈项肌、背腹肌、四肢肌、膈肌及呼吸肌。相应的表现为咀嚼不便、张口困难，牙关紧闭，苦笑面容，颈项强直，角弓反张或角弓侧张，呼吸困难。声、光、触摸、饮水等轻微刺激均可诱发阵发性痉挛。患者一般无高热，痉挛发作时面唇发绀，呼吸急促，大汗淋漓。发作时，患者神志清楚，表情痛苦，每次持续数秒或数分钟不等。

新生儿患此病时症状不典型，主要表现为不能啼哭和吸乳，活动少，呼吸弱或呼吸困难。

4. 并发症　强烈的肌肉痉挛可引起肌肉断裂、骨折等。还可引起窒息、肺部感染、体液失衡、心力衰竭等并发症。患者主要死因为窒息、心力衰竭和肺部感染等。

（三）心理－社会状况

患者反复发生的痉挛、呼吸困难或窒息，使患者产生濒死感。因需要隔离治疗，患者常有孤独无助感。

（四）辅助检查

伤口渗出物涂片检查可发现破伤风梭菌。

（五）治疗原则

破伤风预防的关键在于创伤后早期彻底清创，改善局部血液循环。主动免疫和被动免疫也是预防破伤风的有效方法。

破伤风的治疗原则是清除毒素来源，中和游离毒素，控制和解除痉挛，保持患者呼吸道通畅，防治并发症。控制和解除痉挛是治疗的重要环节。

【常见护理诊断及问题】

1. 有窒息的危险　与持续性呼吸肌痉挛、痰液堵塞气道有关。

2. 有受伤的危险　与肌肉强直性痉挛有关。

3. 潜在并发症　肺不张、肺部感染、尿潴留、心力衰竭等。

【护理目标】

减轻或消除患者焦虑，使体温恢复正常，未发生意外损伤，维持营养需求。

【护理措施】

（一）一般护理

1. 隔离护理　患者单人单间，保证室内安静，减少探视，避免声、光等外界刺激。治疗及护理操作集中在使用镇静剂 30 分钟内完成，严格消毒隔离制度。

2. 体位　患者卧床休息，床旁加隔离护栏。

3. 饮食与营养　给予患者高热量、高蛋白、高维生素、易消化饮食。不能进食者，在控制痉挛后鼻饲或肠外营养。遵医嘱给患者补液，纠正酸碱失衡。

（二）病情观察

严密观察患者生命体征，抽搐时，详细记录抽搐发作持续时间和间隔时间以及用药效果，防止输液针头脱出血管外。

（三）治疗配合

1. 伤口护理　伤口未愈合者，需彻底清创，清除坏死组织和异物，充分暴露伤口，用 3% 过氧化氢溶液清洗。

2. 用药护理

（1）中和游离毒素　遵医嘱应用破伤风抗毒素，用药前需做皮试。

（2）控制和解除痉挛　遵医嘱使用镇静、解痉药，如地西泮、苯巴比妥钠、冬眠Ⅰ号合剂等。抽搐频繁药物无法控制者，做气管切开。

（3）抗感染　遵医嘱使用青霉素、甲硝唑，注意观察和处理药物不良反应、过敏反应等。

3. 预防并发症的护理　加强安全防护措施，使用牙垫和床栏。床旁准备气管切开包。做好呼吸道管理，防止肺部感染。加强心脏监护，防止心力衰竭。

（四）心理护理

及时对患者进行心理疏导，消除患者悲伤恐惧感，使患者情绪稳定，积极配合治疗。

【健康指导】

做好破伤风的健康宣教，注意劳动保护，预防开放性损伤，正确处理伤口。普及科学接生。宣传指导社区居民、患者接受破伤风主动免疫或被动免疫。儿童应定期接种破伤风类毒素或百白破三联疫苗。

二、气性坏疽

气性坏疽是由多种梭状芽孢杆菌混合感染引起的急性肌坏死或肌炎，属厌氧菌感染。主要致病菌有：产气荚膜梭菌、水肿杆菌、腐败杆菌、溶组织杆菌等。梭状芽孢杆菌主要广泛存在于泥土和人畜粪便中。致病需具备 3 个条件：①细菌侵入伤口；②缺氧环境；③机体抵抗力低下。致病菌在伤口处生长繁殖，产生多种外毒素和酶，引起组织细胞坏死、渗出，产生恶性水肿和恶臭的硫化氢、氮等。这些坏死物质积存在组织间隙，急剧膨胀，迅速蔓延，沿筋膜扩散，被吸收入血的组织坏死物和毒素易引起严重的毒血症，甚至休克及多器官功能衰竭。

【护理评估】

（一）健康史

评估患者身体状况，了解患者有无开放性损伤；有无伤口局部缺氧因素，如局部组织肌肉广泛挤压伤、重要血管损伤、止血带使用时间过长等；伤口是否遭受泥土等严重污染。

（二）身体状况

1. 症状 早期患部沉重或疼痛，病情恶化迅速，出现胀裂样剧痛，应用止痛剂不能缓解。

2. 体征 ①局部肿胀明显、剧烈压痛；伤口周围皮肤水肿、紧张、发亮、由苍白变为紫黑色，并有大小不等的水泡，皮下有积气、可触及捻发音。②伤口内有肌肉坏死，呈暗红或土灰色，失去弹性，刀割时不收缩也无出血。③伤口中有大量浆液性或浆液血性渗出物，伴有恶臭。④全身表现为高热（40℃以上）、脉快、气促、贫血等中毒症状，甚至休克。

（三）心理－社会状况

病情严重且发展迅速，需隔离治疗，甚至有截肢或死亡的危险，这对患者打击很大，多有极度悲伤和恐惧感；截肢后的患者主观感觉已截去的肢体仍然存在并剧痛，形成幻肢痛等幻觉。

（四）辅助检查

1. 实验室检查

（1）血常规检查　溶血毒素作用于体内，红细胞计数下降，血红蛋白计数下降，出现贫血。

(2) 渗出物涂片　伤口渗出物涂片可检出大量粗大的革兰阳性梭菌，细菌培养可见梭状芽孢杆菌。

2. 影像学检查　X线检查可示伤口肌群有气体。

（五）治疗要点

预防气性坏疽的最佳办法是彻底清创。治疗原则是抗休克、应用抗生素、高压氧治疗以及全身支持治疗，必要时紧急手术（广泛切开清创，必要时截肢）。

【常见护理诊断及问题】

1. 急性疼痛　与组织创伤、炎症刺激、肿胀有关。

2. 恐惧　与病情严重、发展迅速、担心截肢有关。

3. 潜在并发症　感染性休克。

【护理目标】

减轻患者疼痛，减轻或消除患者焦虑，防治并发症。

【护理措施】

（一）一般护理

严格实施消毒隔离制度，患者使用过的敷料焚烧，器械特殊处理后高压灭菌。协助患者变换体位，避免压疮产生。截肢患者出现幻肢痛时，耐心细致解释，消除幻觉。

（二）病情观察

设专人护理，密切观察患者生命体征、局部组织肿胀、皮肤色泽、伤口分泌物情况及全身变化等，发现异常及时报告医生。

（三）治疗配合

1. 伤口护理　敞开伤口，用3%过氧化氢溶液冲洗，及时更换敷料。

2. 疼痛护理　疼痛剧烈者遵医嘱给予止痛剂；清创或手术后，协助患者变换体位，以减轻疼痛。

3. 用药护理　遵医嘱合理使用抗生素，注意药物的不良反应。

4. 高热的护理　给予物理或药物降温，及时补充水分。

（四）心理护理

对患者要有同情心，与患者进行沟通，减轻其恐惧心理。耐心解释各种治疗的必要性，帮助患者适应身体变化，接受并配合治疗。帮助截肢的患者树立生活信心，通过心理护理消除患者的幻肢痛。

【健康指导】

进行劳动保护健康宣教，受伤后应及时正确彻底清创；对截肢患者，指导其进行功能训练，以及假肢使用知识，尽快提高其生活自理能力。

目标检测

单选题

1. 关于外科感染的特点描述错误的是（　　）

A. 多为混合型感染　　B. 有明显的局部症状

C. 常需外科处理才有效　　D. 伴器质性病变

E. 不会引起严重的全身性感染

2. 不能引起特异性感染的是（　　）

A. 破伤风杆菌　　B. 结核杆菌

C. β 溶血性链球菌　　D. 真菌

E. 梭状芽孢杆菌

3. 上唇部疖或痈的主要危险是（　　）

A. 颈部蜂窝织炎　　B. 海绵状窦静脉炎

C. 眼球感染　　D. 上颌骨髓炎

E. 大脑脓肿

4. 患者，男，28 岁，右大腿清创缝合术后 6 天，发热，局部伤口红肿，范围较大，疼痛明显。伤口局部见稀薄脓液，淡红色，量多，无异味。最可能引起感染的致病菌是（　　）

A. 大肠埃希菌　　B. 铜绿假单胞菌

C. 溶血性链球菌　　D. 金黄色葡萄球菌

E. 无芽孢厌氧菌

5. 全身感染时，可导致低体温、低白细胞、低血压的致病菌是（　　）

A. 肺炎链球菌　　B. 金黄色葡萄球菌

C. 变形杆菌　　D. 溶血性链球菌

E. 破伤风梭菌

6. 患者，女，20 岁，足癣多年，近 1 周发热，右小腿出现片状红斑，腹股沟淋巴结肿大，疼痛，最可能的致病菌是（　　）

A. 乙型溶血性链球菌　　B. 铜绿假单胞菌

C. 梭状芽孢菌　　D. 金黄色葡萄球菌

E. 表皮葡萄球菌

7. 患者，男，62 岁，因颈部蜂窝织炎入院。患者颈部肿胀明显，观察中应特别注意（　　）

A. 体温　　B. 呼吸　　C. 血压

D. 吞咽　　E. 神志

8. 软组织化脓性感染中有接触传染性的是（　　）

A. 丹毒　　B. 疖
C. 急性蜂窝组织炎　　D. 痈
E. 急性淋巴结炎

9. 破伤风患者，最先受累的肌肉是（　　）
A. 面肌　　B. 背腹肌　　C. 四肢肌
D. 咀嚼肌　　E. 膈肌

10. 患者，女，24岁，右前臂外伤2小时，伤口深而窄，污染重，准备清创缝合。应用以下那种溶液冲洗伤口（　　）
A. 0.1%洗必泰　　B. 3%氯化钠
C. 3%过氧化氢　　D. 2%高锰酸钾
E. 50% PVP－碘

11. 急性软组织感染需要及早切开引流的是（　　）
A. 急性淋巴管炎　　B. 急性淋巴结炎
C. 痈　　D. 疖
E. 脓性指头炎

12. 选择抗生素最理想的根据是（　　）
A. 细菌的种类　　B. 细菌药物敏感试验
C. 脓液的性质　　D. 药物的抗菌普
E. 感染的严重程度

13. 患者，女，49岁，5天前不慎刺伤右手中指，当时有出血。3天后，患指出现肿胀，呈搏动样痛，手下垂疼痛加重，特别夜间不能入睡，患指皮肤苍白，全身不适，可考虑为（　　）
A. 甲沟炎　　B. 急性化脓性腱鞘炎
C. 脓性指头炎　　D. 甲下脓肿
E. 化脓性滑囊炎

14. 从致病菌种类及病变性质来看，占外科感染大多数的是（　　）
A. 非特异性感染　　B. 慢性感染
C. 急性感染　　D. 亚急性感染
E. 化脓性感染

15. 有关非特异性感染的描述，不正确的是（　　）
A. 又称化脓性感染
B. 常见致病菌为金黄色葡萄球菌
C. 一般先有急性炎症反应
D. 不同致病菌可引起比较独特的病理变化过程
E. 手术后感染多为非特异性感染

16. 全身性感染的治疗重点是（　　）

A. 及早使用抗生素　　B. 抗休克
C. 处理原发病灶　　D. 处理高热
E. 纠正贫血

17. 革兰阴性杆菌引起的全身感染会有（　　）
A. “三高”现象　　B. 寒战
C. 高热　　D. “三低”现象
E. 粪臭味脓液

18. 患者，男，20岁，足底刺伤后发生破伤风，频繁抽搐。控制痉挛的主要护理措施是（　　）
A. 住单人隔离病室　　B. 限制亲属探视
C. 避免声、光刺激　　D. 按时用镇静剂，集中护理
E. 静脉滴注破伤风抗毒素

19. 患者，男，30岁。患破伤风，频繁抽搐，呼吸道分泌物较多，有窒息的危险。为保持呼吸道的通畅，应采取的有效措施是（　　）
A. 吸痰、给氧，必要时气管切开　　B. 叩背、超声雾化吸入
C. 气管插管、辅助呼吸　　D. 多饮水稀释痰液
E. 环甲膜穿刺

20. 治疗不及时会引发慢性骨髓炎的是（　　）
A. 滑囊炎　　B. 痈
C. 甲沟炎　　D. 急性蜂窝织炎
E. 脓性指头炎

（朱　琼　李　赟）

书网融合……

微课　　本章小结　　自测题

第八章 损伤患者的护理

PPT

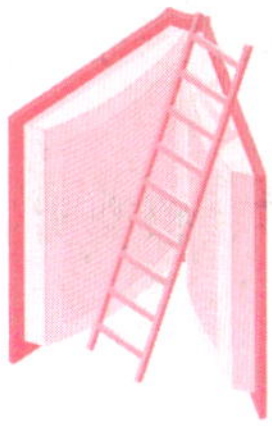

【学习目标】

1. **掌握** 创伤、烧伤患者的护理评估（伤情判定）、护理措施。

2. **熟悉** 创伤、烧伤患者的护理诊断，损伤的病因、分类。

3. **了解** 损伤修复的基本过程和影响因素。

4. 熟练掌握换药技术，学会配合医生完成清创术；具有良好的职业道德，关爱患者，维护健康。

第一节 概 述

损伤（injury）是指各种致伤因素作用于人体引起组织破坏与功能障碍的统称。

一、病因分类

按致伤因子不同，损伤可分为以下四类。

1. 机械性损伤 又称为创伤，指锐器、钝器、重物、跌撞、火器等机械因素所致的损伤，是最常见的损伤类型。

2. 物理性损伤 指因高温、冷冻、电流、放射线等物理因素所致的损伤。

3. 化学性损伤 指因强酸、强碱、毒气等化学因素所致的损伤。

4. 生物性损伤 指毒蛇、犬、猫、蚊虫等咬、抓、蜇伤等生物因素后所致的损伤。

二、创口愈合

（一）基本过程

大致可分为以下三个阶段。

1. 局部炎症反应阶段 伤后立即发生，常可持续 3 ~5 天。主要是血管和细胞反应免疫应答。

2. 增殖阶段 即细胞增殖分化和肉芽组织生成阶段，这个过程需要 1 ~2 周。

3. 组织塑形阶段 最初形成的瘢痕组织由于胶原过多，排列紊乱，因而硬度和张力都不适应生理需要，需要经过较长时间改建、重塑。这一过程要维持12～18个月。

（二）影响因素

1. 局部因素 伤口感染是最常见的影响因素。其他如创伤范围大、坏死组织多或有异物存留的伤口，局部血液循环障碍，或由于采取的措施不当（局部包扎或缝合过紧等）造成组织继发性损伤也不利于愈合。

2. 全身性因素 主要因素有营养不良（糖尿病、低蛋白血症、维生素C以及铁、锌、铜等微量元素缺乏）、年龄、免疫功能低下及全身性严重并发症等。

（三）类型

1. 一期愈合（原发愈合） 多见于创伤程度轻、范围小、无感染的伤口或创面。组织修复以原来的细胞为主，再生修复过程迅速，结构和功能修复良好。

2. 二期愈合（瘢痕愈合） 多见于组织创面范围大、坏死组织多、感染明显的伤口。组织修复以纤维组织为主，瘢痕明显是该期愈合的重要特征。

第二节 创 伤

【病因与分类】

按照受伤时皮肤、黏膜是否完整，将创伤分闭合性损伤和开放性损伤两类。

（一）闭合性损伤

是皮肤或黏膜保持完整者，如挫伤、扭伤、挤压伤、爆震伤等。

1. 挫伤 是最严重的软组织创伤，为钝器或钝性暴力引起。

2. 扭伤 外力作用使关节超过正常活动范围，造成关节囊、韧带、肌腱或肌肉撕裂破坏，肢体恢复平衡后关节随即复位，但软组织损伤需经一段时间才能痊愈。

3. 挤压伤 是重物较长时间挤压所致。当压力解除后肌肉组织即会广泛缺血、坏死，继而引起以肌红蛋白血症、肌红蛋白尿、高血钾和急性肾功能衰竭为特点的全身性改变，称为挤压综合征。

4. 爆震伤 又称冲击伤。是由爆炸产生的高压和变速的冲击波所致。体表多无明显损害，而含气体或液体较多的胸腔、腹腔内脏、耳鼓膜可发生出血、破裂或水肿等。

5. 关节脱位和半脱位 由于肢体受暴力的作用使关节面失去正常对合关系的损伤。结构稳定性差的关节，脱位的机会更多。

（二）开放性损伤

是损伤处皮肤或黏膜破损者。如擦伤、刺伤、切割伤、裂伤、撕脱伤、火器伤等 。

1. 擦伤 粗糙物与受伤部位表面发生切线运动所致的表皮损伤，创面常有少量血液成分渗出和轻度的炎症反应。

2. 刺伤 尖锐而细长的器具刺入组织所致。伤口较深，可能伤及多层组织或内脏器官，易并发感染，尤其是厌氧菌感染。

3. 切割伤　为边缘锐利的物体切割所致。但切断的血管不易收缩，故出血较多。

4. 撕脱伤　人体某部位皮肤受强作用力牵拉所致。如人体某部位卷入运转的机器或车轮等，暴力作用强，损伤严重。

5. 火器伤　子弹、弹片击中或意外的爆炸、事故所致。伤口大小、形状和深浅不一，伤口污染较严重，常有异物存留。

【护理评估】

由于致伤原因不同，伤情的轻重差异大，因此护理人员评估时应做到如下内容。

（一）健康史

详细询问受伤原因、时间、部位等，询问现场急救及伤后处理情况。

（二）身体状况

1. 局部表现　伤后均有疼痛、肿胀、瘀斑、功能障碍等，其中疼痛最明显处常是致伤部位，在诊断未明确前禁用吗啡，以免掩盖伤情延误诊治。开放性损伤可见伤口及出血。

2. 全身表现　轻者无明显全身表现。严重时可有发热、脉快、血压升高、呼吸加快、乏力、食欲减退等全身炎症反应综合征的表现。还可出现休克、多器官功能障碍综合征。

（三）心理与社会状况

了解患者对突发创伤的心理反应，对疼痛、出血等症状或伤残的态度，了解患者的经济状况。了解社会和亲属对患者的关心、支持程度。

（四）辅助检查

1. 实验室检查　可根据需要选用，如血常规和血细胞比容检查可提示出血及感染情况。尿常规可提示泌尿系统损伤。

2. 影像学检查　X 线、B 超、CT、MRI 检查可提示创伤的部位和程度，了解深部器官损伤情况。

3. 穿刺或导尿检查　胸腔、腹腔穿刺可判断内脏受损破裂情况。导尿检查可辅助诊断泌尿系统的损伤。

【常见护理诊断及问题】

1. 疼痛　与组织损伤及炎症反应有关。

2. 体液不足　与创伤后失血、失液等有关。

3. 组织完整性受损　与组织结构破坏有关。

4. 焦虑　与伤后面临的工作和生活问题有关。

5. 营养失调　与摄入不足、分解代谢增加和组织破坏有关。

6. 潜在并发症　主要有休克、感染、挤压综合征。

【护理目标】

1. 患者疼痛减轻或消失。

2. 患者体液不足得到纠正。

3. 患者伤处制动，伤口得以妥善处理，受损组织逐渐恢复。

4. 患者焦虑减轻或消除，情绪稳定。

5. 患者并发症得到有效的防治。

【护理措施】

（一）急救护理

急救要求做到快速判断、快速抢救、快速转送。处理原则是抢救生命、重点检查、止血包扎、妥善固定、快速转运，具体如下。

1. 迅速抢救生命 必须首先救治危及生命的紧急情况，如心跳呼吸骤停、窒息、开放性或张力性气胸、休克等。

2. 保持呼吸道通畅 注意及时清除患者呼吸道内的异物，昏迷患者要预防窒息。

3. 包扎伤口及止血 包扎伤口能减少出血和细菌污染。如有内脏脱出，禁止现场还纳，可用盆、碗等覆盖后包扎。如有活动性出血应紧急止血，以指压法最简单迅速，但加压包扎止血法使用最为广泛，其次还有止血带及器械止血法。使用止血带时应注意部位、方法和持续时间，一般每隔 1 小时放松 2 ~ 3 分钟，做好观察和记录，避免引起肢体缺血性坏死。

4. 妥善固定骨折 就地取材做临时简易固定，避免搬运过程中二次损伤。

5. 及时转运 患者经急救处理后，待伤情稳定，再由专人快速护送到相关医院或急救中心做进一步治疗。运送途中应尽量保持平稳，保持适当体位，保证有效输液、止痛，预防休克；密切观察病情，做好创伤评估。

（二）软组织闭合性损伤的护理

小范围的软组织损伤多不需特殊处理，早期冷敷以减少渗血和肿胀，后期改用热敷和理疗，促进吸收和炎症消退。具体如下。

1. 一般护理 抬高患肢 15° ~ 30°，以利于静脉、淋巴液回流，减轻肿胀和疼痛。重症患者注意饮食指导，必要时遵医嘱静脉补充营养。

2. 病情观察 对伤情较重的患者，应注意观察其病情的变化。严重挤压伤的患者，血钾会明显增高，应注意监测血钾和心电图的变化，防治高钾血症。

3. 治疗配合 小范围的软组织闭合性损伤后，12 小时内予以冷敷，12 小时后改用热敷。

（三）软组织开放性损伤的护理

1. 术前准备 做好相应的术前准备，如备皮、药物过敏试验、配血、输液、X 线检查等。

2. 清创术 污染伤口应尽早行清创术。清创术是处理开放性损伤最重要、最基本、最有效的手段（详见本章第五节）。

3. 术后病情观察 注意观察生命体征的变化，警惕发生活动性出血。观察伤口情况，如果出现感染征象，应做好早期处理；如已化脓，应及时拆除缝线，敞开伤口换药治疗。注意伤肢的末梢循环情况，如果发现肢端苍白或发绀、皮温降低、动脉搏动减弱应及时报告医生。

【健康指导】

1. 加大宣传劳动保护、安全生产的知识，加强遵守交通规则的教育。
2. 鼓励患者加强营养，以乐观的心态配合治疗。
3. 鼓励患者积极进行功能锻炼，防止因制动引起关节僵硬、肌肉萎缩等并发症。

第三节　烧　伤

案例分析

患者，男，33岁，3小时前工作中不慎被沸水烫伤。入院时患者烦躁不安，大叫疼痛。查体：血压75/65mmHg，脉搏118次/分。双下肢皮肤出现大水疱，创面呈红白相间。遵医嘱立即补液1000ml并留置尿管。

问题

1. 对该患者进行正确的护理评估并提出护理诊断。
2. 密切观察患者神志、生命体征及尿量的变化。
3. 如何配合医生迅速对患者进行抗休克护理？

烧伤可由热力、电能、激光、放射线及化学物质引起，其中以热力烧伤最常见。热力烧伤主由火焰、高温气体、液体、固体所致。

【护理评估】

（一）健康史

了解患者烧伤源的特点，了解现场情况和伤后急救情况等。

（二）身体状况

1. 烧伤伤情判定　烧伤伤情判定主要包括烧伤面积的测量和烧伤深度的判定。

（1）面积的测量　是指皮肤烧伤区域占全身体表面积的百分比。烧伤面积的测量通常有两种方法。①新九分法：多用于测定大面积烧伤。是将成人体表面积分为11等份，每份占9%，再加会阴部的1%，构成人体表面积100%。其具体的分区和面积是（表9-1）：头面颈部为9%，双上肢为2个9%，躯干前后（各占13%）及会阴（占1%）为3个9%，双下肢包括臀部为5个9%+1%（46%）。此外，小儿因头大下肢小，可按如下方法计算：头颈部面积=[9+（12-年龄）]%，双下肢面积=[46-（12-年龄）]%。②手掌法：患者五指并拢，其手掌面积约为体表面积的1%，用于测定小面积烧伤。

表 9－1　烧伤面积中国新九分法

部位	成人各部位面积（%）	小儿各部位面积（%）
头颈	9×1=9（头部 3、面部 3、颈部 3）	9+（12－年龄）
双上肢	9×2=18（双手 5、双前臂 6、双上臂 7）	9×2
躯干	9×3=27（腹侧 13、背侧 13、会阴 1）	9×3
双下肢	9×5+1=46（双臀 5、双大腿 21、双小腿 13、双足 7）	46－（12－年龄）

注：① Ⅰ度烧伤仅伤及表皮，病理反应轻微，痊愈时间快，一般不计入烧伤总面积之中。
② 该表以成年男性为标准，成年女性双足及双臀各为 6%。

（2）深度的估计　一般采用三度四分法，即Ⅰ度、Ⅱ度（浅Ⅱ度、深Ⅱ度）、Ⅲ度烧伤（表 9－2）。

表 9－2　烧伤深度的评估要点

分度	损伤深度	创面表现	愈合过程
Ⅰ度烧伤	表皮层	红、肿、热、痛、烧灼感、无水疱	3～7 日痊愈，脱屑，无瘢痕
浅Ⅱ度烧伤	真皮浅层	水疱较大，剧痛，创底肿胀潮红	1～2 周内愈合，无瘢痕，多有色素沉着
深Ⅱ度烧伤	真皮深层	水疱较小或无水疱，感觉迟钝，有拔毛痛；创面浅红或红白相间	3～4 周可愈合，有瘢痕
Ⅲ度烧伤	全层皮肤，可深达皮下组织	无水疱，皮肤蜡白或焦黄，呈皮革状，甚至炭化，感觉消失，或可见树枝状栓塞血管	3～4 周后，焦痂脱落形成肉芽组织，难愈合，多需植皮

（3）烧伤程度分类　主要根据烧伤面积、深度，结合有无吸入性损伤及合并症分为以下四度。①轻度烧伤：Ⅱ度烧伤面积小于 9%。②中度烧伤：Ⅱ度烧伤面积 10%～29%，或Ⅲ度烧伤面积小于 10%。③重度烧伤：烧伤总面积达 30%～49%，或Ⅲ度烧伤达 10%～19%，烧伤面积虽不足，但为呼吸道烧伤或伴复合伤及休克。④特重烧伤：烧伤总面积小于 50% 或Ⅲ度烧伤面积大于 20%，已有严重并发症。

2. 临床病程分期　据烧伤病理过程大致可分为三期。

（1）休克期　本期大量血浆外渗，引起有效循环血量锐减，导致低血容量性休克。休克是烧伤早期的主要死亡原因。

（2）感染期　烧伤后 48 小时，由于水肿液回吸收，感染上升为主要矛盾。此时感染是烧伤患者死亡的主要原因之一。

（3）修复期　组织烧伤后出现炎症反应的同时，组织修复即开始。轻度烧伤多能自行修复，深Ⅱ度烧伤依靠残存皮肤组织和上皮修复，Ⅲ度烧伤依靠皮肤移植修复。

3. 吸入性烧伤　又称呼吸道烧伤，常与头面部烧伤同时发生。患者口鼻有黑色分泌物，出现呼吸道刺激症状，易发生窒息或肺部感染。

（三）心理与社会状况

突发的意外烧伤会给患者身体、心理、经济上造成极大的压力，甚至影响家庭稳定和今后的社会活动。

（四）辅助检查

对于重度烧伤患者，要进行血常规、尿常规，生化检查并监测心、肺、肝、肾的功能。

（五）处理原则

轻度烧伤，一般多在门诊给予创面处理和防止感染，促进伤口愈合。中度以上烧伤应住院治疗，原则是防治低血容量性休克和多器官功能衰竭。

【常见护理诊断及问题】

1. 急性疼痛 与组织损伤、感染、换药时刺激等因素有关。

2. 体液不足 与大量体液渗出，血容量减少有关。

3. 皮肤完整性受损 与烧伤和长期卧床有关。

4. 营养失调，摄入低于机体需要量 与摄入不足和受伤后机体能量消耗增加有关。

5. 躯体活动障碍 与肢体烧伤和瘢痕形成有关。

6. 自我形象毁损 与烧伤后毁容、肢体残疾和功能障碍有关。

7. 潜在并发症 休克、感染、应激性溃疡等。

【护理目标】

1. 患者疼痛减轻或消失。
2. 患者体液不足得到纠正。
3. 患者伤处制动，伤口得以妥善处理，皮肤逐渐恢复。
4. 患者自主运动和自我形象恢复或改善。
5. 患者并发症得到有效的防治。

【护理措施】

（一）现场急救护理

1. 迅速消除致伤原因 烧伤现场急救最重要的是灭火，让伤者尽快脱离险境。如火焰伤者，应尽快脱去着火的衣物，迅速卧倒，就地滚动或跳入水池以熄灭火焰。互救者可就近用水淋，或用非易燃品（棉被、毛毯等）覆盖，隔绝灭火。切忌奔跑呼叫或用手扑火，防止风助火势引起呼吸道及手的烧伤。如热液烫伤者，应立即脱去或剪开浸渍的衣物。四肢烧伤者，可用凉水冲淋。如电击伤者，应迅速断离电源。

2. 抢救生命 是急救的首要任务。去除致伤原因后，配合医生首先处理呼吸心跳骤停、窒息、大出血、开放性气胸、休克等危及生命情况。如疑有呼吸道烧伤时，应保持口、鼻腔通畅，必要时协助医生做气管切开。如患者出现心脏停搏，应立即就地实施心肺复苏。

3. 防治休克 保持患者情绪稳定，可使用镇静止痛药物，尽早实施补液疗法。

4. 保护创面 防止创面的再次污染和损伤，就地取材，用无菌敷料或清洁布单覆盖或包扎创面；协助患者调整体位，避免创面受压；避免创面涂有色药物；寒冷环境，要特别注意保暖，加盖棉被。

5. 转送患者 应尽早转运。

（二）一般护理

1. 对症护理 保持呼吸道通畅，吸氧；发热患者给予降温处理；加强营养，给予高蛋白、高热量、高维生素饮食；做好疼痛的护理，严禁探视。

2. 病情观察 做好全身情况及创面情况的护理工作。即伤后密切观察患者神志和生命体征变化，留置导尿，重症烧伤监测中心静脉压等；烧伤早期每日评估烧伤的面积和深度，了解创面的变化。

（三）休克期护理

轻度烧伤，可口服烧伤饮料；中度以上烧伤，应遵医嘱及时给予补液，这是休克期的首要护理措施。为了做好输液工作，应了解补液量的估计和液体的种类。

1. 补液量的估计 我国目前常用的补液方案是伤后第一个24小时补液量（ml）=烧伤面积（Ⅱ、Ⅲ度）×体重（kg）×1.5ml（儿童1.8，婴儿2.0）+2000ml（儿童约80ml/kg，婴儿约100ml/kg）。其含义是烧伤后第1个24小时，每1%的Ⅱ、Ⅲ度烧伤面积，成人每千克体重需补给电解质和胶体溶液共1.5ml，再加日需要量2000ml。电解质溶液和胶体溶液的比例一般为2∶1，特重度烧伤为1∶1，且日需要量都用5%的葡萄糖溶液补充，伤后第二个24小时的晶体和胶体液量为第一个24小时的一半，外加生理需要量。第三个24小时补液量则依据病情的变化而定。

例如患者张某，烧伤Ⅱ度面积是60%，体重是50kg，则第1个24小时输入总量为60×50×1.5ml+2000ml=6500ml。因为是特重度烧伤，其中胶体和晶体各为2250ml，5%的葡萄糖溶液为2000ml，伤后8小时输入液体量为第1个24小时的一半，外加生理需要量。第2个24小时补液量为（2250+2250）/2ml +2000ml=4250ml。

2. 补液种类与安排 晶体液首选平衡盐溶液，并适当补充碳酸氢钠溶液。胶体液首选血浆，也可用全血或血浆代用品，如中分子右旋糖酐（一般24小时不超过1000ml）。生理需要量用5%或10%葡萄糖溶液。因为烧伤后第1个8小时内渗液最快，所以第1个24小时补液量的一半在前8小时内输入，后16小时输入其余1/2量。补液的一般原则是先晶后胶、先盐后糖、先快后慢，晶体、胶体液交替输入，特别注意不能集中在一段时间内输入单一液体，如果大量输入水会引起水中毒。

3. 调节输液量和速度的指标 主要是尿量。尿量是判断血容量是否充足简便而可靠的指标，成人尿量应均匀地维持在30ml/h以上，小儿20ml/h，若低于上述水平，表示补液量不足，应加快输液；但对于老年人、心血管病患者、吸入性烧伤或合并颅脑损伤者，输液不能太快，只要求每小时尿量20ml左右即可；如发生血红蛋白尿时，要维持在50ml以上；其他指标如脉搏、血压、末梢血循环、精神状态、中心静脉压等，应维持基本正常。

（四）创面的护理

创面处理原则是保护创面，减轻损害和疼痛，防止感染。

1. 初期创面清创的护理　患者休克基本控制后，在良好的麻醉和无菌条件下尽早进行简单清创。清创一般自头部、四肢、胸腹部、背部和会阴部的顺序进行。剃净创面部位和附近的毛发，剪短指（趾）甲，擦净创周皮肤，用灭菌水冲洗创面，轻拭去表面黏附物。浅Ⅱ度创面的完整水疱予以保留，已脱落的水疱予以清除。清创术后注射破伤风抗毒素，必要时给予抗生素。

2. 包扎疗法的护理　适用于四肢Ⅰ度、浅Ⅱ度烧伤，病室条件较差或门诊能处理的小面积烧伤。采用敷料对烧伤创面包扎封闭固定的方法。方法是在清创后的创面先放一层油质纱布，外面覆盖3～5cm数层纱布、棉垫等，其厚度以不被渗液浸透为宜，再予以适当压力包扎。创面包扎后，要每日检查，注意肢端末梢循环情况；敷料浸湿后要及时更换，以防感染；肢体包扎后应注意抬高患肢，保持关节各部位的功能位，一般在伤后5日更换敷料。如创面渗液增多，有臭味，且伴有高热、创面跳痛，应及时换药并检查创面。

3. 暴露疗法的护理　暴露疗法是患者经清创处理后，身上不盖任何物品，创面完全暴露在清洁、干燥和温暖的空气中。适用于Ⅲ度烧伤、特殊部位及特殊感染（如铜绿假单胞菌、真菌）的创面，大面积烧伤创面。暴露疗法的病室应具备以下条件：①室内清洁，有必要的消毒和隔离条件；②室温控制在28～32℃，湿度50%左右；③便于抢救和治疗。护理要点一是保持床单清洁干燥。二是促进创面干燥、结痂，可用烤灯或红外线照射促进创面结痂；若有渗液，可用无菌纱布或棉球拭干创面；创面涂收敛、抗菌等药物。三是保护创面，为避免创面长时间受压，应定时翻身，有条件的可用翻身床。

4. 去痂和植皮的处理　深度烧伤创面愈合慢或难以愈合，且自然愈合的瘢痕可造成畸形并引起功能障碍。因此重度烧伤常要采取切痂、削痂并植皮，做好植皮手术前后的护理工作。

5. 感染创面的处理　及时清除脓液及坏死组织，积极处理创面是防治全身性感染的关键措施。据感染特征或细菌培养和药敏试验选择有效抗生素。

6. 特殊部位烧伤护理

（1）吸入性烧伤　床旁备急救物品；保持呼吸道通畅；及时吸氧，一般不超过40%；密切观察呼吸的变化并积极预防肺部感染。

（2）头颈部烧伤　患者多采用暴露疗法，置半卧位，观察有无呼吸道烧伤，必要时给予相应处理。做好五官护理，如及时用棉签拭去分泌物，保持清洁干燥；双眼使用抗生素眼药水或眼药膏，避免角膜干燥而发生溃疡；避免耳廓受压；加强口腔护理，防止口腔黏膜溃疡及感染。

（3）会阴部烧伤　保持局部干燥，将大腿外展，使创面充分暴露；避免大、小便污染，便后用生理盐水清洗肛门、会阴部。注意保持创面及周围的清洁。

（五）防治感染的护理

1. 遵医嘱合理应用抗生素 定期做创面的细菌培养和药物敏感试验，合理选用广谱高效抗生素，同时还要注意药物的不良反应及二重感染。

2. 做好消毒隔离工作 病房用具要专用，工作人员出入病室要穿隔离衣、更换鞋帽，接触患者前、后要洗手，做好病房的终末消毒工作，采取保护性隔离措施，防止交叉感染。

3. 严密监测病情变化，严格无菌操作 及早发现和处理创面感染灶和脓毒血症，加强治疗性导管的护理工作。

（六）心理护理

烧伤患者的心理压力很重，尤其担心自我形象的毁损。导致其心理失衡的原因主要包括：顾虑容貌和形体丑陋，担心残疾，惧怕死亡。因此在护理过程中，护理人员要做到：态度真诚，耐心与患者沟通交流；理解并接受患者；鼓励患者树立信心，配合治疗；鼓励患者参与力所能及的自理活动，促进其尽早重新参加社会活动和工作。

【健康指导】

鼓励患者尽早下床活动，与患者及家属共同制订康复计划，指导患者坚持常规的肢体和关节功能锻炼。创面愈合后的一段时间内应避免使用刺激性强的肥皂和过热的水。瘢痕创面避免紫外线和红外线过多照射。向社区人群宣讲防火、灭火和自救的常识，预防并减少烧伤事件的发生。

第四节 咬 伤

一、毒蛇咬伤

毒蛇在我国南方农村和山区常见。毒蛇咬伤处会有一对大而深的牙痕。毒蛇咬伤人时，毒液经毒牙注入人体组织，引起局部和全身中毒症状。蛇毒按性质不同可分三类：一是神经毒素，这种毒素对中枢神经－肌肉节点有选择性毒性作用，可引起呼吸肌麻痹和其他神经肌肉瘫痪，局部组织破坏较小，常见于金环蛇、银环蛇咬伤；二是血液毒素，这种毒素对特定组织有破坏作用，可引起全身广泛出血、溶血，甚至心力衰竭，局部症状出现早且严重，常见于竹叶青、五步蛇咬伤；三是混合毒素，它兼有神经毒素和血液毒素的作用，常见于蝮蛇、眼镜蛇咬伤。

【护理评估】

1. 健康史 询问蛇咬伤的情况，如时间、部位、蛇的形态等。询问咬伤后的处理经过。

2. 身体状况

（1）局部表现 毒蛇咬伤后，局部伤处疼痛，肿胀蔓延迅速，淋巴结肿大，皮肤出现血疱、瘀斑甚至局部组织坏死。

（2）全身症状　全身虚弱、口周感觉异常，发热恶寒、烦躁不安，头晕目眩、言语不清，恶心呕吐、吞咽困难，肢体软瘫、腱反射消失、呼吸抑制，最后导致循环呼吸衰竭。

（3）器官衰竭表现　部分患者伤后可因广泛的毛细血管渗漏引起肺水肿、低血压、心律失常；皮肤黏膜及伤口出血，血尿、少尿，出现肾功能不全以及多器官衰竭；化验检查可见血小板、纤维蛋白原减少，凝血酶原时间延长，血肌酐、非蛋白氮增高，肌酐磷酸激酶增高，肌红蛋白尿等异常改变。

【常见护理诊断及问题】

1. 恐惧　与担心预后有关。

2. 组织完整性受损　与毒蛇咬伤、蛇毒破坏组织有关。

3. 有全身中毒的危险　与蛇毒扩散有关。

4. 潜在的并发症　感染、多器官功能障碍等。

【护理目标】

1. 患者的恐惧心理有所减轻。
2. 患者伤口得以妥善处理，组织逐渐恢复。
3. 患者全身中毒症状得到控制。
4. 患者并发症得到有效防治。

【护理措施】

1. 急救护理　一是镇静，蛇咬伤后应避免奔跑；二是缚扎，伤肢制动，现场立即在伤口近心端5～10cm处用止血带或布条等环形缚扎，松紧以能阻断淋巴、静脉回流为度，每30分钟松一次，每次1～2分钟；三是伤口冲洗和排毒，用大量清水、肥皂水冲洗伤口，再用3%过氧化氢或0.05%高锰酸钾液反复冲洗，去除毒牙及污物。伤口深者，可切开真皮或以三棱针扎刺肿胀皮肤，再以拔火罐、吸乳器等抽吸促使毒液流出。血液毒素毒蛇咬伤禁忌切开，以防出血不止。

2. 伤口护理　将胰蛋白酶2000U加入0.05%普鲁卡因20ml做伤口周围皮肤封闭，能够降解蛇毒，减少毒素吸收，必要时12～24小时可重复。经急救处理后的伤口可用高渗盐水或1∶5000高锰酸钾溶液湿敷。

3. 一般护理　嘱患者安静卧床休息，不宜抬高患肢。多饮水，促进蛇毒排出。常规使用破伤风抗毒素和抗生素预防感染。

4. 病情观察　密切观察患者的生命体征、意识、呼吸及循环功能和尿液变化，注意有无休克和心、肺、肾等脏器的衰竭及内脏出血等情况发生。观察伤口局部肿胀和渗出情况。

5. 全身治疗的护理　使用利尿剂时，应预防水、电解质及酸碱平衡失调；快速输液时，应注意心肺功能检测。抗蛇毒血清有单价和多价两种，对于已知蛇类咬伤可用针对性强的单价血清，否则使用多价血清；用前需做过敏试验，阳性者采用脱敏注射法。

6. 健康指导 宣传毒蛇咬伤的相关知识，强化自我防范意识。如野外活动时，尽可能避开树林茂密的地段，尽量穿高帮鞋、戴手套，将裤口、袖口扎紧；露营时选择空旷、干燥的地方，晚上在帐篷周围点燃火焰。一旦被蛇咬伤，伤肢制动，置于低位，学会就地绑扎、迅速排毒、局部冷敷及冲洗等急救方法。

二、犬咬伤

由于家养宠物犬数量逐年增多，所以犬咬伤人的事件也在呈递增趋势。咬伤人的犬若感染狂犬病病毒，则被咬伤者可发生狂犬病，即犬咬伤是引起狂犬病的主要原因。狂犬病缺乏有效治疗手段，预后很差。

【护理评估】

1. 健康史 除了询问犬咬伤发生的时间、部位、伤后处理情况，还应询问犬自身的状况，如是否接受过免疫注射。狂犬病的潜伏期一般在犬咬伤后 30～60 日。

2. 身体状况 局部疼痛，可见利齿所致的细深伤口，伴出血和周围组织水肿。若引发狂犬病，患者会出现发热、烦躁、乏力、恐水、怕风等症状，甚至是昏迷、循环衰竭而死亡。

3. 心理与社会状况 犬咬伤后，有的患者会出现焦虑、恐惧的心理；有的患者则抱以侥幸心理。多数狂犬病患者神志清醒，恐惧不安，加之恐水会让患者更加痛苦。

4. 处理原则 浅小伤口常规消毒后包扎即可；深大伤口应立即行清创术，开放引流，不做缝合；伤口周围用狂犬病免疫球蛋白（20U/kg）做浸润注射。已结痂的伤口必须去掉结痂后按上述方法处理。全身治疗包括尽早处理伤口，注射狂犬病疫苗，并常规注射破伤风抗毒素。

【常见护理诊断及问题】

1. 急性疼痛 与犬咬伤伤口的炎症反应有关。

2. 窒息 与咽喉肌痉挛发作有关。

3. 组织完整性受损 与咬伤处皮肤组织结构破坏有关。

4. 潜在的并发症 伤口感染、狂犬病等。

【护理目标】

1. 患者疼痛减轻。
2. 患者呼吸道保持通畅。
3. 患者伤口得以妥善处理，组织逐渐恢复。
4. 患者并发症得到有效防治。

【护理措施】

1. 一般护理 病室保持安静，避免光、声、风等刺激；专人护理，各项检查、治疗及护理操作应尽量集中进行；狂躁患者要注意安全，必要时给予约束；注意隔离防护。为保持呼吸道通畅，要及时给患者吸痰，必要时行气管切开或插管。

2. 病情观察 密切观察患者的生命体征、抽搐部位及发作次数，及时采取相应抢救措施。

3. 输液和营养支持 发作期患者因不能饮水和多汗，需静脉补液，以维持体液平衡。饮食应高热量、高蛋白、高维生素且易吞咽的半流食或软食，必要时鼻饲或静脉补充营养。

4. 预防感染 及时换药，保持伤口敷料的清洁干燥；遵医嘱使用抗菌药；接触患者时应穿隔离衣、戴口罩和手套。

5. 心理护理 关心体贴、言语谨慎，让患者有安全感。

6. 健康指导 对宠物犬要定期进行疫苗注射。教育儿童不要养成接近、挑逗犬的习惯。若被犬咬伤，应尽早处理伤口并注射狂犬病疫苗（及早采用狂犬病疫苗进行的是主动免疫，即在伤后第1、3、7、14、28天各注射一剂，共5剂；如曾接受过全程主动免疫，则咬伤后不需被动免疫，仅在伤后当天与第3天强化主动免疫各一次即可），并常规注射破伤风抗毒素。

第五节 伤口护理

一、换药用品

常规的换药用品主要有医用消毒酒精、医用棉签或医用纱布、碘伏、0.9%氯化钠溶液（生理盐水）、3%过氧化氢等。

二、清创术与换药术

（一）清创术

1. 概念 清创术是使污染伤口转变为清洁伤口，促进伤口的一期愈合。

2. 时间 清创术的最佳时间是伤后6~8小时以内。如头面部、伤口污染轻、坏死组织少、早期已包扎并使用抗生素，清创缝合时间可适当推迟，延长至伤后12小时甚至更长；如伤口污染重或创伤时间超过8小时，可清创后暂不缝合，敞开引流，观察24~48小时，据情况延期缝合。

3. 要求 一是清洗伤口周围皮肤及伤口内的组织，去除污物及异物，彻底止血。即以0.9%氯化钠溶液反复冲洗伤口，再用3%过氧化氢液淋洗，然后用碘伏消毒伤口周围皮肤。二是切除失活的组织和伤口边缘组织。三是缝合，分清组织层次，使相同的组织层对合缝合。四是术后应注射破伤风抗毒素和应用抗生素，预防感染。

（二）换药术

感染伤口应加强换药，积极控制感染。

1. 概念 换药是外科最常用的治疗技术，亦称更换敷料。

2. 目的 动态观察伤口变化，确保引流通畅，及时清除异物、脓液和过剩的肉芽组织，防止附加损伤与污染，促进伤口愈合。

3. 换药 应遵循无菌操作原则，安排换药顺序时，应先清洁伤口、再污染伤口、最后感染伤口。

三、绷带包扎与止血带使用

绷带包扎主要有保护伤口、减少污染、扶托伤肢，压迫止血，固定敷料等作用。

（一）卷轴带包扎法

1. 卷轴带的种类、方法 卷轴带有不同种类，可酌情选用。如纱布卷轴带、石膏卷轴带、弹性卷轴带等。

2. 基本包扎法

（1）环形包扎法 适用于肢体粗细相间的部位，如胸部、四肢、颈部、额、腕等处，多用于包扎起始和结束时。

（2）螺旋形包扎法 适用于四肢和躯干等处。

（3）螺旋反折包扎法 适用于径围差异较大的肢体，如前臂、小腿等部位。

（4）“8”字包扎法 适用于关节部位的包扎和固定，如肩关节、髂关节、膝关节、足等处。

（5）回返包扎法 适用于包扎没有顶端的部位，如头顶和断肢端。

（二）多头带

多头带的种类有腹带、胸带、丁字带、四头带等。

1. 腹带 常用于腹部手术后包扎。

2. 胸带 常用于胸部手术后包扎。

3. 丁字带 形如“T”，常用于会阴、肛门部位的包扎。

4. 四头带 将卷轴带的两头剪开即是四头带，常用于下颌、枕部等处的包扎。

（三）止血带的使用

止血带包括橡皮止血带和气囊止血带两种。橡皮止血带适用于四肢创伤经压迫止血无法控制的大出血，常用于现场急救转运。气囊止血带常用于手术室中出血量较大的四肢手术。

止血带使用注意事项：止血带不能直接缠在皮肤上，上肢出血扎在上臂上1/3处、下肢出血扎在大腿中上部；注意缚扎时松紧适度；做好明显标记，观察并记录，避免引起肢体缺血性坏死；注意缚扎的方法和持续时间，一般每隔1小时放松2～3分钟，放松时，应采取指压止血，不能用铁丝、电线、绳索等代替止血带。

⇄ 知识拓展

损伤造成的创口，有污染创口和感染伤口，前者须由清创术处理，后者则通过换药治愈。根据伤口是否污染，可将开放性伤口分为清洁伤口（无菌手术切口）、污染伤口（有细菌污染但未构成感染）和感染伤口三种。

目标检测

单选题

1. 下列哪项不是开放性损伤（　　）

A. 擦伤　　B. 刺伤　　C. 挫伤
D. 割伤　　E. 火器伤

2. 属于闭合性损伤的是（　　）

A. 擦伤　　B. 刺伤　　C. 爆震伤
D. 裂伤　　E. 剥脱伤

3. 患者，男，45 岁，左手被砸伤 2 小时，左手肿胀，皮肤完整，可见青紫斑，压痛明显，X 线检查未见骨折，其受伤类型为（　　）

A. 裂痕　　B. 擦伤　　C. 挤压伤
D. 扭伤　　E. 挫伤

4. 容易引起急性肾衰竭的损伤是（　　）

A. 挫伤　　B. 挤压伤　　C. 刺伤
D. 扭伤　　E. 裂伤

5. 在严重创伤或感染时，最易受损的器官是（　　）

A. 肾　　B. 肝　　C. 脑
D. 肺　　E. 心

6. 清创术最好在伤后什么时间进行（　　）

A. 6～8 小时　　B. 8～12 小时　　C. 10～12 小时
D. 12～14 小时　　E. 24 小时内

7. 烧伤局部水疱较小，创面苍白，可见网状血管，患者没有明显疼痛感，属于（　　）

A. Ⅰ度烧伤　　B. 浅Ⅱ度烧伤　　C. 深Ⅱ度烧伤
D. Ⅲ度烧伤　　E. Ⅰ度和浅Ⅱ度烧伤

8. 局部红肿，干燥，无水疱，患者感烧灼样疼痛，属于（　　）

A. Ⅰ度烧伤　　B. 浅Ⅱ度烧伤　　C. 深Ⅱ度烧伤
D. Ⅲ度烧伤　　E. Ⅰ度和浅Ⅱ度烧伤

9. 浅Ⅱ度烧伤的特点，不包括（　　）
A. 深达真皮表层
B. 剧痛
C. 愈合后遗留瘢痕
D. 薄壁大水疱
E. 基底潮湿，均匀发红
10. 6 岁，患儿，双下肢烫伤，其烫伤面积为（　　）
A. 25%
B. 30%
C. 35%
D. 40%
E. 45%
11. 影响伤口愈合的因素应除外（　　）
A. 缝合技术
B. 患者性别
C. 有无营养不良
D. 伤口有无感染
E. 是否有糖尿病
12. 患者，男，26 岁。地震中压在楼板下 6 小时，下肢皮肤没有破损，但肢体肿胀严重，组织广泛坏死。该损伤属于（　　）
A. 扭伤
B. 挤压伤
C. 挫伤
D. 冲击伤
E. 撕裂伤
13. 给患者伤口换药的顺序为（　　）
A. 清洁伤口 – 污染伤口 – 感染伤口
B. 污染伤口 – 感染伤口 – 清洁伤口
C. 污染伤口 – 清洁伤口 – 感染伤口
D. 清洁伤口 – 感染伤口 – 污染伤口
E. 感染伤口 – 污染伤口 – 清洁伤口
14. 开放性创伤特有的征象是（　　）
A. 疼痛
B. 局部肿胀
C. 功能障碍
D. 伤口和出血
E. 瘀斑
15. 对机械性损伤患者最先采取的措施是（　　）
A. 迅速止血
B. 抢救生命
C. 补充血容量
D. 固定骨折
E. 安全搬运
16. 脊柱骨折患者急救搬运方法，正确的是（　　）
A. 用软担架搬动
B. 三人平托放于硬板搬运
C. 二人抱持搬运
D. 一人抱持搬运
E. 一人背负搬运
17. 患者，男，24 岁。厨师，切菜时不小心右手中指被切伤，肌肉外翻，流血。清创的时间最好不超过（　　）
A. 伤后 1 ~ 2 小时
B. 伤后 3 ~ 5 小时
C. 伤后 6 ~ 8 小时
D. 伤后 8 ~ 10 小时
E. 伤后 < 24 小时
18. 患者，男，34 岁。因车祸而致右下肢开放性骨折，大量出血，被送来急诊。在医生未到之前，接诊护士应立即（　　）

A. 详细询问车祸发生的原因
B. 向医院有关部门报告
C. 给患者注射镇静剂
D. 给患者使用止血药
E. 给患者止血、测量血压，建立静脉通道

19. 烧伤后引起休克的最主要原因是（　　）
A. 精神刺激
B. 大量水分蒸发
C. 创面剧烈疼痛
D. 大量血浆自创面外渗和渗向组织间隙
E. 感染

20. 烧伤后48小时内造成患者死亡的主要原因是（　　）
A. 毒性物质吸收
B. 休克
C. 多器官功能衰竭
D. 呼吸衰竭
E. 败血症

（伞　宁）

书网融合……

微课　本章小结　自测题

第九章 肿瘤患者的护理

PPT

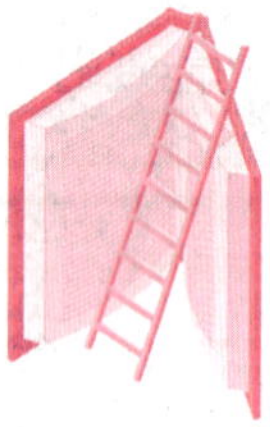

【学习目标】

1. **掌握** 肿瘤患者护理评估和护理措施。

2. **熟悉** 肿瘤的概念、分类、表现及治疗原则，肿瘤患者的护理问题。

3. **了解** 肿瘤的病因、病理生理、辅助检查。

4. 能对肿瘤患者进行护理评估，提出主要护理问题，初步拟定出护理措施，会对患者及家属进行健康指导。

5. 具有良好的职业道德，重视护理伦理，保护患者隐私，珍视生命，关爱患者，减轻患者痛苦，维护健康。

第一节 概 述

肿瘤是机体正常细胞在体内、外多种始动与促进因素作用下过度增生、异常分化所形成的新生物。新生物一旦形成，不因病因消除而停止生长。它的生长不受正常机体生理调节，而是破坏正常组织与器官。

恶性肿瘤危害人类健康，已成为最常见死亡原因之一。给患者带来躯体痛苦、精神压力和经济负担。据《2019 中国肿瘤登记年报》数据显示，2015 年我国肿瘤的发病率为 285.83/10 万，平均每天每分钟有 7.5 人被诊断为恶性肿瘤；我国肿瘤死亡率为 170.05/10 万；肺癌仍居肿瘤发病及死亡率的第一位，男性其他主要肿瘤死亡包括肝癌、胃癌、食管癌，女性其他主要肿瘤死亡包括乳腺癌、胃癌、肝癌等；癌症死亡率男性高于女性，其性别比是 1.68∶1，城市明显高于农村；40 岁后癌症的发病死亡率快速上升，到 80 岁达到高峰，乳腺癌、肺癌、结肠癌等发病呈现明显年轻化趋势；肿瘤发病呈地域分布，食管癌高发区主要集中在河南、河北等中原地区，胃癌的高发区主要集中在西北和沿海各省，肝癌高发区主要集中在东南沿海各省和东北等地区。

一、分类

根据肿瘤的形态和对机体的危害即肿瘤的生物学行为，分为良性与恶性两大类。

（一）良性肿瘤

一般称为“瘤”，无浸润和转移能力，对机体危害小。

（二）恶性肿瘤（或癌症）

来源于上皮组织者称“癌”；来源于间叶组织者称“肉瘤”；胚胎性肿瘤称母细胞瘤。少数恶性肿瘤仍沿用传统名称“瘤”或“病”，如黑色素瘤、白血病等。具有浸润和转移能力，对机体危害极大。

在临床上除良性与恶性肿瘤两大类以外，少数肿瘤形态上虽属良性，但常浸润性生长，切除后易复发，甚至出现转移，在生物学行为介于良性和恶性之间，故称交界性或临界性肿瘤，如包膜不完整的纤维瘤、唾液腺多形性腺瘤、黏膜乳头状瘤等。

二、病因

（一）外界因素

1. 化学因素　① 烷化剂：其生物学行为类似 X 射线，如有机农药、硫芥等可引起肺癌和造血器官肿瘤。② 多环芳香烃类化合物：与煤烟垢、煤焦油、沥青等物质经常接触的工人易患皮肤癌与肺癌。③ 氨基偶氮类染料易诱发膀胱癌、肝癌。④ 亚硝胺类：与食管癌、胃癌和肝癌的发生有关。⑤ 真菌毒素和植物毒素：黄曲霉素易污染粮食而致肝癌、肾癌、胃与结肠腺癌。⑥ 其他：金属（镍、铬、砷）可致肺癌。

2. 物理因素　① 电离辐射：由于 X 线防护不当所致皮肤癌、白血病等。②紫外线：可引起皮肤癌。③其他：石棉可导致肺癌。

3. 生物因素　主要为病毒，如 EB 病毒与鼻咽癌有关；单纯疱疹病毒与宫颈癌有关，乙型肝炎病毒与原发性肝癌有关；少数细菌和寄生虫也可引起肿瘤，如华支睾吸虫与肝细胞肝癌和胆管癌有关；幽门螺杆菌与胃癌的发生有关。

4. 不良生活方式　不良饮食习惯和大量饮酒与消化系统肿瘤有关；吸烟与肺癌和膀胱癌有关。

5. 癌前疾病　经久不愈的窦道和溃疡可因长期局部刺激而发生癌变，如慢性胃溃疡可恶变为胃癌，皮肤慢性溃疡可恶变为皮肤磷癌。

（二）内在因素

1. 遗传因素　恶性肿瘤有遗传倾向性，食管癌、胃癌、肝癌、乳腺癌和鼻咽癌患者有明显家族遗传倾向。

2. 内分泌因素　某些激素与肿瘤发生有关，如雌激素和催乳素与乳腺癌的发生有关，长期服用雌激素可能引起子宫内膜癌，生长激素可刺激癌肿的发展。

3. 免疫因素　先天或后天免疫缺陷者易患恶性肿瘤，如艾滋病患者；器官移植后长期使用免疫抑制剂者肿瘤的发病率较正常人群高 50～100 倍。

4. 营养因素　缺乏蛋白质和新鲜蔬菜，微量元素缺乏，进食霉变、腌制、烟熏、煎炸食物以及高脂肪、低纤维、低维生素C等饮食与肿瘤发病密切相关。

5. 心理、社会因素 流行病学资料显示，近期经历重大精神刺激、剧烈情绪波动、性格内向抑郁者较其他人群易患恶性肿瘤。

三、病理生理

细胞学上良性肿瘤近似正常细胞，少有核分裂，多为膨胀性生长，生长速度慢，病程长；恶性肿瘤多为浸润性生长，可有转移，生长迅速，病程较短。恶性肿瘤的发生发展分为癌前期、原位癌和浸润癌三个阶段。恶性肿瘤细胞可分为高分化、中分化、低分化（或未分化）三类，或称Ⅰ、Ⅱ、Ⅲ级，高分化（Ⅰ级）恶性程度低，预后较好，低分化（Ⅲ级）高度恶性，预后差，中分化（Ⅱ级）恶性程度介于两者之间。恶性肿瘤转移方式有直接蔓延、淋巴转移、血行转移和种植性转移四种。

四、临床表现

肿瘤的表现取决于肿瘤的性质、发生组织、部位及发展程度。

（一）局部表现

1. 肿块 是肿瘤最常见的局部表现。体表、浅在或可行双合诊检查部位的肿块容易发现，位于深部的肿块，需增大到一定的程度才能检出。肿块硬度、活动度、有无包膜取决于肿块的性质。

2. 疼痛 良性肿瘤和早期恶性肿瘤一般无疼痛。肿瘤的生长、破溃或感染等可使末梢神经或神经干受到刺激或压迫，出现局部隐痛、刺痛、烧灼痛或放射痛，空腔脏器梗阻时可出现绞痛，晚期患者疼痛剧烈，常难以忍受。

3. 溃疡 体表或空腔脏器恶性肿瘤可形成溃疡，有恶臭及血性分泌物。

4. 出血 肿瘤可因破溃或侵及血管而发生出血，出现黑便、咯血、血尿等。

5. 梗阻 空腔器官或邻近器官的肿瘤，生长达到一定的体积，可阻塞或压迫空腔器官产生梗阻症状，可表现为吞咽困难、黄疸、排尿困难和肠梗阻等。

6. 浸润与转移症状 如转移至淋巴结，可有区域淋巴结肿大。

（二）全身表现

良性肿瘤和早期恶性肿瘤常无明显全身表现。恶性肿瘤中期患者可有低热、乏力、消瘦、纳差、精神萎靡等；晚期可出现恶病质表现。

（三）肿瘤分期

国际通用TNM分期法，T指原发肿瘤，N指淋巴结，M指远处转移，再在字母后标以0至4的数字，表示肿瘤的发展程度，0代表无，1代表小，4代表大，根据TNM的不同组合，来确定恶性肿瘤的期别。

五、辅助检查

（一）实验室检查

血常规、尿常规和便常规加隐血检查可提供诊断线索；免疫学检查可用于恶性肿瘤的筛查、诊断和预后判断，如甲胎蛋白（AFP）测定，可作为原发性肝癌的诊断依据，癌胚抗原（CEA）测定，可判断结肠癌的预后。

（二）影像学检查

X线检查、计算机断层扫描（CT）、超声波检查、放射性核素扫描、磁共振成像（MRI）等，有助于判断有无肿瘤、肿瘤的部位及其性质。

（三）内镜检查

可直接观察病变，并可取细胞或组织进行病理学检查，对空腔器官、胸腔、腹腔及纵隔等部位肿瘤的诊断具有重要价值。常用的有支气管镜、胃镜、结肠镜、膀胱镜、腹腔镜、纵隔镜、子宫镜、关节镜等。

（四）病理学检查

能确定肿瘤的性质、类型、分化程度等，是目前诊断肿瘤最直接而可靠的方法。其方法有细胞学检查和组织学检查两种。

六、治疗原则

良性肿瘤及临界性肿瘤以手术切除为主。临界性肿瘤必须彻底切除，否则极易发生复发与恶性变。恶性肿瘤主要有外科治疗、化学治疗、放射治疗三种手段。近年来生物治疗及中医中药在恶性肿瘤治疗中的应用报道也日渐增多。具体治疗方案应经多科医师参与的多学科协作诊疗讨论，结合肿瘤性质、分期和患者全身状态而选择决定。

七、预防

恶性肿瘤是由环境、营养、饮食、遗传、病毒感染和生活方式等多种不同的因素相互作用而引起的，所以目前尚无可利用的单一预防措施。国际抗癌联盟认为1/3癌症是可以预防的，1/3癌症如能早期诊断是可以治愈的，1/3癌症可以减轻痛苦、延长生命。并据此提出了恶性肿瘤的三级预防概念。

（一）一级预防

消除或减少可能的致癌因素，其目的是降低癌症的发病率，为病因预防。其措施包括加强环境保护、改变不良饮食习惯及生活方式等。

（二）二级预防

指肿瘤的早发现、早诊断、早治疗，其目的是降低癌症死亡率，提高生存率。其主要措施是对无症状的自然人群进行以早期发现癌症为目的的普查和对某种肿瘤高发区及高危人群进行定期筛查。

（三）三级预防

为诊断和治疗后的康复，其目的是提高癌症患者生存质量、减轻痛苦、延长生命。主要方法为对症治疗。

第二节　肿瘤患者的护理

案例分析

患者，男，60 岁，上腹隐痛、纳差、乏力 3 个月入院。体检：消瘦，贫血貌，腹平坦，肝、脾均未触及，未扪及包块，无肌紧张及反跳痛，移动性浊音阴性，肠鸣音不亢进，心、肺及其他部位检查均未见异常。辅助检查：胃镜提示胃癌；CT 提示胃癌伴肝转移；胸片双肺未见占位性病变。

问题

1. 该患者拟行手术为主的综合治疗，目前存在哪些主要护理问题？
2. 该患者术后行化疗，可出现哪些副反应？如何护理？

【护理评估】

（一）健康史

应重点询问有无可能致瘤的因素。

（二）生理状况

患者的病情（局部表现、全身表现）、辅助检查结果、术后康复情况、放疗、化疗副反应等。

（三）心理、社会状况

患者个性心理特征、对告知肿瘤诊断的心理承受能力；患者及家属对肿瘤诊断、检查、治疗及预后的心理反应、伴随疾病的心理变化特点；患者经济和社会支持情况；患者及家属对肿瘤的认知程度等。

【常见护理诊断及问题】

1. 焦虑/恐惧　与担忧疾病预后、手术、放疗、化疗等有关。

2. 营养失调：低于机体需要量　与肿瘤所致高分解代谢状态、摄入减少、吸收障碍和放疗及化疗引起的消化道反应等有关。

3. 疼痛　与肿瘤侵及神经、肿瘤压迫和手术创伤有关。

4. 自我形象紊乱　与手术所致体形改变、功能障碍和化疗引起脱发等有关。

5. 知识缺乏　缺乏肿瘤预防、治疗、康复等方面知识。

6. 潜在并发症　感染、出血、皮肤黏膜受损、骨髓抑制、静脉炎等。

【护理目标】

1. 患者心理状态稳定，能正视和接受现实，焦虑程度减轻。
2. 营养状况得到改善。
3. 疼痛缓解。
4. 应对疾病的知识及能力有所提高，能积极主动配合治疗。
5. 未发生感染、骨髓抑制、静脉炎等。

【护理措施】

（一）心理护理

患者因文化背景、个性心理特征、病情、疾病认知程度不同，可产生不同的心理反应，其心理状态直接影响其康复和生存质量。应根据患者不同的心理反应进行心理疏导，帮助患者消除负性情绪的影响，正视并接受现实，树立战胜疾病的信心。肿瘤患者的心理反应可分为以下五期。

1. 震惊、否认期　感到震惊，不能接受患癌症的现实，否认或怀疑诊断的可靠性。对此期患者应予关心和同情，鼓励家属给予其情感上的支持和生活上的关心，使之具有安全感，然后再因人而异、循序渐进地使患者了解病情真相。

2. 愤怒期　表现为极大愤怒，常迁怒他人，甚至无理取闹。对此期患者应宽容、理解，尽量让其说出内心的想法和感受，使其情绪得到宣泄，请其他病友介绍成功治疗和应对的经验，纠正其错误认识，引导患者正视现实。

3. 磋商期　接受癌症的诊断和治疗，但进行“讨价还价”，希望寻找到更好的治疗方法来治愈癌症或延长生命。此期患者易接受劝慰，具有强烈的求生欲望和良好的遵医行为，应加强健康教育，并应注意维护其自尊，尊重其隐私，兼顾身心需要，提供心理支持。

4. 忧郁期　对治疗失去信心，感到无助、绝望，表现为悲伤抑郁、不听劝告、拒绝治疗，甚至有自杀倾向等。对此期患者应给予更多的关爱和抚慰，引导其发泄内心不满，鼓励家属陪伴，对有自杀倾向者，应保持警觉性，加强防范措施。

5. 接受期　心境变得平和，不再自暴自弃，能配合治疗和护理。此期应加强与患者的沟通，尊重其意愿，尽可能满足其各方面的需要，提高生活质量

（二）营养支持

应加强营养知识宣教，营造舒适的就餐环境，鼓励患者进食高蛋白、高碳水化合物、高维生素且清淡、易消化的饮食，避免粗糙、辛辣食物，并注意食物的色、香、味及温度，必要时遵医嘱给予肠内或肠外营养支持。

（三）疼痛的护理

疼痛是晚期恶性肿肿瘤患者的常见症状，控制疼痛是对患者最人性化的护理。应观察患者疼痛的部位、性质和持续时间，帮助安置合适的体位，鼓励患者参与一些娱乐活动以分散注意力，指导患者使用音乐疗法、松弛疗法等缓解疼痛。晚期疼痛难以

控制者，采用三级阶梯镇痛方案，给药时需注意口服、按时、按阶梯、个体化给药，也可采用患者自控镇痛（PCA）。一级镇痛法：适用于轻度疼痛者，采用阿司匹林等非阿片类解热消炎镇痛药。二级镇痛法：适用于中度持续性疼痛者，采用可待因等弱阿片类镇痛药。三级镇痛法：疼痛进一步加剧，疼痛剧烈，上述药物无效者，改用强阿片类镇痛药，如吗啡、哌替啶等。

（四）手术治疗的护理

除按常规术前、术后护理外，进行术前准备工作时应防肿瘤细胞脱落而扩散，术后应加强引流管和切口护理，加强重建器官自理及功能训练。

（五）化疗的护理

1. 静脉炎的预防 药液应稀释至要求的浓度；有计划地从远端开始选用静脉，两臂交替，避免反复穿刺同一部位；细心穿刺，提高一次穿刺成功率；妥善固定针头，确保针头在血管内；合理安排给药顺序，严格控制用药速度。

2. 药液外漏的处理 若穿刺部位有液体渗漏、刺痛、烧灼和红肿等，则提示药液外漏，须立即处理（立即停止给药，接注射器回抽漏出药液，漏药部位依药液性质用相应解毒剂皮下封闭，冷敷24小时，报告医生并记录）。

3. 骨髓抑制的护理 应每周检查血常规1～2次，观察有无感染和出血征象。发现白细胞 $<3\times10^9/L$、血小板 $<80\times10^9/L$ 时，应暂停化疗，做好保护性隔离，预防交叉感染，注意自身保护，避免受伤。

4. 胃肠道反应的护理 做好化疗重要性的宣教；安慰并转移其注意力；鼓励患者进食清淡、刺激小、富含维生素、易消化的食物，少食多餐；大量饮水；给予止吐药物；呕吐、腹泻严重者，静脉补液，必要时肠内或肠外营养支持。

5. 口腔黏膜、皮肤反应的护理 指导患者保持口腔清洁卫生，多饮水，食物不应过热或过冷；瘙痒时可用炉甘石洗剂止痒，出现斑丘疹、有渗出或小水泡时可涂碘附防止破溃感染，剥脱性皮炎者，用无菌单保护隔离。

6. 脱发的护理 强调脱发是暂时的，停药后头发可以再生；使用冰帽局部降温，可减轻脱发；指导并协助患者选购合适的假发、帽子等。

7. 护士的自我防护 操作中应穿专用长袖防护衣、戴好帽子、口罩、防护眼镜和化疗手套。有条件的医院应使用特制防毒层流柜配药。用后的注射器、输液器等应密封、焚化。长期从事化疗工作的护理人员应定期体检，发现骨髓抑制等副反应时，应及时治疗，严重者暂停化疗工作。

（六）放疗的护理

1. 皮肤反应的护理 放疗可引起皮肤损害，轻者出现红斑、灼痛、刺痒、脱屑等干反应，重者出现充血水肿、渗出糜烂等湿反应；严重者形成溃疡或坏死，难以愈合。护理时应加强皮肤保护，穿柔软、宽松棉质内衣，保持皮肤清洁、干燥，避免摩擦、理化刺激与日光直射，禁贴胶布，瘙痒时忌搔抓，脱皮时禁撕剥等，干反应可涂0.2%

薄荷淀粉或羊毛脂止痒，湿反应可涂2%甲紫或氢化可的松霜。

2. 黏膜反应的护理 黏膜损害表现为口、鼻腔、阴道等黏膜充血、水肿、表面出现白点或白斑等。护理时应加强局部黏膜清洁，如口腔含漱，阴道冲洗、鼻腔滴药等，避免黏膜刺激，如用软毛牙刷刷牙、戒烟酒、忌辛辣食品等。

3. 照射器官反应的护理 肿瘤所在器官和照射野内的正常组织受射线影响可发生一系列的毒副反应，如膀胱照射后可引起血尿，胸部照射后可引起放射性肺纤维变等。应加强对照射器官功能状态的观察，发现异常及时报告医生，给予对症护理，有严重副反应者，应暂停放疗。

4. 头晕、乏力、厌食、恶心、呕吐等不良反应及骨髓抑制的护理 嘱患者在照射前、后静卧30分钟，并禁食，多饮水，保证充足睡眠，大量补充B族维生素和维生素C；每周检查血常规1~2次，以便及时发现和处理骨髓抑制。

（七）健康教育

1. 疾病知识宣教 向患者及家属介绍肿瘤检查、治疗、护理、康复和预防方面的知识。如各种检查的意义；手术、放疗、化疗的目的、方法和注意事项；自我护理的方法；随访的意义和时间；预防肿瘤复发的方法和肿瘤复发的征象；肿瘤三级预防的目的和措施等。

2. 功能训练指导 鼓励、指导和协助患者尽早进行残障肢体功能锻炼及障碍器官功能训练，如全喉切除术后食管发音训练、截肢术后义肢训练等，使其具备基本的生活自理能力和必要的劳动能力，尽早适应社会及身体功能的改变。

3. 动员社会支持系统的力量 家庭支持是社会支持系统中最基本的形式，因此应鼓励患者亲属给患者提供更多的关心和照顾。

目标检测

单选题

1. 肉瘤的概念是（　　）

   A. 来自上皮组织的肿瘤　　B. 来自上皮组织的恶性肿瘤

   C. 来自软组织的恶性肿瘤　　D. 来自间叶组织的恶性肿瘤

   E. 来自肌肉组织的恶性肿瘤

2. 恶性肿瘤TNM分期法中的M表示（　　）

   A. 预后情况　　B. 淋巴结

   C. 恶性程度　　D. 原发肿瘤

   E. 远处转移

3. 下列良性肿瘤的特点，错误的是（　　）

   A. 细胞分化成熟　　B. 多呈膨胀性生长，不发生转移

C. 永不威胁生命
D. 有包膜，与周围组织分界清楚
E. 少数可恶变

4. 有关癌症肿块的特征，不正确的是（　　）
A. 表面高低不平
B. 边界不清
C. 早期出现疼痛
D. 质地坚硬
E. 固定、不活动

5. 当前对多数肿瘤早期最好的治疗方法是（　　）
A. 手术疗法
B. 化学药物疗法
C. 放射疗法
D. 中医中药疗法
E. 免疫疗法

6. 可作为肿瘤定性诊断的检查是（　　）
A. CT
B. B超
C. 核素检查
D. X线检查
E. 病理检查

7. 肿瘤的护理诊断不包括（　　）
A. 焦虑恐惧
B. 营养失调
C. 缺氧
D. 潜在并发症
E. 组织完整性受损

8. 肿瘤的治疗措施不包括（　　）
A. 手术治疗
B. 放射治疗
C. 冷热治疗
D. 免疫治疗
E. 心理治疗

9. 化疗患者，考虑停药的白细胞计数为（　　）
A. $1\times10^9/L$
B. $2\times10^9/L$
C. $3\times10^9/L$
D. $4\times10^9/L$
E. $5\times10^9/L$

10. 不影响患者接受化疗和放疗的是（　　）
A. 肝肾功能不全
B. 消化道功能障碍
C. 营养性缺铁性贫血
D. 原发高血压
E. 慢性感染病灶

11. 恶性肿瘤患者放疗期间，白细胞降至 $3\times10^9/L$ 以下，处理首先应（　　）
A. 加强营养
B. 减少用药量
C. 少量输血
D. 服生血药
E. 暂停放疗

12. 对放射性中度敏感的肿瘤是（　　）

A. 精原细胞癌　　B. 膀胱癌
C. 肺癌　　D. 肝癌
E. 淋巴癌

13. 化疗药物静脉注射时溢出，应禁忌的处理是（　　）
A. 立即停止给药　　B. 及早热敷
C. 解毒剂局部封闭　　D. 普鲁卡因局部封闭
E. 等渗盐水局部注射

14. 化学疗法的不良反应，不包括（　　）
A. 骨髓抑制　　B. 皮肤损害
C. 刺激性强　　D. 胃肠道反应
E. 脱发

15. 肿瘤的护理诊断不包括（　　）
A. 焦虑与恐惧　　B. 营养失调
C. 缺氧　　D. 潜在并发症
E. 组织完整性受损

16. 在我国诱发原发性肝癌最主要的疾病是（　　）
A. 甲型肝炎　　B. 乙型肝炎
C. 肝脓肿　　D. 中毒性肝炎
E. 肝棘球蚴病

17. 下列属于三级癌症预防的是（　　）
A. 减少暴露于致癌物　　B. 对高发区及高危人群定期检查
C. 早期诊断癌症　　D. 早期治疗癌症
E. 诊断和治疗后的康复

18. 乳腺癌术后放疗，引起局部皮肤红斑、灼痛时，错误的护理措施是（　　）
A. 保持清洁干燥　　B. 避免内衣摩擦
C. 不宜日光直射　　D. 禁止热敷、冷敷
E. 局部涂碘酊

19. 患者，男，65 岁，确诊为右上肺鳞癌，患者出现愤怒、烦躁、不满，迁怒于亲属和医务人员，说明其心理反应为（　　）
A. 震惊否认期　　B. 愤怒期
C. 磋商期　　D. 抑郁期
E. 接受期

20. 患者，女，42 岁。因卵巢癌住院，常常哭泣，并且焦虑不安，对该患者首选的护理措施是（　　）
A. 倾听其倾诉并给予安慰　　B. 通知主管医生

C. 让家属探视　　　　D. 同意家属陪伴

E. 给予镇静药

（李　凌　李　赟）

书网融合……

微课　　本章小结　　自测题

第十章 颅脑疾病患者的护理

PPT

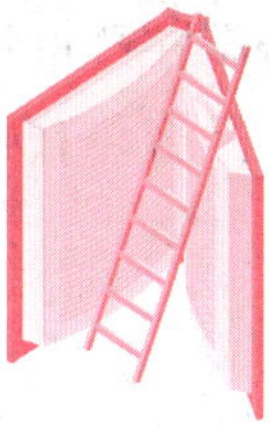

【学习目标】

1. **掌握** 颅内压增高、颅脑损伤患者的护理评估和护理措施。

2. **熟悉** 颅内压增高、颅脑损伤患者病情观察、处理原则、常用检查方法及其意义。

3. **了解** 颅内肿瘤患者的护理要点。

4. 具有良好的人文素养和医护团队合作能力，关爱患者，维护健康。

第一节 概 述

案例分析

患者，女，69岁。车祸伤及头部，立即昏迷。送往医院途中曾清醒一段时间，并自诉头痛及呕吐多次，入院后又再次昏迷。体检：右侧瞳孔直径0.6cm，左侧瞳孔直径0.2cm，左侧肢体无自主运动。

问题

1. 患者的初步诊断是什么？
2. 应立即采取何种抢救措施？

由于各种病因导致颅内压持续在200mmH_2O（2.0kPa）以上，从而引起相应症状的临床病理综合征称为颅内压增高。颅内压是指颅腔内容物对颅腔壁所产生的压力。成人正常颅内压为70～200mmH_2O（0.7～2.0kPa），儿童正常颅内压为50～100mmH_2O（0.5kPa～1.0kPa）。

（一）颅内压增高的病因

1. 颅腔内容物的体积增大 脑组织体积增大，如各种原因引起的脑水肿；脑脊液的分泌和吸收失调，如脑积水；脑血流量或静脉压的持续增加，如颅内静脉回流受阻、恶性高血压等。

2. 颅内空间相对缩小 常见于各种颅内血肿、脑肿瘤、脑脓肿及各种肉芽肿等。

3. 颅腔容积缩减 如狭颅畸形、颅底凹陷症、颅骨大面积凹陷骨折、颅骨异常增生症、向内生长的颅骨骨瘤等。

（二）颅内压增高的分类

1. 根据病因不同，颅内压增高可分为弥漫性颅内压增高和局灶性颅内压增高。

2. 根据病变发展的急缓，可分为急性、亚急性和慢性颅内压增高。

【护理评估】

（一）健康史

了解患者有无头部外伤病史；有无脑膜炎、脑肿瘤等病史；是否存在严重的高血压病史；发病后是否进行过降颅压等治疗。患者既往身体状况如何；是否伴有心脏功能障碍、慢性肝肾疾病等。

（二）身体状况

1. 躯体表现 头痛、呕吐和视神经乳头水肿是颅内压增高的典型表现，称之为颅内压增高“三主征”。

（1）头痛 头痛是颅内压增高最早且最常见的症状之一。程度轻重不一，以早晨或晚间较重。部位多在额部及颞部，可从颈枕部向前放射至眼眶。性质以胀痛或撕裂痛为多见。常呈持续性或阵发性加重，用力排便、咳嗽、弯腰或低头时均可使头痛加重。

（2）呕吐 头痛剧烈时，患者可出现恶心和呕吐。呕吐常呈喷射状，与进食无直接关系，但较易发生于餐后，严重时可导致水、电解质紊乱。呕吐后头痛可稍缓解。

（3）视神经乳头水肿 视神经乳头水肿是颅内压增高的重要客观体征之一。表现为视神经乳头充血水肿，边缘模糊不清，中央凹陷消失，视盘隆起，视网膜静脉怒张等。

（4）意识障碍 急性颅内压增高时常有进行性意识障碍。疾病初期可出现嗜睡、反应迟钝，严重病例可出现昏睡、昏迷。慢性颅内压增高的患者，往往神志淡漠，反应迟钝，症状时轻时重。

（5）生命体征变化 早期生命体征变化为血压升高，脉搏缓慢有力，呼吸加深变慢，体温升高。病危状态时则血压下降，脉搏细速，呼吸不规则甚至呼吸停止，终因呼吸、循环衰竭而死亡。

（6）脑疝 脑疝是颅内压增高的严重并发症，由于颅内压增高到一定程度，脑组织可从高压力区向低压力区移位，导致脑组织、血管及脑神经等重要结构受压和移位，从而产生一系列严重临床症状和体征。常见类型有小脑幕切迹疝、枕骨大孔疝、大脑镰下疝（图 10－1）。①小脑幕切迹疝又称颞叶疝，是颞叶的海马回、钩回通过小脑幕切迹被推移至幕下所致。病初患侧瞳孔缩小，随病情进展瞳孔逐渐散大，对光反射减弱或消失；病变对侧肢体的肌力减退或消失，重者可致双侧肢体自主活动消失。②枕骨大孔疝是小脑扁桃体及延髓经枕骨大孔推挤向椎管内移位所致。生命体征紊乱出现较早，意识障碍出现较晚，瞳孔可忽大忽小，早期即可突发呼吸及心脏停搏而死亡。③大脑镰下疝又称扣带回疝，是一侧半球的扣带回经镰下孔被挤入对侧分腔。

（7）其他　其他症状和体征有头晕、复视、头皮静脉怒张、猝倒等。小儿患者可有头颅增大、前囟饱满、颅缝增宽或分裂。头颅叩诊时呈“破罐声”及头皮和额眶部浅静脉扩张。

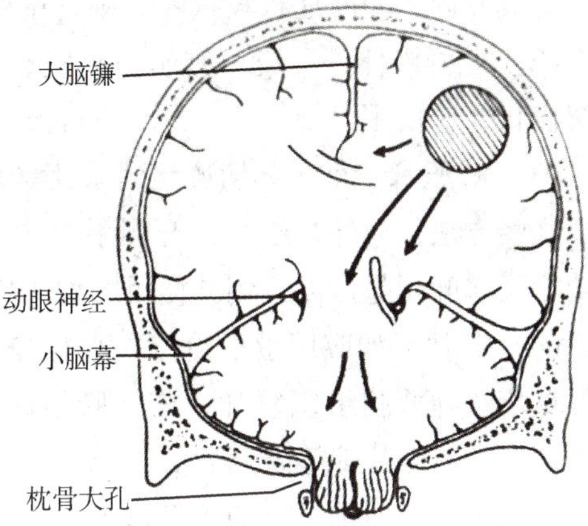

图 10－1　脑疝示意图

（三）心理－社会状况

评估患者及家属对疾病的情绪反应、心理承受能力及对治疗和预后的了解程度。颅内压增高患者早期病情严重程度可能比较隐匿而后期神经、精神症状表现却很严重，易使患者及家属对病情的严重性估计不足而产生过度紧张、焦虑或恐惧心理。

（四）辅助检查

1. CT　是对颅内占位性病变进行定性与定位诊断的首选检查方法。

2. MRI　在 CT 不能确诊的情况下，可行 MRI 检查，以利进一步确诊。

3. 头颅 X 线片　可显示颅内压增高征象，如颅缝增宽、指状压迹增多，鞍背骨质稀疏、蝶鞍扩大等。但它一般不作为诊断颅内占位性病变的辅助检查手段。

4. 脑血管造影　主要用于疑有脑血管畸形或动脉瘤等疾病的病例。数字减影血管造影（DSA）使得脑血管造影术的安全性大大增高，且图像更清晰，可提高疾病的检出率。

5. 腰椎穿刺　通过腰椎穿刺间接测量颅内压，同时可做脑脊液检查，但应慎用。腰椎穿刺对颅内压明显增高的患者有引起脑疝的危险，此类患者应禁止进行此项检查。

（五）治疗原则

1. 一般处理　密切观察病情，及时发现并处理问题。正确补液以维持水、电解质平衡，防止补液过多造成颅内压进一步增高。给予氧气吸入，必要时行气管切开以保持呼吸道通畅。

2. 病因治疗　通过病因治疗可相应降低颅内压。对于颅骨广泛凹陷性骨折应及时手术处理；脑积水者可行脑脊液分流术；颅内占位性病变应首先考虑做病变切除术，位于非功能区的良性病变应争取做根治性切除，不能根治的可做大部切除或减压术；狭颅症及颅底凹陷症可采用颅缝再造术和颅后窝减压术进行纠正；颅内压增高引起脑疝时应紧急进行抢救。

3. 对症治疗

（1）高渗利尿剂的应用　适用于原因不明的病例或虽已查明病因但仍需要非手术治疗的病例。应用原则如下：意识清楚或颅内压增高症状较轻者，先选用口服药；意识障碍或颅内压增高症状较重者，则宜选用静脉或肌内注射药物。

（2）脑脊液体外引流　有颅内压监护装置的，可经脑室缓慢放出少许脑脊液，以缓解症状，应慎用。

（3）减压术　小脑幕切迹疝时采用颞肌下减压术，枕骨大孔疝时采用枕肌下减压术，这些方法称为外减压术；开颅手术中可能会遇到脑组织肿胀膨出，此时可将部分非功能区脑叶切除，以达到减压目的称为内减压术。

（4）其他　如应用激素治疗以减轻脑水肿；应用抗生素预防或控制感染；采用冬眠低温疗法降低脑组织氧耗，增加脑组织对缺氧的耐受能力；给予镇痛剂减轻疼痛，但禁忌吗啡和哌替啶等类药物，以防抑制呼吸中枢而致患者死亡；给予镇静剂减轻烦躁；给予抗癫痫药物治疗抽搐发作等。

【常见护理诊断及问题】

1. **清理呼吸道无效**　与意识障碍有关。
2. **疼痛**　与颅内压增高有关。
3. **营养失调**　与频繁呕吐、长期不能正常进食有关。
4. **潜在并发症**　脑疝等。

【护理目标】

患者呼吸道通畅，能有效吸氧；颅内压降低，头痛减轻，病情逐渐平稳；能维持基本营养状况，水、电解质代谢和酸碱平衡得到维持；不发生脑疝或发生时得到及时处理。

【护理措施】

（一）一般护理

1. **体位**　合理体位有利于颅内静脉回流和脑部供血，最合理的体位是床头抬高15°~30°，昏迷患者应注意头偏向一侧防止误吸的可能。

2. **其他**　保持呼吸道通畅和充分气体交换。

（二）病情观察

1. **意识**　意识反映了大脑皮层和脑干的功能状态；评估意识障碍的程度、持续时间和演变过程，是分析病情变化的重要指标。意识障碍的程度，目前通用的是格拉斯哥昏迷记分法（GlasgowComaSscale，GCS）。评定睁眼、语言及运动反应，以三者积分来表示意识障碍的轻重程度，最高15分，表示意识清醒，8分以下为昏迷，最低为3分（表10－1）。

表 10－1　格拉斯哥昏迷计分表

睁眼反应	言语反应	运动反应
自动睁眼 4	回答正确 5	遵嘱活动 6
呼唤睁眼 3	回答错误 4	刺痛定位 5
刺痛睁眼 2	语无伦次 3	躲避刺痛 4
不能睁眼 1	只能发声 2	刺痛屈曲 3
	不能发声 1	刺痛肢伸 2
		不能活动 1

2. 瞳孔　对比双侧是否等大、等圆，是否扩大或缩小，有无对光反射。

3. 生命体征　观察脉搏的频率、节律及强度；血压、脉差；呼吸的频率、幅度和类型等。

4. 肢体功能　是否存在病变对侧肢体肌力的减弱和麻痹；是否存在双侧肢体自主活动的消失；有无阳性病理征等。

（三）治疗配合

1. 防止颅内压骤升的护理　①患者要保持安静卧床休息，减少搬动，不要坐起，避免情绪激动；避免剧烈咳嗽和用力排便使胸、腹压上升导致颅内压增高。有便秘者可用缓泄剂或低压灌肠，忌高压灌肠。②保持呼吸道通畅，及时清除分泌物和呕吐物；舌根后坠者要托起下颌和放置口咽通气管，对意识不清或排痰困难者，应配合医生尽早施行气管切开术。③控制癫痫发作，注意观察患者有无症状出现，遵医嘱及时或定期给予抗癫痫药物，防止脑缺氧和脑水肿。

2. 对症护理

（1）遵医嘱用药。观察患者头痛情况，给予镇痛剂，禁用吗啡、哌替啶；烦躁患者给予镇静剂；抽搐患者给予抗癫痫药。

（2）呕吐患者应预防呕吐物误吸引起吸入性肺炎或窒息，做好口腔护理。

（3）尿潴留患者可在经诱导刺激无效后行导尿术；大小便失禁者应注意保持会阴部清洁、干燥，预防发生会阴部湿疹、皮炎、糜烂等。

3. 体温监测　体温和脑代谢率有相应的比例关系。体温升高可增加脑代谢率，反之，可降低脑代谢率。临床上可采用冬眠低温疗法以降低脑代谢率，具体护理措施如下。

（1）将患者安置在单人房间，室温以 18～20℃ 为宜。

（2）静脉滴注冬眠药物更利于调节体温。给予冬眠药物 30 分钟后，机体御寒反应消失，进入昏睡后，再加用物理降温。降温以每小时下降 1℃ 为好。应观察患者的御寒反应、意识、瞳孔及各项生命体征的变化。若收缩压低于 70mmHg，则应中止冬眠治疗。

（3）若采用鼻饲，鼻饲液的温度应与当时体温相同。

（4）防止冻伤与压疮。

（5）预防肺部和泌尿系感染。

（6）若停止冬眠治疗时，应先停物理降温，再停冬眠药物降温。通过加盖棉被保温让体温自然回升，切忌复温过快。

4. 脑疝的急救与护理 脑疝是颅内压增高引起的严重并发症，可危及患者生命。因此护理人员应尽早发现脑疝发生的早期征象。一旦确诊发生脑疝，则应争分夺秒进行抢救，主要措施如下。

（1）快速静脉滴注或推注20%甘露醇250ml，30分钟内滴完。采用留置导尿观察脱水效果，利于指导治疗。

（2）保持呼吸道通畅，必要时给予氧气吸入。

（3）发生枕骨大孔疝者，可行脑室引流术。

待病情缓解，再行病因治疗，如侧脑室体外引流术、脑脊液分流术、减压术等，护理人员应积极快速做好术前准备，为抢救争取时间。

5. 脑室引流患者的护理

（1）严格无菌操作，防止感染的发生。

（2）引流管应妥善固定，保持引流通畅，防止受压、折叠、扭曲、成角等情况。

（3）固定引流袋位置，应使最高处距侧脑室的距离为10～15cm，勿将引流袋倒置，以防止脑脊液倒流而致感染。每日定时更换引流袋，更换时应夹管，防止脑脊液逆流。

（4）观察脑脊液的引流量和性质。控制脑脊液的流速，以每日不超过500ml为宜，并做好记录。观察脑脊液性状，如为血性且量多则提示脑室内出血，如为浑浊则可能有感染情况存在。有异常情况则立即通知医生及时处理，同时留取脑脊液标本送检。

（5）引流一般不超过7天，开颅术后不超过4天。

（6）根据患者病情及时拔管。拔管前先行夹管试验，如无颅内压增高征象及其他不适，方可拔管。拔管后如有脑脊液漏，应妥善缝合，以免引起颅内感染。

（四）心理护理

对于意识清醒的患者，讲解疾病相关知识以缓解患者紧张情绪或恐惧心理，改善患者心理状态，让患者更好配合治疗与护理。

【健康指导】

1. 讲解疾病相关知识以缓解患者紧张情绪。
2. 告知患者尽量避免加重颅内压增高的诱发因素，以防加重病情。
3. 有侧脑室引流、颅内压监测的患者告知患者和家属有关知识及简单护理方法。
4. 告知患者和家属记录24小时出、入液量及目的，配合护理人员做好患者的护理工作。
5. 嘱患者及时诉说不适，如头痛加剧、视力变化等，以利及时发现危情。

第二节　颅脑损伤

案例分析

患者，男，45 岁。骑车时摔伤头部，当时发生昏迷，被紧急送往医院途中清醒，主诉头痛、恶心，左外耳道有血性液体流出，双侧瞳孔等大等圆，对光反射存在，肢体活动尚可。约 1 小时后，患者再次昏迷，右侧瞳孔散大，对光反射差，左侧肢体偏瘫，腱反射亢进，巴宾斯基征（Babinski 征）阳性。

问题

1. 患者的常见护理诊断及问题是什么?
2. 对该患者如何进行护理?

一、头皮损伤

头皮损伤是因暴力直接作用于头颅部，使头皮的完整性受损或皮内发生改变，是颅脑损伤中最常见的一种。常见的头皮损伤有头皮血肿、头皮裂伤和头皮撕脱伤。引起头皮损伤的原因主要有 3 种：①钝器击伤，可致头皮血肿和头皮裂伤；②锐器伤，可致头皮裂伤；③机械力牵扯，可致头皮撕脱伤。

【护理评估】

（一）健康史

了解患者有无外伤史及受伤当时的情况，以及受伤后的意识情况及有无其他不适。

（二）身体状况

1. 头皮血肿　多因钝器伤所致。按血肿存在于头皮内的具体层次（图 10－2）可分为皮下血肿、帽状腱膜下血肿和颅骨外骨膜下血肿。

（1）皮下血肿　位于皮层和帽状腱膜之间。因皮肤借纤维隔与帽状腱膜紧密连接，血肿不易扩散而范围较局限，体积较小，张力大，疼痛剧烈。

（2）帽状腱膜下血肿　位于帽状腱膜与骨膜之间，因该层组织疏松，血肿可蔓延至全头部。

（3）骨膜下血肿　位于骨膜与颅骨外板之间，以骨缝为界血肿局限于某一颅骨范围之内。

2. 头皮裂伤　可由锐器或钝器伤造成。裂伤的形态或数目不一，创口大小与深浅各异，患者可有组织缺损。由于头皮血管丰富，因此出血较多，可引起失血性休克。

3. 头皮撕脱伤　多因发辫受机械力牵扯，致使大块头皮自帽状腱膜下层或连同颅骨骨膜被撕脱或整个头皮甚至连额肌、颞肌或部分骨膜一起撕脱，使骨膜或颅骨外板暴露。头皮动脉断裂出血，创面可出现广泛性渗血。头皮撕脱伤可导致失血性或疼痛性休克。

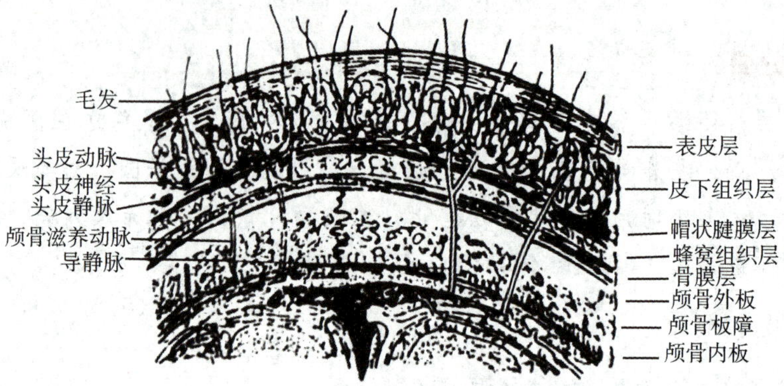

图 10－2　头皮各层示意图

（三）心理－社会状况

患者可因出血和疼痛出现不同程度的紧张、焦虑或恐惧心理。

（四）治疗原则

1. 头皮血肿　较小的头皮血肿在 1～2 周可自行吸收；巨大血肿可能需要 4～6 周才吸收。局部适当加压包扎有利于防止血肿扩大而使血肿局限。较大血肿则在无菌操作原则下穿刺抽吸积血。处理头皮血肿时，要考虑到颅骨损伤甚至脑损伤的可能。

2. 头皮裂伤　处理时应着重检查有无颅骨和脑损伤，如发现有脑脊液外漏，须按开放性脑损伤处理。针对头皮裂伤应积极止血、尽早清创、缝合创面等，除此之外，尚应注意以下事项：①检查伤口深处有无骨折或碎骨片；②头皮血供丰富，应尽早清创缝合，以防发生失血性休克。

3. 头皮撕脱伤　急救时应用无菌敷料覆盖创面，再加压包扎止血，将撕脱的头皮用无菌巾包好，手术应争取在 6～8 小时内进行。治疗应在压迫止血、防治休克、清创、抗感染的前提下，尽早行植皮术。

【常见护理诊断及问题】

1. 疼痛　与损伤有关。

2. 组织完整性受损　与损伤有关。

3. 潜在并发症　休克等。

【护理目标】

患者疼痛减轻；组织受损得以妥善处理；血容量保持相对稳定。

【护理措施】

（一）一般护理

保持敷料完整、干燥。

（二）病情观察

密切观察患者病情、监测神志、生命体征和尿量，注意有无休克及颅脑损伤的发生，观察头皮血肿有无增大，头皮裂伤创口有无渗血渗液，头皮撕脱伤缝合后有无皮瓣坏死、感染等。

（三）治疗配合

1. 观察有无全身感染症状及局部感染表现。头皮裂伤、头皮撕脱伤的患者遵医嘱常规使用抗生素。处理中严格按照无菌操作原则，以防感染的发生。

2. 必要时遵医嘱给予镇静剂、镇痛剂，以缓解患者紧张、减轻疼痛。对合并脑损伤者应禁用吗啡类药物。

（四）心理护理

由于头皮损伤出血较多，患者易出现焦虑、恐惧等思想情绪，因此应给予患者精神和心理上的支持。

二、颅骨骨折

颅骨骨折是指颅骨受暴力作用所致颅骨结构改变。颅骨骨折按骨折部位分为颅盖骨折与颅底骨折；按骨折形态分为线形骨折与凹陷性骨折；按骨折是否与外界相通分为开放性骨折与闭合性骨折。颅骨骨折往往提示伤者受暴力较重，因此，常合并有脑损伤。

【护理评估】

（一）健康史

询问患者受伤的过程，如致伤物的类型，作用部位、大小、方向等。了解患者有无意识障碍及口鼻流血、流液等，初步判断有无脑损伤和其他部位损伤。

（二）身体状况

1. 线形骨折　骨折缝隙成线状，颅盖部的线形骨折发生率最高。单纯线形骨折本身不需特殊处理，但应警惕是否合并脑损伤；当骨折线通过脑膜血管沟或静脉窦所在部位时，更应警惕硬脑膜外血肿的发生。

2. 颅底骨折　根据发生部位可分为颅前窝骨折、颅中窝骨折和颅后窝骨折（表 10－2）。

表 10－2　颅底骨折的分类

骨折部位	脑脊液漏	瘀斑部位	累及的脑神经
颅前窝骨折	鼻漏	眶周、球结膜下（“熊猫眼”征）	嗅神经、视神经
颅中窝骨折	鼻漏或耳漏	乳突区	面神经、听神经
颅后窝骨折	无	乳突部、咽后壁	少见

3. 凹陷性骨折 凹陷性骨折多见于颅盖骨折，好发于额骨及顶骨。成人凹陷性骨折多为粉碎性骨折，婴幼儿可呈“乒乓球凹陷样骨折”。大的凹陷性骨折可触知，小的凹陷性骨折易与头皮下血肿相混淆。若凹陷性骨折位于脑重要功能区浅面，尚可出现偏瘫、失语或局部癫痫等神经系统定位病征。骨折部位的切线位 X 线片，可显示骨折陷入颅内的深度。CT 扫描则可了解骨折情况及了解有无合并脑损伤。

（三）心理 - 社会状况

患者可因头部外伤而出现焦虑、害怕、恐惧等心理反应。

（四）辅助检查

颅骨 X 线片和 CT 检查，可明确骨折的部位和性质。

（五）治疗原则

颅底骨折本身无须治疗，应着重于观察有无脑损伤及处理脑脊液漏、脑神经损伤等合并症。凹陷性骨折，如有脑组织受压或直径大于 5cm 且深度达 1cm 者，应予手术处理。合并脑脊液漏时，绝大多数漏口会在伤后 1 ~ 2 周内自行愈合，如超过 1 个月未愈合者，可考虑行手术修补硬脑膜，以封闭漏口。

【常见护理诊断及问题】

1. 感知改变 与损伤有关。

2. 疼痛 与损伤有关。

3. 潜在并发症 颅内压增高、颅内感染、颅内出血等。

【护理目标】

患者情绪稳定，能配合治疗；疼痛程度减轻；并发症能及时被发现并得到处理。

【护理措施】

（一）一般护理

卧床休息，每日多次测量生命体征。

（二）病情观察

颅骨损伤的患者应密切观察意识状态、瞳孔大小和形状的变化、生命体征、肢体活动等情况，及早发现继发性损伤的存在并能得到及时处理。

（三）配合治疗护理

1. 脑脊液漏的护理措施 ①抬高患者头部，让患者取头高位卧床休息，这一体位维持到脑脊液漏停止后 3 天；②清洁、消毒外耳道或鼻前庭，每日两次，切忌棉球过湿，以防液体逆流入颅内；③禁忌挖耳、抠鼻，不可堵塞或冲洗耳鼻腔及从耳鼻腔滴药，禁忌从鼻腔吸痰或插胃管；④禁忌做腰椎穿刺；⑤避免用力咳嗽、擤鼻涕和打喷嚏，以免鼻窦或乳突气房内的空气被压入或吸入颅内，导致气颅和感染；⑥加强口腔护理；⑦密切观察有无颅内感染征象，监测体温，每日至少 4 次，直至脑脊液漏停止后3天；⑧注意有无颅内低压综合征，大量脑脊液外流可引起剧烈头痛、眩晕、呕吐、厌食、反应迟钝、脉搏细弱、血压偏低等症状，患者常诉头部抬高或端坐时头痛加重，补充大量水分后可缓解。

2. 预防颅内感染 尽早应用抗生素预防感染及行破伤风皮试并注射破伤风抗毒素，以防破伤风的发生。

3. 其他 遵医嘱应用镇静剂、镇痛剂，以利于减轻患者疼痛与不适。

（四）心理护理

向患者及其家属解释病情的变化以缓解其紧张、恐惧心理，对特殊体位的患者应向患者及其家属做好解释工作，以取得理解和配合。

三、脑损伤

脑损伤是指脑膜、脑组织、脑血管以及脑神经的损伤。按伤后脑组织与外界是否相通可分为开放性脑损伤和闭合性脑损伤。前者多由锐器或火器伤引起，多伴有头皮裂伤、颅骨骨折和硬脑膜破裂及脑脊液外漏等。后者一般为钝器或间接暴力所致，不伴有头皮或颅骨损伤或虽有头皮、颅骨损伤，但脑膜完整，无脑脊液外漏等。按脑损伤机制及病理改变可分为原发性和继发性脑损伤，前者指暴力作用后立即发生的脑损伤，如脑震荡、脑挫裂伤；后者是指受伤一段时间后出现的脑受损病变，包括脑水肿和脑血肿等。

【护理评估】

（一）健康史

了解患者的受伤经过，如暴力的性质、大小、方向及速度。了解患者的身体状况，有无意识障碍及程度和持续时间，有无其他不良反应等。了解现场急救情况和既往健康史。

（二）身体状况

1. 脑震荡 脑震荡是最常见的轻度原发性脑损伤。主要表现是受伤当时立即出现短暂的意识障碍，可为神志不清或完全昏迷，常为数秒或数分钟，一般不超过半小时。患者清醒后大多不能回忆受伤当时乃至伤前一段时间内的情况，这种记忆缺失称为逆行性遗忘。较重伤者在意识障碍期间可出现皮肤苍白、出汗、血压下降、心动过缓、呼吸浅慢、肌张力降低、各种生理反射迟钝或消失等表现，但随意识清醒很快恢复正常。神经系统检查无阳性体征，脑脊液检查无红细胞，CT检查颅内无异常情况。

2. 脑挫裂伤 脑挫裂伤为脑实质的损伤，包括脑挫伤、脑裂伤，二者常并存。因受伤部位不同临床表现差异较大。

（1）意识障碍 为最突出的临床表现，伤后立即出现，其程度和持续时间与脑挫裂伤的程度、范围有关，多数在30分钟以上，严重者可长期昏迷。

（2）局灶性症状与体征 受伤时立即出现与受伤部位相应的神经功能障碍和体征，

如语言中枢受损出现失语，运动中枢受损出现对侧肢体瘫痪等。

（3）生命体征改变　由于脑水肿和颅内高压，早期可出现血压升高、脉搏缓慢、呼吸深慢，严重者呼吸、循环功能衰竭。

（4）脑膜刺激征　合并有蛛网膜下隙出血时，患者有剧烈头痛、颈项强直、病理反射阳性，脑脊液检查有红细胞。

3. 颅内血肿　颅内血肿是颅脑损伤中最常见、最危险的继发性病变。如不及时处理，其引起的颅内压增高及脑疝往往可危及患者生命。根据血肿的来源和部位分为硬脑膜外血肿、硬脑膜下血肿和脑内血肿（图 10－3～图 10－5）。

（1）硬脑膜外血肿　出血积聚于颅骨与硬脑膜之间，与颅骨损伤有密切关系。其典型临床表现是在原发性意识障碍后有一段中间清醒期，然后再度意识障碍，并逐渐加重。两次意识障碍的原因不同，前者是原发性脑损伤引起，后者为继发性血肿及其颅内压增高所致。由于原发性损伤程度不同、继发血肿治疗及时与否各异，临床上中间清醒期仅在部分患者中出现。病变发展可有其他颅内压增高表现以及血肿压迫所致的神经局灶症状和体征，甚至有脑疝表现。

（2）硬脑膜下血肿　出血积聚在硬脑膜下腔，是最常见的颅内血肿。多因脑挫裂伤导致脑实质内血管破裂所致。因多数与脑挫裂伤和脑水肿同时存在，故伤后持续性昏迷且进行性加重。较早出现颅内压增高和脑疝症状。

（3）脑内血肿　发生在深部脑组织，常与硬脑膜下血肿共存。临床表现与脑挫裂伤和急性硬脑膜下血肿类似，常常缺乏定位体征。若血肿累及重要脑功能区，可出现偏瘫、失语、癫痫等症状。

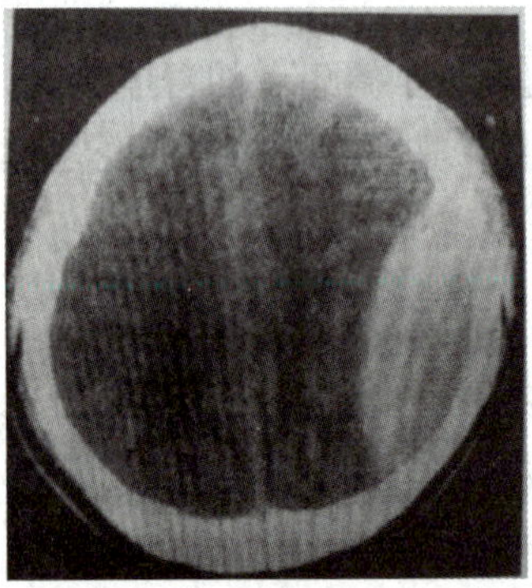

图 10－3　硬脑膜外血肿

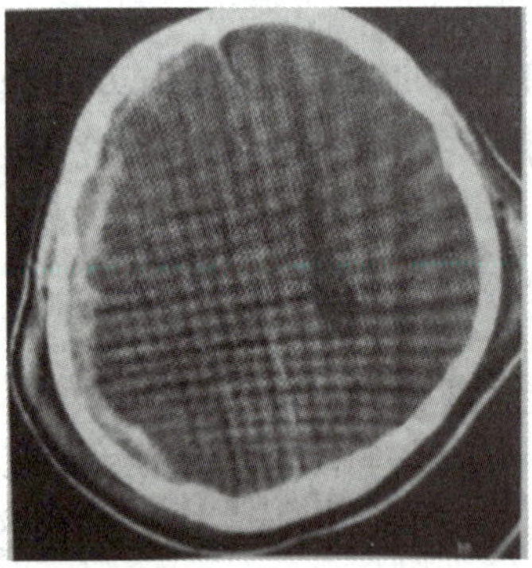

图 10－4　硬脑膜下血肿

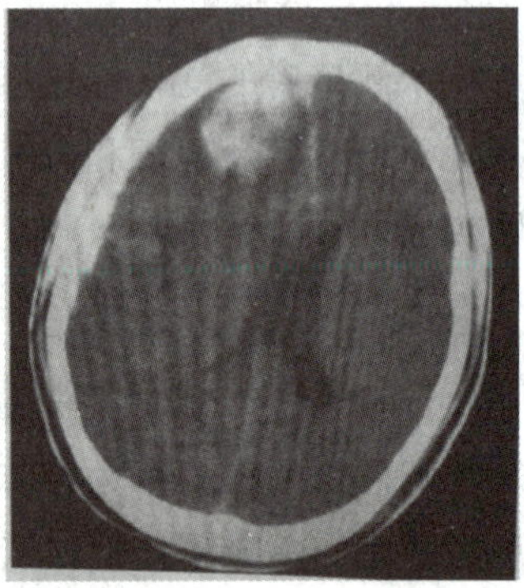

图 10－5　脑内血肿

（三）心理－社会状况

因脑损伤多有不同程度的意识障碍和肢体功能障碍，故清醒患者及家属在伤后对脑损伤及其功能的恢复有较重的心理负担，常表现为焦虑、悲观、恐惧等；此外，家庭对患者的支持程度和经济能力也影响着患者的心理状态。

（四）辅助检查

X线片可了解有无颅骨骨折。CT、MRI能清楚显示颅骨骨折、脑挫裂伤、颅内血肿的部位、范围和程度等。

（五）治疗原则

脑损伤的处理重点是及时处理继发性脑损伤，如颅内血肿、脑疝等，尽量做到有效预防、早期发现，妥善处理，以提高疗效。

1. 脑震荡　无需特殊治疗，一般卧床休息1～2周，适当予以镇静、镇痛等对症处理，预后良好。

2. 脑挫裂伤　一般处理包括卧床休息，保持呼吸道通畅，给予营养支持及维持水、电解质和酸碱平衡，防止脑水肿及对症处理等。重度脑挫裂伤在颅内压增高明显时应做脑减压术或局部病灶清除术。

3. 颅内血肿　确诊后根据血肿大小，采取保守或手术治疗等。

【常见护理诊断及问题】

1. 疼痛　与颅内压增高和手术损伤有关。

2. 体温调节无效　与脑组织受损有关。

3. 有外伤的危险　与癫痫、躁动等有关。

4. 潜在并发症　出血、脑疝等。

【护理目标】

患者出血得以妥善处理并使颅内压降低；疼痛能得以缓解；中枢性高热能得到有效处理；患者不出现意外伤害并及时处理并发症。

【护理措施】

（一）一般护理

1. 体位　意识清醒者采取斜坡位，床头抬高15°～30°以减轻脑水肿，也可防止不良卧姿造成呼吸梗阻；昏迷或吞咽功能障碍者取侧卧位头偏向一侧，以防误吸。

2. 保持呼吸道通畅　及时清除呼吸道内分泌物、呕吐物及血凝块等，保持呼吸道通畅。必要时行气管切开、气管插管。

3. 手术前后的护理　术前护理措施：①协助患者做好各项检查；②备皮，剃去所有头发；③留置导尿管；④气管切开者吸痰以保持呼吸道通畅；⑤行脑室引流者应夹闭引流管，待患者卧于手术台上再将引流袋悬挂于一定高度后才开放引流。术后护理措施：①减少搬动。搬动患者时动作需轻稳，防止头颈部扭转或受震动。搬动患者后应监测呼吸及血压有无明显变化。②密切观察患者。包括意识、瞳孔、生命体征、肢体活动等。③各种引流的护理。常见类型有脑室引流、创腔引流、囊腔引流及硬脑膜下引流等。护理时应严格执行无菌操作，保持引流通畅，并观察引流液的性质和数量。④术后脑脊液漏者应严格执行脑脊液漏的护理原则，严防颅内感染的发生。⑤术后并发症的观察及护理。

（二）病情观察

密切进行持续的病情观察是鉴别原发性与继发性脑损伤的重要手段，并能做到脑损伤的早发现和早处理。

1. 意识 观察有无中间清醒期、意识好转期或意识障碍的进行性加重，观察有无脑疝发生的先兆表现，及时通知医生并进行有效处理。按 Glasgow 昏迷评分法可对脑损伤进行分级：评分为 13～15 分者定为轻度，评分为 9～12 分者定为中度，评分为 3～8 分定为重度。

2. 瞳孔 动态观察瞳孔变化出现得迟早、变化特征及是否同时存在意识障碍的进行性加剧等。

3. 生命体征 伤后可出现持续性的生命体征紊乱，应进行定时测量并记录。注意中枢性高热或体温低于正常；注意脉率、脉律及脉压的变化；注意呼吸节率、节律及呼吸型态的变化；观察血压变化，颅内压增高时血压升高，发生休克时血压下降。

4. 神经系统体征 原发性脑损伤引起的偏瘫等局灶体征，在受伤当时已出现且不再继续加重。颅内血肿或脑水肿导致继发性脑损伤，是在伤后逐渐出现，若同时还有意识障碍进行性加重的表现，提示小脑幕切迹疝。

5. 颅内压监测 用于一部分重度脑损伤有意识障碍的患者。

（三）配合治疗护理

1. 防治脑水肿 严重脑水肿可引起颅内压增高而引发脑疝，常常会危及患者生命，遵医嘱应采取有效措施，如应用甘露醇、利尿剂、激素等控制脑水肿，防治颅内压增高。

2. 预防感染 遵医嘱预防性应用抗生素，防止感染的发生。已发生感染者，使用有效、足量抗生素进行治疗。

3. 营养支持 严重脑损伤可致代谢紊乱，代谢改变严重而持久且负氮平衡可持续 2～3 周者，应采取高糖、高维生素、高蛋白饮食。

4. 防治水、电解质和酸碱平衡失调 监测患者电解质、酸碱平衡情况，记录出、入液体计量，有效输液保持水、电解质和酸碱的平衡状态。

5. 对症护理

（1）高热 常为中枢性高热，也可由感染引起。常用物理降温，如体温过高物理降温无效或引起寒战时，须采用冬眠疗法。

（2）躁动 患者出现躁动，可能为疼痛、颅内压增高、尿潴留、体位或环境不适等引起，在病因的基础上给予镇静剂。

（3）外伤性癫痫 苯妥英钠每次 0.1g、每日 3 次可用于预防癫痫发作；癫痫发作时用地西泮 10～20mg 静脉缓慢注射。癫痫完全控制后，应继续服药 1～2 年，须逐渐减量后才能停药。

(4) 外伤性尿崩症　尿量每日多于4000ml者应给予神经垂体素治疗。记录每小时尿量；定时监测电解质。

(5) 消化道出血　消化道出血者可补充血容量、停用激素，并应用洛塞克、雷尼替丁等保护胃黏膜药物。

(四) 心理护理

对早期患者，应充分理解患者焦虑不安的情绪，给予患者关心、安慰及鼓励等。病情严重者，操作应轻柔，尽量减轻患者的痛苦。

【健康指导】

1. 加强对患者安全意识和交通规则的宣传教育。
2. 讲解疾病有关知识，请患者配合治疗和护理。
3. 轻度伤残者，鼓励患者进行一系列操作训练，早日重返工作岗位。
4. 中度伤残者，树立生活的信心，保持心态平稳，对各种后遗症进行适当治疗措施。
5. 重度伤残者，鼓励患者树立正确的人生观，克服悲观消极情绪。
6. 癫痫发作的患者，嘱其按时服药，勿突然停药以防诱发癫痫发作，不做危险性活动，以防意外发生。
7. 向家属交待有关生活护理的方法及其注意事项。

第三节　颅内肿瘤

案例分析

患者，女，40岁。2个月前月经后出现头痛、头晕，伴恶心呕吐，未予重视，休息后缓解，后头晕、头痛、呕吐反复发作，用力咳嗽、排便时头痛加重。现住院进一步诊治。体检：体温36.8℃，脉搏66次/分，呼吸18次/分，血压140/90mmHg，神经系统检查未见明显阳性体征。

问题

1. 该患者可能发生了什么情况？
2. 你将如何护理？

颅内肿瘤又称为脑瘤，可发生在任何年龄段，以20～50岁多见。原发性颅内肿瘤以神经胶质瘤最常见，其次是脑膜瘤、听神经瘤。颅内肿瘤大多为恶性肿瘤，以大脑半球最多见，90%以上可出现颅内压增高症状，急性颅内压增高可引起脑疝，是导致患者死亡的直接原因。

【病因与分类】

病因尚不完全清楚。目前认为病毒感染、致癌物质、放射线、遗传、胚胎残余等与颅脑肿瘤有一定关系。

颅内肿瘤分原发性与继发性。继发性颅内肿瘤由身体其他部位如肺、子宫、乳腺、消化道、肝脏等部位的恶性肿瘤转移而来，或由邻近器官的恶性肿瘤由颅底侵入颅内。

【护理评估】

（一）健康史

询问患者有无病毒感染史，有无长期接触放射线及放射性物质史，了解患者既往病史及家族遗传病史等。

（二）身体状况

1. 颅内压增高症状 多数患者表现为头痛、恶心、呕吐；视神经水肿和视力减退，精神与意识障碍见于重度急性颅内压增高患者。

2. 局部表现 由于肿瘤病灶的压迫，患者会出现不同程度的局灶症状，如失语、偏瘫、视力障碍等。

（三）心理－社会状况

患者常有焦虑、悲伤、绝望心理，了解患者有无自杀倾向，及时给予安慰、鼓励。

（四）辅助检查

1. CT 是颅内肿瘤首选检查方法。

2. 磁共振成像（MRI） 可以确定肿瘤的位置和大小等。

（五）治疗原则

手术切除是目前最有效的治疗方法。包括肿瘤切除术、减压术和脑脊液分流术等，术后配合放疗和化疗。不能手术者或颅内压升高症状突出者可先降低颅内压。

【常见护理诊断及问题】

1. 颅内压增高 与肿瘤压迫有关。

2. 营养失调，低于身体需要量 与呕吐有关。

3. 潜在并发症 脑疝、颅内出血、癫痫等。

【护理目标】

患者颅内压降至正常水平左右；营养状况得到改善；未出现或及时发现并处理好并发症。

【护理措施】

（一）手术前护理

1. 完成一切术前检查，以评估患者心、肺、肾等重要脏器功能及手术耐受性等。
2. 鼓励患者及家属正确对待手术。
3. 做好手术日清晨的准备工作。

（二）手术后护理

1. 体位　清醒患者保持斜坡位；全麻未清醒的患者取侧卧位，头偏向一侧。

2. 病情观察　每隔15～30分钟观察一次生命体征。

3. 保持呼吸道通畅　口中放置通气道的患者，须抬高头部并后仰，以防止舌后坠。进行气管插管操作时患者如出现咳嗽反射，应及时通知医生拔除气管插管；及时清除口腔及上呼吸道分泌物，并注意观察呼吸变化。

4. 伤口护理　观察伤口引流是否通畅及引流液的计量、色泽等，伤口敷料是否浸湿及浸湿的颜色。

5. 手术后并发症的护理

（1）颅内出血　颅内出血是术后最严重的并发症，多有意识障碍和颅内压增高或脑疝出现，一旦发生必须立即报告医生，做好手术准备。

（2）尿崩症　患者出现多尿、多饮、口渴等表现，每日尿量在4L以上，尿比重低于1.005，遵医嘱给予垂体后叶素，并记录出入量。

（3）中枢性高热　体温高达40℃或以上，物理降温效果差，需采取冬眠低温疗法。

（三）心理护理

环境安静舒适，关心、安慰、鼓励患者，减轻其心理压力；解释说明治疗方法及配合注意事项，帮助引导家属正确护理患者。

【健康指导】

1. 向患者讲述放疗和化疗的副作用，鼓励患者尽快适应社会和自身形象的改变。
2. 指导患者进行功能锻炼，包括肢体训练、语言训练及记忆力训练。
3. 教会家属护理患者的方法，尽可能提高患者的生活质量。

目标检测

单选题

1. 颅内压增高的主要表现为（　　）

A. 头痛，呕吐，感觉障碍　　B. 头痛，呕吐，视神经乳头水肿

C. 头痛，抽搐，偏瘫　　D. 头痛，恶心，食欲下降

E. 头痛，抽搐，血压增高

2. 急性颅内压增高患者典型的生命体征表现是（　　）

A. 脉搏慢，血压降低　　B. 脉搏快，血压降低

C. 脉搏快，血压升高　　D. 脉搏快，呼吸急促

E. 脉搏慢，呼吸深慢，血压升高

3. 下列不是颅内压升高临床表现的是（　　）

A. 呕吐　　B. 视盘水肿　　C. 头痛

D. 瞳孔改变　　E. 意识障碍

4. 急性颅内压增高患者每日液体的入量不宜超出（　　）

A. 1500ml　　B. 2500ml　　C. 1000ml

D. 2000ml　　E. 3000ml

5. 术后患者出现脑脊液鼻漏，正确的护理方法是（　　）

A. 头低位　　B. 用无菌棉球阻塞鼻孔

C. 用0.9%氯化钠溶液冲洗　　D. 氯霉素眼药水滴鼻

E. 避免用力咳嗽，打喷嚏

6. 颅内压增高患者床头抬高15°~30°的主要目的是（　　）

A. 有利于改善呼吸功能　　B. 有利于鼻饲

C. 有利于颅内静脉回流　　D. 防止呕吐物误入呼吸道

E. 有利于保证心排出血量

7. 颅前窝骨折造成的熊猫眼征指的是（　　）

A. 双侧视神经盘水肿　　B. 眶周广泛性瘀斑

C. 乳突部皮下瘀斑　　D. 双眼视网膜出血

E. 双额部皮肤表面淤血

8. 患者，男，25岁。头部摔伤，着力点位于右侧颞部，就医时出现“熊猫眼”征，鼻孔流出血性液体。最可能的诊断是（　　）

A. 双侧视神经损伤　　B. 脑震荡

C. 颅前窝底骨折　　D. 双眼结膜出血

E. 双眼眼睑挫伤

9. 诊断颅部的线形骨折主要靠（　　）

A. CT　　B. MRI　　C. X线摄片

D. B超　　E. 脑血管造影

10. 颅底骨折通常的诊断依据是（　　）

A. 脑脊液鼻、耳漏　　B. 头痛伴呕吐

C. 偏瘫　　D. 头皮血肿

E. 昏迷

11. 患者，女，35岁。车祸后昏迷，被送至医院3小时后清醒。查体：意识尚清，双侧眶周青紫，右鼻孔有血性液体流出，嗅觉丧失，能遵嘱活动。最可靠的依据是（　　）

A. 右鼻孔流出血性液体　　B. 同向性偏盲

C. 嗅觉丧失　　D. 眶周青紫

E. 伤后昏迷时间较长

12. 颅内血肿患者意识障碍中常有中间清醒期的类型是（　　）

A. 颅内血肿　　B. 脑室内血肿

C. 迟发性颅内血肿　　D. 硬膜外血肿
E. 硬膜下血肿

13. 不会导致颅内压增高的是（　　）
A. 脑内血肿　　B. 硬膜下血肿
C. 颅内肿瘤　　D. 脑震荡
E. 脑水肿

14. 颅前窝骨折最容易损伤的神经是（　　）
A. 嗅神经　　B. 展神经　　C. 听神经　　D. 面神经　　E. 滑车神经

15. 脑室引流每日不超过多少为宜（　　）
A. 100ml　　B. 200ml　　C. 300ml　　D. 400ml　　E. 500ml

（陈霄航　刘鸿业）

书网融合……

微课　　本章小结　　自测题

第十一章 颈部疾病患者的护理

PPT

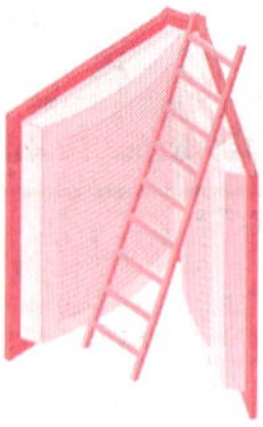

【学习目标】

1. **掌握** 甲状腺功能亢进、单纯性甲状腺肿患者的护理评估、护理措施和健康指导。

2. **熟悉** 甲状腺功能亢进、单纯性甲状腺肿患者的治疗要点、常用检查指标及意义。

3. **了解** 甲状腺肿瘤及颈部肿块患者的护理。

4. 学会甲状腺功能亢进患者外科治疗术前药物准备及术后并发症的观察和护理。

5. 具有良好的职业道德，关爱患者，减轻患者痛苦，维护健康。

第一节 甲状腺解剖生理概要

甲状腺位于甲状软骨下方、气管两侧，由中央峡部和左右两侧叶构成。峡部向上伸出一锥体叶，与甲状腺提肌和舌骨相连。甲状腺侧叶背面有甲状旁腺，内侧毗邻咽、喉、食管。

甲状腺的血供主要由两侧的甲状腺上动脉和甲状腺下动脉供应，有三条静脉，分别为甲状腺上、中、下静脉。

甲状腺的神经主要为喉上神经和喉返神经，均为迷走神经的分支。喉上神经分内支和外支，内支为感觉支，分布在喉黏膜上，外支为运动支，支配环甲肌；喉返神经支配声带的运动。

甲状腺的主要功能是合成、贮存和分泌甲状腺素。甲状腺功能与人体各器官系统的活动和外部环境相互联系，其主要调节机制包括下丘脑－垂体－甲状腺轴系统和甲状腺腺体内的自身调节。

成人甲状腺约重30g。正常情况下，做颈部检查时，不容易看到或摸到甲状腺，但吞咽时，甲状腺随之上、下移动，临床上由此鉴别颈部肿块是否与甲状腺有关。

第二节　甲状腺功能亢进外科治疗患者的护理

案例分析

患者，女，45 岁。主诉心慌不适、怕热、易饥饿、多汗。查体：甲状腺肿大，双手震颤，有突眼，心率 125 次/分。BMR：+45%。初步诊断：甲亢。

问题

1. 患者术前应用什么药？
2. 患者术后常见的并发症有哪些？原因是什么？怎么处理？

甲状腺功能亢进症（简称甲亢）是指由于多种病因引起体内甲状腺素分泌过多而出现的一种以全身代谢亢进为主要症状的临床综合征。依引起甲亢的原因分为以下 3 类。①原发性甲亢：最常见，好发于 20～40 岁之间的女性，甲状腺肿大伴突眼，病因不明确，近年来认为原发性甲亢是一种自身免疫性疾病。②继发性甲亢：常继发于地方性或散发性甲状腺肿，无突眼，易发生心肌损害，年龄多在 40 岁以上的女性。③高功能腺瘤：指腺体内有单个或多个自主性高分泌甲状腺素的结节，结节周围的甲状腺组织萎缩，放射性碘扫描显示结节的聚碘量增加，呈“热结节”。

【护理评估】

（一）健康史

评估患者的身体状况，了解是否患有结节性甲状腺肿或甲状腺腺瘤等病史；了解患者有无甲状腺用药史或手术史；了解患者有无家族史及其他自身免疫性疾病史；近期有无感染、劳累、精神过度刺激或创伤等应激性因素。

（二）身体状况

1. 全身表现　患者性情急躁、多言好动、失眠、注意力易分散，怕热多汗、皮肤潮湿，食欲亢进但体重下降，腹泻，内分泌紊乱等。脉快、脉压增大、心悸，在静息或睡眠时心率仍然增快是甲亢的特有表现之一。

2. 局部表现　甲状腺肿多无局部压迫症状，可扪及震颤，听诊时有血管杂音。

（三）心理－社会状况

患者精神紧张，急躁易怒，易激惹，因甲状腺肿大，眼球外凸等形象改变，患者情绪不稳定，人际关系差。

（四）辅助检查

1. 基础代谢率（BMR）　用基础代谢率测定器测定，较可靠；也可在患者安静、空腹时，计算公式：基础代谢率（%）＝（脉率＋脉压）－111。正常为 ±10%，轻度甲亢为 +20% ～ +30%，中度甲亢为 +30% ～ +60%，重度甲亢在 +60% 以上。

2. 血清 T_3 和 T_4 含量测定 有确诊意义。甲亢患者，血清 T_3 可高于正常值 4 倍左右。而 T_4 仅为正常值得 2.5 倍，因此 T_3 测定对甲亢诊断敏感性更高。游离甲状腺素能直接反应甲状腺功能，不受血中 TBG 变化影响，对甲亢的诊断比 T_3、T_4 更准确。

3. 甲状腺摄 ^{131}I（碘）率测定 正常甲状腺 24 小时摄 ^{131}I 为总入量的 30% ~40%，若摄 ^{131}I 12 小时内超过总入量的 25%，或 24 小时内超过总入量的 50%，且吸收 ^{131}I 高峰提前出现，可确诊甲亢。

（五）治疗原则

甲状腺大部切除术是目前常用且有效的治疗方法。

1. 手术适应证 中度以上的原发性甲亢；继发性甲亢或高功能腺瘤；有明显压迫症状或胸骨后甲状腺肿；抗甲状腺药物或 ^{131}I 治疗后复发者。

2. 手术禁忌证 青少年患者；症状较轻者；老年患者或有严重器质性病变不能耐受手术者；未实施或未完成术前药物准备者。

【常见护理诊断及问题】

1. 焦虑 与担心手术和预后等有关。

2. 疼痛 与手术创伤有关。

3. 营养失调 低于机体需要量，与甲亢时基础代谢率显著增高有关。

4. 潜在并发症 呼吸困难和窒息、甲状腺危象、喉返神经损伤、喉上神经损伤、手足抽搐等。

【护理目标】

稳定患者情绪，减轻焦虑；缓解疼痛；补充营养；术后未发生并发症或并发症得到及时救治。

【护理措施】

（一）手术前护理

1. 一般护理 鼓励患者进食高热量、高蛋白和高维生素饮食，禁食海带、紫菜、海产品等含碘丰富的食物。鼓励患者多喝水，禁浓茶、咖啡等饮料。保持病房安静、通风，适当卧床休息。

2. 治疗配合 遵医嘱指导患者做好术前药物准备。病情重者先用抗甲状腺药物进行治疗，待甲亢症状基本得到控制后，再改服碘剂。

（1）使用碘剂的目的 碘剂可抑制蛋白水解酶，减少甲状腺球蛋白的分解，抑制甲状腺素的释放，同时减少甲状腺血流量，使腺体缩小变硬，有利于手术。

（2）碘剂的使用方法 常用碘剂为复方碘化钾溶液，用法从每次 3 滴开始，每日 3 次，逐日每次增加 1 滴至每次 16 滴维持至手术日。甲亢症状基本得到控制，患者情绪稳定，睡眠良好，体重增加，脉率在 90 次/分以下，脉压正常，基础代谢率在 +20% 以下，即可进行手术。

（3）特殊情况　不能耐受碘剂或合用抗甲状腺药物者，可单用普萘洛尔或与碘剂合用进行术前准备。

3. 心理护理　向患者介绍手术前后应配合事项及手术意义，指导患者认识情绪与疾病的关系。对于过度紧张、焦虑患者，可遵医嘱给予镇静催眠药。

（二）手术后护理

1. 一般护理　术后取平卧位，血压平稳后取半卧位，利于呼吸和引流；保持引流通畅，一般术后24～48小时拔除引流管；保持呼吸道通畅，床旁常备气管切开包、吸痰设备及急救药品；术后患者清醒、无呕吐可给予少量温或凉水，若无呛咳、误吸等不适，可逐步给予温热流质食物，再到正常软食。

2. 病情观察　密切观察患者生命体征、进食有无呛咳、发音情况及切口敷料等情况；多巡视患者，一旦出现并发症，立即通知医生，并配合急救。

3. 术后并发症的防治

（1）呼吸困难和窒息　是术后最危急的并发症，多在术后48小时内发生。一旦发生呼吸困难，立即查清病因，采取有效措施，确保呼吸道通畅。常见原因有：①手术后止血不彻底或线结脱落，切口内出血，形成血肿压迫气管；②喉头水肿；③气管塌陷；④双侧喉返神经损伤。

（2）甲状腺危象　是术后最严重的并发症，多在术后12～36小时内发生。患者表现为高热、脉快、烦躁不安、谵妄甚至昏迷，同时伴随有恶心呕吐、腹泻等症状，处理不及时，易危及患者生命。一旦出现症状，应立即做以下处理：①嘱患者卧床休息并吸氧；②遵医嘱口服复方碘化钾溶液及应用普萘洛尔；③应用氢化可的松调节应激反应；④对症支持治疗。

（3）喉返神经损伤　多为手术操作过程中切断、缝合、结扎神经引起，少数是血肿压迫所致。单侧喉返神经损伤引起声音嘶哑，双侧喉返神经损伤使声带麻痹致呼吸困难和窒息。一侧喉返神经损伤通过理疗、健侧代偿等，3～6个月逐渐好转。

（4）喉上神经损伤　损伤喉上神经外支（运动支），声带松弛，音调降低；损伤喉上神经内支（感觉支），易发生误吸、呛咳，通过理疗可逐渐好转。

（5）手足抽搐　术中误切甲状旁腺，导致血钙浓度降低，出现四肢和口唇麻木、手足抽搐。症状轻者可口服葡萄糖酸钙等；症状重者，可加服维生素 D_3、双氢速变固醇等；抽搐发作时，静脉注射10%葡萄糖酸钙10～20ml可缓解。

【健康指导】

1. 指导患者合理安排工作和休息，避免过度劳累，保持情绪稳定，合理膳食，促进康复。

2. 指导术后患者早期下床活动，保护头颈部，声嘶者做发音训练。

3. 定期到门诊复查，出现心悸、手足抽搐等情况及时就诊。

第三节　甲状腺肿瘤

甲状腺肿瘤分良性肿瘤和恶性肿瘤两类，良性肿瘤多为腺瘤，恶性肿瘤有乳头状癌、滤泡状腺癌、髓样癌和未分化癌四类，其中前两种占成人甲状腺癌 90% 以上。

【护理评估】

（一）健康史

了解患者年龄、性别，有无结节性甲状腺肿等相关病史；有无家族遗传病史；有无放射碘治疗史。

（二）身体状况

1. 甲状腺腺瘤　颈部见圆形或椭圆形结节，多为单发、质硬、表面光滑、随吞咽上下移动。多数患者无明显症状，腺瘤生长缓慢，乳头状囊性腺瘤有时因囊壁血管破裂，发生囊内出血而迅速增大，局部出现胀痛。

2. 甲状腺癌　腺体内见单个肿块，质硬、表面凹凸不平、边界不清、生长速度较快、随吞咽上下移动范围小。晚期出现压迫症状，如呼吸困难、吞咽困难、声音嘶哑、Horner 综合征，并有颈淋巴结肿大等转移症状。

（三）心理－社会状况

患者因担心预后、颈部瘢痕影响形象等惶恐不安。

（四）辅助检查

1. 放射性 ^{131}I 或 ^{99m}Tc（锝）扫描　对比结节与周围正常组织密度的差异。密度比正常组织高为热结节，相等为温结节，弱为凉结节，缺乏密度显示为冷结节，甲状腺癌多为冷结节且边缘模糊。

2. B 超　测定甲状腺大小，探测结节的位置、大小、数目及与邻近组织的关系。

3. 细针穿刺　细胞学检查是明确甲状腺结节性质的有效方法，诊断正确率可达 80% 以上。

（五）治疗要点

甲状腺瘤患侧腺体大部切除术是目前最常用且有效的治疗方法之一。甲状腺癌则争取早期手术切除患侧腺体全部、峡部及健侧腺体大部，甚至全腺体切除术；有淋巴结转移则应行颈部淋巴结清扫术；未分化癌转移早、恶性程度高，宜采用放射线外照射治疗。

【常见护理诊断及问题】

1. 焦虑　与担忧预后和颈部瘢痕有关。

2. 潜在并发症　呼吸困难与窒息、喉上及喉返神经损伤、手足抽搐、甲亢危象。

【护理目标】

减轻患者焦虑，稳定患者情绪，防止和积极治疗原发病。

【护理措施】

甲状腺肿瘤患者与甲亢患者的护理措施基本相同，无甲亢，则不需在术前做碘剂等药物准备，甲状腺全切术需要终身服用甲状腺素片，加强肿瘤患者的心理护理，行颈部淋巴结清扫术者，应注意加强颈部和肩关节的功能锻炼，教会患者自行颈部体查的方法，并定期到门诊复查。

目标检测

单选题

1. Horner 综合征是指（　　）
   A. 甲状腺癌压迫喉返神经产生声嘶
   B. 甲状腺癌压迫气管产生呼吸困难
   C. 甲状腺癌压迫颈交感神经节产生系列症状
   D. 甲状腺癌压迫食管产生吞咽困难
   E. 甲状腺癌侵袭颈丛浅支产生系列症状
2. 患者，女，27 岁，在甲状腺次全切除术后 4 小时，突感呼吸困难，颈部肿胀，口唇发绀，紧急处理第一步应（　　）
   A. 吸氧　　B. 气管切开
   C. 注射呼吸中枢兴奋剂　　D. 请麻醉医师插管
   E. 立即拆开颈部缝线，去除血块
3. 原发性甲亢患者，行甲状腺大部切除后，12 小时突然高热、烦躁、呕吐、脉速，可能是下列哪种原因引起（　　）
   A. 吸入性肺炎　　B. 术后上呼吸道感染
   C. 术后严重反应　　D. 甲状腺危象
   E. 切口内出血
4. 甲状腺大部切除术后最危险的并发症是（　　）
   A. 呼吸困难、窒息　　B. 甲状腺危象
   C. 手足抽搐　　D. 声音嘶哑
   E. 误吸
5. 患者，女，35 岁，患原发性甲状腺功能亢进症。入院后在清晨未起床前患者脉率 110 次/分，血压 140/80mmHg，拟在服用复方碘化钾溶液等术前准备后，择期行甲状腺大部切除术。该患者的基础代谢率（BMR）为（　　）
   A. 50%　　B. 59%　　C. 109%　　D. 139%　　E. 170%
6. 术前服用碘剂的作用是（　　）
   A. 抑制甲状腺素合成　　B. 对抗甲状腺素作用

C. 促进甲状腺素合成
D. 抑制甲状腺素释放
E. 减少促甲状腺激素分泌

7. 未达到手术前准备标准的是（　　）
A. 脉率小于 100 次/分
B. BMR 小于 +20%
C. 情绪稳定，睡眠好转
D. 体重增加
E. 甲状腺腺体缩小变硬

8. 甲亢术后发生手足搐搦的原因是（　　）
A. 术后出血
B. 喉头水肿
C. 喉返神经损伤
D. 甲状旁腺损伤
E. 喉上神经损伤

9. 喉上神经内支损伤的临床表现为（　　）
A. 饮水呛咳
B. 音调降低
C. 声音嘶哑
D. 吞咽困难
E. 呼吸困难

10. 因巨大结节性甲状腺肿并发甲亢行双侧甲状腺大部切除术，第 3 天清晨，患者突然发生手足疼痛，持续性痉挛，且呼吸困难，其处理应立即（　　）
A. 肌内注射地西泮 10mg
B. 气管切开
C. 口服 AT10 10 滴
D. 口服葡萄糖酸钙片 3g
E. 静注 10% 氯化钙 15ml

11. 甲状腺切除术后患者呼吸困难多发生在术后（　　）
A. 8 小时内
B. 12 小时内
C. 24 小时内
D. 48 小时内
E. 72 小时内

12. 突眼性甲状腺肿属于（　　）
A. 继发性甲亢
B. 原发性甲亢
C. 甲状腺瘤
D. 高功能腺瘤
E. 甲状腺癌

13. 以下对甲亢患者进行的饮食指导中哪项不妥（　　）
A. 高蛋白、高热量
B. 低盐、低脂肪
C. 忌饮浓茶、咖啡
D. 禁饮酒和辛辣食物
E. 多饮水、多摄取维生素

14. 患者，女，30 岁，颈前偶然发现一圆形肿块，表面光滑、边界清、质地中等、无压痛，随吞咽上下移动。首先应考虑（　　）
A. 甲状腺功能亢进
B. 甲状腺腺瘤
C. 甲状腺癌
D. 慢性甲状腺炎
E. 结节性甲状腺囊性变

15. 压迫颈交感神经丛可出现霍纳综合征，哪项不是主要表现（　）

A. 患侧眼球内陷　　B. 患侧上睑下垂

C. 患侧瞳孔缩小　　D. 声音嘶哑

E. 同侧面部无汗

16. 甲亢术后出现甲状腺危象，下列哪项不是其表现（　　）

A. 谵妄　　B. 烦躁不安

C. 心率加快　　D. 手足抽搐

E. 高热

17. 甲状腺手术后声音嘶哑，可能的原因是（　　）

A. 喉上神经损伤　　B. 喉返神经损伤

C. 甲状旁腺误切　　D. 气管误伤

E. 甲状腺切除过多

18. 诊断甲亢下列哪项最有意义（　　）

A. 甲状腺肿大程度　　B. 眼球突出

C. 心率增快　　D. 基础代谢率增高

E. 血清 T_3、T_4值增高

（19～20 题共用题干）

患者，女，45 岁。因甲状腺功能亢进症入院治疗。昨日洗澡受凉出现高热、咳嗽，遵医嘱予以抗炎对症治疗。今晨突然出现烦躁不安、大汗淋漓、恶心，呕吐胃内容物 2 次，测体温 39.2℃，脉搏 140 次/分，呼吸 26 次/分，血压 130/90mmHg。

19. 你认为该患者可能是（　　）

A. 感染性休克　　B. 甲状腺危象

C. 输液反应　　D. 急性肺水肿

E. 低血糖反应

20. 出现该病情变化的主要诱因是（　　）

A. 水、电解质紊乱　　B. 睡眠紊乱

C. 焦虑　　D. 未及时服药

E. 感染

（朱　琼　李　赟）

书网融合……

微课　　本章小结　　自测题

第十二章 乳房疾病患者的护理

PPT

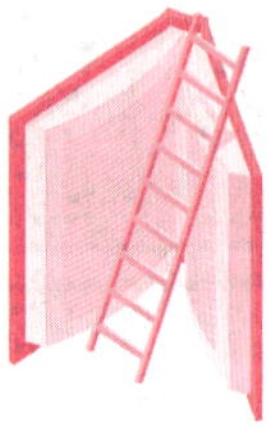

【学习目标】

1. **掌握** 急性乳腺炎、乳腺癌患者的护理措施。

2. **熟悉** 急性乳腺炎的病因、临床表现、辅助检查及治疗原则；乳腺肿瘤患者的临床表现及治疗原则。

3. **了解** 乳房的解剖生理概要；急性乳腺炎的病理生理；乳腺癌的病因、病理生理、辅助检查和临床分期。

4. 具有良好的职业道德，重视护理伦理，保护患者隐私，珍视生命，关爱患者，减轻患者痛苦，维护健康。

第一节 乳房解剖生理概要

一、乳房的解剖

成年女性乳房是两个半球形的性征器官，位于胸大肌浅表、前胸第 2 至第 6 肋骨水平浅筋膜的浅、深层之间。外上方形成腋尾部，向腋窝呈角状延伸。乳头位于乳房中心，周围色素沉着区为乳晕。

乳腺有 15～20 个腺叶，每个腺叶分成若干腺小叶，腺小叶由小乳管和腺泡组成，是乳腺的基本单位。每个腺叶有各自汇总的导管（大乳管），呈放射状向乳晕集中，开口于乳头。大乳管靠近开口的 1/3 段略为膨大，是乳管内乳头状瘤的好发部位。腺叶、腺小叶和腺泡间有结缔组织间隔，腺叶之间有许多与皮肤垂直的纤维束，上连浅筋膜浅层，下连浅筋膜深层，称 Cooper 韧带（乳房悬韧带），起支持、固定乳房的作用。

二、乳腺的生理

乳腺是许多内分泌器官的靶器官，其生理活动受腺垂体、卵巢和肾上腺皮质等分泌激素的影响。妊娠和哺乳期乳腺明显增生，腺管伸长、腺泡分泌乳汁；哺乳期后，乳腺又处于相对静止状态。平时，育龄妇女在月经周期各阶段，乳腺生理状态随激素水平呈现周期性变化。绝经后腺体逐渐萎缩，由脂肪组织所代替。

乳房的淋巴网非常丰富，其淋巴液输出主要有四个途径：一是大部分乳房淋巴液经胸大肌外侧缘淋巴管流至腋窝淋巴结，再流向锁骨下淋巴结；部分乳房上部淋巴液流向胸大、小肌间淋巴结，直接到达锁骨下淋巴结，继之达锁骨上淋巴结。二是来自乳房中央区和内侧的淋巴液，沿肋间淋巴管流向胸骨旁淋巴结。三是乳房深部淋巴网与腹直肌鞘和肝镰状韧带的淋巴管相通，进入肝脏。四是两侧乳房间皮下有交通淋巴管，一侧乳房淋巴液可流向对侧。

第二节　急性乳腺炎

案例分析

患者，女，29 岁，初次妊娠，产后 4 周，右侧乳房胀痛，伴发热。查体：T 39.5℃，急性面容，右乳外上红肿，皮温高，有压痛，可扪及波动感。辅助检查：WBC 17×10^9/L，中性粒细胞分类 87%。B 超提示：右乳外上象限液性暗区。

问题

1. 该患者最可能的诊断是什么？
2. 如何处理？

急性乳腺炎是乳腺的急性化脓性感染，患者多为产后哺乳期妇女，特别是初产妇，常于产后 3～4 周发生。主要病原菌为金黄色葡萄球菌，少数为链球菌感染。

【病因与发病机制】

1. 乳汁淤积　是导致急性乳腺炎最主要的病因，淤积的乳汁是细菌生长繁殖的良好培养基。引起乳汁淤积原因有：①乳头发育不良（过小或凹陷），妨碍正常哺乳；②乳管不通畅，影响乳汁排出；③授乳经验不足，乳汁过多、婴儿吸乳少时，未将多余乳汁吸出。

2. 细菌入侵　细菌通过乳头皮肤破损或皲裂处进入淋巴管；少数情况下，细菌也可沿乳管逆流而上，引起乳腺感染。感染致病菌主要为金黄色葡萄球菌，少数为溶血性链球菌引起。

【护理评估】

（一）健康史

评估有无乳头凹陷、畸形或乳管不通等引起乳汁淤积原因；询问每次哺乳后，存留于乳房内乳汁该如何处理；婴儿是否有含乳头入睡的不良习惯。

（二）身体状况

1. 局部表现　患侧乳房出现持续性胀痛，局部皮肤红肿、温度升高，可触及压痛性包块，患侧腋窝淋巴结可肿大，有压痛，数日后，可形成脓肿，浅部脓肿可扪及波动感，未能及时切开引流可向体表溃破，或破入乳管从乳头流出；深部脓肿局部皮肤炎性体征可不明显，脓液可破入乳腺与胸大肌间的疏松组织内，形成乳房后脓肿（图12－1）。

2. 全身表现 随着炎症的蔓延，患者可出现寒战、高热，脉搏加快等全身表现，严重者可引起脓毒症。

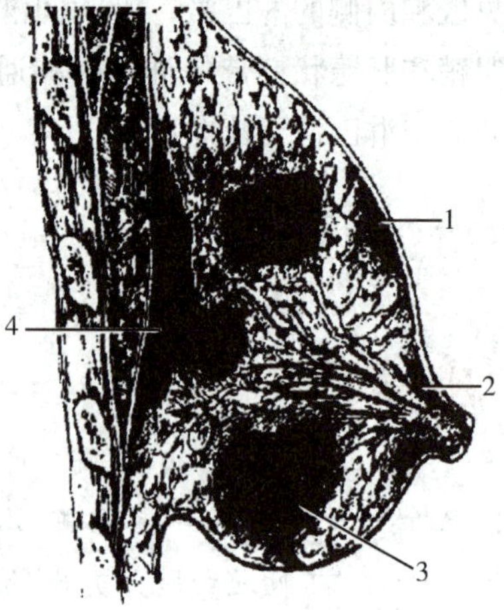

图12－1 不同部位脓肿

1. 浅表脓肿；2. 乳晕下脓肿；3. 乳腺脓肿；4. 乳房后脓肿

（三）心理－社会状况

患者多为初产妇，缺乏授乳经验。发生乳腺炎后，因患侧乳房不能哺乳，担心婴儿喂养及发育问题可产生焦虑。因脓肿形成，需要切开引流，担心乳房外形改变也可出现心理反应。

（四）辅助检查

1. 血常规 可见白细胞计数和中性粒细胞比例增高。

2. B超检查 帮助早期发现深部脓肿。

3. 诊断性穿刺 在乳房肿块波动最明显部位或压痛最明显的区域穿刺，抽到脓液即可确诊。脓液应做细菌培养及药物过敏试验。

（五）治疗

控制感染，排空乳汁。脓肿形成前主要以抗菌药物治疗为主，脓肿形成后则需及时切开引流排脓。

1. 一般治疗 患侧乳房停止哺乳，使用吸乳器吸净淤积乳汁。局部热敷或理疗，促进炎症消散、吸收。水肿明显者可用25%硫酸镁溶液湿热敷。感染严重或并发乳瘘者常需停止哺乳，可口服溴隐亭、己烯雌酚或肌内注射苯甲酸雌二醇，至乳汁停止分泌为止。

2. 抗生素使用 原则为早期、足量应用抗菌药。首选青霉素类抗菌药进行治疗，或根据脓液的细菌培养和药物敏感试验选用。在选择抗菌药时，应考虑药物是否从乳汁排出，对婴儿造成影响。

3. 中药治疗 服用蒲公英、野菊花等清热解毒类中药，以及用金黄散或鱼石脂软膏局部外敷。

4. 手术治疗 脓肿形成后，主要的治疗措施是及时切开引流。手术时，应选择恰当的切口，避免损伤乳管形成乳瘘。乳腺内脓肿切开应沿乳管方向，采取放射状切口（图12－2）；乳晕部脓肿采取沿乳

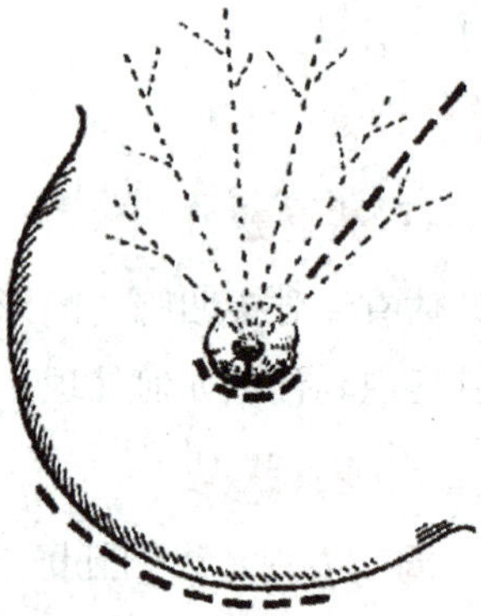
图12－2 乳房脓肿切口选择

晕边缘的弧形切口；乳房深部脓肿或乳房后脓肿应采取乳房下缘的弧形切口，经乳房后间隙切开引流。为保证引流通畅，引流条应放在脓腔最低位置，必要时另加切口做对口引流。

【常见护理诊断及问题】

1. 体温过高　与乳房感染有关。

2. 疼痛　与炎症刺激、乳汁淤积有关。

3. 焦虑　与担心婴儿喂养与发育有关。

4. 知识缺乏　缺乏哺乳期乳房卫生保健知识。

【护理目标】

1. 体温恢复正常，感染中毒症状缓解或消失。
2. 疼痛缓解或消失。
3. 患者焦虑感减轻或消失。
4. 了解哺乳期乳房卫生保健常识。

【护理措施】

（一）一般护理

患者进食高热量、高蛋白、高维生素、低脂肪饮食，保证水分摄入量；注意休息，注意运动、劳逸结合。高热时给予物理降温，遵医嘱给予解热镇痛药物治疗。

（二）防止乳汁淤积

患侧乳房应停止哺乳，定时用吸乳器吸净淤积乳汁。局部热敷或用宽松胸罩托起乳房，以减轻疼痛，促进血液循环。

（三）伤口护理

脓肿切开后，应保持引流通畅，及时更换敷料。

（四）用药护理

遵医嘱应用抗生素，观察药效及不良反应。

（五）心理护理

鼓励患者说出焦虑原因，介绍乳腺炎防治的相关知识，指导患者及家属合理喂养婴儿，消除焦虑不安心理。

【健康指导】

1. 加强孕期保健，指导孕妇经常用温水、肥皂水清洗双侧乳头；若有乳头内陷，应于产前3~4个月开始，每日挤捏、提拉矫正。

2. 介绍乳腺炎防治基本知识，每次哺乳前后清洗乳头，哺乳时尽量让婴儿吸净乳汁，如有淤积，可按摩或用吸乳器排尽乳汁。注意婴儿口腔卫生，及时治疗婴儿口腔炎症，避免婴儿养成含乳头睡眠的坏习惯。

3. 乳头有破损或皲裂时暂停哺乳，用吸乳器吸出后再行喂养，避免婴儿直接接触乳头；局部用温水清洗后涂抗菌药软膏，待愈合后再恢复正常哺乳；皲裂严重者应及时就诊。

第三节 乳腺癌

案例分析

患者，女，47岁，洗澡时无意中发现右乳有一无痛性肿块。查体：右侧乳房外上象限可扪及2.5cm×3cm大小肿块，表面不光滑，边界不清，质地硬，局部乳房皮肤凹陷呈“酒窝征”，同侧腋窝可扪及2个肿大的淋巴结，能推动。

问题

1. 该患者最可能的诊断是什么？
2. 如何处理？

乳腺癌是女性常见的恶性肿瘤之一，占全身恶性肿瘤的7%～10%，近年来发病呈逐年上升趋势，在我国部分大城市，乳腺癌发病率已超过子宫颈癌，占女性恶性肿瘤的首位。

【病因与发病机制】

（一）病因

乳腺癌发病多见于40～60岁间的女性，尤以更年期女性居多，其病因尚不完全清楚。乳腺是雌激素、孕激素、泌乳素等多种内分泌激素的靶器官，其中雌酮、雌二醇与乳腺癌的发病有直接关系。

乳腺癌的高危因素包括以下几项。

1. 内分泌因素 月经初潮年龄早、绝经年龄晚、未生育或初次生育年龄超过35岁者。

2. 遗传因素 一级亲属中有乳腺癌病史者，发病危险性是普通人群的2～3倍。

3. 饮食因素 营养过剩引起的肥胖或脂肪摄入过多，都将增加乳腺上皮细胞对雌激素的敏感性，使乳腺癌发病率增加。

4. 乳腺小叶上皮有高度增生或不典型增生者。

5. 其他 如长期接触放射线、口服避孕药物及精神因素等。

（二）病理类型

1. 非浸润性癌 包括导管内癌（癌细胞未突破导管壁基膜）、小叶原位癌（癌细胞未突破末梢乳管或腺泡基膜）、乳头湿疹样癌，此型属早期，预后好。

2. 早期浸润性癌　包括早期浸润性导管癌（癌细胞突破管壁基膜，向间质浸润）和早期浸润性小叶癌（癌细胞突破末梢乳管或腺泡基膜，向间质浸润，但未超过小叶范围），此期仍属早起，预后较好。

3. 浸润性特殊癌　包括乳头状癌、髓样癌（伴大量淋巴细胞浸润）、小管癌（高分化腺癌）、黏液腺癌、腺样囊性癌、大汗腺样癌及鳞状细胞癌等，此型分化程度较高，预后尚好。

4. 浸润性非特殊癌　包括浸润性小叶癌、浸润性导管癌、硬癌、髓样癌（无大量淋巴细胞浸润）、单纯癌及腺癌等。此型是乳腺癌中最常见的类型，分化程度较低，预后较差。

5. 其他罕见癌　包括分泌型癌、纤维腺瘤癌变等。

（三）转移途径

1. 局部浸润　癌细胞沿导管或筋膜间隙蔓延，侵及皮肤、Cooper 韧带、胸肌及筋膜等周围组织。

2. 淋巴转移　是乳腺癌最为常见的转移方式，癌细胞沿乳房淋巴液的回流途径转移，外侧象限乳腺癌主要通过胸大肌外侧缘淋巴管转移至同侧腋窝淋巴结，内侧象限乳腺癌可通过肋间淋巴管转移至胸骨旁淋巴结。

3. 血行转移，癌细胞可直接侵入血液循环，也可经淋巴转移进入静脉导致血液转移。最常见的远处转移部位为肺、骨、肝。

【护理评估】

（一）健康史

评估有无与乳腺癌发病相关的高危因素，如年龄、月经史、生育史、哺乳情况、生活环境、饮食习惯等；有无家族史，有无乳腺良性疾病史等。

（二）身体状况

1. 乳房肿块　早期表现是患侧乳房无痛性、单发小肿块，患者常无自觉症状，多在洗澡、更衣中无意发现。肿块好发于乳房外上象限，质硬，表面不甚光滑，与周围组织分界不清，尚可推动。

2. 乳房外形改变　随着肿块体积增大，引起乳房外形改变。邻近乳头或乳晕的肿瘤可侵及乳管使之收缩，并将乳头牵拉向癌肿侧，造成乳头扁平、凹陷、回缩。肿瘤累及 Cooper 韧带可引起韧带收缩变短，导致肿瘤表面皮肤凹陷，形成“酒窝征”。当皮下、皮内淋巴管被癌细胞堵塞时，局部淋巴回流障碍，可出现真皮层淋巴水肿，由于毛囊处皮肤与皮下组织结合紧密，毛囊处出现许多点状凹陷，形成“橘皮样”改变。

晚期癌肿累及胸肌筋膜和胸肌，导致肿块固定于胸壁，不易推动。癌肿广泛侵及胸壁，使胸壁紧缩呈“铠甲胸”，使呼吸运动受限。癌肿侵及皮肤，可出现多个小结节，彼此间甚至融合；皮肤可破溃形成溃疡，呈菜花样，易出血、伴恶臭。

3. 转移征象　乳腺癌早期可出现同侧腋窝淋巴结转移，肿大淋巴结先是少数散在，质硬、无痛、尚可推动。随着肿大淋巴结数量增多，并融合成团，甚至与皮肤、深部组织粘连，不易推动，同时可伴有水肿、疼痛等淋巴回流障碍和压迫血管、神经的症状。出现肺、骨、肝等血液转移时，可引起胸痛、气急、骨痛、肝肿大、黄疸等相应表现。

4. 特殊类型乳腺癌表现

（1）炎性乳腺癌　多见于年轻女性，表现为乳房局部皮肤呈现红、肿、热、硬，似急性炎症，不久便累及整个乳房，称炎性乳腺癌。本病恶性程度高，早期即发生转移，预后极差。

（2）乳头湿疹样癌　乳头和乳晕皮肤发红、糜烂，如湿疹样，进而形成溃疡，伴有瘙痒、烧灼感，有时覆盖黄褐色鳞屑样痂皮。本病恶性度低，发展慢，预后好。

（三）心理-社会状况

乳腺癌患者除了对癌肿造成生命威胁的恐惧外，对复杂而痛苦的治疗（手术、化疗、放疗、内分泌治疗等）及其疗效都会产生焦虑或恐惧；术后乳房缺失，身体外观的改变也会给患者带来精神上的打击。家属尤其是配偶对本病是否正确认知，心理承受能力如何等均可影响患者。

（四）辅助检查

1. 钼靶X线摄片　钼靶X线摄片可用于乳腺癌的普查，是早期发现乳腺癌的最有效方法。可发现乳房内密度增高阴影，边缘不光整，呈毛刺状，或见细小钙化灶。

2. 超声波检查　能发现直径1cm以上的肿瘤，主要用于鉴别囊性肿块与实质性肿块。

3. 病理检查　可行肿块穿刺针吸细胞学检查。怀疑为乳腺癌时，最好尽早行活体组织检查，并做好进一步手术准备。

（五）治疗要点与反应

手术治疗为主，辅以化学治疗、放射治疗、内分泌治疗、生物治疗等综合措施。

1. 手术治疗　是最根本的治疗方法。常用手术方式有乳腺癌根治术、乳腺癌扩大根治术、乳腺癌改良根除术、全乳房切除术以及保留乳房的乳腺癌切除术。乳腺癌根治术手术切除范围包括患侧整个乳房、胸大肌、胸小肌、肿瘤周围3～5cm皮肤以及腋窝和锁骨下脂肪及淋巴组织。

2. 化学药物治疗　是重要的全身性辅助治疗，可以提高生存率。常用CMF方案（环磷酰胺、甲氨蝶啶、氟尿嘧啶）和CAF方案（环磷酰胺、阿霉素、氟尿嘧啶）。

3. 放射治疗　是局部治疗的手段，对肿瘤切除部位、淋巴结转移区域及骨转移灶进行照射，可发挥较好疗效。

4. 内分泌治疗　乳腺癌细胞中雌激素受体（ER）含量高者，称激素依赖性肿瘤，对内分泌治疗有效。目前常用雌激素拮抗剂三苯氧胺进行治疗，可降低乳腺癌术后复发转移率。

5. 生物治疗　近年来临床上逐渐使用曲妥珠单抗注射液对乳腺癌患者进行治疗，即通过转基因技术，对 HER2 过度表达的乳腺癌患者有一定的效果。

【护理诊断】

1. 焦虑或恐惧　与担心疾病预后或术后身体外观改变等有关。

2. 自我形象紊乱　与乳房切除、化疗后脱发等有关。

3. 患侧上肢活动受限　与手术后疼痛、胸肌缺损及瘢痕牵拉有关。

4. 知识缺乏　缺乏乳房自我检查、术后康复训练等知识。

5. 潜在并发症　皮下积液、皮瓣坏死、患侧上肢水肿等。

【护理目标】

1. 患者情绪稳定，能积极配合治疗。
2. 患者能接受外形改变等事实并知道如何应对。
3. 逐渐恢复患侧上肢正常活动。
4. 会进行乳房自查，并坚持进行康复训练。
5. 未发生术后并发症，或发生的术后并发症能及时发现和处理。

【护理措施】

（一）术前护理

1. 心理护理　护士应有针对性地进行心理护理。关心尊重患者，向患者和家属耐心解释手术的必要性，让手术成功的病例现身说法；鼓励患者表达手术创伤对今后角色的影响，对有要求修复胸壁外形的患者，建议做乳房再造手术，以提高生活质量；对已婚患者，应同时对其配偶进行心理辅导，取得配偶的理解和支持。

2. 终止妊娠或哺乳　妊娠期间及哺乳期患者，立即终止妊娠或停止哺乳，以免因激素作用活跃而加快乳腺癌的发展。

3. 做好术前常规准备　术前一日完成手术区域皮肤准备，如需植皮者应同时做好供皮区皮肤准备，对已有癌性皮肤溃疡的患者，术前每日换药。

（二）术后护理

1. 卧位　待血压平稳后改为半卧位，以利引流和改善呼吸功能。

2. 病情观察　观察患者生命体征，伤口敷料有无渗血。行胸骨旁淋巴结清除患者，需密切注意呼吸变化，警惕有无气胸的发生。注意观察手术侧上肢皮肤颜色和温度、感觉、运动、有无肿胀等。若皮肤发绀，肢端肿胀，皮温降低，脉搏扪不清或肢端麻木、活动障碍，提示腋部血管或神经受压，应协助医生适当放松绷带，并继续观察。

3. 伤口和引流护理

（1）保持皮瓣血供良好　①手术部位采用胸带加压包扎，使皮瓣能紧贴胸壁，避免皮瓣下积液、积血，促进皮瓣愈合。胸带松紧度以容纳一个手指、能维持正常血运、不影响患者呼吸为宜。②观察皮瓣颜色及创面愈合情况。正常皮瓣颜色红润，温度较健侧略低，与胸壁紧贴。若皮瓣颜色暗红，则提示血液循环不佳、有坏死可能，应及时报告医生处理。③观察患侧上肢血供情况，若出现肢端发绀、皮温降低、脉搏不能扪及等情况，提示腋部血管受压，应及时调整胸带的松紧度。

（2）维持有效引流　乳腺癌术后皮瓣下常规放置引流管并接负压吸引，及时引流皮瓣下积血、积液。妥善固定引流管，保持有效负压吸引。观察引流液的颜色、性质、量。术后1～2日内，每日可引流血性液50～100ml，以后逐渐减少；术后4～5日，引流液转为淡黄色，量每日少于10～15ml，创面皮肤紧贴，可考虑拔管。若引流管拔出后出现皮下积液，可在无菌操作下穿刺抽液，并加压包扎。

4. 预防并发症

（1）皮瓣下积血、皮瓣坏死　妥善固定皮瓣，松紧适宜，使胸壁与皮瓣紧密贴和，术后3日内，患肩垫高制动，以免皮瓣移位影响愈合，并保持皮瓣下引流通畅；若发现皮瓣下积血、积液，协助医生用注射器抽吸后加压包扎；若皮瓣漂浮，颜色异常或有红肿等感染征象，应协助医生拆除缝线，放出积液，做好换药等切口护理工作。

（2）患肢手臂水肿　因腋窝淋巴结切除后，上肢淋巴回流受阻，或因组织粘连压迫静脉等原因，可出现患侧上肢水肿。手术后将患侧上肢用软枕垫高，并进行上肢远心端的按摩，以促使血液和淋巴回流。禁止在手术侧手臂测血压、注射或抽血，以免加重循环障碍。

5. 指导患者患侧上肢功能锻炼　早期功能锻炼是减少瘢痕牵拉，恢复患侧上肢功能的重要环节。①术后24小时内患侧肩部制动，仅做伸指、握拳和屈腕等活动；②术后1～3日，进行上肢肌肉等长收缩，开展肘关节伸屈活动；③术后4日可以用手扶持肘部做肩关节小范围活动，如患侧手掌摸对侧肩部及同侧耳部的动作，避免外展运动；④术后1周开始肩关节运动，以肩部为中心，前后摆臂；⑤术后10日开始重点进行肩关节外展活动，如用患侧手梳理头发或越过头顶触摸对侧耳廓，并开始手臂的适当持重运动；为了进一步使各项活动协调、自然、轻松，还可进行以下几项功能锻炼：爬墙运动、钟摆运动、拉绳运动、屈肘运动、推墙运动（图12－3）。

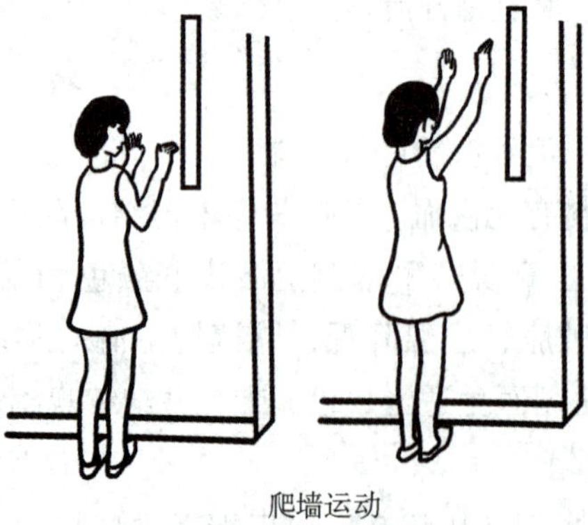

爬墙运动

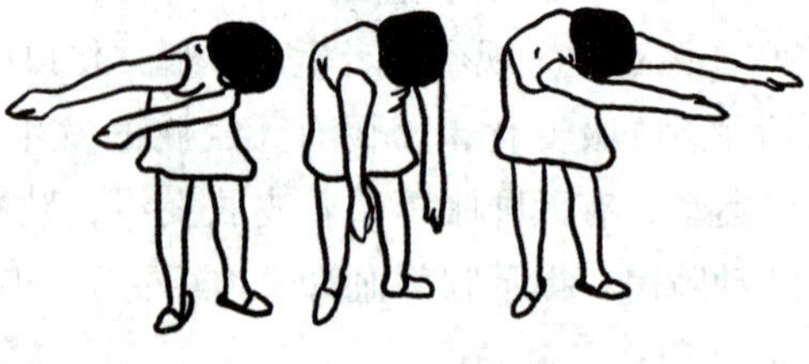

钟摆运动

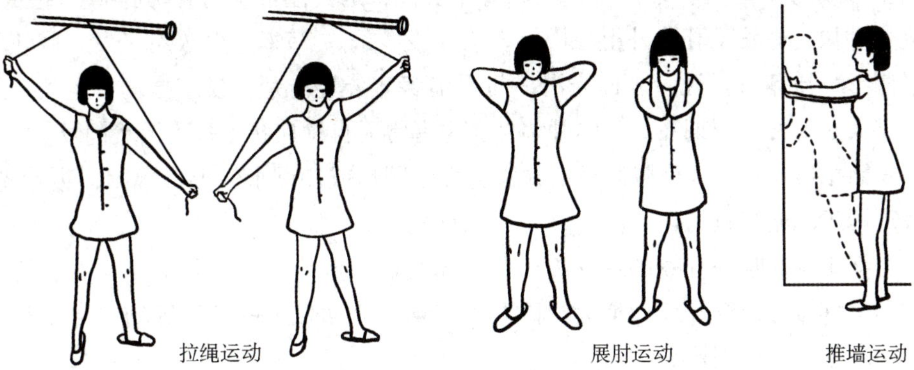

图 12-3 乳癌根治术后功能锻炼的方法

【健康指导】

1. 出院后近期避免用患侧上肢搬动、提取重物，继续进行功能锻炼。

2. 遵医嘱坚持放疗或化疗，定期复查。术后 5 年内避免妊娠。

3. 教会患者乳房自我检查的方法。乳房自我检查有助于早期发现乳腺病变，特别是高危人群应每月定期进行乳房自我检查。检查时间选择在月经周期第 7～10 日或月经结束后 2～3 日；绝经女性选择在每月固定一天进行。检查方法包括如下。

（1）视诊　脱去上衣，面对穿衣镜，两臂下垂放在身体两侧，观察两侧乳房的大小、形状、轮廓是否对称，有无局限性隆起、凹陷或橘皮样改变；乳头有无回缩、抬高及分泌物；乳晕有无湿疹。然后改换体位，双手撑腰、上举、稍微侧身，从不同角度观察上述内容。

（2）触诊　平卧，肩下垫软薄枕，左手手臂置于头下，右手手指并拢，用手指掌面轻柔平按，触摸左侧乳房，切忌重按或抓捏。检查一般是从乳房外上象限开始，依次为外上、外下、内下、内上象限，最后触摸乳房中央（乳头、乳晕）区。注意乳头有无溢液。用同样的方法检查另一侧。然后检查两侧腋窝，注意有无肿大淋巴结。如发现肿块，应及时到医院做进一步检查，以便明确诊断。

第四节　乳房良性肿块

乳房良性肿块包括良性肿瘤和瘤样病变。良性肿瘤可来源于乳腺的皮肤、腺体的腺上皮或乳腺的间叶组织。其中最常见的为纤维腺瘤，其次为乳管内乳头状瘤。瘤样病变是指那些形态上与肿瘤类似或易于与肿瘤混淆，而组织学上并不具备肿瘤特征的一类疾病，最常见的为乳腺囊性增生病。

一、乳房纤维腺瘤

乳房纤维腺瘤发病主要原因与雌激素水平过高密切相关，为乳房小叶内纤维细胞良性增生形成的肿瘤，好发于18～25岁青年女性，是女性常见的乳房肿瘤，主要为无痛性乳房肿块，好发于乳房外上象限，多为单发，约占75%，少数属多发。肿块呈圆形或椭圆形，质韧有弹性，表面光滑，与周围腺体分界清楚，易于推动，生长一般较缓慢，其大小与月经周期无关。除肿块外，患者常无自觉症状，多为偶然扪及。

X线钼靶摄片示：纤维腺瘤显示肿瘤阴影为圆形或椭圆形，形态规则，边缘光滑，密度较周围组织略高且均匀。

乳房纤维腺瘤唯一有效的治疗方法是手术切除。肿瘤虽为良性肿瘤，但有恶变可能，尤其是妊娠可使纤维腺瘤增大，因此妊娠前、后期发现的纤维腺瘤应尽早行手术切除。肿块常规送病理检查。

护理要点：①向患者解释纤维腺瘤的病因及治疗方法；②密切观察肿块的变化，指导患者尽早手术切除；③行手术切除时，妥善保留手术切除的组织标本，常规送病理学检查。术后保持切口敷料清洁干燥，促进伤口愈合。

二、乳管内乳头状瘤

乳管内乳头状瘤是发生于乳腺导管上皮的良性肿瘤，病因尚未确定，可能与雌激素过度刺激造成局部乳头状生长有关，好发于40～50岁的经产妇，75%病例发生在近乳头的大乳管壶腹部，瘤体较小，表面带绒毛，有很多壁薄的血管，故容易出血。

一般患者无自觉症状，乳头溢液为主要表现，溢液可为血性、暗棕色或黄色液体。因瘤体较小，不易触及。大乳管内乳头状瘤，可在乳晕区扪及直径数毫米的小结节，质软、可推动，轻压肿块，可从乳头溢出血性液体。

乳腺导管造影、溢液细胞学检查有助于肿瘤的定位定性。乳管内乳头状瘤一般属良性，恶变率为6%～8%。其治疗以手术为主，并常规进行病理学检查。

护理要点：①向患者解释乳头溢液的病因、手术治疗的必要性，减轻其焦虑心理；②术后保持切口敷料清洁干燥；③定期复查。

三、乳腺囊性增生病

乳腺囊性增生病常发生于30～50岁的中年妇女，与内分泌紊乱导致体内雌、孕激素比例失调有关。

突出表现为乳房周期性疼痛和肿块，疼痛呈持续性胀痛，与月经周期有关，月经来潮前疼痛加重，月经后疼痛缓解或消失，有时整个月经周期都有疼痛。体检发现乳腺内有弥漫性增厚，可局限于腺体的一部分，也可累及整个乳腺，肿块呈颗粒状、结节状或片状，质韧而不硬，病变区与周围乳腺组织分界不明。腋窝淋巴结无肿大。少数患者可伴有乳头黄绿色、棕色或血性溢液。

根据临床表现，诊断并不困难。但要注意乳腺癌与本病有同时存在的可能，应嘱患者每隔3～6个月复查一次。当局限性乳腺增生肿块明显时，要与乳腺癌相区别。后者肿块更明显，质地偏硬，与周围乳腺有较明显区别，有时伴有腋窝淋巴结肿大，钼靶和超声检查有助于两者的鉴别。

乳腺囊性增生病的主要治疗方法是对症治疗，可服用中药或中成药调理，如口服中药逍遥散、小金丹。对局限性乳腺囊性增生病，应每月定期复查，若肿块无明显消退或有恶性病变可疑时，应予手术切除并做病理检查。

护理要点：①向患者解释乳腺纤维腺瘤的病因及治疗方法；②乳腺囊性增生病的患者选择宽松内衣托起乳房，减少对腺体刺激；遵医嘱给予药物缓解乳房疼痛症状。

目标检测

单选题

1. 急性乳腺炎的最主要病因是（　　）

A. 乳头破损　　B. 乳头内陷
C. 乳汁淤积　　D. 首次哺乳
E. 乳管堵塞

2. 哺乳期妇女预防急性乳腺炎的主要措施是（　　）

A. 保持乳头清洁　　B. 养成定时哺乳习惯
C. 每次授乳排空乳汁　　D. 及时治疗破损乳头
E. 婴儿睡觉时不含乳头

3. 乳房深部脓肿，诊断依据应是（　　）

A. 皮肤红肿　　B. 乳房胀痛
C. 发热　　D. 局部波动感
E. 穿刺抽到脓液

4. 乳腺癌根治术后，预防皮下积液及皮瓣坏死的主要措施是（　　）

A. 半卧位　　B. 引流管持续负压吸引
C. 加压包扎伤口　　D. 抬高同侧上肢
E. 局部沙袋压迫

5. 乳腺癌患者出现橘皮征是由于（　　）

A. 癌肿堵塞皮下淋巴管　　B. 癌肿侵犯 Cooper 韧带
C. 癌肿与皮肤粘连　　D. 癌肿侵犯与胸肌粘连
E. 癌肿侵犯乳管

6. 乳腺癌出现“酒窝征”改变是因为（　　）

A. 癌肿与胸肌粘连　　B. 癌肿与皮肤粘连
C. 癌肿侵犯乳管　　D. 癌肿侵犯皮下淋巴管
E. 癌肿侵犯 Cooper 韧带

7. 指导妇女自查乳房，以下哪项方法是错误的（　　）

A. 注意双侧乳房是否对称　　B. 乳头有无凹陷

C. 表面有无橘皮样变化　　D. 表面皮肤有无凹陷

E. 以手指抓捏乳房找出肿块

8. 以乳头血性溢液为主，而肿块不易触及的疾病是（　　）

A. 急性乳腺炎　　B. 乳房脂肪瘤

C. 乳房囊性增生病　　D. 乳房纤维腺瘤

E. 乳管内乳头状瘤

9. 与乳房囊性增生病不符的临床表现是（　　）

A. 乳房胀痛与月经周期有关　　B. 可单侧或双侧发病

C. 可有乳头溢液　　D. 肿块分界不清

E. 腋窝淋巴结肿大

10. 患者，女，30 岁，因乳腺癌做根治术并经化疗。出院前进行健康指导。以下哪项对预防复发最重要（　　）

A. 加强营养　　B. 参加体育活动增强体质

C. 5 年内避免妊娠　　D. 经常自查乳房

E. 定期来院复查

11. 患者，女，25 岁。每逢月经来潮前数天自觉两侧乳房胀痛，又能触及边界不清的多数小结节状物，月经期过后减轻，考虑是（　　）

A. 乳腺癌　　B. 乳管内乳头状瘤

C. 乳房囊性增生病　　D. 乳房慢性炎症

E. 乳房纤维瘤

（12 ~ 14 题共用题干）

患者，女，30 岁。右乳房红、肿、热、痛 5 天，可触及 4cm × 3cm 的肿块，有波动感，体温 38℃。诊断为急性乳腺炎。

12. 下列不属于其诊断依据的是（　　）

A. 乳房肿胀　　B. 触及肿块

C. 体温升高　　D. 表面红热

E. 阵发性疼痛

13. 对该疾病的处理不包括（　　）

A. 使用广谱抗生素　　B. 血液化验

C. 超声检查　　D. 穿刺检查

E. 手术切除

14. 对该患者做切除引流时应注意（　　）

A. 一律沿乳房边缘做弧形切口

B. 一般切口应循乳管方向做放射状切至乳晕处止

C. 切口不要太大、太低

D. 为了引流通畅，引流条不要放置过深

E. 将脓腔从中间打开

(15～16 题共用题干)

患者，女，47 岁。发现右侧乳房内无痛性肿块 2 个月，体检：右侧乳房外上象限可触及直径约 4cm 的肿块，边界不清，质地硬。局部乳房皮肤出现“橘皮样”改变。经活组织病理学检查证实乳腺癌。行乳腺癌改良根治术。

15. 该患者乳房皮肤出现“橘皮样”改变，是由于（　　）

A. 癌细胞堵塞皮下淋巴管　　B. 癌肿侵犯乳房

C. 癌肿与胸肌粘连　　D. 癌肿与皮肤粘连

E. 癌肿侵犯乳管

16. 术后第 2 天，对患者采取的护理措施不正确的是（　　）

A. 患侧垫枕以抬高患肢　　B. 保持伤口引流管通畅

C. 观察患侧肢端的血液循环　　D. 指导患侧肩关节的活动

E. 禁止在患侧手臂测血压、输液

(17～18 题共用备选答案)

A. 急性乳腺炎　　B. 乳房脂肪瘤

C. 乳房囊性增生病　　D. 乳房纤维腺瘤

E. 乳管内乳头状瘤

17. 以乳头血性溢液为主，而肿块不易触及的疾病是（　　）

18. 有患侧腋窝淋巴结肿大、乳房疼痛的疾病是（　　）

(19～20 题共用备选答案)

A. 周期性疼痛　　B. 肿块增长缓慢，边界清楚且能推动

C. 肿块固定且腋窝淋巴结肿大　　D. 乳头血性溢液

E. 早期患侧乳房肿痛伴发热

19. 乳房纤维腺瘤（　　）

20. 急性乳腺炎（　　）

（李　凌　李　赟）

书网融合……

微课　　本章小结　　自测题

第十三章 胸部疾病患者的护理

PPT

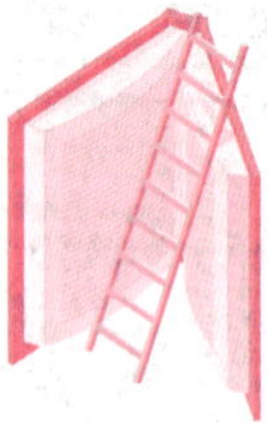

【学习目标】

1. **掌握** 胸部损伤、脓胸及胸部肿瘤患者的护理评估、护理措施，胸膜腔闭式引流的护理要点。

2. **熟悉** 不同胸部损伤、急慢性脓胸、不同胸部肿瘤的表现特点及护理问题。

3. **了解** 胸部解剖生理概要、胸膜腔闭式引流原理及胸部肿瘤手术后并发症的护理。

4. 熟练掌握胸膜腔闭式引流的护理操作，能对胸部损伤患者实施抢救与护理。

5. 具有良好的职业道德，重视护理伦理，保护患者隐私，珍视生命，关爱患者，减轻患者痛苦，维护健康。

第一节 胸部解剖生理概要

胸部位于颈部和腹部之间，由胸壁、胸膜和胸腔内器官三部分组成。胸部上界以胸骨颈静脉切迹、锁骨上缘、和肩峰至第 7 颈椎棘突的连线与颈部分界；胸骨上缘和第一肋骨构成胸部上口。下界相当于胸腔下口，被横膈封闭，由于膈穹窿向上突入胸腔，因此胸腔的实际范围比胸廓表面的界限要小。位于胸部的食管、主动脉、下腔静脉、奇静脉、胸导管和迷走神经等分别穿过各自的裂孔进入腹腔。

1. 胸壁 通常分为胸前壁、胸侧壁、胸后壁（背部）三部分，包括胸椎、胸骨和肋骨构成的骨性胸廓以及附着在其外面的肌群、软组织和皮肤。胸廓具有支撑、保护胸内器官和参与呼吸的作用。

2. 胸膜及胸膜腔 胸膜是附着在胸壁内面和肺表面的浆膜，包裹肺并深入肺叶间隙的是脏胸膜。而遮盖胸壁、横膈和纵隔的是壁胸膜，二者在肺门处连接，相互移行，形成左右两个互不相通的胸膜腔。胸膜腔为一潜在的密闭腔隙，腔内有少量起润滑作用的浆液，腔内压力维持在 $-8 \sim -10cmH_2O$（$-0.78 \sim -0.98kPa$），吸气时负压增加，呼气时负压减低。稳定的负压既能维持正常呼吸，又能防止肺萎陷。

3. 胸腔及胸腔内器官 胸腔分为左肺间隙、右肺间隙和纵隔三部分。左、右肺间隙分别由左肺、右肺和壁层脏层胸膜构成。纵隔居于胸腔中央，上、下分别是胸腔入口和膈肌，两侧是左右肺间隙，前后分别是胸骨和胸椎，其间有心脏和心包、大血管、食管和气管。两侧胸膜腔内的压力相等，是纵隔位置恒定居中的根本保证。

第二节　胸部损伤

案例分析

患者，男，45 岁，胸部外伤致左侧第六肋骨折并发气胸，呼吸极度困难，发绀，检查：血压 75/50mmHg，气管向右侧移位，左胸廓饱满，叩诊鼓音，听诊呼吸音消失，颈胸部有广泛皮下气肿。医生采用胸膜腔闭式引流治疗。

问题

1. 造成患者呼吸困难、发绀最可能的原因是什么？
2. 应如何急救？
3. 阐述胸膜腔闭式引流的护理措施。

胸部暴露面积大，易损伤，无论平时还是战争时都很常见。胸部损伤约占全身创伤的1/4，根据胸膜腔是否与外界相通，分为闭合性损伤和开放性损伤两类。闭合性损伤多由暴力挤压或钝力撞击胸部所致，可造成肋骨骨折、气胸、血胸，甚至心脏损伤。开放性损伤多由利器或火器穿破胸膜所引起，可导致开放性气胸或血胸，影响呼吸和循环功能，严重者伤及胸腔内脏器进而危及生命。同时累及胸、腹部的多发性损伤称为胸腹联合伤。

一、肋骨骨折

肋骨骨折在胸部损伤中最常见，第 4 ~ 7 肋骨长且固定，最易折断。根据骨折后对生理功能的影响可分为两大类：①单根或多根肋骨单处骨折；②多根多处肋骨骨折。若骨折断端向内移位刺破壁胸膜和肺组织，可产生气胸血胸等；若刺破肋间血管，可引起大出血。

【护理评估】

（一）健康史

多数患者有胸部受伤史。直接暴力或钝器直接作用于胸部可使该处肋骨向内弯曲折断，胸部前后受挤压的间接暴力可使肋骨在腋中线附近向外弯曲而折断。少数可因恶性肿瘤肋骨转移或严重骨质疏松引起病理性骨折。

（二）身体状况

1. 单根或多根肋骨单处骨折　主要表现为骨折部位疼痛，在深呼吸、咳嗽或改变体位时加重；局部可有肿胀、压痛、畸形，有时可触及骨擦感（音）。其上下仍有完整肋骨支撑胸廓，对呼吸影响不大。

2. 多根多处肋骨骨折 可有气促、呼吸困难或休克等症状，反常呼吸运动是最主要的体征（图 13－1）。反常呼吸运动是因胸壁局部区域失去肋骨支撑出现相应部位的胸壁软化，吸气时软化区胸壁内陷，呼气时软化区胸壁向外凸出的现象。可严重影响气体交换，造成机体缺氧和二氧化碳潴留。若软化区范围较大，呼吸时两侧胸膜腔内压力不平衡，可形成纵隔左右摆动，将进一步影响肺通气和静脉血液的回流，严重者可致呼吸和循环衰竭。

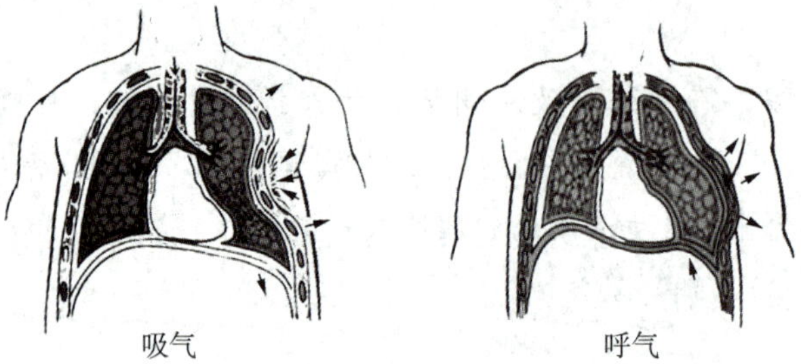

图 13－1 反常呼吸运动

（三）辅助检查

胸部 X 线检查显示肋骨骨折断裂线或断端错位情况，如并发气胸、血胸可显示相应的肺压缩及胸腔积气、积液情况。大量出血时血常规检查可见血红蛋白、红细胞比容下降。

（四）心理－社会状况

一般患者情绪比较稳定，当出现反常呼吸、气急，甚至呼吸困难时，患者可表现出紧张烦躁及恐惧的情绪反应。

（五）治疗要点及反应

单处肋骨骨折治疗重点是镇痛、固定胸廓和防治并发症。多根多处肋骨骨折治疗的重点是控制反常呼吸，应及早采用包扎固定法或牵引固定法消除反常呼吸运动。开放性骨折争取尽早彻底清创，骨折内固定，应用抗生素防治感染。

【常见护理诊断及问题】

1. 气体交换功能下降 与损伤导致的疼痛、胸廓呼吸运动减弱、反常呼吸运动有关。

2. 急性疼痛 与胸部组织损伤有关。

3. 恐惧、焦虑 与突然强烈的意外创伤和担心预后有关。

4. 潜在并发症 胸腔感染、呼吸功能衰竭、休克。

【护理措施】

（一）一般护理

1. 休息与活动 保持周围环境安静、整洁，室内空气流通，利于患者休息，无特殊情况应保持半卧位。

2. 饮食　给予患者清淡且营养丰富的食物，忌辛辣、生冷、油腻食物，多饮水。

（二）病情观察

严密观察患者生命体征，尤其注意呼吸，了解患者有无发绀、气促、呼吸困难等症状，如有异常应立即报告医生并协助处理。

（三）减轻疼痛

1. 肋骨骨折患者行胸带或宽胶带固定胸壁，后者固定时必须由下向上，采用叠瓦式，前后要超过正中线。

2. 遵医嘱给予止痛剂或行1%普鲁卡因肋间神经封闭。

3. 指导患者咳嗽、咳痰时用双手按压患侧胸壁。

（四）心理护理

护士在护理患者过程中，应耐心、细致，帮助其建立战胜疾病的信心，解除其心理顾虑，缓解焦虑情绪。

【健康指导】

1. 保证患者充足睡眠。肋骨骨折愈合后，逐渐练习站立、步行等活动并逐步加大活动量。

2. 指导患者遵医嘱按时、正确服用药物，防止呛咳、呕吐。

3. 定期复查。

二、气胸

在胸部损伤中气胸发病率仅次于肋骨骨折。创伤后，空气进入胸膜腔，使胸膜腔积气，称为损伤性气胸。空气可经肺、支气管破裂口或胸壁伤口进入。根据损伤后的病理特点，可分为闭合性气胸、开放性气胸和张力性气胸三类。

1. 闭合性气胸　多由肋骨骨折后刺破深部肺组织引起，空气进入胸膜腔后，伤口很快闭合，气体不再继续进入胸膜腔。胸膜腔内压力仍低于大气压。

2. 开放性气胸　多见于胸部穿透伤，胸壁有开放性伤口，使胸膜腔与外界相通，空气随呼吸自由出入胸膜腔，胸膜腔内压力几乎等于大气压。

3. 张力性气胸　多见于肺泡破裂、肺裂伤或支气管破裂，其裂口与胸膜腔相通且形成单向活瓣作用，吸气时，气体从裂口进入胸膜腔，而呼气时活瓣关闭，气体不能排出胸膜腔，使胸膜腔内气体不断增多，压力呈进行性增高，也称为高压性气胸。

【护理评估】

（一）健康史

询问有无胸部受伤史，有无钝器、锐器、火器等所致的胸壁损伤等。

（二）身体状况

1. 闭合性气胸　其表现取决于气体进入胸膜腔的量和肺萎陷的程度。胸膜腔积气量少，肺萎陷在30%以下，患者可无明显症状；大量积气患者可出现胸闷、气促、胸痛等症状，体检发现患侧肋间隙饱满，气管向健侧移位，叩诊呈鼓音，听诊呼吸音减弱或消失。

2. 开放性气胸 患者可出现明显气促、呼吸困难、鼻翼扇动、口唇发绀甚至出现休克。胸部检查时可见患侧胸壁有伤道，呼吸时可闻及空气进出伤道的吸吮样声音，气管和心脏向健侧移位，患侧胸部叩诊呈鼓音；听诊呼吸音减弱或消失。患侧胸膜腔负压消失，肺萎陷；两侧胸膜腔压力不等，使纵隔移位，健侧肺也部分萎陷；吸气时健侧胸膜腔负压增大与患侧压力差增加，纵隔向健侧移位，呼气时健侧胸膜腔负压减小与患侧压力差减少，纵隔又向患侧移位。导致纵隔位置随呼吸左右摆动，称为纵隔扑动。同时患者吸气时，健侧肺吸入由患侧肺排出的低含氧量气体，而呼气时，健侧肺排出的部分气体不能排出体外而进入患侧肺内，这种含氧量低的气体在两肺之间重复交换，造成机体严重缺氧。因此纵隔摆动严重影响肺通气效能，并影响静脉血液回流，导致呼吸、循环严重衰竭。

3. 张力性气胸 患者表现为极度呼吸困难、发绀、烦躁不安、意识障碍、甚至窒息、休克、昏迷。体格检查可见气管向健侧移位，颈静脉怒张，常触及皮下气肿；患侧胸部饱满，肋间隙增宽，呼吸幅度减弱；叩诊呈鼓音；听诊呼吸音消失。患侧胸膜腔内压力高于大气压，使患侧肺严重萎陷，纵隔明显向健侧移位，健侧肺受压而有不同程度的萎陷，导致严重的呼吸和循环功能障碍。同时高压气体可挤入纵隔，扩展至颈、面、胸等处的皮下，造成皮下气肿或纵隔气肿。

（三）辅助检查

胸部X线检查可见肺压缩、胸膜腔积气、纵隔移位等情况，并可见肋骨骨折、血胸等情况。诊断性穿刺也能明确胸膜腔内有无气体，气体抽出可缓解症状。张力性气胸穿刺时易使针芯向外冲出，要特别小心。

（四）心理－社会状况

患者心理常处于高度应激状态，出现焦虑、不安、恐惧等。当损伤刺激强烈时，患者可产生悲哀、无助、绝望等消极情绪。

（五）治疗要点

1. 闭合性气胸 少量气胸不必治疗，可在1～2周自行吸收；胸腔内有大量气体时需进行穿刺抽气，或行胸膜腔闭式引流，同时给予吸氧，应用抗生素防治感染等处理。

2. 开放性气胸 应紧急封闭胸壁伤口，然后行胸膜腔穿刺减压，病情稳定后尽早施行清创术，封闭伤口，并行胸膜腔闭式引流，同时还要积极预防缺氧、感染等并发症。

3. 张力性气胸 应立即穿刺排气减压，然后做进一步处理，如吸氧、胸膜腔闭式引流、补充血容量、应用抗生素等。一般经闭式引流3～7日漏气可自行停止。若肺、支气管严重损伤，或疑有胸腔内器官损伤及进行性出血者应行剖胸探查术，手术修复损伤。

【常见护理诊断及问题】

1. **气体交换功能障碍**　与胸部损伤、胸廓运动受限、疼痛、肺萎陷有关。

2. **疼痛**　与组织损伤有关。

3. **急性焦虑**　与意外创伤和担心预后有关。

4. **潜在并发症**　胸腔感染、呼吸功能衰竭、休克。

【护理措施】

（一）急救护理

急救时护理人员应积极主动配合医生进行有效的处理：①以抢救生命为首要原则，给予鼻导管吸氧、立即建立静脉输液通路。②有反常呼吸运动的患者，现场急救时要先用厚敷料垫覆盖胸壁软化区，然后用绷带加压包扎固定，以消除和减轻反常呼吸。③开放性气胸要立即封闭胸壁开放性伤口，使开放性气胸变为闭合性气胸，再按闭合性气胸处理。④张力性气胸，应立即穿刺排气减压。穿刺排气减压的方法是用一根粗针头在伤侧锁骨中线第 2 肋间隙处刺入胸膜腔。为保证排气效果，在转运患者时，可将一橡胶指套扎在针头的针栓外，指套的顶端剪开 1cm 小口，起活瓣作用，即吸气时活瓣闭合防止空气进入，呼气时瓣口张开排气。

（二）维持呼吸功能

常规给予鼻导管吸氧，鼓励和协助患者有效排痰，及时清除口腔和呼吸道分泌物及呕吐物。不能有效排痰或呼吸衰竭者，可采用气管插管或气管切开给氧、吸痰或辅助呼吸，及时观察呼吸频率、节律和幅度。

（三）病情观察

严密观察患者生命体征，了解有无发绀、气促、呼吸困难等症状；有无气管移位、皮下气肿和休克征象。如有异常应立即报告医生并协助处理。

（四）疼痛护理

①肋骨骨折患者行胸带或宽胶带固定胸壁，后者固定时必须由下向上，采用叠瓦式，前后要超过正中线。②遵医嘱给予止痛剂或行 1% 普鲁卡因肋间神经封闭。③指导患者咳嗽、咳痰时用双手按压患侧胸壁。

（五）预防感染

胸部损伤时易导致肺或胸腔感染。护理时应做到：①密切观察体温变化；②鼓励患者深呼吸、有效咳嗽、咳痰；③严格无菌操作；④遵医嘱合理使用抗生素；⑤保持胸膜腔引流通畅。

【健康指导】

1. 向患者及其家属讲解有效咳嗽、排痰的意义和方法，并给予指导。

2. 嘱咐患者出院后加强功能锻炼，遵循早期开展、循序渐进的原则；但在气胸痊愈后的 1 个月内，不宜剧烈运动。

3. 定期复查。

三、血胸

胸膜腔积血称为血胸。多因胸部损伤后肋骨断端或利器刺破肺、心脏、大血管所致。血胸和气胸同时存在，则称为血气胸。胸腔积血来自：①肺组织裂伤出血；②肋间血管、胸廓内血管破裂出血；③心脏、大血管破裂出血。大量持续出血所致的胸膜腔积血，称进行性血胸。胸膜腔积血可使肺萎缩，严重影响呼吸功能，同时由于血容量丢失及腔静脉血回流受阻，又影响循环功能。肺、心、膈肌运动有去纤维蛋白作用，少量胸腔积血，则为不凝固血；若短期大量出血，胸腔内积血可发生凝固，形成凝固性血胸；凝血块机化后形成纤维组织，称为机化性血胸。细菌在积血中生长繁殖，引起感染，形成脓胸。

【护理评估】

（一）健康史

了解患者胸部受伤史，评估患者发生血胸的可能性。

（二）身体状况

患者的表现与出血速度和出血量有关。少量血胸（成人 500ml 以下）可无明显症状。中等量血胸（500～1000ml）和大量血胸（1000ml 以上），特别是急性失血可出现面色苍白、脉搏快弱、血压下降等低血容量性休克表现，同时因胸膜腔积血，肺萎陷有呼吸困难的表现，查体可见肋间隙饱满，气管、心界向健侧移位，患侧叩诊呈浊音，听诊呼吸音减弱或消失，合并感染时有感染中毒症状。

（三）辅助检查

X 线检查可见胸腔积液，纵隔向健侧移位，患侧肺受压萎陷，合并气胸者可见液平面。胸膜腔穿刺可抽出血性液体。血常规检查可见血红蛋白、红细胞比容下降。

（四）心理－社会状况

患者因意外突发事故和严重不适产生紧张、焦虑不安，尤其是大量血胸者，往往产生濒死恐惧感。

（五）治疗要点

非进行性少量血胸可自行吸收，一般不做特殊处理；出血量较多者，应尽早行胸膜腔穿刺，抽出积血，必要时行胸膜腔闭式引流。进行性血胸，应尽早输液、输血防治休克，及时剖胸检查、止血。凝固性血胸，尽早手术取出血块。机化性血胸可行纤维组织剥除术。在做以上处理的同时，必须要积极防治感染，已发生感染者按脓胸处理。近年来，电视胸腔镜已用于凝固性血胸、感染性血胸的处理，因创伤小，疗效好，费用低，住院时间短等得到广泛应用。

【常见护理诊断及问题】

1. 外周组织灌注无效　与失血引起的血容量不足有关。

2. 气体交换障碍　与肺组织受压有关。

3. 潜在并发症　休克、感染等。

【护理措施】

（一）病情观察

严密观察患者生命体征，注意神志、瞳孔、胸部和腹部体征及四肢活动情况，警惕多发性损伤与合并感染等情况，特别应监测有无进行性血胸的发生，如发现有下列征象，应警惕进行性血胸的发生，迅速告知医生并配合做好剖胸止血手术前准备。

（二）进行性血胸征象

①脉搏持续加快，血压下降，或经补充血容量后血压仍不稳定。②血红蛋白量，红细胞计数，血细胞比容进行性下降。③胸膜腔穿出的血液很快凝固或血液凝固抽不出，但胸部 X 线检查显示胸部阴影逐渐扩大。④胸膜腔闭式引流持续 3 小时以上，每小时引出的血量超过 200ml。

（三）维持循环功能

迅速建立静脉通路，补充血容量，防止休克；根据患者血压和心肺功能调整输液速度。

（四）维持有效气体交换

及时清除口腔和呼吸道血液、痰液及呕吐物，防止窒息。

（五）预防感染

护理时应做到：①密切观察体温变化；②鼓励患者深呼吸、有效咳嗽、咳痰；③严格无菌操作；④遵医嘱合理使用抗生素；⑤保持胸膜腔引流通畅。

（六）心理护理

保持环境安静、整洁；加强与患者及家属的沟通，解释各种症状和不适的原因、持续时间及预后；说明各种诊疗、护理操作及手术的必要性和安全性；关心、理解、同情患者，帮助患者树立信心，配合治疗。

【健康指导】

向患者说明吸氧、胸腔穿刺、胸腔闭式引流等操作的意义及注意事项，并取得合作。向患者解释半卧位，深呼吸，有效咳嗽、排痰的意义，指导患者练习腹式呼吸。鼓励并指导患者早期进行功能锻炼。定期复诊。

第三节　脓　胸

脓胸是化脓性致病菌感染胸膜造成的胸膜腔积脓，可分为急性脓胸和慢性脓胸。

急性脓胸多为继发性感染，慢性脓胸主要是急性脓胸治疗不及时迁延而来。常见的致病菌为金黄色葡萄球菌、肺炎双球菌等。致病菌侵入胸膜腔的途径有：肺脓肿或邻近组织的脓肿破裂；胸部外伤、手术污染、食管或支气管胸膜瘘引起的继发感染；血源性播散，如脓毒症。

【病理生理】

致病菌侵犯胸膜后，胸膜充血、水肿、渗出。早期渗出液为浆液性，病情加重后变为脓性，病变局限者称为局限性脓胸，脓液布满整个胸腔时称为全脓胸；随后纤维蛋白沉积于胸膜表面，形成纤维素膜，最后机化形成致密的纤维板，固定肺组织并限制胸廓活动，从而减低呼吸功能。

【治疗原则】

1. 急性脓胸 控制感染、去除病因，排净脓液，加强全身支持疗法。

2. 慢性脓胸 改善全身情况，消除中毒症状和营养不良；积极治疗病因，必要时手术消灭脓腔；尽可能使肺复张，恢复肺功能。

【护理评估】

（一）健康史

注意患者的一般情况如年龄、职业、性别（女性月经是否正常）等，注意疾病发展过程、诊疗过程。

（二）身体状况

1. 急性脓胸 患者常有高热、脉快、呼吸急促、食欲减退、胸痛、全身乏力等。胸膜腔积液较多时可有胸闷、咳嗽、咳痰等症状，严重者可出现发绀甚至休克。患侧呼吸运动减弱，肋间隙饱满，语颤减弱，气管向健侧移位，叩诊呈浊音，听诊呼吸音减弱或消失。

2. 慢性脓胸 患者常有长期低热、食欲缺乏、消瘦、贫血、低蛋白血症等慢性全身中毒表现，有时尚有气促、咳嗽、咳脓痰等症状。患侧胸廓内陷，肋间隙变窄，呼吸运动减弱，气管偏向患侧，叩诊呈浊音，听诊呼吸音减弱或消失。严重者可有脊柱侧凸，杵状指等。

（三）辅助检查

1. 实验室检查白细胞计数及中性粒细胞比例增高。
2. 胸部X线检查显示胸腔积液。
3. 胸腔穿刺抽出脓液，可做细菌培养和药敏试验。

（四）心理－社会状况

了解患者有无焦虑及程度；评估患者及家属对本疾病的认知程度、心理承受能力等。

（五）治疗要点

1. 急性脓胸　应去除病因、控制感染，行胸膜腔穿刺或胸腔闭式引流排净脓液，加强全身支持疗法。

2. 慢性脓胸　应重点改善全身情况，消除中毒症状和纠正营养不良，积极治疗病因，必要时手术治疗消除脓腔；尽可能促进肺复张，恢复肺功能。

【常见护理诊断及问题】

1. 气体交换障碍　与脓液压迫肺组织、胸廓运动受限有关。

2. 体温过高　与感染有关。

3. 营养失调，低于机体需要量　与营养摄入不足、消耗增加有关。

【护理措施】

（一）一般护理

1. 体位　患者一般取半卧位，鼓励并协助其有效咳嗽、排痰。有支气管胸膜瘘者取患侧卧位，以免脓液流向健侧或发生窒息。

2. 饮食　鼓励患者多进食高蛋白、高热量、富含维生素的食物，必要时可给予肠内、外营养支持，也可少量多次输血浆或新鲜血液。

3. 对症护理　高热者给予物理降温，必要时遵医嘱应用药物降温，并鼓励患者多饮水，纠正体液失衡等。

（二）治疗配合

1. 急性脓胸　可每日或隔日行胸膜腔穿刺抽脓，穿刺过程中及穿刺后注意观察患者有无不良反应；抽脓后，胸膜腔注入抗生素；脓液黏稠者，行胸膜腔闭式引流。

2. 慢性脓胸　做好手术后护理。

【健康指导】

指导患者合理安排休息、活动、营养、饮食等。急性脓胸应积极、彻底治疗，以免转成慢性，指导胸廓成形术后患者功能锻炼，采取躯干正直姿势，坚持练习头部前、后、左、右及回转运动，练习上半身的前屈运动和左右弯曲运动。

第四节　食管癌

食管癌是一种常见的消化道恶性肿瘤，我国是食管癌高发地区之一。食管癌多见于40岁以上的男性，多位于胸中段，下段次之，上段较少。食管癌大多数为鳞癌，按病理形态分为髓质癌、蕈伞型、溃疡型、缩窄型4种类型，以髓质型最常见。食管癌通过直接浸润、淋巴转移、血行转移三条途径转移，其中淋巴转移为最主要的转移途径。

食管癌的治疗原则是以手术治疗为主，辅以放射、化学药物、中医中药等治疗的综合疗法。

【护理评估】

（一）健康史

应注意询问患者有无长期进食含亚硝胺的食物，或长期进食霉变食物，有无长期饮烈性酒、吸烟嗜好；询问口腔卫生习惯，是否有进食过快、食物过硬、过热或过冷等；有无食管慢性疾病如慢性食管炎、食管白斑、溃疡及食管狭窄等；注意了解是否生活在食管癌的高发地区；有无家族史。

（二）身体状况

早期症状常不明显，偶在进食粗硬食物时有哽噎感，停滞感或异物感，胸骨后烧灼样、针刺样疼痛，食物哽噎感、停滞感通过饮水可缓解消失，病情时轻时重；随着病情加重，出现典型症状（进行性吞咽困难）。进行性吞咽困难指先是难咽干硬食物，继而半流质，最后水和唾液也难以下咽。患者出现消瘦、贫血、乏力、脱水及营养不良。当癌肿侵及喉返神经出现声音嘶哑；当侵及气管时可出现食管气管瘘，出现呛咳和肺部感染；侵入主动脉使主动脉溃烂破裂时可引起大量呕血；晚期出现恶病质。此外，还可出现锁骨上淋巴结肿大、肝大、胸腔积液、腹腔积液等转移表现及体征。

（三）辅助检查

1. 食管吞钡 X 线检查 了解有无黏膜破坏，如黏膜紊乱、中断、粗糙等；充盈缺损、龛影；局限性管壁僵硬、蠕动中断，管腔狭窄等。

2. 脱落细胞学检查 食管拉网脱落细胞学检查，是一种简便易行的普查筛选方法，早期准确率可达 90% 以上。

3. 纤维食管镜检查 可直视病变部位，并取活组织做病理学检查。

（四）心理 – 社会状况

当患者被诊断为食管癌，并出现进行性加重的进食困难及对治疗愈后的担忧，使患者产生不同程度的焦虑、恐惧、悲哀、绝望感。

（五）治疗要点

对早期无转移患者，可行根治术，即彻底切除肿瘤及其周围受侵组织，以胃、空肠、结肠做食管重建术。对于晚期患者可做姑息性手术，如食管腔内置管术、胃造瘘术等。化学药物治疗一般为手术后辅助治疗。

食管癌手术后可出现吻合口瘘、乳糜胸等并发症。化疗、放疗后可出现全身和局部反应。

【常见护理诊断及问题】

1. 焦虑 与对癌症的恐惧及担心疾病预后有关。

2. 体液不足 与吞咽困难、水分摄入不足有关。

3. 营养失调 与进食低于机体需要量，消耗增加有关。

4. 潜在并发症　吻合口瘘，乳糜胸，化疗放疗后的副作用等。

【护理措施】

（一）手术前护理

术前常规纠正营养不良，水、电解质失调，做好口腔、呼吸道准备护理，心理护理，并重点做好胃肠道准备。

胃肠道准备：①术前1周遵医嘱口服抗生素，术前3天改为流质饮食；②术前1天禁食；③对进食后有滞留或反流者，术前3日，每晚以0.9%氯化钠溶液100ml加抗生素经鼻胃管冲洗食管；④拟结肠带食管的患者，术前做好结肠肠道准备如服用肠道杀菌剂、清洁灌肠等；⑤手术日晨常规置胃管或一并置十二指肠营养管。

（二）手术后护理

术后除常规加强病情观察、呼吸道护理、胸膜腔闭式引流护理、化疗和放疗护理，还要重点加强饮食护理和并发症的防护。

1. 饮食护理　是食管癌手术后护理的重点。①术后严格禁饮食3～4日，行胃肠减压、静脉输液。这是因为食管血供差，缺乏浆膜层，吻合口愈合较慢。②术后3～4日后待胃肠功能恢复、胃肠减压引流量减少后，拔除胃管。拔管24小时后先试饮少量水，若无异常，术后5～6日可给全清流质饮食，术后10日左右给半流质饮食，术后3周患者可普食。③应注意少食多餐，速度不宜过快，量不宜过多，避免进食生、冷、硬食物。④置十二指肠营养管者，遵医嘱早期经营养管注入40℃左右的营养液。一般在手术后7～10日拔管。拔管后经口摄入流食、再半流食、再过渡到普食。

2. 手术后并发症的护理

（1）吻合口瘘　是食管癌术后最严重的并发症。多发生于术后5～10日，患者可出现呼吸困难、胸腔积液、全身中毒症状甚至休克，一旦出现上述症状应立即通知医生并配合处理，包括：①立即禁食；②行胸膜腔闭式引流；③遵医嘱应用抗生素及营养支持；④严密观察病情，做好术前准备。

（2）乳糜胸　是食管癌术后比较严重的并发症，多发生在术后2～10日，极少数可发生在术后2～3周。乳糜液大量积聚于胸腔内，患者可出现胸闷、气急、心悸，甚至血压下降，若不及时处理患者可在短期内由于乳糜液中水、蛋白质、脂肪、胆固醇、酶、抗体和电解质的丢失而引起全身消耗、衰竭而死亡，因此应严密观察，一旦发现应积极配合处理：行胸膜腔闭式引流术，给予肠外营养支持、行胸导管结扎术。

【健康指导】

1. 向患者介绍手术的必要性，告知术前检查、准备的意义；指导患者口腔卫生、深呼吸、咳嗽、咳痰及半卧位的重要性。

2. 嘱患者术后少食多餐、由稀到干，逐渐增加含量。避免进食过快、过量及进食生、冷、硬、刺激性食物，硬质的药片可碾细后服用以免导致后期吻合口瘘。

3. 解释食管胃吻合术后，由于胃提拉入胸腔压迫肺，患者可能出现胸闷、进食后呼吸困难，一般经1~2个月可缓解。

4. 告诉患者定期到医院复诊。术后3周仍有吞咽困难时，可能为吻合口狭窄，应及时复诊。

知识链接

胸廓成形术后，取术侧向下卧位，用厚棉垫、胸带、加压包扎，以控制反常呼吸。包扎松紧要适宜，应经常检查，随时调整。胸膜纤维板剥离术后，易发生大量渗血，应严密观察患者生命体征及引流液的性质和量。若有出血，应遵医嘱快速输血，并给予止血药，必要时做好再次开胸止血的准备。

第五节　肺　癌

案例分析

患者，男，59岁，有多年吸烟史，近几个月来稍有刺激即出现长时间连续咳嗽，有时咳出血性痰。

问题

1. 如果你是首诊护士，这个患者首先应考虑什么病？需做何种检查才能确诊？
2. 该患者首选哪种治疗方法？手术后如何维持患者有效呼吸？

肺癌大多数起源于支气管黏膜上皮，因此也称为支气管肺癌。发病年龄多在40岁以上。男女之比为（3~5）∶1，在发达国家和我国大城市，肺癌的发病率已居男性各种恶性肿瘤的首位。临床上将肺癌按细胞类型分为鳞状细胞癌（鳞癌）、小细胞癌（未分化小细胞癌）、腺癌、大细胞癌4种。肺癌的转移途径有直接扩散、淋巴转移、血行转移3条途径，其中淋巴转移是常见的转移途径。起源于主支气管、肺叶支气管的肺癌，位置靠近肺门者称中心型肺癌；起源于肺段支气管以下的肺癌，位置在肺的周围部分者称为周围型肺癌。

肺癌的治病原则是以手术治疗为主，辅以放射治疗、化学药物治疗、中医中药治疗以及免疫治疗等综合治疗。

1. 手术治疗　是肺癌最重要和最有效的治疗手段。一般施行肺叶切除术或一侧全肺切除术。肺切除术的范围取决于病变的部位和大小。肺切除术后并发症有胸腔内出血、肺不张、肺炎、支气管胸膜瘘等。

2. 放射治疗　在肺癌各类型中，小细胞癌对放疗最敏感，鳞癌次之，腺癌最低。术前放疗可提高肺癌病灶的切除率，术后放疗可清除残留病灶。晚期患者可行姑息放疗，以缓解症状。放射治疗可引起乏力，食欲减退，低热、骨髓造血功能抑制，放射性肺炎，肺纤维化等放射反应及并发症，应给予相应处理。

3. 化学治疗 用于手术前、后辅助治疗，可提高治愈率。也单独用于晚期患者缓解症状。对小细胞癌，疗效较好。需注意的是化学药物治疗可出现骨髓造血功能抑制、严重胃肠道反应等副作用。

【护理评估】

（一）健康史

询问患者的年龄，有无吸烟史，吸烟时间、数量等。大量资料表明，长期大量吸烟是肺癌发病的一个重要因素，多年每日吸烟达40支以上者，肺鳞癌、小细胞癌的发病率比不吸烟者高4～10倍。了解患者是否长期接触过石棉、铬、镍、铜、锡、砷、放射性物质等，是否长期生活在空气严重污染的环境，以及有无家庭炊烟的小环境污染。了解患者有无肺部慢性感染病史，家族中有无类似的患者。

（二）身体状况

早期肺癌，特别是周围型肺癌没有任何症状。癌肿增大后，出现刺激性咳嗽。当继发肺部感染时，可有脓痰。另一个常见症状是血痰，通常为痰中带血或断续地少量咯血，大量咯血少见。部分肺癌患者可造成大支气管不同程度阻塞，出现胸闷、气促、哮鸣、发热及胸痛等症状。

晚期肺癌除食欲缺乏、体重减轻、倦怠、乏力等全身症状外，可出现癌肿压迫、侵犯邻近组织、器官或发生远处转移的症状，如压迫侵犯喉返神经出现声音嘶哑；侵犯纵隔压迫食管出现吞咽困难；侵犯胸膜、胸壁出现胸膜腔积液、胸痛；压迫上腔静脉出现上肢水肿、上肢静脉怒张；压迫胸廓上口出现上肢运动障碍、颈交感神经综合征等。肺癌血行转移后，出现远处转移症状，如肝大、黄疸、抽搐、昏迷等。

（三）辅助检查

1. 胸部X线检查 在肺部可见块状阴影，边缘不清或呈分叶状，周围有毛刺；若有支气管梗阻，可见肺不张，若肿瘤坏死液化，可见空洞。

2. CT检查 可发现早期的周围型肺癌，还可显示淋巴结转移情况和邻近器官受侵犯情况。

3. 痰细胞学检查 80%以上的患者在反复痰液检查时可检出癌细胞，即可明确诊断。

4. 支气管镜检查 诊断中心型肺癌阳性率较高，可直视肿瘤的部位、形态、大小、并可取小块组织做病理切片检查，也可取支气管内分泌物进行细胞学检查。

（四）心理－社会状况

当患者被诊断为肺癌时，会产生对癌症的恐惧，同时面对手术及其他治疗带来的不良反应及高额费用而感到焦虑、担忧、无助甚至绝望。

【常见护理诊断及问题】

1. 气体交换受损 与肺组织病变、肺不张、手术切除肺组织等有关。

2. 恐惧 与担心手术、疾病预后等因素有关。

3. 营养失调 与疾病消耗，手术创伤等有关。

4. 潜在并发症 肺不张、支气管胸膜瘘、胸腔内出血、肺炎、心律失常等。

【护理措施】

肺癌的护理除肿瘤患者的常规护理外，重点是手术前后护理。

（一）手术前护理

呼吸道护理是术前护理的重点。

1. 防治呼吸道感染 ①患者术前应戒烟2周以上，以减少呼吸道分泌物；②对有上呼吸道感染、慢性支气管炎、肺内感染、肺气肿的患者，遵医嘱应用抗生素；③注意口腔卫生，若有龋齿、口腔溃疡、口腔慢性感染者应先治疗。

2. 保持呼吸道通畅 训练患者腹式呼吸、有效咳嗽、咳痰、练习使用深呼吸训练器等。若有大量支气管分泌物，应先体位引流。痰液黏稠不易咳出者，可行超声雾化，遵医嘱应用支气管扩张剂，祛痰剂等药物；大量咯血时，用吸引器吸出或取头低足高位引流出口腔和呼吸道内的血液，以防窒息，并遵医嘱给镇静剂、止血剂及静脉输液等。对呼吸功能失常的患者，根据需要应用机械通气。

（二）手术后护理

1. 一般护理 麻醉未清醒前取平卧位，头偏向一侧；清醒、血压平稳后改为半卧位（床头抬高30°~45°）；肺叶切除术后可取完全侧卧位，一般情况下可以翻向任一侧。其中，健侧卧位有利于患侧肺的膨胀；但呼吸功能较差的患者，可取患侧卧位，以免压迫健侧肺而限制通气；一侧全肺切除患者，可采取患侧1/4侧卧位。一般每1~2小时给患者变换体位一次，有利于皮肤保护及预防呼吸道和循环系统并发症。

2. 病情观察 监测生命体征，每15分钟测1次；麻醉苏醒，且血压脉搏平稳后，改为0.5~1小时监测1次，同时观察患者神志、面色、末梢循环情况，注意有无呼吸窘迫现象；术后24~36小时，血压常有波动，应严密观察；检查切口敷料有无血性液渗出，局部有无皮下气肿等。

3. 呼吸道护理 是术后护理的重点。肺切除术后应观察呼吸频率、幅度、节律、双肺呼吸音；保持呼吸道通畅，常规给予吸氧，手术后24~48小时内，每隔1~2小时叫醒患者做深呼吸5~10次，同时鼓励并协助患者有效咳嗽并排痰：①翻身、扣背，可使存在于肺叶、肺段处的分泌物，流至支气管中咳出；②指压胸骨切迹上方的气管，能刺激患者咳痰；③患者咳痰时固定其胸壁伤口，减轻疼痛，指导患者先慢慢轻咳，再将痰咳出。痰液黏稠不易咳出时，可采用雾化吸入；对于咳嗽无力的患者，可行鼻导管深部吸痰，必要时协助医生行支气管镜下吸痰或气管切开术。对术后带气管插管返回病房者，应严密观察导管位置，并观察呼吸频率、幅度及节律，监测动脉血氧饱和度，若有异常及时通知医生给予处理。

4. 营养和输液 术后患者应遵医嘱静脉输液，记录液体输入量，维持体液平衡。

严格掌握输液量和输液速度，全肺切除者，24 小时补液量控制在 2000ml 以内，速度以每分钟 20～30 滴为宜。当肠蠕动恢复后，即可开始恢复进食，伴有营养不良者可行肠内或肠外营养，以提高机体抵抗力，促进伤口愈合。

5. 胸腔闭式引流的护理 维持引流通畅，术后初期每 30～60 分钟向水封瓶方向挤捏引流管一次；观察引流量、颜色、性状。肺切除后胸腔引流一般呈钳闭状态，以保证患者术后胸腔内有一定积气、积液，减轻或纠正明显的纵隔移位，但要根据胸腔内压力的改变酌情放出适量的气体或液体，以维持气管、纵隔于中间位置。每次放液量不超过 100ml，速度宜慢，避免快速大量放液引起纵隔突然移位，导致心脏停搏。

6. 伤口护理 检查敷料是否干燥、有无渗血、有无疼痛，发现异常及时通知医生处理。

7. 其他 鼓励指导患者早期活动并进行肩臂功能锻炼。

8. 手术后并发症的护理

（1）肺部感染 主要是肺炎、肺不张，患者表现为发热、烦躁不安、脉快、多汗、乏力及哮鸣、呼吸困难等症状，其护理重点在预防（详见手术前后呼吸道护理）。若发现异常，应立即吸氧，遵医嘱合理应用抗生素，鼓励患者自行咳嗽、排痰，必要时吸痰。

（2）支气管胸膜瘘 是肺切除术后严重并发症之一。多发生于术后 1 周，患者可出现发热、呼吸急促、刺激性咳嗽伴血痰等，患侧出现液气胸征。若将亚甲蓝溶液 1～2ml 注入胸膜腔，患者咳出带有蓝色痰液即可确诊为支气管胸膜瘘。主要护理措施是行胸膜闭式引流，遵医嘱应用抗生素，必要时做好手术修补瘘口的准备。

（三）心理护理

患者在疾病的不同阶段，心理问题可以不同，应关心患者、体贴患者，启发引导患者说出心理问题的原因，有针对性进行心理疏导，增强患者康复的信心，提高生活质量。

【健康指导】

1. 详细说明吸烟的危害。
2. 说明手术后活动与锻炼的意义，教育患者出院后要坚持锻炼。
3. 保持良好的卫生习惯，预防呼吸道感染。术后一段时间内避免出入公共场所，避免与上呼吸道感染者接触，避免与化学刺激物或烟雾接触。
4. 保持良好的营养状况，注意呼吸与活动。
5. 出院后定期复查。如有进行性疲倦、伤口疼痛、剧烈咳嗽、咯血等症状应考虑复发的可能，及时返院复诊。

第六节　胸膜腔闭式引流

【目的与适应证】

胸膜腔闭式引流是利用胸膜腔生理性负压变化规律，排出胸膜腔内容物，并依靠水封瓶中的液体使胸膜腔与外界隔离，主要用于治疗气胸、血胸、脓胸及胸腔手术后引流。其目的是：①排出胸膜腔积气、积液、积血；②重建胸膜腔负压，促进肺复张；③平衡胸膜腔内的压力，保持纵隔正常位置。

【注意事项】

（一）置管的位置和种类

1. 排出气体时，一般在患侧锁骨中线第2肋间穿刺，选择质地较软既能引流又可减少局部刺激和疼痛的、管径为1cm的塑料管。

2. 引流液体时，一般在腋中线或腋后线的第6～8肋间隙穿刺，引流应选用质地较硬、不易折叠和堵塞且利于引流通畅的管径为1.5～2cm橡皮管。

3. 引流脓液时，引流管应放置在脓腔最低位。

（二）装置

目前临床上多使用的是一次性的硅胶胸腔引流装置。传统的胸膜腔闭式引流装置有单瓶、双瓶、三瓶3种，以单瓶的最常用（图13－2、图13－3）。

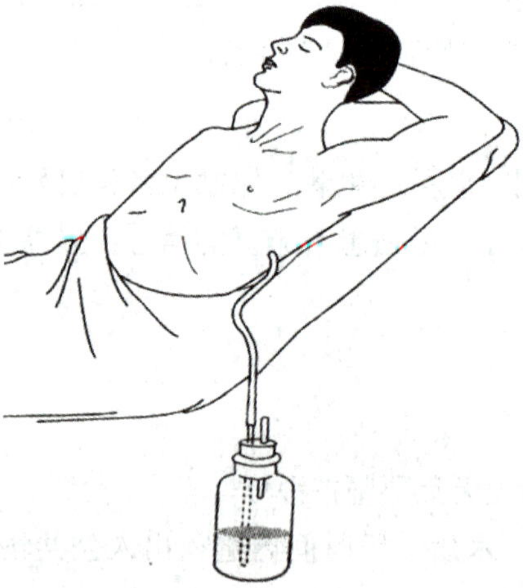

图13－2　胸膜腔闭式引流

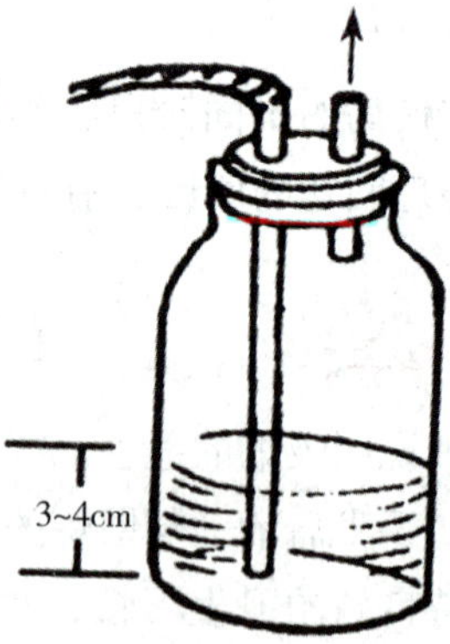

图13－3　胸膜腔闭式引流装置（单瓶）

1. 单瓶水封瓶闭式引流　由容量为2000～3000ml的广口无菌引流瓶，安装有长短2根玻璃管的橡胶瓶塞及一长约100cm的橡胶接管组成。引流瓶中盛有无菌生理盐水约500ml，长玻璃管的下口插至液面下3～4cm，短玻璃管下口则远离液面，使瓶内空气与大气压相通。使用时将长玻璃管上的橡胶管与患者胸腔引流管相连接，可见长玻璃管内水柱上升，高出液平面8～10cm，并随呼吸上下波动。若水柱不动，则提示引流管不通畅。若引流液逐渐增多时，应排除水封瓶中部分液体，以利于引流。

2. 双瓶水封闭式引流　在单水封瓶旁再连接一个密封的引流瓶，使引流出的液体积聚于此瓶中，从而使水封瓶的密闭系统不会受到引流量的影响，也便于观察引流液、计算引流量。

3. 三瓶水封闭式引流　是在双瓶的基础上，增加一个负压调节瓶，调节瓶橡皮塞上分别插3根玻璃管，其中两根短管分别连接水封瓶和负压吸引，长管与大气相通，其下端插入液面10～20cm，调节插入液面下深度即可调节抽吸的负压。

【护理要点】

（一）保持管道密闭

1. 引流装置应安装正确，衔接紧密。
2. 水封瓶长玻璃管的下口插至液面下3～4cm，并保持直立。
3. 胸腔闭式引流管周围皮肤用油纱布包盖严密。
4. 搬动患者或更换引流瓶时，应双重夹闭引流管。
5. 若引流管从胸腔滑脱，立即用手捏闭伤口处皮肤，消毒处理后，用凡士林纱布封闭伤口。

（二）保持引流通畅

1. 患者应取半卧位，并经常变换体位。
2. 鼓励患者咳嗽、咳痰、做深呼吸运动。
3. 定时挤捏引流管，防止引流管折叠、扭曲、受压。
4. 水封瓶不可倒置、倾斜，更不能接近或高于胸部。

（三）严格无菌操作，防止逆行感染

1. 引流装置应保持无菌。
2. 按常规更换引流瓶和引流接管，操作过程中必须严格遵守无菌原则。
3. 保持胸壁引流口处敷料清洁、干燥，一旦渗湿应及时更换。
4. 引流瓶应低于胸腔引流口水平面60～100cm，防止瓶内液体逆流入胸腔。

（四）妥善固定引流装置

1. 引流管长度约为100cm，应妥善固定于床旁。
2. 引流瓶放置应低于胸腔引流口水平，并妥善安置。
3. 运送患者时，双钳夹管将水封瓶置于床上患者双下肢之间，防止滑脱。

（五）观察并记录

密切观察长玻璃管水柱波动情况，观察并准确记录引流液的量、颜色、性质。一般情况下，开胸后24小时内引流出的血性液体不超过500ml，且引流量逐渐减少，颜色逐渐变淡，若有大量气泡或血性液体持续逸出，应立即报告医生并及时处理，引流

量过少，应查看引流管是否通畅。

（六）拔管

1. 指征 患者无呼吸困难；X 线检查显示肺膨胀良好；引流管无气体逸出或引流量明显减少且颜色变淡（即 24 小时引流液 < 50ml、脓液 < 10ml），即可拔出引流管。

2. 方法 嘱患者深吸气后屏气，迅速拔除引流管，并立即用凡士林纱布和敷料覆盖引流处伤口，并包扎固定。拔管后注意观察患者有无胸闷、呼吸困难、伤口漏气、渗液、出血、皮下气肿等，若发现异常应及时通知医生处理。

（七）心理护理

加强与患者及家属沟通，说明各种诊疗护理操作及手术的必要性和安全性，并解释各种症状和不适的原因、持续的时间及预后等。关心、理解患者，帮助患者树立信心，积极配合治疗。

【健康指导】

1. 向患者说明吸氧、胸腔穿刺、胸腔闭式引流等操作的意义及注意事项，以取得合作。

2. 向患者解释半卧位、改变体位、深呼吸、有效咳嗽、排痰的意义，指导患者练习腹式呼吸。

3. 胸部损伤后出现肺功能下降、严重的肺纤维化患者应戒烟或避免刺激物的吸入。

4. 鼓励患者早期活动并说明其意义。

5. 出院指导 ①注意安全，防止发生意外事故；②肋骨骨折的患者骨折痊愈后胸部仍有轻微的疼痛，但不影响患侧肩部功能锻炼患者 3 个月后复查胸部 X 线检查，以了解骨折部位愈合情况；③注意合理休息和加强营养；④心肺损伤严重者定期来院复诊。

目标检测

单选题

1. 多根多处肋骨骨折的最主要表现是（　　）

A. 胸部疼痛　　B. 妨碍正常呼吸

C. 痰不易咳出　　D. 反常呼吸

E. 骨折端摩擦

2. 下列哪项是开放性气胸的主要病理生理变化（　　）

A. 反常呼吸运动　　B. 纵隔摆动

C. 进行性伤侧肺压缩　　D. 呼吸无效腔增加

E. 血氧分压下降

3. 现场急救开放性气胸患者的首要措施是（　　）

A. 吸氧
B. 镇静、止痛
C. 应用抗生素
D. 立即清创
E. 封闭胸壁伤口

4. 张力性气胸的主要病理生理变化是（　　）
A. 伤侧肺萎陷
B. 纵隔移向健侧
C. 广泛皮下气肿
D. 腔静脉回流受阻
E. 伤侧胸膜腔内压力呈进行性增高

5. 张力性气胸的急救措施是（　　）
A. 立即手术探查
B. 加压吸氧
C. 封闭胸壁伤口
D. 快速输液抗休克
E. 在锁中线第 2 肋间隙穿刺排气减压

6. 胸腔穿刺抽血或抽脓，每次最多不超过（　　）
A. 500ml
B. 1000ml
C. 1200ml
D. 800ml
E. 1500ml

7. 急性脓胸行闭式引流拔管的指征是症状消失，肺复张，脓液引流量每日少于（　　）
A. 5ml
B. 10ml
C. 15ml
D. 20ml
E. 25ml

8. 关于闭式胸膜腔引流的装置哪项不对（　　）
A. 短玻璃管上端与胸腔引流管相连
B. 长玻璃管上端露出瓶 10cm
C. 长玻璃管下端浸入水下 3～4cm
D. 水封瓶安放在低于胸腔 60cm 位置
E. 以上装置全部无菌

9. 检查水封瓶是否通畅的方法是（　　）
A. 观察水封瓶内有无引流液
B. 检查引流管内是否有血块
C. 看长玻璃管内水柱有无波动
D. 检查引流管是否扭曲
E. 观察患者呼吸

10. 搬运闭式胸膜腔引流患者时不应（　　）
A. 将引流管钳闭
B. 水封瓶不得倾斜
C. 嘱患者暂时屏气
D. 水封瓶不可高于患者胸部
E. 防止胸腔导管脱出

11. 简便、安全的普查早期食管癌的方法是（　　）
A. 拉网式食管脱落细胞学检查
B. 纤维支气管镜检查

C. CT 检查
D. 食管钡剂 X 线检查
E. B 型超声检查

12. 不是早期肺癌的症状是（　　）
A. 刺激性咳嗽
B. 肺部易感染咳脓痰
C. 血痰
D. 周围型肺癌早期可没有症状
E. 胸痛、消瘦、食欲减退

13. 患者，女，42 岁。因车祸引起右胸部损伤，极度呼吸困难，发绀，肺呼吸音消失，并有严重的皮下气肿，判断为张力性气胸，急救应立即（　　）
A. 吸氧
B. 快速静脉输液
C. 输血
D. 气管切开
E. 胸腔穿刺排气

14. 适用于食管癌普查的检查方法是（　　）
A. 钡剂 X 线检查
B. CT
C. 食管镜
D. 脱落细胞学检查
E. MRI

15. 食管癌患者典型临床表现为（　）
A. 胸骨后针刺样痛
B. 进食哽噎感
C. 胸痛，声音嘶哑
D. 进行性吞咽困难
E. 进行性营养不良

16. 患者，男，65 岁。以往进食时偶发哽噎感，胸骨后刺痛，食后症状消失，近来自觉吞咽困难，明显消瘦，乏力，首先考虑（　　）
A. 食管炎
B. 食管癌
C. 食管息肉
D. 胃癌
E. 胃、十二指肠溃疡

（17 ~ 18 题共用题干）

患者，男，36 岁。车祸中钢棒刺伤其左腋下，出现烦躁不安、呼吸困难、口唇发绀，左腋下胸壁有伤口，呼吸时能听到空气出入伤口的“嘶嘶”响声，气管向健侧移位，患侧胸部叩诊呈鼓音。

17. 最重要的护理诊断问题是（　　）
A. 疼痛
B. 皮肤完整性受损
C. 调整呼吸形态
D. 低效型呼吸形态
E. 有感染的危险

18. 该患者的急救措施首先是（　　）
A. 输血、输液
B. 使用抗生素
C. 开胸手术
D. 闭式胸膜腔引流
E. 迅速封闭伤口

（19～20 题共用题干）

患者，女，49 岁。胸部外伤致开放性气胸，出现呼吸困难和发绀。给予立即封闭胸壁伤口，行闭式胸膜腔引流术。

19. 行闭式胸膜腔引流时，导管安放位置应是患侧的（　　）
   A. 第 2 肋间锁骨中线处
   B. 第 7、8 肋间腋中线处
   C. 第 6、7 肋间腋前线处
   D. 第 5、6 肋间腋中线处
   E. 第 9、10 肋间腋后线处

20. 该患者闭式胸膜腔引流护理中，促使胸内气体排出的措施是（　　）
   A. 取半卧位
   B. 水封瓶低于引流口 60cm
   C. 保持长玻璃管在水面下 3cm
   D. 鼓励患者咳嗽和深呼吸
   E. 定时挤捏引流管

（李　凌　李　赟）

书网融合……

微课　　本章小结　　自测题

第十四章 急性腹膜炎与腹部损伤患者的护理

PPT

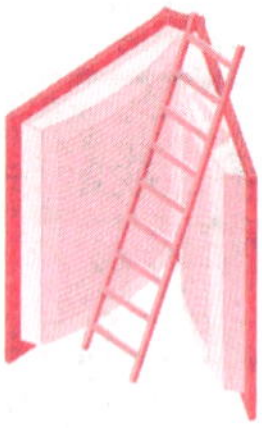

【学习目标】

1. **掌握** 腹膜炎、腹部损伤患者的护理评估、护理措施和健康指导；胃肠减压的原理、目的及护理。

2. **熟悉** 腹膜炎、腹部损伤患者的常见护理诊断及问题和护理评价。

3. **了解** 腹膜的解剖生理概要；腹膜炎、腹部损伤的护理目标。

4. 具有良好的职业道德，重视护理伦理，保护患者隐私，珍视生命，关爱患者，减轻患者痛苦，维护健康。

第一节 腹膜的解剖生理概要

腹膜是衬覆于腹、盆壁内面和腹、盆腔脏器表面的一层相互移行的浆膜。根据分部不同可分为壁腹膜和脏腹膜两部分。壁腹膜贴附于腹壁、横膈脏面和盆壁内面；脏腹膜覆盖于内脏表面成为其浆膜层。腹膜腔是壁腹膜和脏腹膜之间的潜在腔隙，男性是封闭的；女性的腹膜腔则经输卵管、子宫、阴道与体外相通。腹膜腔是人体最大的体腔，正常情况下，腹膜腔内含少量液体，在脏器活动时起润滑作用。

壁腹膜主要受体神经支配，对各种刺激敏感，痛觉定位准确。因此，壁腹膜受炎症刺激后可引起局部疼痛、压痛及反射性腹肌紧张，是诊断腹膜炎的主要临床依据。脏腹膜受自主神经支配，来自交感神经和迷走神经末梢，对牵拉、胃肠腔内压力增加及炎症、压迫等刺激较为敏感，表现为钝痛，定位较差，感觉多局限于脐周腹中部。

腹膜的生理作用包括：①润滑，腹膜能向腹腔内渗出少量液体，起到润滑和减少脏器间摩擦的作用；②吸收，腹膜具有很强的吸收能力，能吸收腹腔内的积液、血液、空气和毒素等；③渗出，在急性炎症时，腹膜分泌出大量液体以稀释毒素和减少刺激；④防御，腹膜渗出液中的淋巴细胞和吞噬细胞能吞噬细菌、异物和破碎组织，具有强大的防御能力；⑤修复，渗出液中的纤维蛋白沉积在病灶周围发生粘连，以防止感染扩散并修复受损组织。

第二节　急性腹膜炎

案例分析

患者，男，46岁，有十二指肠溃疡病史10年，常在餐后3～4小时疼痛，自服奥美拉唑可缓解，今晨突然出现上腹剧烈疼痛并扩散至全腹，来院急诊。查体：有明显的反跳痛及腹肌紧张，拟诊“十二指肠溃疡穿孔”。

问题

1. 当前该患者常见护理诊断及问题有哪些？
2. 术前对陈先生采取哪些护理措施？

急性腹膜炎是由细菌感染、化学刺激和物理损伤等引起的腹膜急性渗出性炎症。按发病机制可分为原发性腹膜炎和继发性腹膜炎；按病因可分为细菌性（化脓性）和非细菌性两类；按累及范围分为弥漫性与局限性两类。临床所称急性腹膜炎多指继发性化脓性腹膜炎，是急性化脓性腹膜炎最常见的一种，占98%，也是一种常见的外科急腹症。

【病因】

（一）继发性腹膜炎

继发性腹膜炎主要致病菌是胃肠道内的常驻菌群，其中以大肠埃希菌最多见，其次为厌氧拟杆菌、链球菌、变形杆菌等；大多为混合性感染，故毒性较强。引起继发性腹膜炎常见的原因如下。

1. 腹内脏器穿孔、破裂　胃、十二指肠溃疡急性穿孔、腹部损伤引起内脏破裂，是继发性腹膜炎最常见的原因，常先引起化学性腹膜炎，继发细菌感染后形成化脓性腹膜炎；急性胆囊炎，胆囊壁的坏死穿孔常造成极为严重的胆汁性腹膜炎。

2. 腹内脏器缺血及炎症扩散　是引起继发性腹膜炎的常见原因。如绞窄性疝、绞窄性肠梗阻以及急性胰腺炎时含有细菌的渗出液在腹腔内扩散引起腹膜炎。

3. 其他　如腹部手术等原因污染腹腔，胃肠吻合口渗漏，腹前、后壁严重感染等也可引起腹膜炎。

（二）原发性腹膜炎

原发性腹膜炎又称自发性腹膜炎，腹腔内无原发性病灶，较少见。致病菌多为溶血性链球菌、肺炎双球菌或大肠埃希菌。原发性腹膜炎感染范围很大，与脓液的性质及细菌种类有关。

【病理生理】

腹膜受细菌或胃肠内容物刺激后，立即产生充血、水肿等反应，失去光泽，并产生大量浆液性渗出液以稀释腹腔内毒素，渗出液中的大量吞噬细胞、中性粒细胞、坏死组织、细菌和凝固的纤维蛋白等，使渗出液逐渐浑浊而成为脓液。以大肠埃希菌为主的脓液多呈黄绿色，有粪臭味。病变较重者，腹膜严重充血水肿并渗出大量液体，引起缺水及电解质紊乱；腹腔内器官浸泡在大量脓液中，形成麻痹性肠梗阻。肠腔内大量积液，加之高热、呕吐，引起血容量明显减少。细菌入侵和毒素吸收易致感染性休克，严重者可导致死亡。病变较轻者，病灶被大网膜包裹，炎症局限，形成局限性腹膜炎或脓肿。

【护理评估】

（一）健康史

了解既往病史中有无胃、十二指肠溃疡病史，慢性阑尾炎发作史，其他腹内脏器疾病和手术史，近期有无腹部外伤史。对于儿童，注意近期有无呼吸道、泌尿道感染病史、营养不良或其他导致抵抗力下降的情况。

（二）身体状况

1. 症状

（1）腹痛　是最主要的症状，疼痛程度与发病原因、炎症轻重、年龄和身体素质有关，一般呈持续性、剧烈腹痛，常难以忍受。深呼吸、咳嗽、转动身体时疼痛加剧。腹痛范围多自原发病变部位开始，随炎症扩散而波及全腹，但仍以原发病灶处最显著。

（2）恶心、呕吐　最初为腹膜受到刺激引起的反射性恶心、呕吐，多较轻微，呕吐物为胃内容物；发生麻痹性肠梗阻时可出现持续性呕吐，呕出黄绿色胆汁，甚至粪样内容物。

（3）体温、脉搏的变化　与炎症轻重有关，骤然发病的病例，体温由正常逐渐升高；原有炎性病变者，体温已升高，继发腹膜炎后更趋增高。但年老体弱者体温可不升高。多数患者脉搏会随体温升高而加快，若脉搏快体温反而下降，提示病情恶化。

（4）感染、中毒症状　患者可出现寒战、高热、脉速、呼吸浅快、大汗及口干，病情进一步发展，可出现皮肤干燥、面色苍白、口唇发绀、肢端发凉、呼吸急促、脉细微弱、体温骤升或下降、血压下降、神志恍惚等全身感染中毒的表现。

2. 体征　腹胀明显，腹式呼吸运动减弱或消失，腹胀加重是病情恶化的重要标志。腹部压痛、反跳痛和腹肌紧张是腹膜炎的标志性体征，称为腹膜刺激征。以原发病灶处最为明显，腹肌紧张的程度因患者全身情况和病因不同而有差异。胃肠、胆囊穿孔时腹肌可呈“木板样”强直；幼儿、老人或极度衰弱的患者腹肌紧张不明显，易被忽视。胃十二指肠穿孔时溢出的气体积聚于膈下，使肝浊音界缩小或消失。腹腔内积液较多时有移动性浊音，肠鸣音减弱。肠麻痹时肠鸣音可完全消失。

（三）辅助检查

1. 实验室检查　白细胞计数及中性粒细胞比例增高。病情危重或机体反应能力低下者，白细胞计数可不升高，仅中性粒细胞比例增高，甚至有中毒颗粒出现。

2. 影像学检查

（1）X 线检查　腹部立、卧位平片可见小肠普遍胀气并有多个小液平面；胃肠穿孔时，立位 X 线平片多数可见膈下游离气体。

（2）B 超检查　显示腹腔内有不等量的积液，但不能鉴别液体的性质。

（3）CT 检查　对腹腔内实质性脏器病变的诊断帮助较大，对评估腹腔内渗液量也有一定帮助。

3. 诊断性腹腔穿刺抽液术或腹腔灌洗术　根据叩诊或 B 超检查进行穿刺点定位。依据抽出液的性状、气味、浑浊度，涂片镜检、细菌培养以及淀粉酶测定等判断病因。如胃十二指肠急性穿孔时，抽出液呈黄色浑浊状，含胆汁，无臭味；急性重症胰腺炎时抽出液为血性，胰淀粉酶含量高；急性阑尾炎穿孔时抽出液为稀薄脓性，略有臭味；绞窄性肠梗阻时抽出液为血性，臭味重。

（四）治疗要点

积极处理原发病灶，消除引起腹膜炎的病因，清理或引流腹腔渗液，促使渗液局限，控制及消除炎症。

1. 非手术治疗　病情较轻或病程已超过 24 小时、腹部体征已减轻或有减轻趋势以及原发性腹膜炎患者可行非手术治疗。主要措施：禁食、胃肠减压，静脉输液，纠正水、电解质紊乱，合理应用抗生素，补充热量和营养支持，以及镇静、止痛、吸氧等对症处理。非手术治疗也可作为手术前的准备工作。

2. 手术治疗　多数继发性腹膜炎患者需手术治疗，手术类型视病情而定。手术包括腹膜腔探查以明确病因，处理原发病灶，彻底清理腹腔，充分引流等。

3. 常见并发症

（1）腹腔脓肿　急性腹膜炎或腹腔手术后常继发腹腔脓肿，腹腔脓肿可为一个或数个，以膈下、盆腔脓肿多见。

（2）粘连性肠梗阻　腹膜炎治愈后，腹腔内多有不同程度的纤维粘连，发生粘连性肠梗阻。

【常见护理诊断及问题】

1. 疼痛　与壁腹膜受炎症刺激有关。

2. 体温过高　与腹膜炎毒素吸收有关。

3. 体液不足　与腹膜腔内大量渗出、高热或体液丢失过多有关。

4. 焦虑　与病情严重、躯体不适、担心术后康复及预后等有关。

5. 潜在并发症　腹腔脓肿、切口感染。

【护理目标】

患者疼痛程度减轻或缓解；患者炎症得以控制，体温逐渐降至正常范围；患者水、电解质平衡得以维持，未发生酸碱失衡；患者焦虑程度减轻，情绪稳定，配合治疗和护理；患者未发生并发症，若发生能够得到及时发现和处理。

【护理措施】

（一）非手术治疗及手术前患者的护理

1. 一般护理

（1）体位　一般取半卧位，使腹腔内渗出液流向盆腔，有利于炎症局限和引流，且半卧位时腹肌松弛，有助于减轻腹部疼痛。休克患者取平卧位或头、躯干和下肢各抬高约20°。

（2）禁食、胃肠减压胃肠道穿孔患者必须禁食，并留置胃管持续胃肠减压。

2. 病情观察　注意腹部症状和体征的动态变化，定时测量体温、脉搏、呼吸和血压，监测尿量，记录液体出入量，必要时监测中心静脉压、血清电解质以及血气分析等。

3. 对症处理　遵医嘱给予镇静，缓解患者的痛苦与恐惧心理，已经确诊、治疗方案已定者，可用哌替啶类止痛剂；对于诊断不明确或病情观察期间，暂不用止痛剂，以免掩盖病情。高热患者，给予物理或药物降温。

4. 控制感染　遵医嘱根据细菌培养及药物敏感试验结果合理选用抗生素。

5. 维持体液平衡和生命体征平稳　应迅速建立静脉输液通道，遵医嘱补充液体和电解质以纠正水、电解质及酸碱失衡。病情严重者，必要时输血浆、清蛋白或全血，以补充因腹腔内渗出大量血浆引起的低蛋白血症和贫血。急性腹膜炎中毒症状明显并有休克时，应给予抗休克治疗。

（二）术后护理

1. 一般护理　手术完毕回病室后，全麻未清醒者头偏向一侧，注意呕吐情况，保持呼吸道通畅。血压、脉搏平稳后改为半卧位，并鼓励患者早期活动。术后应禁饮禁食、胃肠减压，肠蠕动恢复后，拔除胃管，逐步恢复经口饮食，禁食期间做好口腔护理。

2. 病情观察　术后密切监测患者生命体征，记录出入量，注意观察患者尿量变化，经常巡视患者，倾听主诉，注意腹部体征及肠蠕动恢复情况，如有异常，及时通知医师，配合处理。

3. 维持体液平衡　根据医嘱，合理补充水、电解质，必要时输全血或血浆，维持水、电解质酸碱平衡及有效循环血量。

4. 控制感染　根据细菌培养和药物敏感试验合理使用抗生素。

5. 引流管护理　正确连接并妥善固定各引流装置、引流管，防止脱出、折曲或受压；观察引流通畅情况，挤捏引流管以防血块或脓栓堵塞，预防腹腔内残余感染；对行低负压引流者需根据引流液抽吸的情况及时调整负压，维持有效引流；及时观察腹腔引流情况，准确记录引流液的量、颜色和性状；一般当引流量小于10ml/d，且引流液非脓性、患者无发热、无腹胀、白细胞计数恢复正常时，可考虑拔除腹腔引流管。

6. 切口护理　观察切口敷料是否干燥，有渗血或渗液时及时更换敷料；观察切口愈合情况，及早发现切口感染征象。

知识拓展

腹腔镜在弥漫性腹膜炎诊治中的应用

近年来腹腔镜手术在弥漫性腹膜炎的诊断和治疗方面应用日益广泛，尤其在腹膜炎病因不明，患者年迈、体弱、多病时，腹腔镜检查是一种较好的选择，诊断准确率可达88% ~100%，高于X线、B超或CT等检查方法。腹腔镜手术的并发症少，手术时间不长，可为绝大多数患者提供确定的诊断，住院时间短。半数以上的病例可经腹腔镜手术获得确定性治疗，病残率及病死率均较低。但该手术不宜用于合并脓毒性休克和低血容量性休克的患者。

第三节　腹部损伤

案例分析

患者，女，37岁。2小时前被汽车撞伤，左上腹疼痛，无伤口，急症入院。患者主诉：口渴、头晕、心慌。

问题

1. 应协助医生采取哪些检查？
2. 当前应积极采取哪些护理措施？

腹部损伤在外科急症中常见，常伴有内脏损伤，腹腔内实质脏器或大血管损伤时，可因大出血而死亡；空腔脏器受损破裂时，常并发严重的腹腔感染而威胁生命。腹部损伤可分为开放性和闭合性两类，开放性损伤又分为穿透伤和非穿透伤。闭合性损伤体表无伤口，损伤可能仅局限丁腹壁，也可同时伴有内脏损伤。

【护理评估】

（一）健康史

了解受伤史，包括受伤的时间、部位、原因、受伤时的姿势和体位；暴力的性质、强度、方向；伤前有否饮酒、进食；受伤后的神志变化，有无腹痛、腹胀、恶心、呕吐，有无排尿；受伤到就诊期间的病情变化及采取的救治措施，效果如何等。如果患者有意识障碍或昏迷，可向护送人员、监护人或目击者询问有关情况。

（二）身体状况

因伤情不同，腹部损伤后的临床表现有很大差异。轻微的腹部损伤，可无明显症状和体征；严重者则可出现休克甚至处于濒死状态。实质性脏器损伤的临床表现以内出血为主，而空腔脏器伤以腹膜炎为其损伤后的主要表现。

1. 实质性脏器损伤

（1）症状　①失血性表现：肝、脾、胰、肾等实质性脏器或大血管损伤时，以腹腔内出血症状为主，患者表现为面色苍白、脉率加快，严重时脉搏微弱、血压下降、尿量减少，甚至出现失血性休克。②腹痛：多呈持续性，一般不严重。腹膜刺激征并不剧烈。但若肝、胰受损导致胆汁或胰液漏入腹腔可出现剧烈腹痛和明显的腹膜刺激征。

（2）体征　实质性脏器例如肝脾损伤，如无胆汁外溢，腹膜刺激症状较轻，随病情发展可出现移动性浊音，肠鸣音减弱或消失。

2. 空腔脏器损伤

（1）症状　胃肠道、胆道等破裂时，主要表现为弥漫性腹膜炎，患者出现持续性的剧烈腹痛，伴恶心，呕吐，稍后出现体温升高、脉率增快、呼吸急促等全身感染症状，严重者可发生感染性休克。

（2）体征　有典型腹膜刺激征，其程度因空腔脏器内容物的不同而异。空腔脏器破裂后腹腔内游离气体常致肝浊音界缩小或消失；可因肠麻痹而出现腹胀，肠鸣音减弱或消失。

（三）辅助检查

1. 实验室检查　腹腔内实质性脏器破裂出血时，红细胞、血红蛋白、血细胞比容等数值下降，白细胞计数略有升高。空腔脏器破裂时，白细胞计数和中性粒细胞比例明显上升。胰腺、胃肠道或十二指肠损伤时，血、尿淀粉酶多见升高。泌尿系统损伤时，尿常规检查多发现血尿。

2. 影像学检查

（1）B 超检查　主要用于诊断实质性脏器的损伤，能提示脏器损伤的部位和程度。

（2）X 线检查　腹腔游离气体是胃肠道破裂的主要证据，立位腹部平片表现为膈下新月形阴影。

（3）CT 检查　能清晰地显示肝、脾、肾等脏器的被膜是否完整、大小及形态结构是否正常。

3. 诊断性腹腔穿刺术和腹腔灌洗术　诊断阳性率可达 90% 以上，对于判断腹腔脏器有无损伤和哪一类脏器损伤有很大帮助。若抽出不凝血，提示实质性脏器损伤所致的内出血，因腹膜的去纤维作用使血液不凝固；若抽得血液迅速凝固，多为误入血管或血肿所致；胰腺或胃十二指肠损伤时，穿刺液中淀粉酶含量增高。穿刺阴性时，可能是穿刺针被大网膜堵塞或腹内液体并未流至穿刺区，不能完全排除内脏损伤的可能，应继续严密观察，必要时重复穿刺或改行腹腔灌洗。

（四）治疗原则

单纯腹壁损伤的处理原则同一般软组织损伤。对于生命体征等一般情况比较平稳，不能马上确定有无内脏损伤或已明确是轻微内脏损伤者，可考虑非手术治疗，如抗休克、抗感染、禁食、补液、输血等。但应密切观察病情变化。对已确诊或高度怀疑腹腔内脏器损伤者，或在非手术治疗期间病情加重者，应积极准备，尽早手术，手术后应注意观察，及时发现并处理术后并发症。

【常见护理诊断及问题】

1. 体液不足　与损伤致腹腔内出血，严重腹膜炎、呕吐、禁食等有关。

2. 疼痛　与腹部损伤有关。

3. 潜在并发症　损伤器官再出血、腹腔脓肿、休克。

【护理目标】

患者体液平衡能得到维持，生命体征平稳；患者腹痛缓解；患者未发生并发症或并发症能被及时发现和处理。

【护理措施】

（一）现场急救护理

腹部损伤常合并多发性损伤，急救时应分清轻重缓急。首先检查呼吸情况，保持呼吸道通畅；包扎伤口，控制外出血，将伤肢妥善外固定；有休克表现者应尽快建立静脉通路，快速输液。开放性腹部损伤者，妥善处理，伴有肠管脱出者，可用消毒碗覆盖保护，勿强行回纳。

（二）非手术治疗患者的护理

1. 一般护理　患者绝对卧床休息，若病情稳定，可取半卧位，观察期间不要随易搬动患者，以免加重损伤。患者应禁饮、禁食，防止加重腹腔内感染，怀疑空腔脏器破裂或腹胀明显者应给予胃肠减压。

2. 病情观察　每15～30分钟监测生命体征1次。观察腹部体征的变化，尤其注意腹膜刺激征的程度和范围，肝浊音界范围，移动性浊音的变化等。

3. 用药护理　遵医嘱应用广谱抗生素防治腹腔感染。必要时进行肠外营养支持，诊断未明确者禁用吗啡、哌替啶等强效止痛剂。

4. 心理护理　关心患者，向患者解释腹部损伤后的病情变化，以及可能出现的症状和体征及预后，使患者能正确认识疾病的发展过程。告知相关的各项检查、治疗和护理目的、注意事项及手术治疗的必要性，使患者能积极配合各项检查、治疗和护理。

5. 完善术前准备　一旦决定手术，应争取时间尽快进行必要的术前准备，除上述护理措施外，其他主要措施有：①必要时导尿；②协助做好各项检查、皮肤准备、药物过敏试验；③通知血库备血；④给予术前用药。

（三）术后护理

1. 一般护理　全麻未清醒者置平卧位，头偏向一侧。待全麻清醒，血压平稳后改为半卧位，以利于腹腔引流，减轻腹痛，改善呼吸循环。术后应禁饮食、胃肠减压，待肠蠕动恢复、肛门排气后停止胃肠减压，若无腹胀等不适表现可拔除胃管。从进少量流质饮食开始，根据病情逐渐过渡到软食，再过渡到普食。

2. 病情观察 严密监测生命体征、腹部体征的变化，及早发现腹腔脓肿等并发症。

3. 静脉输液 禁食期间静脉补液，维持水、电解质和酸碱平衡。必要时给予肠外营养，以满足机体高代谢和修复时营养的需要，并提高机体抵抗力。术后继续使用有效的抗生素，控制腹腔内感染。

4. 鼓励患者早期活动 手术后患者多翻身，及早下床活动，以促进肠蠕动恢复，预防肠粘连。

5. 腹腔引流护理 妥善固定，保持引流通畅。普通引流袋每日更换，抗反流型引流袋可2～3日更换1次，更换时严格遵守无菌操作原则。引流管不能高于腹腔引流出口，以免引起逆行性感染。观察并记录引流液的性质和量，若发现引流液突然减少，患者伴有腹胀、发热，应及时检查管腔有无堵塞或引流管是否滑脱。

知识拓展

诊断性腹腔穿刺

患者向穿刺侧侧卧5分钟，然后在局部麻醉下进行穿刺。穿刺点多选于脐和髂前上棘连线的中外1/3交界处或经脐水平线与腋前线相交处。但应避开手术瘢痕、肿大的肝脾、充盈的膀胱及腹直肌。有骨盆骨折者，应在脐水平面以上穿刺，以免误入血管而误诊为腹腔出血。缓慢进针，刺穿腹膜后有落空感，即可进行抽吸，或把有多个侧孔的细塑料管经针管送入腹膜深处进行抽吸。

第四节 胃肠减压术的护理

案例分析

患者，男，58岁。突发上腹部疼痛6小时来院就诊，拟诊“急性腹膜炎”收住入院，入院后给予吸氧、心电监护、胃肠减压。

问题

1. 该患者胃肠减压的目的是什么？
2. 护理人员在胃肠减压操作中有哪些注意事项？

胃肠减压是腹部外科的常用治疗措施之一，胃肠减压的正确操作和护理，对腹部疾病的治疗具有重要意义。

【原理与目的】

胃肠减压术是利用负压吸引的原理，通过置入胃腔内或肠腔内的引流管，将积聚于胃肠道内的内容物吸出，可减低胃肠道内的压力和膨胀程度；对胃肠道穿孔患者可防止胃肠内容物经破损口继续漏入腹腔；并有利于胃肠吻合术后吻合口的愈合；对肝、脾、胰等上腹部手术可减轻手术中胃肠胀气，有利于手术操作；对腹腔手术后患者可消除胃肠道胀气，减轻腹胀，促进胃肠蠕动的恢复。

【胃肠减压的并发症】

（一）引流不畅

1. 原因

（1）胃管进入胃内太多造成胃管在胃内盘曲、打结。

（2）胃管盘旋在咽部或食管上段。

（3）胃管插入过深。

（4）食物残渣或胃液黏稠、血凝块阻塞胃管。

（5）胃管老化、变脆，管腔内粘连。

（6）胃管的前端紧贴胃壁。

（7）减压器故障如胃肠减压装置漏气，失去负压等。

（8）胃管向外滑出脱离胃腔。

2. 临床表现　腹胀无缓解或加剧，检查负压引流装置，无引流物引出，或引流物突然减少；引出的胃液量明显低于正常胃液分泌量（正常人24小时分泌胃液量为1200～1500ml）；注射器回抽时阻力增大；注气时胃部听诊无气过水声；冲洗胃管，引流量明显小于冲洗量。

（二）插管困难

1. 原因

（1）频繁呕吐、呛咳。

（2）昏迷患者吞咽反射消失或减弱，对咽部刺激不敏感，插管时不能配合吞咽。

（3）胃管反复使用、硅胶老化，缺乏韧性和弹性。

（4）医护人员对上消化道解剖与生理欠熟悉，操作技术欠熟练，导致插管困难。

2. 临床表现　鼻黏膜和咽部黏膜充血水肿甚至出血，患者剧烈咳嗽、呼吸困难等。

（三）上消化道出血

1. 原因

（1）插管动作粗暴或患者剧烈恶心、呕吐时强行插管，损伤食道、胃黏膜。

（2）胃管附着在胃黏膜上负压吸引致使胃黏膜缺血、坏死形成溃疡所致。

2. 临床表现　负压引流液由墨绿色变成咖啡色、暗红色甚至鲜红色；伴或不伴有呕血；出血量较大时，患者排柏油样便，严重者有晕厥、出汗和口渴等失血过多的表现。大便潜血检查呈阳性，出血量较多时血常规化验红细胞和血红蛋白水平下降，胃镜检查可提示食管、胃黏膜损伤。

（四）声音嘶哑

1. 原因

（1）声带损伤，充血、水肿、闭合不全。

（2）胃管质地较硬，损伤喉返神经。

（3）局部的摩擦或胃管的机械刺激导致喉头组织水肿，压迫喉返神经，造成声带麻痹。

2. 临床表现 根据嘶哑程度和性质的不同可分为：①毛，极轻微的嘶哑，一般在讲话时并不察觉，仅在发某一高音时出现；②沙，是在发某一字时出现嘶哑；③轻，只能发较低的声音；④粗，指在发声时有强烈的气流冲击的声音；⑤哑，由于不同程度的声门闭合不全所致；⑥失声，近似耳语的声音；⑦全哑，不能发出任何声音。

（五）呼吸困难

1. 原因 胃管误入气管、胃管脱出盘旋在口咽部、喉头水肿。

2. 临床表现 患者感呼吸困难，呼吸的节律、频率变快及幅度加深，呼吸困难加重后呼吸变浅、发绀、频繁咳嗽、血氧饱和度下降；心率加快；出现焦虑、恐惧等心理反应。

（六）吸入性肺炎

1. 原因

（1）喉部分泌物增加，不敢咳嗽。

（2）长期卧床胃肠道蠕动功能减弱或逆蠕动，或胃肠减压引流不畅导致胃食管反流。

（3）胃肠减压期间细菌在口腔内大量繁殖，口腔护理清洗欠彻底，细菌向呼吸道蔓延引起肺部感染。

2. 临床表现 高热，患者体温可高达40.5℃，面颊绯红，皮肤干燥，同时伴有寒战、胸部疼痛、咳嗽，痰黏稠，呼吸增快或呼吸困难。肺部听诊可闻及湿啰音及支气管呼吸音；胸部X线检查可见肺部有斑点状或云片状的阴影。

（七）低钾血症

1. 原因 胃肠减压持续时间过长，大量胃液引出，而患者禁食、钾盐补给不足，导致低钾血症。

2. 临床表现 患者早期可出现烦躁，严重时神志淡漠或嗜睡，往往勉强叫醒后随即入睡。同时肌肉软弱无力、腱反射减弱或消失，严重时出现软瘫。心动过速，血压下降，心电图出现U波，T波降低、变宽、双向或倒置，随后出现ST段降低、Q-T间期延长。血钾在3.5mmol/L以下。

（八）败血症

1. 原因 抵抗力低下、胃管消毒不严格或受到污染。

2. 临床表现 寒战、高热、呕吐、腹泻、烦躁不安等。化验检查：白细胞计数增高，伴有核左移；血及胃液培养可找到致病菌。

【胃肠减压的护理】

1. 向患者解释胃肠减压的目的及配合方法，以取得合作。

2. 检查胃肠减压装置各部位安装是否正确、通畅，有无漏气等故障。

3. 胃肠减压期间禁食、禁饮，停用口服药物。如需从胃管内注药时，应夹管并暂停减压1小时；注意加强营养，适当输液，维持水、电解质和酸碱平衡。

4. 胃肠减压管应妥善固定，避免移位或脱出；保持胃肠减压持续通畅，防止内容物阻塞，每4小时检查一次，每日一次用0.9%氯化钠溶液冲洗胃管，每次30～40ml，如有阻塞应随时冲洗。

5. 观察并记录引流液的量和性质，一般胃肠手术后24小时内胃液多呈暗红色，2～3日后逐渐减少。如有鲜红色液体吸出说明有出血，应停止胃肠减压，及时报告医师。

6. 引流瓶（袋）及引流接管应每日更换1次。

7. 加强口腔护理，预防口腔感染和呼吸道感染，必要时给予蒸汽雾化吸入以保护口咽部黏膜。每日用滴管向插有胃管的鼻孔内滴入数滴液状石蜡，以减轻胃管对鼻黏膜的刺激。

8. 拔管

（1）指征　术后2～3日，肠蠕动恢复，肛门排气。

（2）方法　先将胃管与吸引装置分离，捏紧胃管，嘱患者在吸气末屏气，先缓慢往外拉出，当胃管头端接近咽喉部时，迅速拔出胃管，以防止患者误吸。用棉棒将患者鼻孔及周围擦净，整理用物，妥善处理胃肠减压装置。

目标检测

单选题

1. 下列哪种疾病会引起继发性腹膜炎（　　）
   A. 上呼吸道感染　　B. 胃十二指肠溃疡穿孔
   C. 腹壁损伤　　D. 慢性肾炎
   E. 肺炎

2. 原发性腹膜炎和继发性腹膜炎主要区别是（　　）
   A. 病原菌的种类　　B. 腹痛性质
   C. 腹腔内有无原发病灶　　D. 患者的年龄
   E. 腹胀的程度

3. 急性腹膜炎最主要的症状是（　　）
   A. 腹痛　　B. 恶心、呕吐
   C. 脉搏变化　　D. 血压变化
   E. 发热

4. 急性腹膜炎患者典型的体征是（　　）
   A. 腹式呼吸减弱　　B. 肝浊音界缩小
   C. 移动性浊音阳性　　D. 压痛、反跳痛、肌紧张

E. 肠鸣音减弱

5. 急性腹膜炎患者发生休克的主要原因是（　　）

A. 发热　　B. 大量呕吐

C. 剧烈疼痛　　D. 血容量减少及毒素吸收

E. 细菌毒力强

6. 胃肠减压最可靠的拔管指征是（　　）

A. 体温正常　　B. 腹胀消失

C. 肠鸣音恢复　　D. 食欲增加

E. 肛门排气

7. 持续胃肠减压时间较长时，应加强的护理项目有（　　）

A. 预防压疮发生　　B. 及时更换收集瓶

C. 保持引流流畅　　D. 注意口腔卫生

E. 记录吸出液的量和质

8. 空腔脏器破裂的主要临床表现是（　　）

A. 创伤性休克　　B. 急性腹膜炎

C. 急性肠梗阻　　D. 急性内出血

E. 膈下游离气体

9. 诊断腹腔内实质性脏器破裂的主要依据是（　　）

A. 腹肌紧张　　B. 膈下游离气体

C. 腹式呼吸消失　　D. 腹腔穿刺抽出浑浊液体

E. 腹腔穿刺抽出不凝血

10. 有利于腹膜炎渗液局限于盆腔，减少毒素吸收的护理措施是（　　）

A. 禁饮食　　B. 胃肠减压

C. 按医嘱应用抗生素　　D. 安置半卧位

E. 保持腹腔引流管通畅

11. 闭合性损伤中最容易损伤的脏器是（　　）

A. 肾　　B. 肝　　C. 脾

D. 肠系膜　　E. 小肠

12. 疑有小肠破裂时，首选的影像学检查是（　　）

A. X 线　　B. B 超　　C. CT

D. MRI　　E. 选择性动脉造影

13. 开放性腹部损伤伴少量肠管脱出时，正确的处理是（　　）

A. 迅速将脱出肠管还纳腹腔　　B. 用盐水纱布覆盖并包扎

C. 凡士林纱布覆盖并包扎　　D. 用消毒纱布覆盖并包扎

E. 用消毒或清洁器皿覆盖并包扎

14. 下列哪项不符合小肠破裂的临床特点（　　）

A. 持续性腹部胀痛　　B. 恶心、呕吐

C. 明显的腹膜刺激征 D. 肝浊音界消失
E. 肠鸣音消失

15. 下列哪种腹内脏器损伤，腹部体查时腹膜刺激征不明显（ ）
A. 肝破裂 B. 脾破裂 C. 胰破裂
D. 肠穿孔 E. 胃穿孔

16. 区别腹腔内实质性脏器和空腔脏器损伤的主要依据是（ ）
A. 外伤史 B. 腹痛程度
C. 有无腹膜刺激征 D. 腹腔穿刺抽出物
E. 有无全身中毒症状

17. 对疑有腹腔内脏器损伤的患者，处理措施中哪项是错误的（ ）
A. 禁食 B. 胃肠减压
C. 应用抗生素 D. 严密病情观察
E. 应用哌替啶止痛

18. 腹膜炎非手术治疗不包括（ ）
A. 禁食、胃肠减压 B. 严密观察病情
C. 用哌替啶止痛 D. 半卧位
E. 物理降温

19. X 线检查示膈下游离气体，其临床意义是（ ）
A. 实质脏器损伤 B. 胃肠道破裂
C. 脾破裂 D. 肾损伤
E. 嵌顿性痛

20. 患者，男，20 岁。上腹部外伤后 2 小时，面色苍白，脉搏 120 次/分，血压 70/50mmHg，意识清醒，全腹腹膜刺激征（+），腹腔穿刺抽出不凝固血液，应考虑（ ）
A. 胃破裂 B. 腹壁血肿
C. 肝、脾破裂 D. 小肠破裂
E. 胆囊破裂

（孟 颖）

书网融合……

微课 本章小结 自测题

第十五章　胃肠疾病患者的护理

PPT

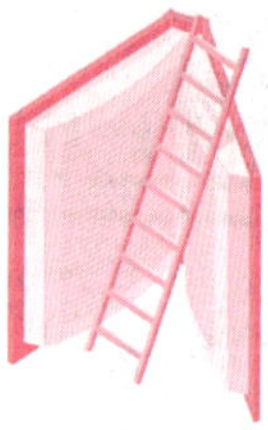

【学习目标】

1. **掌握**　腹外疝、胃十二指肠溃疡外科治疗、胃癌、急性阑尾炎、肠梗阻、直肠肛管良性疾病、结肠癌、直肠癌等胃肠疾病的护理评估和护理措施。

2. **熟悉**　胃肠疾病的常见护理诊断及问题。

3. **了解**　胃肠疾病的病因、病理、处理原则及手术方法。

4. 具有良好的职业道德，尊重患者，关爱患者，维护健康。

第一节　腹外疝

案例分析

患者，男，38 岁。10 年来站立或腹压增高时反复出现右阴囊肿块，平卧时肿块明显缩小或消失。10 小时前提重物时肿块又出现，伴肢痛、呕吐，肛门停止排气和排便。体检示右阴囊肿大，可见一梨状肿块，平卧后肿块不消失。

问题

1. 该患者如何进行护理评估和护理诊断？
2. 如要进行手术治疗，术前护理措施有哪些？

腹腔内脏器或组织连同壁腹膜经腹壁薄弱处或孔隙向体表突出形成的包块，称为腹外疝，是腹部外科常见疾病之一。腹外疝根据其发生部位分为腹股沟疝、股疝、脐疝、切口疝、腹白线疝等。腹股沟斜疝最多见，约占全部腹外疝的 75% ~90%，占腹股沟疝的 85% ~95%。腹股沟疝男性发病率高于女性，男女发病比率约为 15∶1，右侧多于左侧。

【病因】

（一）腹壁强度降低

1. 先天性因素　在胚胎发育过程中，某些器官或组织穿过腹壁造成局部腹壁强度降低，如精索或子宫圆韧带穿过的腹股沟管、脐血管穿过的脐环、股动静脉穿过的股管等均为腹壁薄弱点。

2. 后天性因素　若腹部手术后切口愈合不良、腹壁外伤或感染造成腹壁缺损，年老体弱或过度肥胖造成腹壁肌肉萎缩等，均可导致腹壁强度降低。

（二）腹内压增高

这是形成腹外疝的重要诱因。引起腹内压增高的常见因素有：慢性咳嗽、长期便秘、排尿困难、腹腔积液、妊娠、搬运重物、长期从事重体力劳动、婴儿经常啼哭等。

【病理解剖】

腹外疝由疝环、疝囊、疝内容物和疝外被盖组成（图 15－1）。

1. 疝环　是疝内容物突向体表的门户，也称疝门，是腹壁的薄弱或缺损处，通常以疝环所在的部位命名，如腹股沟疝、脐疝、切口疝等。

2. 疝囊　是壁腹膜从疝环向外突出所形成的袋状物，由疝囊颈、疝囊体、疝囊底三部分组成，其中疝囊颈是疝囊比较狭窄的部位，位置相当于疝环。

3. 疝内容物　是突入疝囊内的腹内脏器或组织，以小肠最为多见，其次是大网膜。

4. 疝外被盖　覆盖在疝囊以外的腹壁各层组织称为疝外被盖，通常由筋膜、肌肉、皮下组织和皮肤组成。

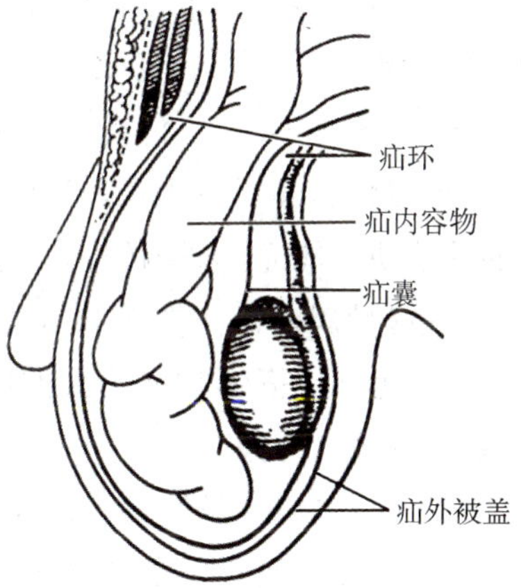

图 15－1　腹外疝解剖结构

【病理类型】

1. 易复性疝　最常见，当患者站立、行走、咳嗽或劳动等引起腹内压增高时，疝内容物进入疝囊，平卧或用手推送疝块时，疝内容物容易回纳腹腔，故又称为易复性疝。

2. 难复性疝　病程较长，疝内容物与疝囊壁发生粘连，疝内容物不能完全回纳腹腔，称为难复性疝，其内容物多为大网膜。

3. 嵌顿性疝　疝环较小而腹内压骤然升高时，疝内容物从扩张的疝环进入疝囊，后被弹性回缩的疝环卡住，使疝内容物不能回纳腹腔，称为嵌顿性疝。

4. 绞窄性疝　若嵌顿时间过久，肠管及其系膜受压，最终导致缺血性坏死，即为绞窄性疝。嵌顿性疝和绞窄性疝实际上是同一个病理过程的两个不同阶段，临床上很难截然分开。

【护理评估】

（一）健康史

了解患者有无腹部手术切口愈合不良及腹部外伤或感染的病史，是否存在年老体弱、过度肥胖、糖尿病等导致腹壁肌肉萎缩的因素，了解有无导致腹内压增高的因素，如慢性咳嗽、习惯性便秘、长期从事重体力劳动、婴儿经常剧烈啼哭等。

（二）身体状况

腹内脏器或组织从腹股沟区的间隙或薄弱处突向体表，称为腹股沟疝。

（1）腹股沟斜疝　多见于儿童及青壮年男性。

1）易复性斜疝　患者多无自觉症状或仅有局部坠胀不适。主要表现为在腹内压增高时，腹股沟区出现可回纳性疝块，并进入阴囊或大阴唇，疝块呈梨形或椭圆形，其近端呈蒂柄状，平卧或用手向腹腔推送时，疝块可向腹腔回纳。回纳后，用手指通过阴囊皮肤伸入腹股沟管浅环，可感到浅环宽大松弛，嘱患者咳嗽，指尖有冲击感。用手指紧压腹股沟管深环，让患者起立并咳嗽，疝块不再出现，但手指放开后疝块又可出现。

2）难复性斜疝　主要表现为疝块不能完全回纳，患者可有坠胀、隐痛不适。滑动性斜疝除疝块不能完全回纳外，可有消化不良或便秘等症状。

3）嵌顿性斜疝　主要表现为疝块突然增大，并伴有明显疼痛。触诊肿块紧张发硬，有明显触痛。嵌顿物如为大网膜，局部疼痛常较轻微，如为肠袢，则伴有腹部绞痛、恶心、呕吐、腹胀、肛门排便排气停止等机械性肠梗阻表现。

4）绞窄性斜疝　绞窄性疝形成后，疝块有红、肿、热、痛等急性炎症表现和急性腹膜炎体征，发生肠管绞窄者可有血便，严重者可并发感染性休克。

（2）腹股沟直疝　其临床特点有别于腹股沟斜疝（表 15 – 1）。多见于年老体弱者，一般无自觉症状。当患者站立或腹内压增高时，在腹股沟内侧端、耻骨结节外上方出现一半球形肿块，不降入阴囊。疝块容易回纳，极少发生嵌顿。

表 15 – 1　腹股沟斜疝与直疝的鉴别

项目	斜疝	直疝
好发年龄	儿童与青壮年	老年
突出途径	由腹股沟管突出，可进入阴囊	经直疝三角突出，不进入阴囊
疝块外形	椭圆或梨形，上部呈蒂柄状	半球形，基底较宽
回纳疝块后压住内环	疝块不再突出	疝块仍可突出
精索与疝囊的关系	精索在疝囊内后方	精索在疝囊前外方
疝囊颈与腹壁下动脉的关系	疝囊颈在腹壁下动脉外侧	疝囊颈在股壁下动脉内侧
嵌顿机会	较多	极少

（三）心理－社会状况

患者常因疝块反复突出影响工作和生活而感到焦虑不安，因对疝的病因、治疗及预防复发措施等缺乏认识，对手术及预后存在各种顾虑。

（四）辅助检查

1. 实验室检查　血常规检查白细胞计数和中性粒细胞比例升高，提示继发感染。粪便检查如为血便、隐血试验阳性或见白细胞，可提示有肠绞窄。

2. X 线检查　疝嵌顿或绞窄时 X 线检查可见肠梗阻征象。

（五）处理原则

1. 非手术疗法　1 岁以内患儿，随着生长发育，腹壁肌逐渐增强，腹外疝可自愈，可暂时采用压迫疝环的方法，如棉束带包扎压迫，年老体弱或伴有严重疾病不能耐受手术者，可佩戴疝带。

2. 手术治疗　手术修补是治疗腹股沟疝最有效的方法。

（1）传统的疝修补术。

（2）无张力疝修补术　是在无张力情况下利用人工高分子材料进行缝合修补，疼痛轻、恢复快、复发率低。

（3）经腹腔镜疝修补术。

【常见护理诊断及问题】

1. 焦虑　与疝块影响日常工作生活有关。

2. 急性疼痛　与疝块嵌顿或绞窄及手术创伤有关。

3. 知识缺乏　缺乏腹外疝成因，预防及术后康复相关知识。

【护理目标】

1. 减轻患者焦虑。
2. 减轻患者疼痛。
3. 让患者掌握腹外疝病因、预防及术后康复知识。

【护理措施】

（一）非手术治疗的护理

1. 棉束带的使用　1 岁以内患儿的腹股沟斜疝采用棉束带压迫法，松紧要适宜，注意局部皮肤的血运情况，保持清洁，污染后应立即更换。

2. 疝带的使用　指导患者正确佩戴，防止压迫错位而影响效果。疝带压迫治疗有不舒适感且易产生厌烦情绪，应向患者说明使用疝带的意义。但长期使用疝带可使疝囊颈经常受摩擦而增厚，增加疝嵌顿的机会，并可促使疝囊与疝内容物粘连，形成难复性疝。

（二）手术前护理

1. 一般护理

（1）卧位与活动　术前一般患者卧位和活动不受限制，但巨大疝患者应卧床休息，减少活动，使疝内容物回纳，减轻局部充血与水肿。

（2）饮食　多饮水、多吃蔬菜等富含纤维素食物，保持排便通畅。怀疑嵌顿性或绞窄性疝患者应禁食。

2. 病情观察　观察腹部情况，若患者出现明显腹痛，伴疝块突然增大、紧张发硬且触痛明显，不能回纳腹腔，应高度警惕嵌顿的可能，应立即通知医生。

3. 治疗配合

（1）消除引起腹内压增高的因素　术前有咳嗽、便秘、排尿困难等引起腹内压增高的因素存在时，除非急诊手术，均应做出相应处理，待症状控制后方可手术，否则术后易复发。术前患者戒烟2周；注意保暖，防止受凉感冒。

（2）严格备皮　是防止切口感染，避免疝复发的重要措施。术前嘱患者沐浴，按规定范围严格备皮，对会阴部、阴囊皮肤更要仔细，既要剃尽阴毛又要防止剃破皮肤。术日晨再次查备皮情况，如有皮肤破损应暂停手术。

（3）灌肠排尿　手术前一晚灌肠，排除肠内积粪，避免术后便秘、腹胀而诱发疾病复发。进手术室前，嘱患者排尽尿液，预防术中误伤膀胱。

（4）嵌顿或绞窄性疝术前准备　禁食、胃肠减压、输液、抗感染等处理。

（三）手术后护理

1. 一般护理

（1）卧位与活动　术后患者取平卧位，膝下垫一软枕，使膝、髋关节微屈；以降低腹股沟切口张力和减小腹腔内压力，利于切口愈合和减轻切口疼痛。一般术后卧床3～5日。无张力疝修补术后，患者可早期离床活动。年老体弱、复发性疝、绞窄性疝、巨大疝患者应延长卧床时间，以防术后初期疝复发。卧床期间注意饮食、排便护理及适当床上活动。

（2）饮食　一般患者术后6～12小时无呕吐、恶心可进流食。行肠切除吻合术者术后应禁食，待肠道功能恢复后，方可进流质饮食，再逐步过渡到半流质饮食、普食。

2. 观察注意生命体征的变化　密切观察切口有无渗血、感染及阴囊血肿的征象，如有异常应报告医生处理。

3. 治疗配合

（1）预防阴囊血肿　术后切口部位压沙袋（0.5kg）24小时以减轻渗血。阴囊位置低，可用丁字带或阴囊托托起，减少渗液、渗血的积聚及促进回流和吸收。

（2）预防切口感染　注意保持敷料清洁、干燥，避免大小便污染，尤其是婴幼儿更应加强护理。如发现敷料脱落或污染时，应及时更换，以防切口感染。嵌顿性或绞窄性疝手术后，遵医嘱合理应用抗生素。

（3）防止腹内压增高　术后注意保暖，以防受凉引起咳嗽。如有咳嗽应及时用药治疗，并嘱患者在咳嗽时用手掌按压伤口，减少腹内压增高对切口愈合的不利影响。保持大小便通畅，如有便秘应及时处理。

（四）心理护理

向患者及其家属解释腹外疝的病因和诱因、手术治疗的必要性和手术方法。术后患者关注伤口疼痛和手术效果，护士应与患者多沟通，有针对性地做好安慰和解释工作，消除患者和家属的思想顾虑。

【健康指导】

1. 活动指导　出院后逐渐增加活动量，3 个月内应避免重体力劳动或提举重物。

2. 饮食指导　调整饮食，保持排便通畅。

3. 防止复发　治疗和预防引起腹内压增高的因素，如慢性咳嗽、慢性便秘、排尿困难等。

4. 随访　若腹外疝复发，应及早诊治。

第二节　胃、十二指肠溃疡外科治疗患者的护理

案例分析

患者，男，25 岁。5 年来经常半夜于上腹部出现灼痛，口服抑酸药症状可缓解，昨日聚餐饮酒后突然出现上腹部剧烈疼痛无法忍受，入院后查体：全腹痛，腹肌紧张，肝浊音界缩小，X 线片及腹部 B 超显示见膈下游离气体，腹腔穿刺抽出黄色浑浊液体。

问题

1. 患者当前主要的护理诊断是什么？
2. 确诊后建议采取何种治疗方法，后续有哪些护理措施？

胃、十二指肠局限性的全层黏膜缺损称为胃、十二指肠溃疡。因溃疡的形成与胃酸－蛋白酶的消化作用有关，也称为消化性溃疡。纤维内镜技术的不断完善、新型抑酸剂和抗幽门螺杆菌药物的应用使得溃疡病诊断和治疗发生了很大改变。外科治疗主要用于急性穿孔、出血、幽门梗阻或药物治疗无效的溃疡患者及胃溃疡恶性变等情况。

【护理评估】

（一）健康史

了解既往病史中有无胃、十二指肠溃疡病史，大多数患者发病前常有自觉症状加重等溃疡活动期表现的病史。询问有无暴饮暴食、进食刺激性食物、情绪激动或过度疲劳等诱发因素。了解患者生活饮食习惯，有无烟酒嗜好，有无长期精神过度紧张、忧虑、情绪激动等因素。有无服用对胃肠黏膜有刺激的药物，如非甾体抗炎药、肾上腺皮质激素等。

（二）身体状况

1. 腹痛　突然剧烈腹痛是穿孔最初和最常见的症状。疼痛最初开始于上腹部或穿

孔的部位，常呈刀割或烧灼样痛，一般为持续性，但也有阵发性加重。疼痛很快扩散至全腹部。因消化液沿升结肠旁向下流，可引起右下腹部疼痛。刺激横膈疼痛可放散到肩部呈刺痛或酸痛感觉。这种剧烈疼痛初期是由强的化学性刺激所致。由于腹膜大量渗出液将消化液稀释，疼痛可减轻。

2. 休克症状 穿孔初期常有一定程度休克症状，主要是腹膜受刺激后引起的神经性休克，待腹膜渗出中和消化液，休克症状往往自行好转。病情发展至细菌性腹膜炎和肠麻痹，可再次出现中毒性休克现象。

3. 恶心、呕吐 有半数患者有恶心、呕吐症状，在早期为反射性，并不剧烈，呕吐物中可能有血液，肠麻痹时呕吐加重，同时有腹胀、便秘等症状。

4. 腹部触痛 早期触痛多局限于上腹部后偏右上腹，有时右下腹触痛也相当明显，很像急性阑尾炎，但不久触痛可布及整个腹部。反跳痛常为阳性。

5. 腹肌紧张 由于腹膜受刺激，腹肌有明显紧张强直现象，常呈所谓“木板样强直”，腹肌强直在穿孔初期最明显，晚期腹膜炎形成后，强直程度反而减轻。

6. 腹腔游离气体 溃疡穿孔后，胃、十二指肠内的气体进入腹腔内，因此如能证实腹腔游离气体的存在，可作为诊断溃疡穿孔的有力证据。体检时约有 75% 患者中发现肝浊音区缩小或消失。

（三）辅助检查

1. X 线检查 站立位 X 线检查约有 80% 患者膈下可见半月状游离气体影，对诊断帮助很大。

2. 胃镜检查 是确诊胃十二指肠溃疡的首选方法，可明确溃疡部位，并可在直视下取活组织行幽门螺杆菌检测及病理学检查。若有溃疡出血可在胃镜下止血治疗。

3. 实验室检查 穿孔患者血白细胞计数及中性粒细胞比例增高。大量出血后，红细胞计数、血红蛋白计数、血细胞比容均呈进行性下降。

4. 胃酸测定 迷走神经切断术前后测定胃酸对评估迷走神经切断是否完整有帮助，成功的迷走神经切断，术后最大胃酸排出应下降 70%。胃酸测定前必须停服抗酸药物。

（四）治疗原则

1. 非手术疗法 适用于患者空腹、症状轻、一般情况好的较小穿孔，可试行半坐卧位、禁食、胃肠减压、输液、抗生素治疗。

2. 手术治疗

（1）一般认为穿孔时间超出 8 小时，腹腔内感染及炎症水肿严重，有大量脓性渗出液，无出血、梗阻并发症者，可施行单纯穿孔缝合术。

（2）如果患者一般情况良好，腹腔污染不严重或顽固性溃疡穿孔，或伴幽门梗阻、大出血、恶变等并发症者，可施行胃大部切除术。

（3）急性出血患者可用非手术疗法止血，包括镇静、卧床休息、补液、输血、静脉滴注西咪替丁、经胃管行冷生理盐水灌洗；在胃镜直视下，局部注射去甲肾上腺素、电凝或喷雾黏合剂等。但对年龄在60岁以上伴有动脉硬化、反复出血或输血后血压仍不稳定者，应及早施行包含出血溃疡病灶在内的胃大部切除术。

（4）瘢痕性幽门梗阻　经充分术前准备后行胃大部切除术，彻底解除梗阻。

（5）外科手术方法简介　胃大部切除术与迷走神经切断术是治疗胃、十二指肠溃疡常用的两种术式。

1）胃大部切除术　是最常用的方法。适用于治疗胃、十二指肠溃疡。传统的切除范围是：胃远侧2/3包括胃体大部、整个胃窦部、幽门和部分十二指肠球部。常用的手术方式可分为以下两大类。①毕Ⅰ式胃大部切除术：即在胃大部切除后，将残胃与十二指肠吻合（图15－2），多用于胃溃疡。②毕Ⅱ式胃大部切除术：即胃大部切除后，残胃与空肠吻合，十二指肠残端关闭（图15－3），多用于各种胃、十二指肠溃疡，尤其是十二指肠溃疡。

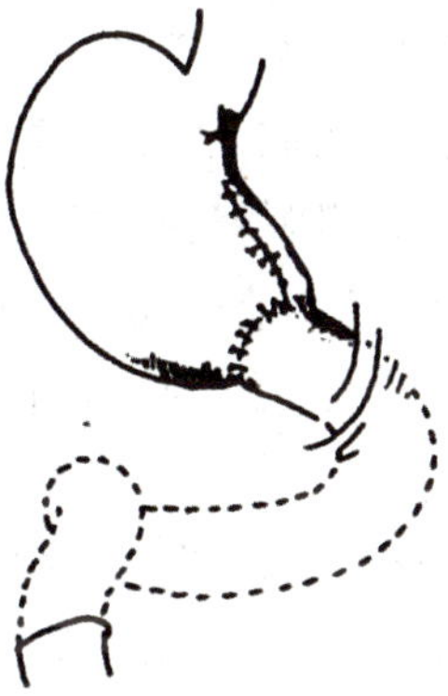

图15－2　毕Ⅰ式胃大部切除术

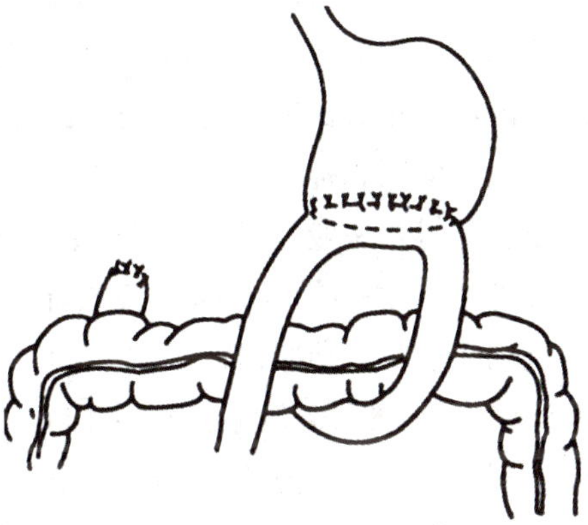

图15－3　毕Ⅱ式胃大部切除术

2）胃迷走神经切断术　主要用于治疗十二指肠溃疡，胃迷走神经切断术可分为三种类型：①迷走神经干切断术；②选择性迷走神经切断术；③高选择性迷走神经切断术。

【常见护理诊断及问题】

1. 急性疼痛　与胃、十二指肠黏膜受侵蚀及酸性胃液刺激有关。

2. 营养失调　低于机体需要量与溃疡病所致摄入不足、消化吸收障碍及并发症致营养损失过多有关。

3. 焦虑　与溃疡迁延不愈合、发生并发症及对手术担忧有关。

4. 潜在并发症　吻合口出血、十二指肠残端破裂、吻合口梗阻、输入段梗阻、输出段梗阻、倾倒综合征等。

【护理目标】

1. 患者疼痛程度减轻或缓解。
2. 患者病情得到控制。

3. 患者水、电解质平衡得以维持，营养失调得到纠正。

4. 患者焦虑程度减轻，情绪稳定，配合治疗和护理。

【护理措施】

（一）手术前准备

1. 心理准备 树立患者治愈疾病的信心。

2. 择期手术患者的准备 饮食宜少量多餐，给高蛋白、高热量、易消化及无刺激性的食物。拟行迷走神经切断术的患者，术前应做基础胃酸分泌量和最大胃酸分泌量测定，以鉴定手术后效果。其他同腹部外科术前一般护理。

3. 急性穿孔患者术前准备 基本原则和方法同急性腹膜炎的术前护理。患者取半坐卧位、禁食、持续胃肠减压、输液、应用抗生素、严密观察病情变化等。

4. 急性大出血患者术前准备 患者取平卧位，呕血时头偏向一侧，必要时遵医嘱给镇静剂。一般应暂禁食，从胃管中注入冷 0.9% 氯化钠溶液，可加适量去甲肾上腺素。肌内注射止血药物、静脉滴注西咪替丁等。建立静脉通道，输液、输血。密切观察患者生命体征和神志变化，记录呕血及便血量，动态监测血细胞比容。经短期输血而血压、脉搏及一般情况仍未好转者；或虽一度好转，但停止输血或减慢输血速度后，症状又迅速恶化；在 24 小时内需要输血量超过 1000ml 维持血压和血细胞比容者，均说明出血仍在继续，即应迅速手术。

5. 瘢痕性幽门梗阻患者术前准备 据病情给予流质饮食或暂禁食，术前 2～3 日行胃肠减压，并每晚用温的 0.9% 氯化钠溶液洗胃，以减轻长期梗阻所致的胃黏膜水肿。纠正贫血与低蛋白血症，改善营养、低钠、低氯、低钾和代谢性碱中毒。

（二）手术后护理

1. 一般护理 患者取平卧位，在血压平稳后取半卧位。胃肠减压期间禁饮食，做好口腔护理，胃管必须在术后肛门排气后才可拔除。拔管后当日可给少量饮水，每次 4～5 汤匙，每小时一次；第 2 日给少量流食，每次 100～150ml；拔管后第 4 日，可改半流食。术后 1 个月内，应少食多餐，避免进食生、冷、硬、辣及不易消化食物。

2. 病情观察 观察患者神志、血压、脉搏、体温、尿量、腹部症状与体征、伤口敷料及引流管引流情况，发现异常及时报告医生。

3. 治疗配合

（1）补液与营养　胃肠手术后禁食时间较长，应遵医嘱静脉输液，维持水、电解质及营养代谢的平衡，必要时可输入血浆、白蛋白及少量新鲜血。

（2）加强各引流管护理　保持胃肠减压管的通畅，有利于减轻腹胀，促进吻合口的愈合；有腹腔引流管者，应保持引流管的通畅，并记录每日引流液的性状及量，维持引流管周围皮肤清洁干燥。

（3）其他　手术早期及体弱者，遵医嘱给予抗生素预防感染；术后疼痛排除并发症者，遵医嘱给予止痛剂。

4. 术后并发症护理

（1）吻合口出血　胃大部切除术后24小时内，可从胃管内流出少量暗红色或咖啡色胃液，一般不超过300ml，量逐渐减少而颜色变淡，属术后正常现象。吻合口出血表现为短期内从胃管内流出大量鲜血，甚至呕血或黑便。应配合医生采取禁食、应用止血剂、输鲜血等措施，多可停止。经非手术处理效果不佳，甚至血压逐渐下降，或发生出血性休克者，应再次手术止血。

（2）十二指肠残端瘘　多发生在毕Ⅱ式术后3～6日，表现为右上腹突然发生剧烈疼痛和腹膜刺激征，需立即进行手术。由于局部炎症，水肿明显，难以修补缝合，应经十二指肠残端破裂处置管做连续引流，残端周围另置烟卷引流。术后积极纠正水、电解质紊乱，可考虑全胃肠外营养或做空肠造口行管饲以补充必要的营养。此外，还需多次少量输新鲜血，应用抗生素抗感染，用氧化锌糊剂保护造口周围皮肤等措施。

（3）吻合口梗阻　表现为进食后呕吐，呕吐物不含胆汁。一般经禁食、胃肠减压、补液等措施多可缓解。

（4）输入段肠袢梗阻　慢性不完全性输入段梗阻，进食数分钟至30分钟后发生上腹胀痛和绞痛，伴呕吐，呕吐物主要为胆汁，多数可用非手术疗法使症状改善或消失，少数需再次手术。急性完全性梗阻，突发剧烈腹痛，呕吐频繁，呕吐物量少，不含胆汁，上腹偏右有压痛及包块，随后可能出现烦躁、脉速和血压下降，应及早手术治疗。

（5）输出段肠袢梗阻　表现为上腹饱胀、呕吐食物和胆汁，非手术疗法如不能缓解，应立即手术。

（6）倾倒综合征　在进食高渗性食物后10～20分钟发生，表现为上腹胀痛不适、心悸、乏力、出汗、头晕、恶心、呕吐甚至虚脱，并有肠鸣和腹泻等，平卧几分钟后可缓解。术后早期指导患者少食多餐，使胃肠逐渐适应，饭后平卧20～30分钟，饮食避免过甜、过热的流食，告诉患者1年内多能自愈。如经长期治疗护理未能改善者，应手术治疗，可将毕Ⅱ式改为毕Ⅰ式吻合。

【健康指导】

1. 保持乐观的心态，指导患者自我调节情绪，避免精神过度紧张。
2. 规律生活，适当运动，注意劳逸结合。
3. 合理安排饮食，进食高蛋白、高热量、易消化、刺激性小的食物，少食多餐。
4. 出现切口部位红肿或有疼痛、腹胀、停止排气、排便等症状时，应及时就医。

第三节　胃　癌

案例分析

患者，女，43岁。患胃溃疡已10年，近3个月来，上腹痛变为无规律性，纳差，X线钡餐检查，胃窦部可见2.5cm×3.0cm龛影，边缘不齐，粪便隐血三次阳性。

问题

1. 该患者首先考虑何种疾病?
2. 为明确诊断，建议进一步做何种检查?
3. 若采用手术治疗，术前护理措施有哪些?

胃癌是消化系统最常见的恶性肿瘤，占我国消化道肿瘤的第一位。发病年龄以40~60岁为多见，男性多于女性。胃癌多见于胃窦部，其次为胃小弯、贲门。胃癌分为早期胃癌和进展期胃癌。早期胃癌，指所有局限于黏膜或黏膜下层的胃癌；胃镜检查直径在6~10mm为小胃癌。进展期胃癌在临床上又分为块状型、溃疡型和弥漫型三种。从组织学上分为腺癌、腺鳞癌、鳞状细胞癌、未分化癌和未分化类癌。其转移途径有直接蔓延、淋巴转移、血行转移及种植转移。

【常见病因】

1. 不良饮食习惯是导致胃癌的主要原因。调查发现长期大量的进食熏烤、腌制食品的人易患胃癌。因为，烟熏、盐腌制食品中的亚硝酸盐在体内转变成亚硝胺而致癌，污染、烘烤及腌制食品中也含有大量致癌物质。

2. Hp阳性是胃癌的主要因素之一。我国胃癌高发区成人Hp感染率在60%以上。

3. 长期患有胃溃疡、萎缩性胃炎、胃腺瘤性息肉、胃慢性炎症等疾病患者是胃癌的高危人群。这些疾病易于恶变，故又称为“癌前疾病”。

4. 家族史调查中，发现胃癌发病具有遗传倾向。

5. 居住生活在我国西北地区和东南沿海省市的人群是胃癌的多发人群。在世界范围内，日本是胃癌发病率最高的国家。

【护理评估】

（一）健康史

了解患者的年龄、性别、饮食习惯、生活与工作环境、有无烟酒嗜好，有无慢性胃病史等。家族中有无胃癌或其他肿瘤患者。

（二）身体状况

1. 胃癌早期 无典型临床表现。部分患者可有上腹隐痛不适、嗳气、反酸及食欲缺乏等，类似消化性溃疡或慢性胃炎的症状。

2. 病情进展 患者逐渐出现贫血、消瘦，体重进行性减轻。晚期患者呈恶病质。

3. 胃窦癌 可致幽门部分或完全性梗阻，出现餐后饱胀、恶心呕吐；贲门部和高胃小弯部癌，可出现进食梗阻感；癌肿侵蚀血管，可发生上消化道出血；溃疡型胃癌可导致急性胃穿孔。

4. 中晚期胃癌 患者可有上腹部肿块；肝转移可出现肝大或黄疸；腹膜转移可有腹腔积液，远处淋巴转移有左锁骨上窝淋巴结肿大，种植转移时直肠指检可触及肿块。

（三）辅助检查

1. 内镜检查　胃镜检查是诊断早期胃癌的有效方法。可直接观察病变的部位和范围，取病变组织做病理学检查。

2. 影像学检查

（1）X线钡餐检查　气钡双重造影可发现较小而表浅的病变。中晚期胃癌可见不规则充盈缺损或腔内壁龛影。

（2）腹部超声　主要用于观察胃的邻近器官受浸润及淋巴结转移情况。

（3）CT　有助于胃癌的诊断和术前临床分期。

3. 实验室检查　粪便隐血试验常呈持续阳性，可用于普查和高危人群筛选检查。

（四）处理原则

早期发现、早期诊断和早期治疗是提高胃癌疗效的关键。手术是首选的治疗方法，辅以化疗、放疗及免疫治疗等综合治疗以提高疗效。

1. 手术治疗

（1）根治性手术　切除胃的全部或大部、大网膜、小网膜和区域淋巴结，并重建消化道。

（2）微创手术　包括胃镜下胃黏膜病灶切除和腹腔镜下胃楔形切除、胃部分切除，甚至是全胃切除。

（3）姑息性切除术　晚期癌肿浸润并广泛转移者，可行癌肿在内的胃部分切除术。

（4）短路手术　晚期胃癌合并幽门或贲门梗阻而不能切除者，可行胃空肠吻合术或食管空肠吻合术等短路手术，以解决患者进食问题。

2. 化疗　是最主要的辅助治疗方法，目的在于杀灭残留的微小癌灶或术中脱落的癌细胞，提高综合治疗效果。

3. 其他治疗　包括放疗、免疫治疗、中医中药治疗等。

【常见护理诊断及问题】

1. 焦虑与恐惧　与患者对癌症治疗和预后缺乏信心有关。

2. 营养失调　与低于机体需要与营养摄入不足、肿瘤消耗有关。

3. 急性疼痛　与手术创伤反应有关。

4. 潜在并发症　出血、消化道梗阻、吻合口瘘等。

【护理目标】

1. 减轻患者焦虑与恐惧情绪。
2. 缓解患者疼痛。
3. 预防临床并发症。

【护理措施】

（一）心理护理

解释胃癌手术治疗的必要性，鼓励患者表达自身感受和学会自我放松的方法；鼓励家属和朋友给予患者关心和支持，使其能积极配合治疗和护理。

（二）改善患者营养状况

1. 术前营养支持 护士应根据患者的饮食和生活习惯，合理搭配饮食。给予高蛋白、高热量、高维生素、低脂肪、易消化和少渣的食物；对不能进食者，遵医嘱给予静脉输液，补足热量，必要时输全血或血浆，以改善患者的营养状况，提高手术耐受力。

2. 术后营养支持的护理

（1）肠外营养支持 术后遵医嘱及时补充患者所需要的水、电解质和营养素，必要时输血清蛋白或全血，以改善患者的营养状况，促进切口的愈合。详细记录24小时出入量，为合理输液提供依据。

（2）早期肠内营养支持 ①喂养管的护理：妥善固定喂养管，防止滑脱、移动、扭曲和受压；防止营养液沉积堵塞导管，每次输注营养液前后用生理盐水或温开水冲洗导管，输液过程中每4小时冲管一次。②控制输入营养液的温度（以37℃左右为宜）、浓度和速度。③并发症的观察：观察患者有无恶心、呕吐、腹痛、腹胀、腹泻和水电解质紊乱等并发症的发生。

（3）饮食护理 肠蠕动恢复后可拔除胃管，拔管后当日少量饮水；第2日可进半流质饮食，每次50～80ml；第3日进全量流食，每次100～150ml；第4日可进半流质饮食，如稀饭等；第10～14日可进软食。少食产气食物，忌生、冷、硬和刺激性食物。注意少量多餐，开始每日5～6餐，以后逐渐减少进餐次数并增加每次进餐量，逐步恢复正常饮食。每次进餐后需观察患者有无腹部不适。

（三）采取有效措施，促进舒适感

1. 体位 全麻患者清醒，血压平稳后取半卧位，有利于呼吸和循环，减少切口缝合处张力，减轻疼痛不适。

2. 保持有效的胃肠减压 减少胃内积气、积液。

3. 镇痛 对切口疼痛所致的不适，遵医嘱给予镇痛药物。

4. 其他 创造良好的环境，保证患者的休息和睡眠。

（四）并发症的观察、预防和护理

1. 吻合口出血 主要表现为胃管不断引流出新鲜血液。处理措施：监测生命体征；观察胃管和引流液体的量、颜色和性质；配合止血和输液等。

2. 吻合口瘘或破裂 出现右上腹突发剧痛和腹膜刺激征。处理措施：维持有效胃肠减压；加强腹腔引流的观察。

3. 消化道梗阻 出现腹胀、呕吐甚至肛门停止排气排便等。一般经禁食、胃肠减压、补液等可缓解。如经非手术处理梗阻不缓解，做好手术准备。

【健康指导】

1. 养成良好的饮食习惯，避免长期大量进食腌制、熏烤的食品。

2. 术后1~2个月应少食多餐，戒烟酒，忌食生、冷、硬、油炸、酸辣、浓茶及易胀气食物，一般需半年以上才能恢复到正常每日3餐饮食。

3. 遵医嘱及时治疗和复查。术后一年内每3个月复查一次，以后每半年复查一次，至少复查5年，出现异常情况随时就诊。

第四节　急性阑尾炎

案例分析

患者，男，20岁。转移性右下腹痛6小时，伴恶心，曾呕吐4次，均为胃内容物。查体见明显腹痛，肌紧张。患者不愿手术，目前按非手术治疗进行观察。

问题

1. 该患者的主要护理诊断是什么？
2. 护理措施要点有哪些？

急性阑尾炎是外科常见病，是最多见的急腹症之一，多发生于青壮年，男性发病率高于女性。

【病因】

（一）阑尾管腔阻塞

阑尾管腔阻塞是急性阑尾炎最常见的病因，导致阻塞的主要原因如下。

1. 阑尾管壁淋巴滤泡的明显增生　约占60%。

2. 粪石阻塞　阑尾是与盲肠相通的弯曲盲管，管腔狭小、蠕动慢，容易被粪石、食物残渣及寄生虫等阻塞。

3. 其他　当胃肠道功能紊乱时，阑尾管壁痉挛造成排空和管壁血运障碍。

（二）细菌入侵

阑尾管腔阻塞后，细菌繁殖并分泌内毒素和外毒素，损伤黏膜上皮形成溃疡。阑尾壁间质压力增高，动脉血流受阻，导致阑尾缺血，造成梗死和坏疽。

【病理生理】

（一）病理类型

急性阑尾炎根据其病理改变和临床过程，可分为以下四种类型。

1. 急性单纯性阑尾炎　为早期阑尾炎，阑尾轻度肿胀、充血；阑尾黏膜可有小溃疡和出血点，管腔内有炎性渗出。临床症状和体征较轻，一般可见局部明显压痛。

2. 急性化脓性阑尾炎　由单纯性阑尾炎发展而来。阑尾黏膜溃疡增大并深达肌层，腔内积脓，壁内有小脓肿形成；阑尾显著肿胀，黏膜高度充血，表面有脓苔。临床症状和体征较重，常有局限性腹膜炎表现。

3. 急性坏疽性或穿孔性阑尾炎 阑尾壁层组织坏死，浆膜呈暗红色或黑紫色，局部可能已穿孔。坏死灶穿孔后如未被包裹，脓液继续扩散，常致急性弥漫性腹膜炎。

4. 阑尾周围脓肿 急性化脓性或坏疽性阑尾炎，如果进展较慢，大网膜可移至右下腹，将阑尾包裹并导致粘连，形成炎性包块以限制其感染扩散，即成为阑尾周围脓肿。

（二）转归

急性阑尾炎的转归有以下几种情况。

1. 炎症消退 病变较轻的急性阑尾炎经非手术治疗可使炎症消退，少数可完全治愈，但大多数转成慢性阑尾炎。

2. 炎症局限化 化脓性或坏疽性阑尾炎被大网膜、小肠粘连包裹，使炎症局限于阑尾周围，形成阑尾周围脓肿。

3. 炎症扩散 急性阑尾炎在尚未被大网膜包裹前发生穿孔时，炎症扩散，形成弥漫性腹膜炎；细菌扩散到肝门静脉系统，引起门静脉炎；病情恶化可致感染性休克。

【护理评估】

（一）健康史

了解患者既往病史，尤其注意有无急性阑尾炎发作史，了解有无与急性阑尾炎鉴别的其他器官病变，如胃十二指肠溃疡穿孔、右侧输尿管结石、胆石症及妇产科疾病等。了解患者发病前是否有剧烈活动、不洁饮食等诱因。评估患者年龄特征及腹痛部位与特点、腹痛性质等。了解老年患者有无合并动脉硬化、心脑血管疾病、呼吸系统疾病、糖尿病等疾病史。

（二）身体状况

1. 腹痛 急性阑尾炎的典型症状为转移性右下腹痛。腹痛常始于上腹，逐渐移向脐部，数小时（6～8小时）后转移并局限于右下腹。腹痛的性质和程度依阑尾炎的不同类型而有差异：单纯性阑尾炎表现为轻度隐痛；化脓性阑尾炎呈阵发性腹痛和剧痛；坏疽性阑尾炎表现为持续剧烈腹痛；穿孔性阑尾炎因阑尾腔内压力骤减，腹痛可暂时减轻，但出现腹膜炎后，腹痛又会持续加剧。

2. 胃肠道症状 早期可有恶心、呕吐。部分患者因肠功能紊乱可有便秘或腹泻。盆腔位阑尾炎时，可有排便次数增多、里急后重等症状。弥漫性腹膜炎可致麻痹性肠梗阻而出现腹胀等表现。

3. 全身感染中毒症状 加重时可出现中毒症状，表现为心率加快，发热可达38℃左右。阑尾穿孔时体温可高达39℃。若发生门静脉炎可出现寒战、高热和轻度黄疸。

4. 体征

（1）右下腹固定压痛　是急性阑尾炎最常见的重要体征，在腹痛转移至右下腹之前就已存在。压痛点始终固定在一个位置上，通常位于脐与右髂前上棘连线中外1/3交界处，即麦氏点（图15－4），可随阑尾解剖位置变异而改变。

（2）腹膜刺激征　包括腹部压痛、反跳痛、腹肌紧张。这是壁腹膜受炎症刺激出现的一种防御性反应，常提示阑尾炎症加重，有化脓、坏疽或穿孔等病理改变。

（3）右下腹包块　多为阑尾周围脓肿的表现。

5. 特殊体征

（1）结肠充气试验　患者仰卧位，检查者用一手压迫左下腹降结肠区，另一手按压近侧结肠，结肠内气体可传至盲肠和阑尾致疼痛者为阳性。

（2）腰大肌试验　患者左侧卧位，检查者将患者右下肢向后过伸，引起右下腹疼痛者为阳性。常提示阑尾位于盲肠后。

（3）闭孔内肌试验　患者仰卧位，使右髋和右膝各屈曲90°，然后被动向内旋转，引起右下腹疼痛者为阳性。提示阑尾位置靠近闭孔内肌。

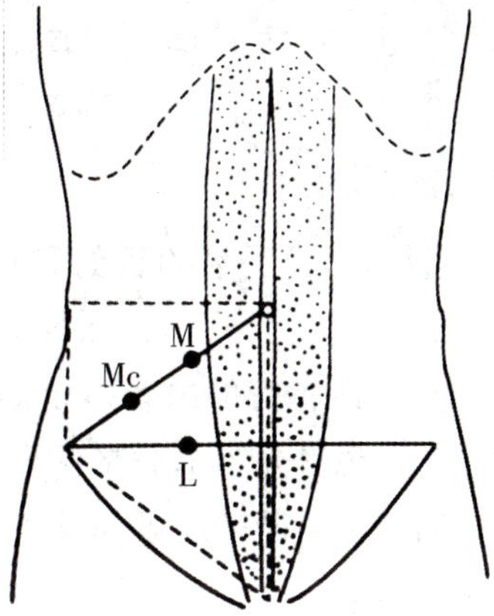

图 15－4　麦氏点解剖位置

（4）直肠指检　盆腔位阑尾炎常在直肠右前方有触痛。阑尾穿孔伴盆腔脓肿时，直肠内温度较高，直肠前壁膨隆并有触痛。

6. 特殊类型阑尾炎

（1）小儿急性阑尾炎　小儿阑尾壁薄，管腔小，梗阻后易发生血运障碍，引起坏疽和穿孔；腹肌薄弱，使右下腹体征不明显、不典型；大网膜发育不全，炎症易扩散，并发症和病死率较高，应早期手术治疗。

（2）老年人急性阑尾炎　老年人痛觉迟钝，防御功能减退，致腹痛不明显，体征不典型；体温和白细胞升高均不明显，临床表现轻，而病理改变重，容易延误诊断和治疗，应早期手术治疗。

（3）妊娠期急性阑尾炎　随着子宫逐渐增大，盲肠被推向外上方，阑尾位置和压痛点上移；大网膜常被增大的子宫推向一侧，使炎症不易局限；炎症刺激易诱发流产或早产，甚至威胁孕妇生命安全。应由外科和妇产科医生联合决定处理方案。

（三）辅助检查

1. 实验室检查　血常规检查可见白细胞计数和中性粒细胞比例增高。

2. 影像学检查　腹部 X 线平片可见盲肠扩张和液平面。

3. B 超检查　出现肿大的阑尾或阑尾周围脓肿。

（四）治疗原则

绝大多数急性阑尾炎确诊后，应及早施行阑尾切除术。非手术治疗仅用于早期单纯性阑尾炎或有手术禁忌证者；阑尾周围脓肿应先使用抗生素控制症状，一般 3 个月后再行手术切除阑尾。

【常见护理诊断及问题】

1. 急性疼痛

2. 体温过高 与阑尾炎症有关。

3. 潜在并发症 急性腹膜炎、术后内出血、切口感染、粘连性肠梗阻、粪瘘等。

【护理目标】

1. 对患者解释手术的目的和重要性，指导患者自我观察腹部症状和体征变化的方法。

2. 对于手术治疗的患者指导患者术后饮食的种类和量，指导患者循序渐进，避免暴饮暴食；向患者介绍术后早期离床活动的意义，鼓励患者尽早下床活动，促进肠蠕动恢复，防止术后肠粘连等并发症的发生。

【护理措施】

（一）术前护理

1. 病情观察 加强巡视，观察患者精神状态，定时测量体温、脉搏、血压和呼吸；观察患者的腹部症状和体征，尤其注意腹痛的变化。若患者腹痛加剧，出现腹膜刺激征，应及时通知医师。

2. 对症处理 疾病观察期间，患者禁食，遵医嘱静脉输液，保持水电解质平衡，应用抗生素控制感染。为减轻疼痛，患者可取右侧屈曲被动体位，屈曲可使腹肌松弛。诊断未明确之前禁用镇静止痛剂，（如吗啡等）以免掩盖病情。禁服泻药及灌肠，以免肠蠕动加快，增高肠内压力，导致阑尾穿孔或炎症扩散。

3. 术前准备 做好血、尿、便常规，出凝血时间及肝、肾、心、肺功能等检查，清洁皮肤，遵医嘱行手术区备皮。做好药物过敏试验并记录。慢性阑尾炎患者术前12小时禁食，4小时禁饮。急诊手术患者，入院后即嘱患者禁食、禁饮。按手术要求准备用物。

（二）术后护理

1. 一般护理

（1）休息与活动 患者回病室后，应根据不同麻醉，选择适当卧位休息。全麻术后清醒、持续硬膜外麻醉患者可取低枕平卧位，6小时后血压、脉搏平稳者，改为半卧位，利于呼吸和引流。鼓励患者术后在床上翻身、活动肢体，术后24小时可起床活动，以促进肠蠕动恢复，防止肠粘连，同时可增进血液循环，加速伤口愈合。老年患者术后要注意保暖，经常拍背帮助其咳嗽，预防肺部感染。

（2）饮食护理 患者手术当天禁食，给予静脉补液。术后第1天可进少量清淡流食，待肠蠕动恢复，逐步恢复饮食，正常情况下，若进食后无不适，第3～4天可进易消化普食。少数病情重的坏疽、穿孔性阑尾炎，术后饮食恢复较缓慢。

2. 病情观察

（1）密切监测生命体征 定时测量患者的体温、脉搏、血压及呼吸，并准确记录。

（2）观察病情变化　加强巡视，观察患者腹部体征、症状变化，尤其注意观察有无术后出血、粘连性肠梗阻、腹腔感染或脓肿等并发症的表现，及时发现异常，通知医生并积极配合治疗。

3. 配合治疗

（1）引流管的护理　对于腹腔引流的患者，应妥善固定引流管，防止扭曲、受压，保持引流通畅；经常从近端至远端方向挤压引流管，防止血块或脓液堵塞；观察并记录引流液的量、颜色、性状等。当引流液量逐渐减少、颜色逐渐变淡至浆液性，患者体温及血常规正常，可考虑拔管。

（2）用药护理　遵医嘱术后应用有效抗生素控制感染，防止并发症发生。术后3～5天禁用强泻剂和刺激性强的肥皂水灌肠，以免因增加肠蠕动而使阑尾残端结扎线脱落或缝合伤口裂开，如术后便秘可口服缓泻剂。

4. 并发症的预防和护理

（1）腹腔内出血　常发生在术后24小时内，故手术后当天应严密观察患者的血压和脉搏。如患者出现面色苍白、脉速、血压下降等内出血表现，或腹腔引流管有血液流出，应立即将患者平卧，静脉快速输液，报告医生并做好术前准备。

（2）切口感染　是阑尾炎术后最常见的并发症之一。多见于化脓或穿孔性急性阑尾炎，表现为术后2～3天体温升高，切口胀痛或跳痛，局部红肿、压痛等，可先行试穿抽出脓汁，或于波动处拆除缝线，排出脓液，放置引流，定期换药。手术中加强切口保护、彻底止血、消灭无效腔等措施可预防切口感染。护理中保持切口敷料清洁、干燥，及时更换被渗血、渗液污染的敷料。

（3）粘连性肠梗阻　较常见的并发症。病情重者需手术治疗。早期手术，早期离床活动可适当预防此并发症。

（4）腹腔脓肿　术后5～7天体温升高，或下降后又上升，并有腹痛、腹胀、腹部包块或排便、排尿改变等，应及时告知医生进行处理。

第五节　肠梗阻

案例分析

患者，男，25岁。聚餐后突发阵发性腹部剧烈疼痛，伴呕吐，腹胀难受，多次上厕所也不能缓解。入院查体：腹部膨隆，全腹有压痛，无反跳痛、肌紧张，肠鸣音亢进，腹部平片示多个阶梯状排列的“气液平面”。

问题

1. 如何对患者进行护理评估和护理诊断？
2. 目前应协助医生做哪些检查？
3. 当前应积极采取那些护理措施？

肠梗阻指的是肠内容物因各种原因不能正常运行、顺利通过肠道，是外科常见急腹症之一。

【病因与分类】

（一）根据肠梗阻发生的基本原因分类

1. 机械性肠梗阻 由于各种原因引起肠腔狭小，肠内容物通过发生障碍引起梗阻。导致肠腔狭小的原因有：①肠腔堵塞，如寄生虫、粪石、异物、大的胆结石等；②肠管受压，如粘连带压迫、肠管扭转、嵌顿疝或受肿瘤压迫等；③肠壁病变，如肿瘤、炎症性狭窄、肠套叠、先天性肠道闭锁等。

2. 动力性肠梗阻 由于神经反射或毒素刺激引起肠壁肌功能紊乱，使肠蠕动丧失或肠管痉挛，致肠内容物不能正常运行而引起，但无器质性的肠腔狭窄。其中，麻痹性肠梗阻较常见，见于急性弥漫性腹膜炎、腹部大手术、腹膜后血肿或感染后等；痉挛性肠梗阻甚少，如肠道功能紊乱或慢性铅中毒引起肠痉挛。

3. 血运性肠梗阻 由于肠系膜血管栓塞、血栓形成或肠受压，使肠管血运障碍，继而发生肠麻痹，使肠内容物不能正常运行。

（二）根据肠壁有无血运障碍分类

1. 单纯性肠梗阻 只是肠内容物通过受阻，而无肠管血运障碍。

2. 绞窄性肠梗阻 指梗阻并伴有肠壁血运障碍，可因肠系膜血管受压、血栓形成或栓塞等引起。

（三）其他分类方法

根据梗阻的部位高低可分为高位（如空肠上段）和低位（如回肠末段和结肠）肠梗阻；根据梗阻的程度可分为完全性和不完全性肠梗阻；根据梗阻的发展过程分为急性和慢性肠梗阻。

【护理评估】

（一）健康史

注意询问患者有无腹部手术或外伤史，有无腹外疝、腹腔炎症及肿瘤病史，有无习惯性便秘、既往腹痛史及本次发病的诱因等。

（二）身体状况

1. 症状 由于梗阻部位以上肠蠕动增强，患者表现为阵发性腹部绞痛；如为绞窄性肠梗阻，腹痛间歇期缩短，呈持续性剧烈腹痛；麻痹性肠梗阻腹痛特点为全腹持续性胀痛；肠扭转所致闭袢性肠梗阻多为突发性持续性腹部绞痛伴阵发性加剧。呕吐与肠梗阻的部位、类型有关。高位肠梗阻呕吐出现早而频繁，呕吐物为胃液、十二指肠液和胆汁；低位肠梗阻呕吐出现迟而少，呕吐物为带臭味粪样物；绞窄性肠梗阻呕吐物为血性或棕褐色液体；麻痹性肠梗阻呕吐物呈溢出性。腹胀出现在梗阻发生一段时间之后，其程度与梗阻部位相关，高位肠梗阻腹胀轻，低位肠梗阻腹胀明显。麻痹性肠梗阻表现为显著的均匀性全腹胀。

肠梗阻发生之后出现不排气、不排便。但在完全性肠梗阻早期，尤其是高位肠梗阻，可因梗阻部位以下肠内有粪便和气体残存，仍可自行或灌肠后排出，不能因此而否认梗阻的存在。某些绞窄性肠梗阻如肠套叠、肠系膜血管栓塞或血栓形成可排出血性黏液样便。不完全性肠梗阻可有多次少量排便、排气。

2. 体征

（1）视诊　机械性肠梗阻时腹部膨隆，常可见肠型及蠕动波，腹痛发作时更明显。肠扭转时因扭转肠袢存在而腹胀多不对称，而麻痹性肠梗阻者见均匀性腹胀。

（2）触诊　单纯性肠梗阻腹壁软，可有轻度压痛，绞窄性肠梗阻压痛加重，有腹膜刺激征；有压痛的包块多为绞窄的肠袢。

（3）叩诊　绞窄性肠梗阻时，因坏死渗出增多，会有移动性浊音。

（4）听诊　机械性肠梗阻时肠鸣音亢进，有气过水声或金属音。如肠鸣音减弱或消失，提示腹膜炎形成，发生了麻痹性肠梗阻。

单纯性肠梗阻早期，患者全身情况多无明显改变。梗阻晚期或绞窄性肠梗阻患者，可有口唇干燥、眼窝内陷、皮肤弹性消失、尿少或无尿等明显缺水征，以及脉搏细速、血压下降、面色苍白、四肢发冷等中毒和休克征象。

（三）辅助检查

1. 实验室检查　血常规：肠梗阻患者出现脱水、血液浓缩时可出现血红蛋白、血细胞比容及尿比重升高。而绞窄性肠梗阻者多有白细胞计数及中性粒细胞比例的升高。血气分析及血生化检查：血气分析、血清电解质、肌酐检查可出现异常。

2. 影像学检查　X线检查：肠梗阻发生4～6小时后，腹部立位或侧卧透视或摄片可见多个气液平面及胀气肠袢，空肠梗阻时，空肠黏膜的环状皱襞可显示鱼肋骨刺状改变。

（四）治疗原则

治疗原则是解除梗阻，治疗缺水、酸中毒、感染和休克等并发症。

1. 非手术治疗　包括禁食，留置胃管进行胃肠减压，纠正水、电解质失衡，应用抗生素防治腹腔内感染。必要时输血浆、全血提供营养支持。对起病急骤伴缺水者应留置尿管观察尿量。禁用导泻剂，禁用强镇痛剂，防止延误病情。酌情给予解痉剂、低压灌肠、针灸等对症治疗措施，并密切观察病情变化。

2. 手术治疗

（1）去除病因。根据病因行松解粘连、解除疝环压迫、扭转复位、切除病变肠管等手术处理。排尽梗阻近侧肠道内的积气积液，减少毒物吸收。

（2）肠切除肠吻合术，恢复肠道通畅，修补腹壁缺损。进行腹腔清洗、引流。

（3）肠短路术，如晚期肿瘤已浸润固定，或肠粘连成团与周围组织粘连，可做梗阻近端与远端肠袢的短路吻合术。

（4）肠造口或肠外置术，如患者情况极严重，或局部病变所限，不能耐受和进行复杂手术者，可行此术解除梗阻。

【常见肠梗阻类型】

1. 粘连性肠梗阻 粘连性肠梗阻是肠粘连或腹腔内粘连所引起的肠梗阻，较为常见，临床上又以手术后所致的粘连性肠梗阻为最多，主要是小肠机械性肠梗阻的表现，及时、正确治疗腹腔炎症对防止粘连的发生有重要意义。此外，术后早期活动和促进肠蠕动及早恢复，有利于防止粘连的形成。对单纯性肠梗阻、早期炎性肠梗阻、不完全性梗阻，特别是广泛性粘连者，一般选用非手术治疗。如经非手术治疗不见好转甚至病情加重，或怀疑为绞窄性肠梗阻，反复频繁发作的粘连性肠梗阻应考虑手术治疗。

2. 肠扭转 肠扭转是一段肠袢沿其系膜长轴旋转而造成的闭袢型肠梗阻，同时肠系膜血管受压，也是绞窄性肠梗阻，肠扭转有部分小肠扭转、全部小肠扭转和乙状结肠扭转。肠扭转是一种严重的机械性肠梗阻，常可在短时间内发生肠绞窄、坏死，死亡率为15%～40%。一般应及时手术治疗，手术方式有扭转复位术、肠切除术等。

3. 肠套叠 肠套叠是指一段肠管套入其相连的肠管腔内，其发生与肠管解剖特点、病理因素以及肠功能失调、蠕动异常有关。肠套叠80%发生在2岁以下的儿童，最多见的为回肠末端套入结肠，表现为突然发作的剧烈的阵发性腹痛，患儿哭闹不安、面色苍白、出汗，伴有呕吐和果酱样血便。腹部检查时可扪及腊肠形肿块。肠套叠早期可用空气（或氧气、钡剂）灌肠复位，疗效可达90%以上。如果套叠不能复位，或病期已超过48小时，或怀疑有肠坏死，或空气灌肠复位后出现腹膜刺激征及全身情况恶化，都应行手术治疗。

4. 肠蛔虫堵塞 肠蛔虫堵塞由蛔虫团、胆石、粪便或其他异物堵塞肠腔，称为肠堵塞，较多见的是蛔虫结聚成团并引起局部肠管痉挛而致肠腔堵塞，驱虫治疗不当是诱因，儿童多见。表现为脐周阵发性腹痛和呕吐，可有便蛔虫或吐蛔虫的病史。梗阻多为不完全性，腹部可扪及可变形、移位的条索状团块，肠鸣音可亢进或正常。腹部X线平片可见肠腔内成团的蛔虫阴影。单纯性蛔虫堵塞采取非手术治疗效果较好。可给予禁食、输液、口服生植物油及枸橼酸哌嗪等驱虫；如腹痛剧烈，可用解痉剂，或配以针刺、腹部按摩等，症状缓解后行驱虫治疗。如非手术治疗无效，或发生肠扭转，或出现腹膜炎时，应手术切开肠壁取虫，术后继续驱虫治疗。

【常见护理诊断及问题】

1. 体液不足 与呕吐、禁食、肠腔积液、胃肠减压致体液丢失过多有关。

2. 疼痛 与肠内容物不能正常运行、手术创伤有关。

3. 腹胀 与肠梗阻致肠腔积液、积气有关。

【护理目标】

1. 患者病情得到控制。
2. 患者水、电解质平衡得以维持，营养失调得到纠正。

3. 患者焦虑程度减轻，情绪稳定，配合治疗和护理。

4. 向患者解释手术目的和重要性，指导患者学会自我病情变化的观察方法。

【护理措施】

（一）非手术治疗的护理

1. 患者常规禁食、禁水，梗阻解除后 12 小时可进少量流质饮食，48 小时后试进半流质饮食。

2. 胃肠减压是治疗肠梗阻的重要措施之一，应及早使用。通过胃肠减压吸出胃肠道内的积气、积液，减轻腹胀，降低肠腔压力，改善肠壁血液循环，同时减少肠内细菌和毒素，有利于改善局部和全身情况。在胃肠减压期间应观察和记录引流液的颜色、性状和量，如发现血性液体应考虑有绞窄性肠梗阻的可能。

3. 当患者生命体征稳定时，可采取半卧位，使膈肌下降，有利于呼吸、循环系统功能的改善。

4. 记录液体出入量，肠梗阻患者应密切观察并记录呕吐量、胃肠减压量及尿量。结合患者缺水程度、血清电解质和血气分析结果合理输液，以维持水、电解质及酸碱平衡。积极改善患者全身营养状况，保证输液通畅，并观察输液后反应。

5. 遵医嘱使用抗生素，同时注意观察用药效果及药物的不良反应。

6. 诊断明确后遵医嘱给予阿托品等抗胆碱类药物解痉止痛，但禁用吗啡类镇痛药，以免掩盖病情。

7. 非手术疗法期间应密切观察患者生命体征、腹部症状和体征、辅助检查的变化，高度警惕绞窄性肠梗阻的发生。出现下列情况者应高度怀疑发生绞窄性肠梗阻的可能：①起病急，腹痛持续而固定，呕吐早而频繁；②腹膜刺激征明显，体温升高、脉搏增快、血白细胞升高；③病情发展快，感染中毒症状重，休克出现早或难纠正；④腹胀不对称，腹部触及压痛包块；⑤移动性浊音或气腹征（+）；⑥呕吐物、胃肠减压物、肛门排泄物或腹腔穿刺物为血性；⑦X 线显示孤立、胀大肠袢，不因时间推移而发生位置的改变。

（二）手术治疗的护理

1. 术前护理　除做好手术前常规准备外，其他护理措施同非手术治疗的护理。

2. 术后护理　原则同急性腹膜炎的手术后护理。

【健康指导】

1. 注意饮食卫生，预防肠道感染；进食易消化食物，保持排便通畅，避免暴饮暴食及生冷饮食。

2. 避免腹部受凉和饭后剧烈运动，防止发生肠扭转。出院后若出现腹痛、腹胀、呕吐等不适，及时就诊。

第六节 大肠癌

案例分析

患者，女，40 岁。6 个月前无明显诱因粪便表面有时带血及黏液，伴大便次数增多，每日 3～4 次，时有排便不尽感，但无腹痛。曾于当地医院按“慢性细菌性痢疾”治疗无效。发病以来体重下降。该患者以“大肠癌”收入院，经直肠指诊，距肛缘 10cm 触及一肿块。拟行手术治疗。

问题

1. 简述该患者围手术期的护理要点。
2. 术前有什么特殊准备？可采取哪些方法？

大肠癌包括结肠癌和直肠癌，是胃肠道肿瘤中常见的恶性肿瘤，好发于 40～60 岁，男性多于女性。我国大肠癌的发病中，以直肠癌最多见，占 56%～70%，其次为乙状结肠癌。其他部位依次为盲肠、升结肠、横结肠和降结肠。

【病因】

病因尚未明确，但与某些慢性良性疾病如腺瘤、息肉病、溃疡性结肠炎、血吸虫肉芽肿等有关；与高脂肪、高蛋白和低纤维饮食有一定的相关性；维生素、微量元素及矿物质缺乏可能增加大肠癌的发病概率；环境污染、遗传因素等亦与其发生有一定关系。

【病理】

（一）结、直肠癌的大体分类

1. 肿块型 肿瘤生长缓慢、预后较好。

2. 溃疡型 肿瘤分化程度低，转移出现早，恶性程度高，是结、直肠癌最常见的类型。

3. 浸润型 肿瘤沿肠壁浸润，容易引起肠腔狭窄和肠梗阻，分化程度低，转移早，预后差。

（二）结、直肠癌的组织学分类

1. 腺癌 占结、直肠癌的大多数，预后较好。

2. 黏液癌 预后较腺癌差。

3. 未分化癌 预后最差。

（三）转移途径

淋巴转移是结、直肠癌的主要转移途径。血行转移多见于肝，其次为肺、骨等。也可直接浸润邻近器官和腹腔种植转移。

【护理评估】

（一）健康史

询问患者饮食及生活习惯，有无排便异常，既往有无胃肠疾病病史，家族有无相关病史等。

（二）身体状况

结肠癌早期常无明显特异性表现或症状，进展期根据病灶部位和病理类型不同，临床表现亦有所差异。

1. 排便习惯与粪便性状改变　常为最早出现的症状。表现为排便次数增加，粪便不成形；当病情发展出现部分肠梗阻时，可出现腹泻、便秘交替出现的现象。由于癌肿表面易发生溃疡、出血和感染，故常表现为血性、脓性和黏液性粪便。

2. 腹痛　是早期症状之一。表现为定位不确切的隐痛或仅有腹部不适或腹胀。继发肠梗阻时则腹痛加重或为阵发性绞痛。

3. 腹部肿块　右侧结肠癌较多见，多为癌肿本身，坚硬，表面呈结节状。

4. 肠梗阻　表现多为结肠癌的晚期症状。为反复发生的慢性不完全性肠梗阻，严重者可表现为完全性肠梗阻症状。

5. 全身表现　不明原因的贫血、乏力、低热、体重减轻或消瘦等表现。晚期可出现肝大、黄疸、腹腔积液、锁骨上淋巴结肿大及恶病质等。

6. 结肠癌的部位不同，临床表现也有区别　右半结肠与左半结肠相比，肠腔较大，一般不易发生肠梗阻，因此右半结肠癌以全身表现与腹部肿块为主要临床表现。而左半结肠肠腔较小，加之癌肿浸润，极易引起肠腔环状狭窄，因此左半结肠癌以肠梗阻和大便性状改变为主要临床表现。直肠癌早期无明显症状，仅有少量便血或排便习惯改变，易被忽视。当病程发展到溃疡或感染时才出现显著症状。

（1）直肠刺激症状　表现为排便不适、排便不尽感、便意频繁、里急后重等，晚期可出现下腹痛。

（2）大便异常　大便表面带血及黏液，感染严重者出现脓血便，大便次数增多。

（3）肠腔狭窄症状　癌肿突入肠腔造成肠管狭窄，初起使大便变形、变细；癌肿造成肠管部分梗阻后，有腹胀、阵发性腹痛、肠鸣音亢进、大便困难等慢性肠梗阻症状。

（4）转移症状　癌肿侵及前列腺时可有尿频、尿痛；骶前神经受累则发生剧烈持续性疼痛；晚期出现肝转移时，可有肝大、腹腔积液、黄疸、贫血、消瘦、水肿等恶病质表现。

（三）辅助检查

1. 直肠指检　是诊断大肠癌的最主要、最简单易行的方法。直肠癌大多（约70%）发生在直肠中下段，指检时可扪及肿瘤，检出其部位、大小、固定程度、与周围组织的关系等。

2. 实验室检查 如检查大便潜血等。大便隐血检查可作为高危人群的初筛方法及普查手段。

3. 内镜检查 是诊断结肠、直肠内病变最有效、最可靠的检查方法。在直视下观察大肠癌病变，并可做活检，绝大多数早期病变可通过内镜检查发现。

4. 标志物检查 主要用于直肠癌的判断预后和监测复发，用于诊断早期直肠癌价值不大。

5. 其他 直肠下段癌肿较大时，女性患者应做阴道双合诊检查，男性患者做膀胱镜检查，了解癌肿范围。

（四）治疗原则

手术切除是直肠癌的主要治疗方法，根据肿瘤情况，术前、术后辅以放疗、化疗及免疫治疗，可提高直肠癌的疗效。

手术治疗方法：

1. 结、直肠癌的内镜治疗 适用于肿瘤早期，常用术式有电切、套圈切除、黏膜切除、经肛内镜显微外科手术。

2. 结肠癌根治术 根据癌肿部位，可选择右半结肠切除术、横结肠切除术、左半结肠切除术及乙状结肠切除术。

3. 直肠癌根治术

（1）经腹直肠癌切除术 适用于腹膜返折以上的直肠癌（距肛缘5cm以上），保留肛门。

（2）腹会阴联合直肠癌根治术 适用于腹膜返折以下的直肠癌，不保留肛门，在患者左下腹做永久性结肠造口（人工肛门），对患者身心影响显著。

（3）结肠造口术 适用于急性肠梗阻的结肠癌或晚期直肠癌。

【护理诊断】

1. 焦虑、悲观 与对癌症治疗缺乏信心及担心结肠造口影响生活、工作有关。

2. 疼痛 与癌肿刺激周围神经、肠梗阻、手术创伤有关。

3. 营养失调 与癌肿慢性消耗、手术创伤、放化疗反应等有关。

4. 自我形象紊乱 与结肠造口后排便方式改变有关。

5. 潜在并发症 切口感染、术后出血、吻合口瘘、造口并发症等。

【护理措施】

（一）术前护理

除一般术前常规护理外，应特别重视以下几方面。

1. 心理护理 应了解患者的心理状况，有计划地向患者介绍手术方案和手术治疗的必要性，介绍结肠造口术的知识。增强患者对治疗的信心，使患者能更好地配合手术治疗和护理，同时也应取得患者家属的配合和支持。

2. 维持足够的营养 术前应尽量多给高蛋白、高热量、高维生素易消化少渣饮食。

必要时可少量多次输血或白蛋白，以纠正贫血和低蛋白血症。出现肠梗阻的患者有明显脱水时，应及时纠正体液平衡紊乱，提高机体对手术的耐受力。

3. 胃肠道准备　目的是使肠道内的粪便排空，减少肠道细菌数量，预防切口感染，是大肠癌术前的护理重点。具体包括以下几方面。

（1）饮食准备　①传统饮食准备：术前3日进少渣半流质饮食，术前1～2日起无渣流质饮食。②肠内营养：一般术前3天口服全营养素，每日4～6次，至术前12小时。

（2）肠道清洁　一般于术前1日进行肠道清洁，肠道清洁应洗至粪便呈清水样，肉眼无粪渣为止。①灌肠法：可用1%～2%的肥皂水、磷酸钠灌肠剂及甘油灌肠剂等。灌肠时宜选用粗细合适的橡胶肛管，轻柔插入，禁用高压灌肠，以防刺激肿瘤导致癌细胞扩散。②导泻法：高渗性导泻，常用制剂为甘露醇、硫酸镁、磷酸钠盐等。高渗性导泻可能导致肠梗阻患者出现肠穿孔，应注意观察患者是否出现腹痛、腹胀、恶心、呕吐等；等渗性导泻，临床常用复方聚乙二醇电解质散溶液，引起容量性腹泻，以达到彻底清洗肠道的目的，年老体弱，心、肾等重要器官功能障碍和肠梗阻的患者不宜选用；中药导泻，常用番泻叶泡茶饮用及口服蓖麻油。

（3）口服抗生素　多采用肠道不吸收的药物，如甲硝唑、庆大霉素等。同时由于控制饮食及服用肠道杀菌剂，维生素K的合成和吸收减少，应于手术前3天开始口服或肌内注射补充维生素K。

（4）其他准备　①术前应全面检查患者心、肺、肝、肾等重要器官功能。有贫血者可输浓缩红细胞或全血，改善患者全身状况。②术日晨禁食，放置胃肠减压管和导尿管。③女性患者如肿瘤已侵犯阴道后壁，术前3天，每晚需冲洗阴道。④教会患者深呼吸、咳嗽、翻身和肢体运动的方法。

（二）术后护理

1. 体位　病情平稳，可改半卧位，以利于呼吸和腹腔引流。

2. 严密观察病情变化

（1）测量生命体征，每30分钟测量并记录体温、脉搏、呼吸、血压1次，24小时后改为6小时1次，直至患者血压平稳。

（2）观察手术切口有无渗血和感染。

（3）观察引流管是否通畅及引流液的量、性质和颜色。

（4）观察体温，及时发现切口感染、腹腔脓肿及吻合口瘘。

（5）观察腹部情况，注意肠梗阻的发生。

3. 饮食　术后禁食，补充水、电解质和维生素至肠功能恢复或肠造口开放，先进流食，1周后进半流食或软食，2周左右可进普食，注意补充高热量、高蛋白、低脂、维生素丰富的饮食。

4. 术后早期　可鼓励患者床上多翻身，活动四肢；2～3日后患者情况许可则协助患者下床活动，以促进肠蠕动恢复，减轻腹胀，避免肠粘连。活动时注意保护伤口，避免牵拉。

5. 引流管护理

（1）留置导尿管　直肠癌根治术患者术后一般留置导尿管1～2周，保持导尿管通畅；观察尿液情况并详细记录；注意尿道口清洁，每日尿道口护理2次；拔管前先试行夹管，每4～6小时或膀胱有尿意时开放，以训练膀胱舒缩功能，防止排尿功能障碍。

（2）腹腔引流管　大肠癌根治术后常放置腹腔引流管。要保持腹腔引流管的通畅，避免受压、扭曲、堵塞；观察并记录引流液的色、质、量；一般引流管放置5～7日，当引流量减少，色清时，方可拔除。保持引流管周围皮肤清洁、干燥，敷料浸湿时，及时更换。

6. 结肠造口　是将近端肠管固定于腹壁下，粪便由此排出，故又称人工肛门。造口护理是术后护理的重点。

（1）造口开放前护理　用凡士林或0.9%的氯化钠溶液纱布外敷结肠造口，外层敷料浸湿后应及时更换，防止发生感染。结肠造口一般于术后2～3天肠蠕动恢复后开放。

（2）造口观察　正常的肠造口颜色鲜红，表面光滑湿润。术后早期肠黏膜轻度水肿属正常现象，1周左右水肿消退。如果肠造口出现暗红色或淡紫色提示肠造口黏膜缺血；若局部或全部变黑，提示肠管发生了缺血坏死。

（3）造口周围皮肤护理　肠蠕动恢复后，结肠造口排出粪样物增多。将患者安置于造口侧卧位，以防流出的稀薄粪便污染腹壁切口而引起感染；造口周围皮肤涂氧化锌软膏，以防粪便刺激造成皮肤炎症及糜烂；流出的粪便应及时清理。

（4）正确使用造口袋　更换造口袋的注意事项：①选择袋口合适的造口袋，袋口对准造口并与皮肤贴紧，袋囊朝下；②当排泄物超过造口袋的1/3时，需及时更换；③每次更换时注意造口周围皮肤有无红、肿、破溃等现象，更换新袋前先用中性皂液或0.5%氯已定（洗必泰）溶液清洗造口周围皮肤，再涂氧化锌软膏。

（5）饮食指导　饮食以高热量、高蛋白、富含维生素的少渣饮食为主，以利大便干燥成形，避免食用过多粗纤维食物以及洋葱、大蒜、豆类等可产生刺激性气味或引起胀气的食物；注意饮食卫生，防止因饮食不洁导致肠炎而引起腹泻；腹泻时可用收敛性药物，便秘时可使用开塞露润肠或灌肠。

（6）预防造口常见并发症　如造口出血、造口缺血坏死、造口狭窄、造口回缩等。

【健康指导】

1. 指导患者正确使用人工肛门袋，保护造口周围皮肤。
2. 指导患者生活要有规律，心情要舒畅。
3. 指导患者的饮食。
4. 嘱患者定期复查。

第七节 直肠肛管良性疾病

案例分析

患者，男，43岁，5年前开始出现大便带血，量少，覆盖于粪便表面，曾自行服药，具体不详。近2个月来，患者自觉便后肛门口有肿物脱出，伴不适、肛周瘙痒等，数日前感肛门肿物增大，无法用手回纳，且疼痛难忍。肛门检查见肛门口有一直径约3cm大小痔团脱出，充血水肿明显，有明显触痛，诊断为“嵌顿性Ⅲ期内痔”。

问题

1. 该患者的术前护理措施要点有哪些？
2. 术后饮食护理有哪些注意事项？

直肠肛管良性疾病主要有肛裂、直肠肛管周围脓肿、肛瘘和痔。

【护理评估】

一、肛裂

肛裂是齿状线下肛管皮肤全层裂开继发感染形成的慢性溃疡。常发生在肛管后正中线，方向与肛管纵轴平行，呈梭形或椭圆形，引起肛周剧痛，多见于中青年人。

（一）病因

长期便秘、粪便干结引起排便时的机械性创伤是肛裂形成的直接原因。肛门外括约肌浅部在肛管后方形成肛尾韧带，较为坚硬，伸缩性差，供血亦差。排便时，肛管后壁承受压力最大，故后正中线处易受损伤；少数发生于前正中线处。

（二）身体状况

肛裂患者常有便秘史，典型表现为疼痛、便秘和出血。

1. 疼痛 为主要症状，表现为排便时和排便后肛门剧烈疼痛。为排便时干硬粪便直接挤擦溃疡创面和撑开肛管撕拉裂口及排便后肛门括约肌较长时间的反射性痉挛而引起，常持续几分钟至数小时。

2. 便秘 肛裂多由便秘引起，形成肛裂后患者因疼痛惧怕排便，反而更加重便秘，形成恶性循环。

3. 出血 每次排便擦伤或撕拉肛裂时，创面常有少量出血。见于粪便表面、便纸上或便时滴血。

4. 检查 可见肛管后正中线部位有梭形裂口。新鲜肛裂色鲜红，边缘皮肤薄而软；慢性肛裂较深，色灰白，边缘皮肤较硬。在溃疡下端可见结缔组织增生形成的袋状皮赘，称前哨痔。肛裂、前哨痔和齿状线上的肥大乳头，称肛裂“三联征”（图15-5）。

（三）治疗原则

软化大便，保持大便通畅，缓解疼痛，解除肛门括约肌痉挛，促进局部溃疡愈合。

1. 非手术治疗 急性或初发的肛裂可用坐浴和润便的方式。

（1）局部温水坐浴 排便后用1：5000高锰酸钾温水坐浴，以改善局部血液循环，促进炎症吸收，缓解括约肌痉挛及其引起的疼痛，保持局部清洁，促进裂口愈合。

（2）口服缓泻剂或液体石蜡 使大便松软、润滑，增加饮水和膳食纤维，纠正便秘，保持大便通畅。

（3）扩肛疗法 局部麻醉下，先用示指扩肛，逐渐伸入中指，缓慢、均衡地扩张肛门括约肌，使之松弛，持续扩张5分钟。扩张后可解除括约肌痉挛，扩大创面，促进裂口愈合。此法复发率高，有并发出血、肛周脓肿、大便失禁的可能。

2. 手术治疗 经久不愈、保守治疗无效且症状较重者可采用手术治疗。手术方式包括肛裂切除术、肛管内括约肌切断术。

（1）肛裂切除术 切除全部增生的肛裂缘、前哨痔、肥大的肛乳头、发炎的隐窝和周围不健康的组织，创面敞开引流，换药直至愈合。

（2）肛管内括约肌切断术 肛管内括约肌为环形不随意肌，其痉挛收缩是引起肛裂疼痛的主要原因。在肛管一侧距肛缘1～1.5cm处做小切口达内括约肌下缘，垂直切断部分内括约肌，同时切除肥大的肛乳头和“前哨痔”，数周后自行愈合。该方法治愈率高，但手术不当可导致肛门失禁。

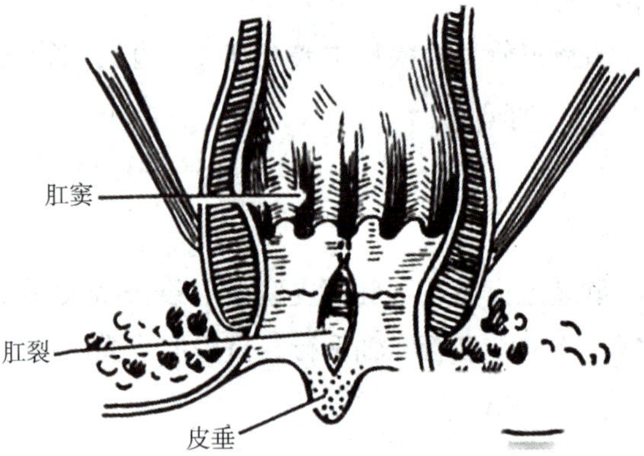

图15－5 肛裂“三联征”

二、直肠肛管周围脓肿

直肠肛管周围脓肿是指发生在直肠肛管周围软组织或其周围间隙的急性化脓性感染，并形成脓肿，多见于青壮年。脓肿破溃或切开引流后常形成肛瘘。脓肿是直肠肛管周围炎症的急性期表现，肛瘘则是慢性期表现。

（一）病因

直肠肛管周围脓肿多由肛腺感染引起。肛腺开口于肛窦，因肛窦开口向上，腹泻、便秘时易引发肛窦炎，感染沿着肛窦底部的肛腺管或淋巴管扩散到直肠肛管的疏松脂肪结缔组织的不同间隙，形成不同部位的脓肿。直肠肛管周围脓肿也可继发于肛周皮肤感染、损伤、肛裂、内痔、药物注射、骶尾骨骨髓炎等疾病。

（二）身体状况

1. 肛门周围脓肿 以肛周皮下脓肿最多见，位置表浅，全身症状常不明显。肛周可有持续跳动性疼痛，排便时加重。患者行动不便，坐卧不安。局部红肿，有压痛，脓肿形成后可有波动感，穿刺可抽出脓液。

2. 坐骨肛管间隙脓肿　又称坐骨直肠窝脓肿，较常见。因坐骨肛管间隙较大，形成的脓肿大且深。全身感染性症状明显，如乏力、食欲减退、寒战、高热等。早期局部体征不明显，后期可出现肛门患侧红肿，双臀不对称。局部触诊或直肠指诊患侧有深压痛。

3. 骨盆直肠间隙脓肿　又称骨盆直肠窝脓肿，较为少见。此间隙位置较深，空间较大，因此全身性感染症状更为明显而局部症状不明显。患者可出现持续高热、头痛、恶心等，严重时有脓毒症表现。局部表现为直肠坠胀感，便意不尽，常伴排尿困难。直肠指检可扪及局部肿胀、压痛，可有波动感。穿刺可抽出脓液。

（三）治疗原则

发病初期可用抗生素控制感染，局部理疗，温水坐浴，口服缓泻剂保持大便通畅以减轻患者排便时的疼痛。脓肿形成后，应及时切开引流。

三、肛瘘

肛瘘是肛管或直肠下段与肛门皮肤之间相通的感染性瘘管，由内口、瘘管、外口三部分组成，是常见的直肠肛管疾病之一，多见于青壮年男性。

（一）病因

大部分肛瘘由直肠肛管周围脓肿引起，内口多在齿状线上肛窦处。脓肿自行破溃或经手术切开后，溃破或引流处成为外口，位于肛周皮肤。原发灶为内口，脓腔逐渐缩小，脓腔周围的肉芽组织和纤维组织增生形成管道；粪便经常由原发感染病灶进入，由于肛瘘管道迂曲、引流不畅，而外口皮肤生长较快，常致假性愈合并形成脓肿。脓肿反复发作破溃或切开，形成多个瘘管和外口，使单纯性肛瘘变为复杂性肛瘘。

（二）分类

按瘘口和瘘管的多少分为：单纯性肛瘘（只有一个瘘管）、复杂性肛瘘（有多个瘘口）和瘘管。

按瘘管位置高低分为：①低位肛瘘，瘘管位于肛门外括约肌深部以下，又可分为低位单纯性肛瘘和低位复杂性肛瘘。②高位肛瘘，瘘管位于肛门外括约肌深部以上，包括高位单纯性肛瘘和高位复杂性肛瘘（图 15－6）。

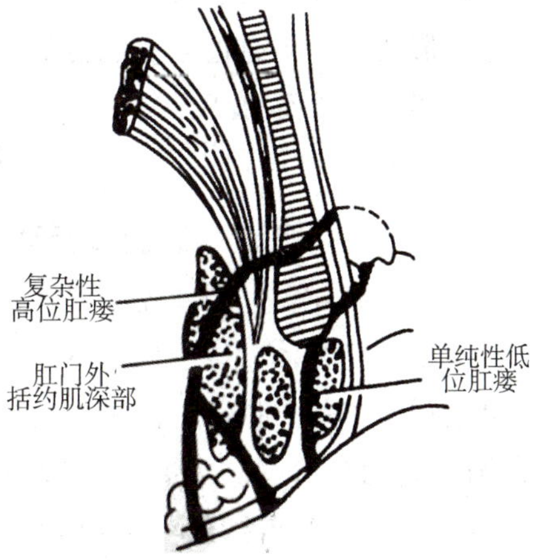

图 15－6　肛瘘分类

（三）身体状况

1. 症状　肛门周围的外口不断有少量脓性分泌物排出，刺激肛门周围皮肤引起瘙痒不适，严重时出现湿疹。较大的高位肛瘘常有粪便或气体从外口排出。当外口堵塞或假性愈合时，瘘管内脓液不能排出，再次形成脓肿，可出现直肠肛管周围脓肿症状，随脓肿破溃，脓液外流，症状缓解。反复形成脓肿是肛瘘的特点。

2. 体征 外口呈红色乳头状突起，挤压有少量脓液或脓血性分泌物排出。直肠指检时在内口处有轻度压痛，有时可扪及硬结样内口及条索样瘘管。

3. 特殊检查 ①肛门镜检查有时可发现内口。②为判断内口位置，可自外口注入亚甲蓝溶液1～2ml，观察填入肛管及直肠下端的白色纱布条的染色部位，以判断内口位置。

（四）治疗原则

手术切开或切除瘘管。手术时应避免损伤肛门括约肌，防止肛门失禁。

1. 瘘管切开术 将瘘管全部切开开放，靠肉芽组织生长使伤口愈合。适用于低位肛瘘。

2. 肛瘘切除术 切开瘘管并将瘘管壁全部切除至健康组织，敞开创面，不予缝合或部分缝合，使创面由底向外生长至愈合。适用于低位单纯性肛瘘。

3. 挂线疗法 利用橡皮筋或有腐蚀作用的药线的机械性压迫作用，缓慢切开瘘管。适用于距肛门3～5cm以内，有内外口的低位或高位单纯性肛瘘。此法可防止术后肛门失禁，被结扎的肌组织发生血运障碍，逐渐坏死断开。若结扎组织较多，需3～5天后再次扎紧挂线，一般术后10～14天被结扎组织可自行断裂。术后应每日坐浴保持局部清洁。

四、痔

痔是最常见的肛肠疾病，分为内痔、外痔和混合痔。内痔是肛垫的支持结构、静脉丛和动静脉吻合支发生病理性改变或移位形成。外痔是齿状线下静脉丛的病理性扩张或血栓形成。内痔通过丰富的静脉丛吻合支和相应部位的外痔相互融合为混合痔。发病率随年龄增长而增高。

（一）病因

病因尚未完全明确，目前有以下学说。

1. 肛垫下移学说 肛垫是位于直肠末端的组织垫，是由平滑肌纤维、结缔组织及静脉丛构成的复合体，位于肛管的左侧、右前、右后三个区域，突向肛管内。起到协调肛管括约肌，完善肛门闭合和协助排便的作用。肛垫可由于反复便秘、腹压增高等因素而向远侧移位，其中的纤维间隔逐渐松弛直至断裂；同时伴有静脉丛淤血、扩张、融合，甚至夹杂细小的动静脉瘘而形成痔。

2. 静脉曲张学说 直肠上静脉属门静脉系统，无静脉瓣，加之直肠上下静脉丛管壁薄、位置浅，末端直肠黏膜下组织松弛等因素都易出现血液瘀滞和静脉扩张。久坐久立、便秘、妊娠、前列腺增生、腹水及盆腔巨大肿瘤压迫等腹内压增高因素均可致直肠静脉回流受阻、淤血、扩张而形成痔。此外，长期饮酒和进食大量刺激性食物可使局部充血；肛周感染可引起静脉炎，使静脉壁组织纤维化、失去弹性，引起回流障碍和血管扩张；营养不良可使局部组织萎缩无力，这些因素也可诱发痔。

3. 其他因素　直肠下端或肛管的慢性感染，使静脉壁纤维化失去弹性容易扩张；长期饮酒、喜食辛辣刺激性食物等因素与痔的形成有密切关系。

（二）身体状况

根据痔所在部位分为内痔、外痔和混合痔三类。

1. 内痔　位于齿线以上，是由直肠上静脉丛扩张形成的静脉团。好发于直肠下端的左侧、右前方或右后方等三处。主要表现为排便时无痛性出血和痔核脱出，根据病程分为四期。一期：以排便时出血或排便后滴血为主，痔核不脱出肛门外。直肠指检常不能触及，肛门镜检查可见暗红色、质软的半球形肿物。二期：便血加重，严重时呈喷射状，伴有排便时痔核脱出，但便后能自行回缩复位。三期：便血减少，腹内压增高时痔核即可脱出，且不能自行回缩，需用手将其托回。因反复脱出擦伤黏膜，继发感染时，可引起局部疼痛。若因括约肌痉挛使脱出的痔核嵌顿不能回缩时，则疼痛加剧，甚至发生坏死。四期：偶见便血，痔核长期脱出于肛门，无法回纳或回纳后又立即脱出。

2. 外痔　位于齿状线以下，由直肠下静脉丛扩张形成，表面覆盖皮肤。外痔在肛缘呈局限性隆起，常无明显症状。如并发感染，局部有红肿、疼痛，称炎性外痔。如因过度用力排便，使静脉破裂出血，在皮下凝结成血块，成为血栓性外痔，出现肛门剧痛，肛管皮下可见暗紫色肿物，边界清楚，触痛明显。

3. 混合痔　由直肠上、下静脉丛吻合沟通、曲张而形成。临床上兼有内、外痔的特征。

（三）治疗

1. 非手术治疗　适用于痔初期。主要措施：①改变饮食结构，多饮水，多进膳食纤维，忌酒及辛辣有刺激的食物，保持大便通畅；②温水坐浴可改善局部血液循环；③肛管内注入含有消炎止痛的油膏或有润滑收敛作用的栓剂；④血栓性外痔可先予局部热敷，外敷消炎止痛药物，若疼痛缓解可不手术；⑤内痔脱出者，需立即手法复位，若内痔嵌顿，应尽早手法还纳痔核。

2. 注射疗法　用于一、二期出血性内痔，效果好。将硬化剂（5%鱼肝油酸钠等）注射于痔基底部的黏膜下层，使痔和痔块周围产生无菌性炎症反应，黏膜下组织纤维化，痔内静脉闭塞，痔块萎缩。

3. 胶圈套扎疗法　用于治疗一、二、三期内痔，将特制胶圈套至内痔根部，利用胶圈的弹性阻断痔的血供，使痔缺血、坏死、脱落而愈合。

4. 手术治疗　主要适用于病程长、出血严重、痔核脱出、混合痔及包括外痔血栓形成或血肿在内的非手术治疗无效者。手术方法有痔单纯切除术、吻合器痔固定术和血栓外痔剥离术。

【常见护理诊断及问题】

1. 疼痛　与肛周疾病或手术有关。

2. 便秘　与肛周疼痛惧怕解大便有关。

3. 潜在并发症　尿潴留、肛门失禁、肛门狭窄、感染。

4. 知识缺乏　缺少有关疾病预防、治疗的知识及术后预防复发的康复知识。

【护理目标】

1. 患者病情得到控制。
2. 患者水、电解质平衡得以维持，营养失调得到纠正。
3. 患者焦虑程度减轻，情绪稳定，配合治疗和护理。
4. 向患者解释手术的目的和重要性，指导患者自我观察病情变化的方法。

【护理措施】

（一）非手术治疗患者的护理

1. 饮食　鼓励患者多饮水，多吃蔬菜、水果及富含纤维素的饮食，以利通便。避免饮酒，少食辛辣刺激性食物。

2. 保持大便通畅　养成每日定时排便的习惯，避免排便时间过长。习惯性便秘患者，通过增加粗纤维食物，每日服用蜂蜜，多能自行缓解。对症状顽固者，可服用液体石蜡等润肠通便药。亦可使用开塞露。

3. 坚持保健运动　对长期站立或坐位的人，提倡做保健运动。年老体弱者更应适当活动，以促进盆腔静脉回流，增强肠蠕动和肛门括约肌的舒缩功能。

4. 直肠肛管检查体位　直肠肛管的检查体位有四种（图 15－7）。

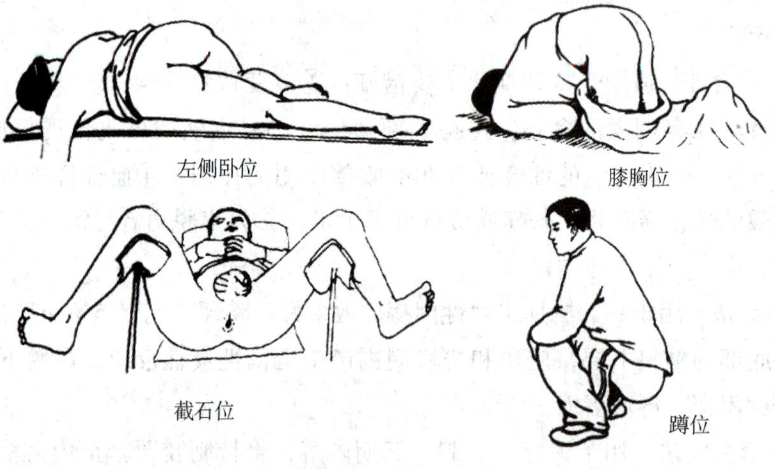

图 15－7　直肠肛管检查体位

（1）左侧卧位　适用于年老体弱者。

（2）膝胸位 适用于较短时间的检查。

（3）截石位 常用于手术治疗。

（4）蹲位 适用于检查内痔脱出或直肠脱垂。

5. 肛门坐浴 坐浴是清洁肛门，改善血液循环，促进炎症吸收的有效方法，并有缓解括约肌痉挛、减轻疼痛的作用。水温 40～46℃，2～3 次/日，每次 20～30 分钟。对直肠肛管炎症性疾病，或术后患者可用 0.02% 高锰酸钾或 0.01% 苯扎溴铵坐浴。

（二）手术治疗患者的护理

1. 手术前护理 ①术前 1 天进少渣饮食。②每晚坐浴，清洁肛门、会阴部。③手术前排空大便，必要时，手术前晚和手术日晨清洁灌肠。

2. 手术后护理

（1）病情观察 术后由于创面容易渗血或因结扎线结脱落造成出血，需定时观察血压、脉搏、呼吸及伤口渗血情况，警惕内出血的发生。

（2）疼痛护理 手术后常因肛管括约肌痉挛或肛管内填塞敷料过紧而引起剧烈疼痛，可适当应用止痛剂，必要时放松填塞物，并注意防止伤口出血。

（3）尿潴留 肛管手术后，局部因手术、麻醉刺激、疼痛和肛管内填塞敷料等原因造成尿潴留。可通过诱导排尿、针刺或导尿等方法处理。

（4）饮食 术后 2～3 天内进流质饮食，以后逐步过渡为普食。

（5）控制排便 术后 48 小时内服用阿片酊可减少肠蠕动，有控制排便的作用。尽量避免术后 3 天内解大便，有利于手术切口愈合。若有便秘，可口服液体石蜡或其他缓泻剂，但禁忌灌肠。

（6）预防并发症 观察有无排便困难、大便变细或大便失禁等现象。为防止肛门狭窄，术后 5～10 天内可用示指扩肛，并鼓励患者有便意时即排便。肛门括约肌松弛者，指导手术 3 天后做肛门收缩舒张运动。

【健康指导】

防止便秘，注意饮食调节，多吃蔬菜、水果，禁辛辣食物和饮酒。出院后，若创面未完全愈合，每次排便后仍需坐浴。若出现排便困难，应及时到医院就诊，有肛门狭窄者行肛门扩张。

目标检测

单选题

1. 患者，女，57 岁。因脓血便来院就诊，确诊为直肠癌后，行直肠癌根治术，术后患者拒绝见人，其护理诊断是（　　）

   A. 不合作　　B. 绝望

   C. 悲哀　　D. 焦虑

E. 自我形象紊乱

2. 患者，男，58 岁。经常大便带血，排便习惯改变，应首先进行的检查是（　　）

A. 纤维结肠镜检
B. 钡灌肠
C. 直肠镜检
D. 直肠指检
E. 大便常规

3. 患者，男，65 岁，患结肠癌，拟行左侧结肠癌根治术，术前需几日开始服用肠道消炎药（　　）

A. 1 天
B. 2 天
C. 3 天
D. 4 天
E. 5 天

4. 患者，男，20 岁。以转移性右下腹痛 10 小时之主诉入院，右下腹有固定压痛点，临床诊断为急性阑尾炎，其提示后位阑尾的特殊体征是（　　）

A. 右下腹有痛的包块
B. 闭孔内肌试验阳性
C. 腰大肌试验阳性
D. 结肠充气试验阳性
E. 直肠指检右上方有触痛

5. 患者，男，45 岁。暴饮暴食后出现上腹阵发性疼痛，并伴有腹胀、恶心、呕吐，肛门停止排气。患者半年前曾做阑尾切除术，现诊断为粘连性肠梗阻，其处理措施下列哪项是错误的（　　）

A. 取半卧位
B. 胃肠减压
C. 禁饮食
D. 可给吗啡类止痛
E. 防治感染和中毒

6. 患者，男，25 岁。诊断为化脓性阑尾炎。患者出现腹肌紧张，说明炎症刺激了（　　）

A. 阑尾肌层
B. 阑尾腔黏膜
C. 脏腹膜
D. 壁腹膜
E. 盲肠

7. 患者，女，32 岁，行直肠癌手术前准备，下列哪项处理不正确（　　）

A. 术前 2～3 天进流质
B. 术前 3 天用肠道吸收抗生素
C. 应用维生素 K
D. 术前清洁灌肠
E. 术前口服番泻叶

8. 患者，男，56 岁。1 天前右下腹有转移性腹痛，麦氏点有固定压痛，现腹痛突然加剧，范围扩大，腹部有肌紧张。应考虑是（　　）

A. 单纯性阑尾炎
B. 化脓性阑尾炎
C. 坏疽性阑尾炎
D. 阑尾周围脓肿
E. 阑尾穿孔腹膜炎

9. 患者，男，32 岁。上腹部疼痛、恶心，6 小时后疼痛转移到右下腹，入院诊断

为急性阑尾炎。大多数急性阑尾炎疼痛的最初部位是（　　）

A. 右下腹　　B. 右上腹
C. 上腹部或肚脐周围　　D. 右腰部
E. 左下腹

10. 患者，男，28 岁。排便时肛门滴血，有痔核脱出，便后自行回纳，此患者属哪种痔（　　）

A. 一期内痔　　B. 二期内痔
C. 三期内痔　　D. 嵌顿性内痔
E. 血栓性外痔

11. 患者，男，40 岁。腹泻后 3 天出现发热、里急后重，排便时肛门部疼痛加重，应考虑为（　　）

A. 内痔　　B. 外痔
C. 肛裂　　D. 坐骨直肠窝脓肿
E. 肛门周围脓肿

12. 患者，男，38 岁。肛门疼痛 4 天，肛门缘有肿物突出，无便血；查体：体温 36.7℃，肛门外有 0.6cm 的肿物，肿物质地稍硬，呈紫红色，触痛明显，表面光滑、边界清楚。该患者最可能的诊断是（　　）

A. 肛门周围脓肿　　B. 肛裂
C. 直肠息肉　　D. 血栓性外痔
E. 内痔脱出

13. 患者，男，45 岁。用力排便后出现肛门剧痛，无便血。检查见肛管皮下暗紫色肿块，有触痛。临床诊断首先考虑的是（　　）

A. 嵌顿性内痔　　B. 血栓性外痔
C. 肛周皮下脓肿　　D. 肛裂
E. 直肠息肉

14. 在开展社区护理时，李女士诉其患内痔多年，经常便秘。护士对她的健康教育中，不妥的是（　　）

A. 鼓励多喝水　　B. 多食水果蔬菜
C. 坚持每日定时排便　　D. 每日服用泻药
E. 坚持适当体育活动

15. 患者，男，54 岁。外伤性肠穿孔修补术后第 2 天，肠蠕动未恢复，腹胀明显，其护理措施哪项最重要（　　）

A. 半卧位　　B. 禁食，输液
C. 胃肠减压　　D. 肛管排气
E. 针刺穴位

16. 患者，男，70 岁，有冠心病史，怀疑直肠癌，准备进行直肠指检，采用何种

体位为宜（　　）

A. 仰卧位　　B. 蹲位

C. 侧卧位　　D. 截石位

E. 膝胸位

17. 某患者，急性阑尾炎穿孔并发腹膜炎，手术后第5天，体温升高达39℃，伴大便次数增多，里急后重，黏液便，伤口不痛，无咳嗽。考虑哪项可能性最大（　　）

A. 切口感染　　B. 菌痢

C. 肠炎　　D. 盆腔脓肿

E. 肺炎、肺不张

18. 患者，女，22岁，入院诊断为“阑尾周围脓肿”，经非手术治疗脓肿消退。该患者行阑尾手术的适宜时间是（　　）

A. 3周后　　B. 3个月后

C. 4个月后　　D. 6个月后

E. 1年后

19. 患者，男，27岁，以阑尾炎收住入院。治疗期间患者突然发生寒战、高热，查体发现巩膜轻度黄染。考虑患者发生了（　　）

A. 腹膜炎　　B. 门静脉炎

C. 腹腔脓肿　　D. 阑尾穿孔

E. 急性胰腺炎

20. 患者，男，3岁。阵发性哭闹、呕吐，排出果酱样粪便。查体：右上腹扪及腊肠样肿块。首先考虑（　　）

A. 肠扭转　　B. 肠道畸形

C. 蛔虫性肠梗阻　　D. 肠套叠

E. 盲肠肿瘤

（郭　楠）

书网融合……

微课　　本章小结　　自测题

第十六章 肝胆胰疾病患者的护理

PPT

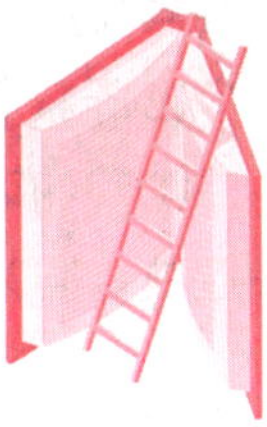

【学习目标】

1. **掌握** 肝胆胰外科疾病患者的护理评估和护理措施。

2. **熟悉** 肝胆胰外科疾病患者的护理诊断及问题。

3. **了解** 肝脓肿患者的护理。

4. 学会T管引流患者的护理。

5. 具有良好的职业道德，珍爱生命，用心关爱患者，减轻患者痛苦，维护健康。

第一节 肝脓肿

案例分析

患者，男，38岁，高热、腹痛7天，曾患胆道感染疾病，肝肿大，肝区叩击痛明显。实验室检查白细胞数、中性粒细胞数均增高。B超检查提示肝区有占位性病变。考虑细菌性肝脓肿，收治入院。

问题

1. 当前该患者护理诊断及问题有哪些？
2. 当前应对该患者采取哪些护理措施？

肝脏受到感染后形成的脓肿，称为肝脓肿。一般根据病原菌的不同，分为细菌性肝脓肿和阿米巴性肝脓肿，临床上细菌性肝脓肿较为常见。

一、细菌性肝脓肿

细菌性肝脓肿指化脓性细菌侵入肝脏，脓液积聚而形成的肝内化脓性感染。最常见的致病菌为大肠埃希菌和金黄色葡萄球菌，其次为链球菌、类杆菌属等。

细菌性肝脓肿的主要病因为全身细菌性感染，特别是腹腔内感染时，细菌可侵入肝，如患者抵抗力弱，可发生肝脓肿。好发于糖尿病患者、腹腔感染患者以及免疫力低下人群，长期使用免疫抑制剂治疗的患者和长期住院的患者更易发生。

病原菌入侵肝的常见途径如下。①胆道：胆道系统是最主要的入侵途径和最常见的病因，细菌沿胆管上行，感染肝形成肝脓肿。②肝动脉：体内任何部位的化脓性病变，如急性上呼吸道感染、化脓性骨髓炎等并发菌血症时，病原菌均可经肝动脉入肝。③门静脉：如化脓性阑尾炎、痔核感染等，细菌可沿门静脉入肝，现已少见。此外，细菌也可直接从肝的开放性伤口或淋巴系统入侵。

二、阿米巴性肝脓肿

阿米巴性肝脓肿是肠道阿米巴感染的并发症，阿米巴滋养体从肠道病变处经门静脉血液、淋巴管入肝或直接侵入肝门在肝内大量繁殖引发肝脓肿。阿米巴肝脓肿常见于肝右叶顶部，大多为单发性的大脓肿。以抗阿米巴药物（甲硝唑、氯喹、依米丁）治疗，必要时反复穿刺抽脓及支持疗法为主。大多数患者可获得良好疗效。阿米巴性肝脓肿与细菌性肝脓肿的鉴别见表 16－1。

表 16－1　阿米巴性肝脓肿与细菌性肝脓肿的鉴别

鉴别点	细菌性肝脓肿	阿米巴性肝脓肿
病史	继发于胆道疾病或其他化脓性感染	继发于阿米巴痢疾后
症状	起病急、病情重，全身中毒症状明显，有寒战、高热	起病较缓慢，病程较长，可有高热或不规则热
血液化验	白细胞计数和中性粒细胞百分比可明显增高。血培养可阳性	白细胞计数可增加，如无继发感染，血培养阴性。血清学阿米巴抗体检测阳性
脓肿	较小，常为多发性	较大，多为单发，多见于肝右叶
粪便检查	无特殊发现	部分患者可找到阿米巴滋养体或包囊
脓液	多为黄白色脓液，涂片和培养可发现细菌	大多为棕褐色脓液，无臭味，镜检可查到阿米巴滋养体。若无混合感染，涂片和培养无细菌
诊断性治疗	抗阿米巴治疗无效	抗阿米巴治疗有好转

【护理评估】

（一）健康史

询问患者年龄、性别及饮食习惯，注意询问患者是否患有胆道疾病，有无身体其他部位的感染，以及开放性肝损伤病史。

（二）身体状况

1. 症状

（1）寒战高热　是常见的早期症状，体温可高达 39～40℃。

（2）肝区疼痛　由于肝大、肝包膜急性膨胀和炎性渗出物的局部刺激，多数患者可出现肝区疼痛，有时可伴有右肩牵引痛或胸痛。

（3）消化道及全身症状　由于细菌毒素吸收入血及全身消耗，患者常有乏力、食欲减退、恶心、呕吐等症状。

2. 体征　最常见的体征为肝区压痛和肝肿大，右下胸和肝区有叩击痛，严重者可出现黄疸。脓肿向腹腔穿破，可发生急性腹膜炎。少数可穿破血管壁，引起上消化道大出血。

（三）心理－社会状况

由于疾病发病突然、患者承受的痛苦较重，加上担心预后等原因，患者常有焦虑、悲观及恐惧心理，发生严重并发症时反应更加明显。

（四）辅助检查

1. 实验室检查

（1）血常规检查　白细胞计数增高，中性粒细胞可高达90%以上，有核左移现象和中毒颗粒，部分患者红细胞比容下降。

（2）肝功能检查　可见轻度异常。

2. 影像学检查

（1）X线检查　显示肝阴影增大，肝右叶脓肿可见右侧膈肌抬高，活动受限。

（2）B超检查　可明确病变部位和大小，是首选检查方法。必要时行CT检查。

3. 诊断性肝穿刺　在肝区压痛最明显处或超声引导下施行诊断性穿刺，抽出脓液即可确诊。

（五）处理原则

细菌性肝脓肿是一种严重的感染性疾病，必须早期诊断，早期治疗，积极处理原发病，避免并发症的发生。加强全身支持疗法，应用足量、敏感抗生素控制感染。脓肿形成后，视脓肿位置、大小等具体情况，行置管引流或切开引流。

【常见护理诊断及问题】

1. 急性疼痛　与炎性介质作用有关。

2. 体温过高　与肝脓肿及其产生的毒素吸收有关。

3. 营养失调：低于机体需要量　与进食减少、感染导致代谢增强有关。

4. 潜在并发症　急性腹膜炎、膈下脓肿、胸腔积液、休克等。

【护理目标】

患者疼痛得以减轻，体温过高得以纠正，营养失调得以纠正，有效预防潜在并发症。

【护理措施】

（一）一般护理

1. 降温　高热患者及时物理降温，必要时遵医嘱给予药物降温。

2. 镇静止痛　遵医嘱应用镇静止痛药物，以减轻疼痛，保证休息。

3. 加强营养　给予高热量、高蛋白、适量脂肪、高维生素饮食，改善全身营养状况；必要时少量多次输新鲜全血或血浆，以纠正低蛋白血症，增强机体抵抗力。

（二）病情观察

加强对生命体征和胸、腹部情况的观察，注意脓肿破溃可能引发的急性腹膜炎、膈下脓肿等并发症。

（三）治疗配合

1. 应用抗生素护理 遵医嘱给予足量、敏感抗生素控制感染；注意用药时间、途径和配伍，注意药物有无不良反应。

2. 配合抢救 若有感染性休克发生，积极配合医生实施各项抢救护理工作。

3. 做好引流护理 患者取半卧位，有利于呼吸和引流；妥善固定引流管，防止扭曲、堵塞及脱落；每日用0.9%氯化钠溶液冲洗脓腔，注意冲洗液的量和性状；及时更换引流袋，注意无菌操作；当每日脓液引流量少于10ml时，可拔出引流管，适时换药，直至脓腔闭合。

（四）心理护理

关心、安慰患者，加强与患者的交流和沟通，减轻其焦虑情绪，使之配合治疗及护理，以取得满意的治疗效果。

【健康指导】

介绍细菌性肝脓肿的防治知识，重视胆道疾病的治疗；指导患者遵循治疗、护理要求；解释引流管的意义和注意事项；嘱患者出院后加强营养，定期复查。

第二节　原发性肝癌

案例分析

患者，男，58岁，乙肝病史15年，半个月来右上腹隐痛，呈持续性，伴乏力，食欲不振，消瘦。查体：肋下缘可触及质硬肝脏。B超发现右肝有一个约4cm×3cm低回声区，回声不均匀，边界不清，收住入院。

问题

1. 当前该患者护理诊断及问题有哪些？
2. 根据病情，应配合医生完成哪些辅助检查？
3. 当前应对该患者采取哪些护理措施？

原发性肝癌简称肝癌，是指发生于肝细胞和肝内胆管上皮细胞的恶性肿瘤，是我国常见恶性肿瘤之一。肝癌流行于我国东南沿海地区，发病年龄多在40～50岁，男性多于女性。近年来发病率有增高趋势，年死亡率位居我国恶性肿瘤第二位。

【病因】

原发性肝癌的病因及发病机制迄今尚未明确，可能与多种因素的综合作用有关。

1. 病毒性肝炎　乙型肝炎病毒和丙型肝炎病毒感染是我国肝癌的常见危险因素。

2. 肝硬化　肝硬化会增加肝癌风险，我国大部分肝癌患者都伴有肝硬化。

3. 黄曲霉菌素　动物模型显示黄曲霉菌素具有强烈致癌性。

4. 其他　与酒精性肝病、非酒精性脂肪肝、遗传因素等有关。

【分类】

原发性肝癌大体可分为结节型、巨块型和弥漫型，结节型最为常见。按组织学分型，可分为肝细胞型、胆管细胞型和混合型，在我国绝大多数为肝细胞型。按肿瘤大小可分为微小肝癌（直径≤2cm）、小肝癌（2cm < 直径≤5cm）、大肝癌（5cm < 直径≤10cm）、巨大肝癌（直径 >10cm）。

肝癌的转移途径，血行转移：多为肝内转移，肝外转移多见于肺，其次为骨、脑等；淋巴转移：主要累及肝门淋巴结，其次是胰腺周围淋巴结，晚期至锁骨上淋巴结；直接蔓延；腹腔种植转移。

【护理评估】

（一）健康史

了解患者有无病毒性肝炎、肝硬化病史；询问患者是否长期酗酒，是否有不良饮食和致癌物质接触史；询问是否有家族遗传病史。

（二）身体状况

肝癌早期缺乏特异性表现，晚期可有局部及全身症状。

1. 症状

（1）肝区疼痛　为最常见和最主要症状，多数患者以此为首发症状，多为间歇性或持续性钝痛或刺痛，夜间或劳累后症状加重。右半肝顶部的癌肿，可累及横膈，而引起右肩牵涉痛。癌肿发生坏死、破裂时，可致腹腔内出血引起腹膜刺激征等急腹症的表现。

（2）全身及消化道症状　常无特异性，表现为食欲减退、腹胀、恶心、呕吐或腹泻等，易被忽视。晚期体重进行性下降，还可出现贫血、黄疸、腹水等恶病质表现。

2. 体征

（1）肝肿大　为中晚期患者最常见的主要体征，肝脏进行性肿大，质地坚硬，边缘不规则，表面凹凸不平呈结节或肿块状。

（2）黄疸和腹腔积液　晚期出现。

（三）心理－社会状况

肝癌患者多伴有肝硬化或慢性肝炎病史，治疗效果不理想，且发现时多处于中、晚期，长期治疗使患者经济压力较大，容易产生焦虑、恐惧、抑郁甚至绝望的心理变化。

（四）辅助检查

1. 血清甲胎蛋白（AFP）测定　是目前诊断原发性肝癌的最常用、最有价值的方法。血清 AFP≥400μg/L，并能排除活动性肝病、妊娠、生殖腺胚胎性肿瘤等，即可考虑肝癌的确诊。

2. 影像学检查

（1）B 超检查　是肝癌筛查和早期定位的首选检查方法。可用于高危人群普查，诊断正确率达 90% 左右。

（2）CT、MRI 检查　能明确显示肿瘤的位置、数目、大小及与周围脏器、血管的关系，对判断能否手术切除及确定手术方案很有价值。

（3）选择性肝动脉造影　属于创伤性检查，必要时采用。作为肝癌诊断的重要补充手段，常用于小肝癌的诊断。

（五）治疗原则

早期诊断，早期采用手术切除为主的综合治疗，是提高疗效的关键。

1. 手术切除　是目前治疗肝癌的首选和最有效的方法。

2. 肿瘤消融　超声引导下经皮肝穿刺行微波、射频、冷冻、激光等消融治疗。适合于瘤体较小而又无法或不宜手术者，特别是肝切除术后早期肿瘤复发者。

3. 经肝动脉和（或）门静脉区域化疗　用于不能切除的肝癌或肝癌切除术后的辅助治疗。

其他还包括放射治疗、中医中药治疗等。

【常见护理诊断及问题】

1. 急性疼痛　与癌肿引起的被膜张力增大、手术、放化疗后不适等因素有关。

2. 焦虑或恐惧　与担心手术效果和疾病预后，害怕死亡等有关。

3. 营养失调：低于机体需要量　与食欲不振、癌肿消耗及化疗引起的胃肠道不良反应有关。

4. 潜在并发症　肝癌破裂出血、上消化道出血、肝性脑病等。

【护理目标】

患者疼痛得以减轻，焦虑或恐惧心理有效改善，营养失调得以纠正，有效预防潜在并发症。

【护理措施】

（一）一般护理

1. 改善营养状况　术前给予高热量、高蛋白、高维生素饮食，合并肝硬化有肝功能损害者，适当限制蛋白的摄入。保证充足的睡眠和休息，禁酒。必要时给予白蛋白、血浆及全血，纠正低蛋白血症。

术后禁食禁饮、胃肠减压，静脉输入葡萄糖，防止低血糖。肠蠕动恢复后拔出胃管，给予流质饮食，酌情转为半流食和普食。

2. 维持体液平衡　肝功能不良伴有腹腔积液者，积极保肝治疗，严格控制水、钠的摄入量。准确记录 24 小时出入量，注意观察体重和腹围的变化。遵医嘱合理补液，纠正电解质失衡。

3. 疼痛的护理　协助患者取舒适体位，有助缓解疼痛。遵医嘱必要时给予吗啡等镇痛剂止痛。

4. 其他　做好术前常规护理，如放置胃管、备皮、备血等。协助医生完成术前检查和其他术前准备。

（二）病情观察

1. 术前　应告知患者尽量避免导致肝癌破裂的诱因，如用力排便、剧烈咳嗽等致腹内压骤然增加。注意观察腹部症状与体征，如突然出现腹痛、腹膜刺激征等，怀疑肝癌破裂出血时，应及时通知医生，积极配合抢救。

2. 术后　监测体温、脉搏、呼吸、血压等生命体征，保持腹腔引流通畅，观察记录腹腔引流的量和性状，如腹腔引流血性体液过多，并伴有脉搏加快、血压下降征象时，说明有内出血发生，应立即通知医生，对症处理。术后密切观察患者神志情况，注意有无嗜睡、烦躁不安等肝性脑病的前驱表现。注意观察腹腔引流管有无胆汁漏出，有无腹膜炎和腹痛，以判断有无胆漏的发生。

（三）治疗配合

1. 保肝治疗　遵医嘱采取必要的保肝措施，避免使用肝损害药物。

2. 改善凝血功能　合并肝硬化患者，肝合成的凝血因子减少，门静脉高压有脾功能亢进者血小板减少，因此有必要了解患者的出、凝血时间，凝血酶原时间和血小板计数等，一般术前 3 天补充维生素 K，以改善凝血，预防出血。

3. 预防肝性脑病　术前 3 天遵医嘱给予患者链霉素或卡那霉素口服，抑制肠道细菌，术前当晚清洁灌肠，以减少肠道氨的来源。禁用碱性肥皂水灌肠，预防肝性脑病。

4. 预防感染　术后遵医嘱常规给予抗生素预防感染。保持腹腔引流通畅是预防腹腔感染的重要措施，应加强腹腔引流管的护理。

5. 引流管护理　肝手术后放置多种引流管，应妥善固定，保证引流通畅，每天更换引流管和引流袋，观察和记录引流量和性状，根据指征及时拔管。

6. 经肝动脉和（或）门静脉区域化疗（TACE）的护理

（1）治疗前准备　向患者解释肝动脉插管化疗的目的、方法和注意事项。注意出、凝血时间，血常规，肝功能及心电图等检查结果。做好穿刺处皮肤准备。

（2）预防出血　术后患者平卧位，穿刺处沙袋压迫 1 小时，穿刺侧肢体制动 6 小时。注意观察穿刺点有无血肿和出血，注意穿刺侧肢体皮肤的颜色、温度及足背动脉的搏动情况。

（3）导管护理　妥善固定和维护导管；严格遵循无菌原则，每次注药前消毒导管，注药后用无菌纱布包扎，预防逆行感染；为防止导管堵塞，注药后可用肝素稀释液冲洗导管。

（4）栓塞后综合征的护理　肝动脉栓塞化疗后，多数患者可出现发热、肝区疼痛、恶心、呕吐、白细胞下降等，称为栓塞后综合征。发热、肝区疼痛、恶心、呕吐对症处理；当白细胞计数低于4×10^9/L时，应暂停化疗，遵医嘱使用升白药物如鲨肝醇等。

(5) 拔管护理　拔管后局部加压15分钟，卧床24小时，防止局部出血。

(四) 心理护理

鼓励患者说出内心感受，尊重并理解患者，耐心解答患者的疑问，帮助患者正视现实，增加患者对疾病的应对能力。

【健康指导】

注意防治肝炎，尤其是乙型肝炎；不吃霉变食物；肝癌高发人群，应定期进行体检，做B超及AFP检查；指导患者加强营养，多吃高蛋白、高维生素的食物，以利于术后康复；指导患者术后适当活动，并注意休息；嘱患者坚持术后治疗，定期复查。

第三节　门静脉高压症

案例分析

患者，男，52岁，肝硬化病史10年，上腹常饱胀，有蜘蛛痣。今日与朋友外出聚餐，进食大量油炸食物后，出现恶心、呕吐，呕吐血性液体约800ml，排出黑色大便2次，急诊送医。入院查体：体温37.5℃，脉搏110次/分，呼吸18次/分，血压85/60mmHg。面色苍白，腹部移动性浊音阳性。根据病情医生拟施行手术治疗。

问题

1. 当前该患者的护理诊断及问题有哪些？
2. 当前应对患者采取哪些护理措施？

门静脉高压症是指门静脉血流受阻、血液淤滞，门静脉系统压力持久增高所引起的临床综合征。大多数由肝硬化引起，门静脉系统压力增高继而引起脾大及脾功能亢进、胃底食管静脉曲张及破裂出血、腹腔积液等一系列临床表现。最为严重的是胃底食管静脉曲张，一旦破裂就会引起严重的上消化道大出血继而危及生命。门静脉正常压力为13～24cmH_2O，门脉高压症时，压力可增至30～50cmH_2O。

门静脉系与腔静脉之间存在四个交通支：胃底食管下段交通支；直肠下段、肛管交通支；前腹壁交通支（附脐静脉）；腹膜后交通支。其中胃底食管下段交通支是最重要的交通支。

【病因病理】

在我国，以肝炎后肝硬化导致的肝内型门静脉高压症最为常见。此外，还有肝外门静脉血栓形成或肝门区肿瘤压迫等原因引起的肝前型门静脉高压，以及肝后型门静脉高压。

门静脉高压形成后，可引起下列主要的病理生理变化。

1. 脾大、脾功能亢进　门静脉血流受阻后，脾静脉回流不畅，首先出现充血性脾肿大，门静脉高压症时，可见脾窦扩张，脾内纤维组织增生，单核吞噬细胞增生和吞噬红细胞现象。临床上除了有脾大的症状外，还可以出现外周血减少，最常见的是白细胞和血小板的减少，称为脾功能亢进。

2. 交通支扩张　门静脉系统无瓣膜，门静脉回流受阻后，大量交通支逐渐扩张、扭曲形成静脉曲张。最具临床意义的是食管胃底静脉曲张，易受到进食、腹压增高如用力排便、负重、咳嗽等因素影响，引发致命性的上消化道大出血。

3. 腹腔积液　门静脉压力升高，使门静脉系统毛细血管床的滤过压升高，肝硬化使肝内淋巴液回流受阻并从肝表面渗出，肝脏合成清蛋白减少，血浆胶体渗透压下降，促使液体自肝表面和肠系膜表面漏入腹腔，形成腹腔积液。

【护理评估】

（一）健康史

询问患者年龄、性别，以及是否有长期大量饮酒史；有无肝炎尤其乙型肝炎、肝硬化病史；既往有无上消化道大出血的病史及诱发原因。

（二）身体状况

1. 脾大、脾功能亢进　早期即有脾充血、肿大。脾功能亢进时，“三系”血细胞均减少。

2. 呕血和黑便　食管胃底静脉曲张破裂出血是门静脉高压症最严重的并发症。发生急性大出血时，呕吐鲜红色血液，排出柏油样黑便。而脾功能亢进又可造成血小板减少，故出血不易自行停止，易诱发肝性脑病及休克。

3. 腹腔积液　是肝功能严重受损的表现，常有腹部膨隆、移动性浊音（+）。

4. 其他表现　可有营养不良、黄疸、肝掌、蜘蛛痣、下肢水肿及肝功能异常。

（三）心理–社会状况

该病病程较长，常反复发作，患者多有不同程度的烦躁焦虑等表现；尤其是合并上消化道大出血时，会产生紧张、恐惧等不良心理。

（四）辅助检查

1. 血常规检查　脾功能亢进时，全血细胞减少，白细胞和血小板明显减少，红细胞也可减少。

2. 肝功能检查　血浆清蛋白下降而球蛋白升高，清、球蛋白比例倒置；凝血酶原时间延长。

3. 食管吞钡X线检查　食管胃底静脉曲张，食管充盈时呈虫蚀样改变；排空时呈串珠样或蚯蚓样改变，内窥镜下检查更为明显。

4. B超检查　明确有无肝硬化、脾肿大、腹腔积液，了解门静脉有无扩张及血流方向。

（五）治疗原则

外科治疗门静脉高压主要目的是预防和控制食管胃底静脉曲张破裂出血，其次是解除或改善脾脏肿大及脾功能亢进和治疗大量顽固性腹水。根据患者情况采取手术或非手术疗法。

1. 非手术疗法

（1）扩充血容量　在预防和纠正休克的同时，有利于止血和预防肝性脑病。

（2）药物止血　使内脏小动脉收缩，减少门静脉血流量，降低门静脉压力；使曲张静脉破裂处形成血栓而达到止血作用。

（3）内镜治疗　通过内镜注射硬化剂和套扎等方法止血。

（4）三腔二囊管压迫止血　通常用于食管胃底静脉曲张破裂出血，尤其对药物止血或内镜治疗无效的患者。

（5）经颈静脉肝内门体静脉分流术　适用于药物和内镜治疗无效、肝功能差的曲张破裂出血患者和等待肝移植的患者。

2. 手术治疗　无黄疸和明显腹腔积液者发生大出血，经非手术治疗24～48小时无效者，应采用手术治疗。

（1）断流术　切除脾，同时阻断门奇静脉间的反常血流，以达到止血目的。脾切除加贲门周围血管离断术最为有效。既离断食管胃底静脉侧支，又保留静脉的入肝血流，从而控制食管胃底静脉的曲张及破裂出血（图16－1）。

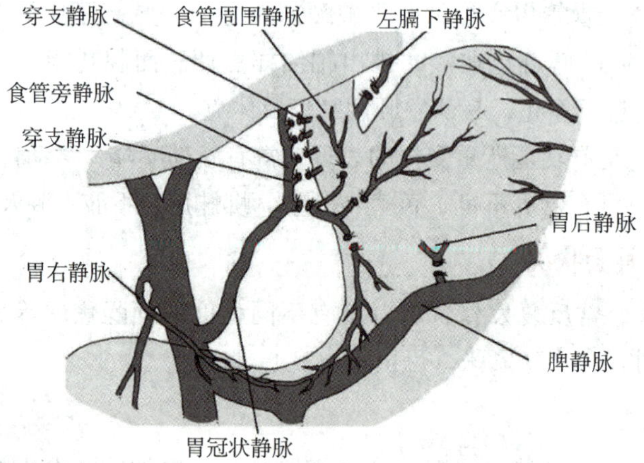

图16－1　贲门周围血管离断术

（2）分流术　选择肝门静脉系和腔静脉系的主要血管进行吻合，使压力高的肝门静脉分流入腔静脉，从而降低门静脉压力，预防出血。但术后肠道吸收的氨部分或全部不通过肝解毒，直接影响大脑的能量代谢，故肝性脑病发生率高。

此外，脾切除可以矫正脾功能亢进，肝移植是治疗门静脉高压症最彻底的手术方法。

【常见护理诊断及问题】

1. **恐惧**　与大量呕血、黑便和病情较重有关。

2. **体液不足**　与食管胃底静脉曲张破裂出血有关。

3. **体液过多**　与肝硬化、肝功能减退有关。

4. **营养失调：低于机体需要量**　与肝功能减退、胃肠消化吸收不良、出血等因素有关。

5. **潜在并发症**　低血容量性休克、肝性脑病、静脉血栓形成。

【护理目标】

患者情绪稳定、恐惧减轻，体液不足得到改善，腹腔积液消退、体液平衡，营养不良得到纠正，体重增加，并发症得到有效防治。

【护理措施】

（一）心理护理

安抚患者情绪，减轻患者焦虑，消除患者恐惧；帮助患者树立战胜疾病的信心，鼓励患者积极配合治疗。

（二）休息与活动

术前保证充分休息，睡眠良好，必要时卧床。活动要适度，避免劳累。急性大出血者绝对卧床，头偏向一侧。

（三）加强营养，保护肝功能

给予患者高热量、高维生素、适当脂肪的新鲜饮食；肝功能尚好者，宜给予高蛋白饮食；肝功能欠佳者，限制蛋白摄入量，补充支链氨基酸；腹腔积液者，低钠饮食；禁食坚硬、粗糙食物，以免胃底食管静脉曲张破裂出血。

贫血及凝血功能障碍者，遵医嘱输新鲜血或补维生素 K；使用保肝药物如肌苷、辅酶 A 等，避免使用氯丙嗪、红霉素、巴比妥类等有肝脏毒性作用的药物；注意清除肠道内积血，可用酸性溶液灌肠，禁用碱性溶液灌肠，以减少肠道氨的产生和吸收。

（四）预防上消化道出血

避免进食坚硬、多渣、带刺、油炸及辛辣刺激性食物，饮食不宜过热，禁烟酒，以免损伤食管黏膜，诱发上消化道大出血。避免引起腹内压增高的因素，如剧烈咳嗽、用力排便、举重物等。

（五）三腔二囊管压迫止血的护理

1. **置管**　置管前仔细检查三腔二囊管的完好状态，做好标识。确认插入胃内后，先向胃囊充气 150 ~ 200ml，然后封闭管口，向外加压牵引，以压迫胃底。然后抽取胃液观察止血效果，若仍有出血，再向食管气囊充气 100 ~ 150ml，同时压迫食管胃底，牵引固定，必要时悬以 0.5kg 重物做牵引压迫。

2. 置管后

（1）保持有效牵引压迫，床边准备气管切开盘和剪刀，若气囊破裂或漏气，气囊可上移阻塞呼吸道，引起呼吸困难甚至窒息。此时应立即剪断管子放气拔管，以保持呼吸道通畅。

（2）持续放置 24 小时后应放气数分钟，再注气加压，以免食管和胃底黏膜因压迫缺血而糜烂、坏死。间断应用气囊压迫一般以 3 ~4 天为限，继续出血者可适当延长。

（3）观察止血效果，记录胃肠减压引流液的量和性状，注意有无新鲜血液流出，若无新鲜血液且生命体征稳定，说明出血已止。否则，说明止血不佳或有再出血。

（4）出血停止后，先排空食管气囊，再排空胃气囊，继续观察 24 小时，未再出血可考虑拔管。拔管前让患者吞服液体石蜡 20 ~30ml，润滑黏膜和管囊外壁，抽尽囊内气体，缓慢轻巧地拔出三腔二囊管，切忌动作粗暴，以免因拔管而引起大出血。

（六）分流术后护理

为预防分流术后血管吻合口破裂出血，术后 48 小时内取平卧位或低半卧位（≤15°）；翻身时动作宜轻柔，避免过多活动；一般术后卧床 1 周，防止血管吻合口破裂出血；保持排便、排尿通畅。分流术后肝性脑病发生率增高，患者应定时测定肝功能并监测血氨浓度。脾切除术后两周内每天或隔天监测血小板计数。若血小板 $>600\times10^9/L$ 时，立即通知医生并遵医嘱应用肝素抗凝，以防静脉血栓形成。

【健康指导】

患者应保持心情愉快；注意休息，避免过度劳累；做好饮食管理，禁忌烟酒和粗糙、干硬、过热及刺激性强的食物；按医嘱服用保肝药物，指导患者及家属了解上消化道出血先兆及应急措施，定期来医院复查。

第四节　胆道疾病

案例分析

患者，女，50 岁。聚餐后突发右上腹持续疼痛，并向右肩部放射，伴有恶心、呕吐。查体：体温 38.5℃，脉搏 108 次/分，血压 112/88mmHg。右上腹压痛、肌紧张、反跳痛。墨菲（Murphy）征阳性，可触及肿大胆囊。

问题

1. 该患者患了何种疾病？
2. 你如何对该患者进行护理评估，并列出常见护理诊断及问题？

胆道疾病包括胆石症、胆道感染、胆道蛔虫病及胆道肿瘤和畸形等，以前两者多见。胆道感染可引起胆石症，胆石症可导致胆道梗阻而诱发感染，因此，二者之间互相联系，互相影响，互为因果。胆石症是常见病，随着年龄增长发病率增高，女性发病率比男性高1倍左右。胆囊结石发病率较胆管结石高。

胆石症，是指因胆汁淤积、胆道感染及胆固醇代谢失调等多种因素作用而在胆道系统内形成结石的病变，其发生部位在胆囊、肝内胆管和肝外胆管，其种类和成分不完全相同。因代谢失调而形成的结石多为胆固醇结石，其好发部位多在胆囊内。因胆道感染、寄生虫致胆道发生炎症而形成的结石多为胆色素结石，其好发部位多在肝胆管内。故胆结石可按成分分为胆固醇结石、胆色素结石和混合性结石三种。

急性胆囊炎病理类型分为三型：①急性单纯性胆囊炎：炎症限于黏膜层，仅有充血、水肿和渗出。②急性化脓性胆囊炎：炎症进一步累积肌层，呈脓性渗出，并有散在溃疡和坏死灶，浆膜层可有脓性渗出。③急性坏疽性胆囊炎：胆囊全层有坏死、穿孔，并形成胆汁性腹膜炎。致病菌以大肠埃希菌为主。急性胆囊炎反复发作，可迁延为慢性胆囊炎。

急性梗阻性化脓性胆管炎（AOSC）是由于胆管梗阻和细菌感染，胆管内压升高，肝脏胆－血屏障受损，大量细菌和毒素进入血液循环，造成以肝胆系统病损为主，合并多器官损害的全身严重感染性疾病，是急性胆管炎的严重表现形式。它是胆道感染疾病中的严重类型，亦称为急性重症胆管炎（ACST），此病在我国较多见。胆管结石是最常见的梗阻因素，造成化脓性感染的致病菌以大肠埃希菌为主。

胆道蛔虫症是指原来寄生在空回肠的蛔虫经十二指肠钻入胆道，引起胆道口Oddi括约肌痉挛而发生腹部钻顶样剧烈绞痛，称为胆道蛔虫症。

胆道蛔虫症是临床比较常见的急腹症，多见于儿童和青少年，尤以七岁以上儿童最为多见。一年四季均可发生，农村发病率最高。蛔虫病主要因食入带有蛔虫卵的食物而引起，蛔虫性喜游走或钻孔，当人体全身或局部因素造成肠道内环境改变时，如发热、妊娠、饥饿、手术、胃酸分泌减少、胆道慢性炎症等情况时，肠道内环境的紊乱，肠管蠕动失常，蛔虫活动频繁而上下游走至十二指肠和胆道，另外蛔虫喜碱恶酸，当蛔虫上行至十二指肠时，喜欢钻入碱性胆汁的胆道内。进入胆囊后，由于蛔虫的刺激，胆道口括约肌痉挛，从而出现突发剧烈的右上腹部或剑突下钻顶样疼痛。

【护理评估】

（一）健康史

了解患者年龄、性别、饮食习惯、居住地及既往病史；注意询问有无腹痛、寒战、高热、黄疸等出现；有无驱虫、便虫史。

（二）身体状况

1. 胆囊结石与胆囊炎

（1）无症状胆囊结石　约有30%胆囊结石患者可无症状，称为无症状胆囊结石。随着健康检查的普及，无症状胆囊结石的发现明显增多。

（2）急性胆囊炎　急性胆囊炎是由于胆囊管阻塞和细菌侵袭而引起的胆囊炎症，

约95%的患者合并有胆囊结石。

1）症状　①腹痛：饱餐或进食油腻食物后右上腹阵发性绞痛，疼痛可放射至右肩。②消化道症状：患者腹痛时可伴随有恶心、呕吐等消化道症状。③发热和中毒症状：后期表现发热，多为低热、寒战，高热不常见。

2）体征　右上腹有压痛，约25%的患者可触及肿大胆囊，墨菲（Murphy）征阳性（检查者将左手平放于患者右肋部，拇指置于右腹直肌外缘与肋弓交界处，患者在深吸气时，放于右肋下的手指会触到肿大的胆囊，患者会因疼痛突然屏气，称为Murphy征阳性）。右上腹有压痛、肌紧张及反跳痛，当胆囊穿孔后会出现弥漫性腹膜炎。

（3）慢性胆囊炎　表现常不典型，多数患者有胆绞痛病史，其后有厌油、腹胀、嗳气等消化道症状。查体可无体征，或有轻微右上腹压痛或不适。

2. 胆管结石和胆管炎

（1）肝外胆管结石　继发胆管炎时，可有典型的夏柯（Charcot）三联征。

1）腹痛　右上腹阵发性绞痛，进食油腻食物后可加重上腹疼痛。

2）寒战高热　胆管感染并继发全身感染后可有全身中毒症状，多发生于剧烈腹痛后，体温可高达39～40℃。

3）黄疸　多为梗阻性黄疸，与梗阻程度相关。黄疸呈间歇和波动性。黄疸时常伴有尿色变深和皮肤瘙痒等症状，粪便颜色变浅，完全梗阻可呈陶土样便。

（2）肝内胆管结石和胆管炎　肝内胆管结石常与外科胆管结石并存，可多年无症状或仅有上腹和胸背部胀痛不适。多数因体检或其他疾病做彩超等影像学检查时发现。

（3）急性梗阻性化脓性胆管炎（AOSC）　本病起病常急骤，除具急性胆管炎的Charcot三联征外，还有休克、中枢神经系统抑制的表现，称为雷诺（Reynolds）五联征。

1）症状　①腹痛：患者常表现为突发的剑突下或右上腹持续性疼痛，可阵发加重，并向右肩胛部放射。②寒战高热：体温持续升高。③胃肠道症状：多数患者伴恶心、呕吐。

2）体征　①腹部压痛或腹膜刺激征：剑突下或右上腹有不同程度的压痛和腹膜刺激征，可有肝大及肝区叩痛，可扪及肿大的胆囊。②黄疸：胆管梗阻后，多数患者可出现不同程度的黄疸。③神志改变：主要表现为神志冷漠、嗜睡、神志不清，甚至昏迷。④休克表现：呼吸急促、出冷汗、脉搏细速，血压在短时间内迅速下降，可出现皮下淤血或全身发绀。

3. 胆道蛔虫病　临床特点是临床症状和体征不相符，症状重，体征轻。

（1）症状　常突发剑突下钻顶样剧烈绞痛，阵发性加剧。疼痛时辗转不安、呻吟不止、大汗淋漓，可伴有恶心、呕吐或吐出蛔虫。疼痛可反复发作，持续时间不等，可骤然缓解，间歇一段时间后又突然发作。间歇期全无症状，如同常人。

（2）体征　剑突下或右下腹有轻度压痛，若继发感染和胆道梗阻时，可出现胆管炎、胰腺炎、肝脓肿等相应症状和体征。

（三）心理－社会状况

病情反复发作，担心手术效果及预后，令患者产生焦虑情绪。

（四）辅助检查

1. 实验室检查　血常规检查可见白细胞计数和中性粒细胞计数明显升高。胆道蛔虫病时，白细胞计数和嗜酸性粒细胞比例升高。

2. 影像学检查　B超是诊断胆道疾病的首选检查方法。此外，PTC、ERCP等检查可显示梗阻部位、程度、结石大小、数量等。

（五）治疗原则

1. 胆囊结石和胆囊炎　胆囊切除术是首选治疗方法，但对无症状者，一般无需手术，只需观察和随诊。根据病情选择经腹或腹腔镜做胆囊切除术，目前多采用腹腔镜胆囊切除术。

2. 胆管结石和胆管炎

（1）肝外胆管结石　以手术治疗为主，术中应尽量取尽结石、解除胆道梗阻、术后保持胆汁引流通畅。主要方法有：①胆总管切开取石术、T管引流术；②胆肠吻合术，常用的是胆管空肠Roux－en－Y吻合术（图16－2）。

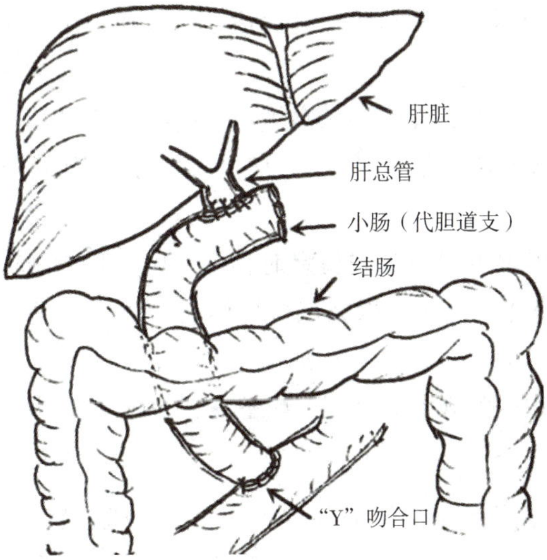

图16－2　胆管空肠Roux－en－Y吻合术

（2）肝内胆管结石　宜采取以手术为主的综合治疗。原则上尽可能取净结石、解除胆道狭窄及梗阻、去除结石部位的感染病灶，恢复和建立通畅的胆汁引流，防止结石复发。术式有胆管切开取石术，胆肠吻合术等。

（3）急性梗阻性化脓性胆管炎（AOSC）　原则上立即手术解除梗阻并引流，尽早而有效降低胆管内压力，积极控制感染，纠正水、电解质和酸碱平衡紊乱，积极抗休克治疗，抢救患者生命。

3. 胆道蛔虫病 以非手术治疗为主，仅在出现并发症时才考虑手术治疗。可服用利胆驱虫的中药（如乌梅汤）和33%硫酸镁，也可经胃管注入氧气驱虫。症状缓解后，加用驱虫药。疼痛发作时，可遵医嘱注射抗胆碱药如阿托品、山莨菪碱（654－2），必要时加哌替啶。

【常见护理诊断及问题】

1. 急性疼痛 与胆石嵌顿、Oddi括约肌痉挛等有关。

2. 体温升高 与继发感染有关。

3. 营养失调：低于机体需要量 与食欲减退、呕吐、脂类消化不良等有关。

4. 焦虑 与胆道疾病反复发作及对术后疗效的担忧有关。

5. 潜在并发症 感染性休克、体液失衡等。

【护理目标】

患者疼痛得以减轻；患者体温过高得以纠正；患者营养失调得以纠正；患者焦虑心理得到有效改善；有效预防潜在并发症。

【护理措施】

（一）一般护理

1. 体位 患者卧床休息，根据病情选择适当的体位，术后早期取平卧位，血压平稳后取半卧位。

2. 饮食护理 指导患者选择低脂、高蛋白、高维生素易消化的清淡饮食。对病情较重，伴有急性腹痛或恶心、呕吐者，应暂时禁食，同时注意补液，维持水、电解质和酸碱平衡。

3. 对症护理 黄疸患者出现皮肤瘙痒时，可外用炉甘石洗剂止痒，温水擦浴；高热时物理降温；重症有休克时，应积极进行抗休克治疗的护理；有腹膜炎者，执行急性腹膜炎相关护理。

4. 手术前护理 做好常规术前护理，如备皮、备血等。

（二）病情观察

1. 术前观察 观察患者生命体征及神志变化，有胆道感染时，体温升高，呼吸、脉搏增快；如果血压下降、意识改变，说明病情危重；观察腹痛的部位、性质、有无诱因和持续时间，注意黄疸及腹膜刺激征的变化；观察有无胰腺炎、腹膜炎等情况的发生；及时了解辅助检查结果，准确记录24小时出入量。

2. 术后观察 注意患者神志、生命体征、尿量、黄疸情况、腹部症状和体征变化。

（三）治疗配合

1. 控制感染 遵医嘱应用抗生素，规律用药，了解药物不良反应。

2. 解痉止痛 对胆绞痛发作患者，遵医嘱给予解痉止痛药物，常用哌替啶、阿托品等；禁用吗啡，因其能使Oddi括约肌痉挛，加重胆道梗阻。

3. T 管引流的护理　凡切开胆管的手术，一般都放置 T 管引流。

（1）T 管引流的目的　①引流胆汁：防止因胆汁排出受阻导致胆总管内压力增高、胆汁外漏而引起的胆汁性腹膜炎。②引流残余结石：使胆道内残余结石，尤其是泥沙样结石排出体外。③支撑胆道：防止胆总管切开口处瘢痕狭窄。④经 T 管溶石或造影等。

（2）T 形引流管的护理

1）妥善固定　T 管经皮肤戳口处穿出后固定于腹壁，并且在皮肤上加胶布固定。T 管接床边引流袋，连接管不宜太短，防止因翻身、起床活动时牵引而脱落。

2）保持引流通畅　改变体位或活动时注意引流管的水平高度应低于腹壁引流口高度，防止胆汁逆流而引起感染。注意检查 T 管是否通畅，避免引流管受压、折叠、扭曲、阻塞，如有阻塞，可用手由近向远端挤捏引流管或用少量 0.9% 氯化钠溶液缓慢冲洗。

3）观察记录胆汁量及性状　正常人每日分泌胆汁 800～1200ml，正常胆汁呈深绿色或黄棕色，清亮透明，无沉淀物。颜色过淡或过于稀薄，说明肝功能不佳；浑浊表示有感染；泥沙样沉淀物，说明有残余结石。术后 24 小时胆汁引流量一般在 300～700ml；量少可能因为 T 管阻塞或肝功能衰竭所致，量多应考虑胆总管下端不通畅。

4）保持清洁　每日更换一次外接的引流管和引流袋。

5）拔管　术后 10～14 日，如患者黄疸消退、无腹痛、发热，大便颜色正常，胆汁引流量逐渐减少，如无特殊情况可以考虑拔管。拔管前必须施行夹闭引流管 1～2 天，无腹痛、发热、黄疸等症状，说明胆总管通畅，可以拔管。可经 T 管做胆道造影，造影后持续引流 2～3 天，2～3 天后，如情况正常、患者无不适可以拔管。拔管后引流口有少量胆汁流出，为暂时现象，可用无菌纱布覆盖，数日后即可愈合。

4. 腹腔镜胆囊切除术（LC）患者的护理

（1）术前准备　LC 进路多在脐部附近，术前应做好皮肤准备，特别是脐周围的清洁，以防感染。术中需将二氧化碳注入腹腔，形成人工气腹，保证手术视野清晰，避免损伤周围组织。二氧化碳可弥散入血引起高碳酸血症，故术前应让患者进行呼吸功能训练，戒烟，避免感冒，防止呼吸道并发症的发生。

（2）术后护理　术后禁食 6 小时。术后 24 小时内，饮食以无脂流质、半流质食物为主，逐步过渡到低脂普食。术后常规给予低流量吸氧，鼓励患者深呼吸及有效咳嗽，促进体内二氧化碳排出，防止高碳酸血症的发生。

（四）心理护理

胆道疾病常起病急骤，常有剧烈疼痛，严重者可出现休克等情况，所以患者易产生焦虑、恐惧等不良心理，护士应对患者予以安慰，缓解患者心理压力，使其积极配合治疗及护理，取得较好的治疗效果。

【健康指导】

指导患者合理饮食，一般选择低脂、高蛋白、高维生素的易消化饮食；注意自我监测，出现腹痛、发热、黄疸等情况时，及时到医院就诊；患者带T管出院时，应告知留置T管的目的，指导其自我护理，定期复查。

第五节　胰腺疾病

案例分析

患者，女，51岁，上腹不适食欲不振3个月。近1个月来出现黄疸，并进行性加重，消瘦，全身黄染明显。B超提示胆总管增粗，胰头有肿块，拟诊为胰头癌，收治入院。

问题

1. 当前该患者的护理诊断及问题有哪些？
2. 当前应对该患者应采取哪些护理措施？

一、急性胰腺炎

急性胰腺炎是多种病因导致胰酶在胰腺内被激活，引起胰腺组织自身消化、水肿、出血甚至坏死的炎症反应。临床以急性持续性上腹痛、恶心、呕吐、发热和血清淀粉酶增高为特点。病变程度轻重不等，轻者以胰腺水肿为主，临床多见，病情常呈自限性，预后良好，又称为轻症急性胰腺炎。少数重者胰腺出血坏死，常继发感染、腹膜炎和休克等，病死率高，称为重症急性胰腺炎。

【病因】

急性胰腺炎病因比较复杂，胰腺炎的病因与以下因素关系密切。

1. 胆道疾病　我国约50%以上的急性胰腺炎并发于胆石症、胆道感染或胆道蛔虫等胆道系统疾病。由于结石嵌顿、胆道蛔虫、十二指肠乳头缩窄等导致胆管下端梗阻，胆道内压力升高，胆汁逆流入胰管，激活胰酶，导致胰腺组织受损。由胆道疾病引起的急性胰腺炎称为胆源性胰腺炎。

2. 过量饮酒和暴饮暴食　大量饮酒和暴饮暴食均可致胰液分泌增加，并刺激Oddi括约肌痉挛，十二指肠乳头水肿，使胰管内压增高，胰液排出受阻，引起急性胰腺炎。

3. 胰管阻塞　胰管结石、狭窄、肿瘤或蛔虫钻入胰管导致胰管阻塞，胰管内压过高造成胰液排泄障碍。

4. 其他　外伤、十二指肠乳头临近部位病变、某些代谢疾病等均与急性胰腺炎的发病有关。

【护理评估】

（一）健康史

询问患者年龄、性别及饮食习惯，有无油腻饮食和酗酒。注意询问患者是否患有胆道疾病，发病前有无暴饮暴食。

（二）身体状况

1. 症状

（1）腹痛　本病以腹痛为首发症状，腹痛常位于中上腹，向腰背部呈带状放射。水肿型患者腹痛一般 3～5 天后缓解，出血坏死型患者病情较重，腹部剧痛，持续较长，由于渗液扩散可引起全腹痛。胆石症、暴饮暴食、大量饮酒是诱发因素。极少数患者腹痛极轻微或无腹痛。

（2）恶心、呕吐及腹胀　起病后多出现恶心、呕吐，大多频繁而持久，吐出食物和胆汁，呕吐后腹痛并不减轻。常同时伴有腹胀，甚至出现麻痹性肠梗阻。

（3）发热　多数患者有中度以上发热，一般持续 3～5 天。若持续发热 1 周以上并伴有白细胞升高，应考虑有胰腺脓肿或胆道炎症等继发感染。

（4）水电解质及酸碱平衡紊乱　多有轻重不等的脱水，呕吐频繁者可有代谢性碱中毒。

（5）低血压和休克　多见于急性坏死型胰腺炎，极少数患者可突然出现休克，甚至发生猝死。其主要原因为有效循环血容量不足、胰腺坏死释放心肌抑制因子致心肌收缩不良、并发感染和消化道出血等。

2. 体征　急性水肿性胰腺炎患者腹部体征较轻，多数有上腹压痛，但无腹肌紧张和反跳痛，可有肠鸣音减弱。急性出血性胰腺炎患者常呈急性重病面容，痛苦表情，脉搏增快，呼吸急促，血压下降。出现急性腹膜炎体征，腹肌紧张，全腹显著压痛和反跳痛，伴麻痹性肠梗阻时有明显腹胀，肠鸣音减弱或消失。可出现移动性浊音，腹腔积液多呈血性。

（三）心理－社会状况

由于疾病腹痛剧烈，患者承受的痛苦较重，加上担心预后等原因，患者常有焦虑、悲观及恐惧心理，发生严重并发症时反应更加明显。

（四）辅助检查

1. 血常规检查　白细胞计数增高，中性粒细胞增高、核左移。

2. 血清淀粉酶测定　血清淀粉酶一般在起病后 6～12 小时开始升高，48 小时后开始下降，持续 3～5 天。血清淀粉酶超过正常值 3 倍即可诊断本病。尿淀粉酶升高较晚，常在发病后 12～14 小时开始升高，持续 1～2 周逐渐恢复正常。

3. 血液生化学检查　血钙降低，若低于 1.75mmol/L 则预后不良。血糖升高较常见，持久空腹血糖高于 10mmol/L 反映胰腺坏死。

4. 其他检查　腹部 X 线平片可见肠麻痹。腹部 B 超与 CT 显像可见胰腺大小及有无胆道疾病等。

（五）治疗原则

治疗以解痉止痛，抑制胰腺分泌，维持体液平衡，防治并发症为原则。

1. 非手术治疗 禁食、胃肠减压抑制胰腺分泌；预防和纠正体液不足，纠正水、电解质平衡失调；明确诊断后可用阿托品、山莨菪碱、哌替啶等药物镇静止痛，禁止使用吗啡，吗啡可引起 Oddi 括约肌痉挛，加重疼痛；遵医嘱合理使用抗生素，以防感染；预防继发感染及其他并发症的发生。

2. 手术治疗 适用于非手术治疗无效或存在继发感染、胆源性胰腺炎合并肠瘘、胰腺假性囊肿等疾病。手术治疗原则是清除坏死组织，灌洗引流，同时进行胃造瘘、空肠造瘘、胆道引流。

【常见护理诊断及问题】

1. 疼痛 与胰腺及其周围组织炎症、水肿或出血坏死有关。

2. 有体液不足的危险 与呕吐、禁食、胃肠减压、出血有关。

3. 体温过高 与胰腺炎症、坏死和继发感染有关。

4. 潜在并发症 急性腹膜炎、急性肾衰竭、急性呼吸窘迫综合征。

5. 知识缺乏 缺乏疾病相关知识。

【护理目标】

患者疼痛得以减轻，体液不足、电解质失衡均得以纠正，体温恢复正常，潜在并发症得到有效预防，患者了解相关疾病知识。

【护理措施】

（一）一般护理

1. 休息与体位 患者应绝对卧床休息，以降低机体代谢率，增加脏器血流量，促进组织修复和体力修复，协助患者取弯腰屈膝位，以减轻疼痛，并鼓励和帮助患者翻身。

2. 饮食护理 严格禁食、禁饮、胃肠减压，减少胰酶和胰液的分泌。早期给予完全肠外营养，患者腹痛和其他症状基本消失后，可考虑开始饮食，可进低脂、低碳水化合物流食，逐渐恢复正常饮食。

3. 口腔护理 禁饮、禁食、胃肠减压是治疗急性胰腺炎的首要措施，在禁饮、禁食、胃肠减压期间应做好口腔护理，并观察口腔黏膜变化，避免口腔溃疡、真菌感染等。

（二）病情观察

1. 严密监护 严格监测并记录患者呼吸、脉搏、心率、血压、体温、血氧饱和度等。准确记录出入量，观察尿量变化。防止患者发生休克。

2. 疼痛观察 观察患者腹痛部位、范围、性质、时间及演变过程。其中应密切注意腹痛的演变进展，特别是当患者出现腹部加剧、范围扩大、腹肌痉挛明显且血压持续下降时，应考虑中毒性休克发生的可能，尽快做好抢救准备工作，为医生争取更多抢救时间。

（三）疼痛护理

1. 休息与体位 患者应绝对卧床休息，以降低机体代谢率。

2. 禁饮食和胃肠减压　多数患者需禁食1～3天，明显腹胀者需行胃肠减压。

3. 遵医嘱积极给予药物治疗　腹痛剧烈者，可遵医嘱给予阿托品、哌替啶等药物解痉止痛。注意禁用吗啡，以防引起Oddi括约肌痉挛，加重病情。

（四）心理护理

因病情凶险，患者会出现焦虑、悲观、恐惧等不良情绪。护理人员应早期进行心理干预，合理疏导，讲解疾病相关知识，取得患者的理解、配合，了解患者心理需求，使患者产生信任感，充分发挥患者的主观能动性，积极配合治疗。

【健康指导】

保持良好心态，正确对待疾病；注意饮食卫生，禁食烟酒等刺激性食物，控制脂肪和淀粉的摄入量，避免暴饮暴食；劳逸结合，适当锻炼，增强体质；定期复查，遵医嘱服药，注意禁忌证。

二、胰腺癌

胰腺癌是一种发病隐匿、进展迅速、治疗效果及预后极差的消化道恶性肿瘤，在我国发病率有明显增高趋势。40岁以上好发，男性多于女性。按部位可分为胰头癌、胰体癌、胰尾癌，胰头癌是最常见的一种，占70%～80%。其转移途径主要为局部浸润和淋巴转移，早期即可发生淋巴转移。血行转移至肝、肺、骨、脑等，亦可发生腹腔种植转移。

【病因】

病因尚不清楚。吸烟、高蛋白和高脂肪饮食、糖尿病、慢性胰腺炎、遗传因素可能与发病有关。

【护理评估】

（一）健康史

询问患者年龄、性别，是否吸烟，注意有无遗传因素，询问家族史。

（二）身体状况

本病早期无特异性症状，仅有腹痛、食欲减退等消化道不良反应。

1. 上腹疼痛、饱胀不适　是最常见的首发症状。早期由于胰胆管梗阻，压力增高，呈上腹隐痛、钝痛、胀痛，可放射至后腰部。晚期癌浸润腹腔神经丛，出现持续性剧烈腹痛，日夜腹痛不止，患者不能平卧，常取屈膝位缓解疼痛。

2. 黄疸　是胰头癌患者最主要的临床表现，呈进行性加重，伴皮肤瘙痒、小便深黄、大便陶土色。

3. 消化道症状　可有食欲不振、腹胀、消化不良、腹泻或便秘等。部分患者可有恶心、呕吐。晚期可有消化道梗阻或消化道出血。

4. 消瘦和乏力　患病初期即有消瘦、乏力和体重下降，伴贫血、低蛋白血症，晚期可出现恶病质。

（三）心理－社会状况

患者常有疼痛，夜间为重，影响睡眠，易产生焦虑、悲观等情绪；因疾病预后差，常出现否认、畏惧、抑郁和愤怒情绪，甚至拒绝接受治疗。

（四）辅助检查

1. 实验室检查 可有血淀粉酶、空腹血糖升高；胆道梗阻时，血清胆红素、血清碱性磷酸酶升高；转氨酶也可轻度升高。

2. B 超检查 可发现胰腺占位性病变、胆管、胰管扩张。内镜超声（EUS）优于普通超声，是目前胰头癌分期最敏感的检查手段。

3. CT 检查 是检查胰腺癌可靠的检查方法。能清楚显示肿瘤部位及与之毗邻器官的关系。

4. MRI、MRCP 检查 显示胰、胆管梗阻部位及扩张程度。具有无创性、多维成像、定位准确的特点，具有重要诊断意义。

5. ERCP 检查 可观察十二指肠乳头部的病变及胆管、胰管情况。警惕检查可能引起急性胰腺炎和胆管感染。

（五）治疗原则

早发现、早诊断、早手术。手术切除是胰腺癌的有效治疗方法。胰头癌根治术为胰头十二指肠切除术（Whipple 手术），切除范围包括胰头、远端胃、十二指肠、上端空肠、胆囊和胆总管。切除后再将胆、胰、胃与空肠重建，重建有不同方式。

其他还有保留幽门的胰头十二指肠切除术（PPPD）、晚期患者的姑息性手术等。辅助治疗可进行放疗和化疗等。

【常见护理诊断及问题】

1. 疼痛 与癌症浸润、扩散有关。

2. 营养失调：低于机体需要量 与食欲下降、呕吐及肿瘤消耗等有关。

3. 焦虑 与癌症诊断及担心预后等有关。

4. 潜在并发症 术后出血、感染、胰瘘、胆漏、血糖异常等。

【护理目标】

患者疼痛减轻，营养失调得到改善，情绪稳定，积极配合治疗；有效预防潜在并发症的发生。

【护理措施】

（一）一般护理

1. 营养支持 术前给予患者高热量、高蛋白、高维生素、低脂饮食，口服胰抑制酶和胆盐。必要时可采用肠外营养支持。术后给予静脉输液，维持水、电解质和酸碱平衡；根据需要适当补充全血、血浆或清蛋白等。

2. 对症处理　皮肤瘙痒者，注意皮肤清洁，指导患者涂抹止痒药物，避免指甲挠抓。疼痛者给予止痛护理。

3. 其他　手术前留置胃管，配血，做好其他术前常规准备。

（二）病情观察

术后密切观察患者的体温、脉搏、呼吸、血压等生命体征变化，监测尿量、血常规、肝肾功能，注意意识和黄疸的变化，注意监测血糖、尿糖和酮体变化。

（三）治疗配合

1. 改善肝功能　遵医嘱保肝治疗，改善凝血功能，补充维生素 K。

2. 控制糖尿病　胰腺癌患者手术前合并糖尿病，遵医嘱用胰岛素控制血糖。

3. 预防感染　遵医嘱术前 1 日开始使用抗生素，术前 3 日口服肠道抗生素，术前 1 日清洁灌肠。术后遵医嘱继续应用抗生素预防感染。

4. 做好引流护理　了解各种引流管的位置和作用，如肠道减压管、胆道引流管、胰管引流管、腹腔引流管等。妥善固定，观察记录各种引流管每日引流量和引流液的色泽、性状，警惕胆漏、胰瘘的发生。腹腔引流管一般放置 5 ~ 7 天，胃肠减压管一般留置到胃肠蠕动恢复，胆管引流管约需 2 周左右，胰管引流管在 2 ~ 3 周后可拔除。

5. 并发症的观察与护理　术后可能出现的并发症，如消化道出血、腹腔内出血、胰瘘、胆漏、继发性糖尿病、切开感染等，注意好观察和护理。

（四）心理护理

加强与患者的沟通，了解患者真实感受，满足患者的精神需求。有针对性的介绍疾病和手术相关知识，使患者配合治疗和护理，促进疾病的康复。

【健康指导】

40 岁以上患者，有吸烟史，出现持续性上腹痛、闷胀感、食欲减退、消瘦等症状时，应及时到医院就诊；饮食少量多餐，以均衡为主，戒烟酒；患者出院后如出现消化不良、腹泻等，多是由于胰腺切除后，剩余胰腺功能不足所致，适当补充胰酶可减轻症状；出院后按时复诊。

目标检测

单选题

1. 肝硬化并发上消化道大出血的诱因是（　　）

A. 饮食过饱　　B. 食物粗糙

C. 营养障碍　　D. 大量放腹腔积液

E. 电解质紊乱

2. 门静脉高压症分流术后护理错误的是（　　）

A. 早期下床活动　　B. 低蛋白饮食

C. 使用抗生素
D. 忌食过硬食物
E. 术后平卧 48 小时

3. 与原发性肝癌发生关系最密切的疾病是（　　）
A. 甲型肝炎
B. 乙型肝炎
C. 肝脓肿
D. 中毒性肝炎
E. 肝硬化

4. 肝癌最常见的转移途径是（　　）
A. 肝内血行转移
B. 肝外血行转移
C. 直接蔓延
D. 淋巴转移
E. 种植转移

5. 下列对诊断早期原发性肝癌最有价值的检查是（　　）
A. 甲胎蛋白检查
B. 血沉检查
C. 碱性磷酸酶测定
D. 谷氨转肽酶测定
E. X 线检查

6. 胆道疾病首选的检查方法是（　　）
A. B 超
B. 腹部评估
C. 胆囊造影
D. 静脉胆道造影
E. 经皮肝穿刺胆管造影

7. 经皮肝穿刺胆道造影（PTC）术后最常见的并发症是（　　）
A. 呼吸困难
B. 内出血
C. 胰腺炎
D. 感染性休克
E. 肝性脑病

8. 胆总管引流术后，T 管引流胆汁过多常提示（　　）
A. 肝细胞分泌亢进
B. 分泌胆汁过多
C. 胆囊浓缩功能减退
D. 胆总管下端梗阻
E. 十二指肠反流

9. 胆道手术后，T 管一般留置的时间是（　　）
A. 5 天　B. 7 天　C. 14 天　D. 20 天　E. 30 天

10. 胰头癌的最主要症状和体征是（　　）
A. 上腹痛
B. 上腹部肿块
C. 消化不良、腹泻
D. 乏力和消瘦
E. 黄疸进行性加重

11. 关于细菌性肝脓肿，下列叙述正确的是（　　）
A. 大多为胆源性
B. 致病菌多为 G^+ 球菌
C. 脓液为棕褐色
D. 多由于溃疡性结肠炎所致
E. 手术引流是唯一有效的方法

12. 出现雷诺五联征表明（　　）

A. 胆总管结石　　B. 急性胆囊炎

C. 肝内胆管结石　　D. 急性梗阻性化脓性胆管炎

E. 都不是

13. 患者，男，30 岁。寒战、高热，右上腹痛 7 天，曾有胆道感染病史。B 超和 CT 检查提示肝脓肿，引起该疾病的最可能原因是（　　）

A. 胆道化脓性感染　　B. 坏疽性阑尾炎

C. 开放性肝损伤　　D. 右侧膈下脓肿

E. 肝包虫病

14. 患者，女，58 岁。反复出现剑突下疼痛、寒战高热、黄疸近 10 年，根据 Charcot 三联症的典型表现，应考虑的疾病是（　　）

A. 胆囊结石　　B. 胆总管结石

C. 肝内胆管结石　　D. 慢性胆囊炎

E. 慢性胰腺炎

15. 患者，男，49 岁。饮酒后突然出现右上腹剧烈疼痛，伴呕吐，无畏寒、发热，查体 Murphy 征阳性，应首先考虑的疾病是（　）

A. 急性胃肠炎　　B. 急性胰腺炎

C. 急性胆囊炎　　D. 急性胆管炎

E. 上消化道急性穿孔

16. 患者，女，55 岁。曾有胆囊结石病史 5 年，8 小时前突然出现剑突下偏右剧烈绞痛，寒战、高热、黄疸，逐渐出现嗜睡，应考虑（　　）

A. 坏疽性胆囊炎　　B. 急性梗阻性化脓性胆管炎

C. 胆道蛔虫病　　D. 急性胆管炎

E. 急性胆囊炎

17. 患者，男，47 岁。脾大伴牙龈出血 7 个月，全血细胞减少，诊断为门静脉高压症，入院后告知患者勿吃过硬和粗糙食物，目的是为防止（　　）

A. 上消化道大出血　　B. 消化不良

C. 吸收障碍　　D. 出现腹腔积液

E. 诱发肝性脑病

（18 ~ 20 题共用题干）

患者，女，37 岁。因突发右上腹疼痛 1 小时入院，患者晚餐进食较多油腻食物，1 小时后出现右上腹阵发性绞痛，可放射到右肩背，伴恶心、呕吐。查体：体温 37.8℃，神志清楚，急性痛苦面容，右上腹压痛伴轻度肌紧张。

18. 依据病史应考虑的临床诊断是（　　）

A. 急性胆囊炎　　B. 急性胰腺炎

C. 急性重症胆管炎　　D. 胃十二指肠溃疡急性穿孔

E. 胆道蛔虫病

19. 该患者具有的临床特征中应排除的一项是（　　）

A. 明显黄疸　　B. 右上腹触及肿大胆囊

C. Murphy 征阳性　　D. 白细胞计数升高

E. B 超显示胆囊壁增厚

20. 该患者最佳的治疗方案是（　　）

A. 服消炎利胆药　　B. 应用抗菌药物

C. 禁食、胃肠减压　　D. 胆囊切除术

E. 补充体液和营养物质

（宋博雅）

书网融合……

微课　本章小结　自测题

第十七章 外科急腹症患者的护理

PPT

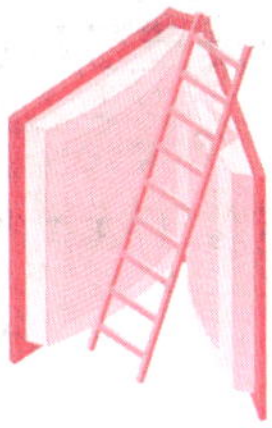

【学习目标】

1. **掌握** 外科急腹症患者腹痛的特点和护理措施。
2. **熟悉** 外科急腹症的常见护理诊断及合作性问题。
3. **了解** 外科急腹症的常见病因。
4. 熟练掌握腹腔穿刺患者的护理措施。
5. 具有与患者及其家属良好沟通、尊重和关爱患者、工作认真谨慎的职业素养。

案例分析

患者，男，40岁。上腹部疼痛不适反复发作1周，2小时前突感上腹部剧痛，并逐渐波及全腹，伴恶心、呕吐4次，吐出为胃内容物，急诊收治入院。查体：T 37.1℃，P 95次/分，R 20次/分，BP 120/80mmHg，全腹压痛、反跳痛及腹肌紧张。肝浊音界消失，肠鸣音消失，X线腹部透视见膈下游离气体。医嘱：腹部穿刺，立即。

问题

1. 对该患者进行正确的护理评估，并提出护理诊断。
2. 提出该患者目前存在的主要护理问题。
3. 如何正确配合医生完成腹腔穿刺？

外科急腹症是指以急性腹痛为主要表现，需要早期诊断和紧急处理的腹部外科疾病。其特点为起病急、病情重、发展快、变化多，需要及时诊断和处理，避免给患者带来严重危害甚至死亡。

【病因】

引起急性腹痛的原因相当复杂，可因腹腔内脏器官器质性病变或功能性紊乱引起，也可因腹腔外器官的病变引起，可涉及内、外、妇、儿等各科疾病。而引起外科急腹症的常见病因有以下几种。

1. 腹腔内脏器急性炎症 如急性胆囊炎、急性胆管炎、急性胰腺炎、急性阑尾炎等。

2. 消化道急性穿孔 如胃、十二指肠溃疡穿孔、胆囊穿孔、小肠穿孔、阑尾穿孔等。

3. 腹腔内脏器梗阻或绞窄 如胆石症、胆道蛔虫病、肠梗阻、尿石症、肠扭转等。

4. 腹腔内脏器破裂出血 如急性肝破裂、脾破裂等。

5. 腹腔内血管病变 如肠系膜动脉栓塞、肠系膜静脉血栓形成等。

【病理生理】

腹痛所致的病理生理变化主要与神经因素有关，依据接收痛觉的神经将腹痛分为以下三类。

1. 内脏神经痛 是由内脏神经感觉纤维传入引起的疼痛，主要感受胃肠道膨胀等机械和化学刺激，通常腹痛定位不准确且痛觉迟钝，对刺、割、灼等刺激不敏感，但对牵拉、膨胀、痉挛、缺血及炎症等刺激较敏感。

2. 躯体神经痛 是由躯体神经痛觉纤维传入引起的疼痛，主要感受壁层和脏层腹膜的刺激，定位清晰，腹痛点聚焦准确，常引起反射性肌紧张。

3. 牵涉性疼痛 也称放射痛，是指内脏病变产生的痛觉信号被定位于远离病变内脏的其他部位，如肩部，这是因为两者的疼觉传入同一神经根所导致。

【护理评估】

（一）健康史

1. 发病前饮食情况 急性腹痛常与饮食有关。如溃疡病穿孔常发生在饱餐后；急性胆囊炎、胆石症发病常在进食油腻食物后；急性胰腺炎多有过量饮酒或暴食史；肠扭转常有饱餐后剧烈运动史。

2. 既往疾病史 既往有腹部手术史而出现慢性或急性腹痛，多是粘连性肠梗阻。高血压、高血脂患者在动脉硬化的基础上易发生肠系膜动脉栓塞或血栓形成，导致肠管坏死。

3. 不当运动史 饱餐后剧烈活动时突然腹痛可能是肠扭转。

4. 月经史 了解患者的月经史，对腹痛的诊断有重要意义。如宫外孕破裂多有停经史。

（二）身体状况

1. 腹痛 是外科急腹症的主要临床症状，腹痛的特点会随着诱因、时间、部位、缓急、性质、程度等而有所不同。

（1）腹痛的诱因 外伤、饮食、剧烈活动等常为外科急腹症的诱因。如外伤致肝脾破裂；胆绞痛常发生在进食油腻食物后；胃、十二指肠溃疡穿孔常在饱餐后；小肠扭转常于饱食后剧烈活动时发病。

（2）腹痛的部位及范围 腹痛起始或最严重的部位即为病变器官的部位。如胃、十二指肠溃疡穿孔，腹痛起始于溃疡穿孔处，很快腹痛波及全腹，但穿孔处仍为腹痛最显著部位；对于某些炎症性、梗阻性疾病腹痛早期定位常不明确，当刺激波及壁腹膜时，疼痛才转移到病变器官所在部位，即转移性腹痛。如急性阑尾炎的转移性右下腹痛；腹痛的同时其他部位也发生疼痛即牵涉痛，如胆囊炎、胆石症常表现为右肩或右肩胛下角处疼痛，肾、输尿管结石可向下腹部、腹股区或会阴部放射；而外伤后腹痛，外力作用处或腹壁擦伤处可能就是损伤脏器所在部位。

（3）腹痛发生的缓急　穿孔、绞窄、破裂出血性疾病腹痛急重，可迅速累及全腹。如胃、十二指肠溃疡一旦穿孔立即引起剧烈腹痛。炎症性疾病起病缓，但腹痛随着炎症逐渐加重，如急性胆囊炎、急性阑尾炎。

（4）腹痛的性质　常可反映腹腔内脏器病变的类型或性质。持续性钝痛或隐痛多由腹腔炎症或出血刺激腹膜引起，如胆囊炎、脾破裂；持续性疼痛伴阵发性加剧则为炎症和梗阻并存，如绞窄性肠梗阻早期和胆石症合并感染；刀割样剧痛多为溃疡病穿孔引起化学性腹膜炎；阵发性绞痛常因管腔阻塞后平滑肌痉挛收缩所致，如机械性肠梗阻、胆石症、输尿管结石等；而胆道蛔虫病常表现为剑突下间歇性"钻顶样"剧痛。

（5）腹痛的程度　不同的疾病其腹痛程度各有差异。如梗阻性疾病腹痛常剧烈，患者辗转难安。炎症性疾病腹痛常较轻，患者一般可耐受。绞窄性疾病、消化道穿孔性疾病、急性胰腺炎引起的化学性腹膜炎的腹痛剧烈，甚至发生休克。多数疾病的腹痛与病情呈正相关，如阑尾穿孔或腹膜炎导致休克等情况下，腹痛似有减轻，但却是病情恶化的征兆。此外，不同的患者对腹痛的敏感性及耐受性亦有差异，如老人和小儿有时病变发展严重，但腹痛表现不很明显。

2. 伴随症状　外科急腹症除急性腹痛外，常伴随有恶心呕吐、腹胀、排便情况改变、发热等状况。

（1）呕吐　腹痛发生后常伴有恶心、呕吐。腹痛初起常因内脏神经末梢受刺激出现反射性呕吐；机械性肠梗阻呕吐可频繁而剧烈；腹膜炎致肠麻痹，亦可因毒素吸收刺激呕吐中枢，其呕吐一般呈溢出性；幽门梗阻时呕吐物无胆汁；高位肠梗阻可呕吐出大量胆汁；低位肠梗阻呕吐量大且可有粪臭味；绞窄性肠梗阻呕吐物可为血性或咖啡色。

（2）腹胀　腹胀逐渐加重应考虑低位肠梗阻，或腹膜炎病情恶化而发生麻痹性肠梗阻。

（3）排便改变　肛门停止排气、排便是肠梗阻的典型症状之一；腹腔脏器炎症性疾病伴有大便次数多或里急后重感，应考虑盆腔脓肿形成；果酱样血便或黏液血便是肠套叠等肠管绞窄的特征。

（4）发热　腹痛后发热，提示有继发感染。

（5）黄疸　可能系肝胆疾病或继发肝胆病变。如急性胆管炎患者可伴有高热、寒战和黄疸。

（6）血尿　应考虑泌尿系损伤、结石或感染等。

3. 体征

（1）视诊　注意观察腹部形态，腹式呼吸运动是否存在，是否出现胃肠型及蠕动波，有无局限性隆起或腹股沟肿块等。

（2）触诊　压痛最明显的部位通常就是病变部位，压痛的区域就是腹膜炎所波及的范围。腹膜炎体征的程度通常能反应病变的轻重。值得注意的是老年患者、儿童、体弱或休克患者腹部体征可比实际病情表现轻。当触及腹部肿块时，应注意肿块的部位、形态、大小、边界、质地及移动度等，并结合其他表现或检查以区别炎性包块、肿瘤、肠套叠或肠扭转、尿潴留等。

（3）叩诊　叩痛明显区域常是病变所在处。移动性浊音表明腹腔内有积液或积血；消化道穿孔时肝浊音界可消失；膈下感染时季肋区叩痛明显。

（4）听诊　机械性肠梗阻初起时肠鸣音亢进，常伴有气过水声；麻痹性肠梗阻、急性腹膜炎、低钾血症时肠鸣音减弱或消失；幽门梗阻时上腹部可闻及振水声。

4. 直肠指检　是判断急腹症病因及病情变化的简便而有效的方法。如急性阑尾炎时直肠右侧触痛；有直肠膀胱陷凹（或直肠子宫陷凹）脓肿时直肠前壁饱满、触痛明显、有波动感；指套染有血性黏液应考虑肠管绞窄等。

（三）急腹症的鉴别

急腹症的鉴别涉及外科、内科、妇科等许多疾病，护士只有掌握各科疾病急性腹痛特点，才能做好门诊的分诊、接诊工作，才能对住院患者做好及时、准确的病情观察和评估。

1. 外科急腹症特点　一般先有腹痛，后出现发热等伴随症状，腹痛或压痛部位较固定，程度重，可伴有腹部肿块或其他外科特征性体征，常出现腹膜刺激征甚至休克。常见外科急腹症的临床特点如下。

（1）胃、十二指肠溃疡急性穿孔　①有溃疡病史；②突发上腹部持续性刀割样剧痛，很快扩散至全腹；③腹膜刺激征明显，全腹压痛、反跳痛，肌紧张呈板状腹，肝浊音界缩小或消失；④立位 X 线检查可见膈下游离气体。

（2）急性胆囊炎　①常在进食油脂饮食后发病；②右上腹绞痛，向右肩背部放射；③右上腹局限性腹膜炎体征，Murphy 征阳性；④B 超显示胆囊肿大、壁增厚，常可见胆囊结石。

（3）急性胆管炎　Charcot 三联征，即腹痛、寒战高热、黄疸；感染加重引起急性梗阻性化脓性胆管炎时，除 Charcot 三联征外，还有休克和神经系统症状，即 Reynolds 五联征。B 超可见胆管扩张，多数伴有胆管结石。

（4）急性胰腺炎　①有胆道疾病史，常在暴饮暴食或饮酒后发生；②突然发生上腹部持续性剧烈疼痛，常向左肩及左腰背部放射；③血、尿淀粉酶增高；④B 超和 CT 检查见胰腺肿大、胰周积液等表现。出血性坏死性胰腺炎可伴有休克症状。

（5）急性肠梗阻　①腹痛：突然发生的腹部绞痛，呈阵发性发作。若腹痛加剧呈持续性，可能发生肠绞窄或穿孔。②呕吐：常伴恶心呕吐。③腹胀：低位肠梗阻腹胀明显，绞窄性肠梗阻腹胀多不对称，麻痹性肠梗阻表现为均匀性全腹胀。④肛门停止排便、排气。⑤机械性肠梗阻肠鸣音亢进，有气过水声或金属高调音；麻痹性肠梗阻肠鸣音减弱或消失。⑥X 线检查见肠管内多个气液平面等。

（6）急性阑尾炎　转移性右下腹痛和右下腹固定压痛。

（7）腹腔内脏器破裂出血　①有腹部外伤史；②受伤部位突发持续性剧痛，出血过多可发生休克；③腹腔穿刺可抽出不凝固血液。

（8）肾或输尿管结石　上腹部和腰部钝痛或绞痛，可沿输尿管行经向下腹部和会阴部放射，伴呕吐和血尿。

2. 内科急腹症特点　常伴有发热、咳嗽、胸闷、胸痛、气促、心悸、心律失常、呕吐、腹泻等症状，但一般先发热或先呕吐，后出现腹痛，或者呕吐、腹痛同时发生；且腹痛或压痛部位不固定，程度均较轻，无明显腹肌紧张；查体或化验、X 线、心电图等检查可明确疾病诊断。某些内科疾病如肺炎、胸膜炎、心肌梗死等可致上腹部牵涉痛；急性胃肠炎、铅中毒、糖尿病酮症、尿毒症、腹型癫痫、腹型过敏性紫癜等可致痉挛性腹痛。

3. 妇科急腹症特点　以下腹部或盆腔内疼痛为主，可向会阴部放射；常伴有白带增多、阴道流血或月经不规则，有停经史或与月经周期有关。如育龄妇女月经周期前半期可发生卵巢滤泡破裂出血，后半期可发生黄体破裂出血；月经周期延长且本次血量少时，可能出现异位妊娠破裂出血；若为急性盆腔炎可有发热、白带增多的表现；若为卵巢囊肿蒂扭转有腹部肿块史，突发剧痛的表现；妇科检查可明确疾病诊断。

（四）心理－社会状况

外科急腹症由于起病急、病情重、发展快，常需紧急手术，患者容易产生焦虑、急躁等心理，严重的可出现恐惧、绝望。

（五）辅助检查

1. 实验室检查

（1）血常规　腹腔内出血常表现为血红蛋白和血细胞比容降低；腹腔内感染患者的白细胞及中性粒细胞计数多升高，但老年及危重患者可因应激反应差而无相应变化。

（2）尿常规　泌尿系结石患者的尿液中有红细胞；梗阻性黄疸患者的尿胆红素检测为阳性。

（3）便常规　急性胃肠炎患者的粪便镜检可见大量红细胞、白细胞；消化道疾病者的大便隐血试验多呈阳性表现。

（4）血、尿淀粉酶　急性胰腺炎患者可见血、尿淀粉酶值升高。

（5）肝功能　胆道梗阻和急性胰腺炎患者常有肝功能的损害。

2. 影像学检查

（1）X 线检查　空腔脏器穿孔可见膈下游离气体；机械性肠梗阻时立位腹部平片可见肠管内存在多个气液平面；麻痹性肠梗阻时可见普遍扩张的肠管；胆结石或泌尿系结石时于腹部 X 线片可见阳性结石影。

（2）B 超检查　对肝、胆、胰、脾、肾等实质性脏器有较高的敏感性，有助于了解有无腹腔内实质性脏器损伤、破裂和占位性病变。

（3）CT 和 MRI 检查　对于实质性脏器的病变、破裂、腹腔内占位性病变及急性出血性坏死性胰腺炎的诊断均有极高的价值。

（4）血管造影检查　对疑似有腹腔内脏损伤、肠系膜血管栓塞等的诊断有帮助。

3. 诊断性腹腔穿刺和腹腔灌洗　对于诊断不明者，可进行腹腔诊断性穿刺。若抽出不凝固血性液体，多提示腹腔内出血；若是混浊液或脓液，多为各种原因引起的腹膜炎；如液体含有食物残渣，则为上消化道穿孔；若为胆汁性液体，常是胆囊穿孔；若穿刺液的淀粉酶测定结果阳性即为急性胰腺炎。对腹腔穿刺无结果的急性腹膜炎、腹部损伤者可进行腹腔灌洗检查。

4. 内镜检查　根据急腹症的特点，采用不同种类的内镜检查。

（六）治疗原则

1. 非手术治疗　①严密观察患者生命体征和腹部体征的变化；②禁饮食，胃肠减压，纠正水、电解质失衡；③诊断未明确者禁用吗啡类镇痛药，必要时用阿托品解痉；④禁用泻剂或灌肠；⑤动态监测各项辅助检查结果。

2. 手术治疗　①对诊断明确，病情严重的患者应立即手术；②对诊断不明，但腹痛和腹膜炎体征加剧，全身中毒症状严重者，应在非手术治疗的同时，积极做好术前准备，及早手术。

【常见护理诊断及问题】

1. 急性疼痛　与腹腔器官的炎症、穿孔、出血、梗阻或绞窄等病变有关。

2. 焦虑或恐惧　与发病突然、剧烈疼痛、紧急手术、担忧预后等因素有关。

3. 体温过高　与腹部器官炎症或继发腹腔感染有关。

4. 体液不足　与限制摄入（禁饮食）和丢失过多（发热、腹腔液、呕吐、肠腔积液、胃减压等）有关。

5. 营养失调：低于机体需要量　与摄入不足（禁饮食）和消耗、丢失过多体液（出血、呕吐、发热等）有关。

6. 潜在并发症　休克、腹腔脓肿等。

【护理目标】

1. 患者腹痛缓解，自述可忍耐。
2. 患者情绪保持稳定，恐惧减轻，能配合诊疗护理工作。
3. 患者体温恢复正常。
4. 患者体液失衡得到改善。
5. 患者营养状况得到改善。

【护理措施】

（一）一般护理

1. 体位　患者一般情况良好或病情允许时，宜取半卧位。半卧位有利于呼吸和循环改善，有利于腹腔炎症局限于盆腔，减轻中毒症状。

2. 禁食、胃肠减压　根据病情需要及医嘱做好饮食管理。一般情况下，患者入院后都暂禁饮食。对诊断不明确或病情较重者必须严格禁饮食。

3. 其他 做好物理降温、口腔护理、生活护理等。

（二）病情观察

监测患者生命体征和尿量，注意有无脱水等体液代谢失衡或休克表现。观察腹部症状和体征的变化，如腹痛的部位、范围、缓急、性质和程度，有无牵涉性痛，若腹部检查见腹膜刺激征的出现或加重，提示病情恶化。此外，要准确记录 24 小时出入量，结合伴随症状、辅助检查鉴别有无呼吸、心血管、妇科等其他系统的相关表现及腹腔脓肿形成。病情观察或非手术治疗期间如发生全身情况不良或发生休克、腹膜刺激征明显、有明显内出血表现、或经非手术治疗短期内（6 ~ 8 小时）病情未见改善或趋于恶化等情况时，应及时与医师联系，考虑手术治疗。

（三）治疗配合

1. 胃肠减压 根据病情需要来决定是否实行胃肠减压。但急性肠梗阻和胃肠道穿孔或破裂者必须做胃肠减压，并保持有效引流。

2. 输液或输血 建立通畅的静脉输液通道，必要时输全血或血浆。防治休克，纠正水、电解质和酸碱平衡紊乱，纠正营养失调。

3. 抗感染 很多急腹症与感染有关，遵医嘱使用抗生素可改善病情，注意给药剂量、时间、方式及配伍禁忌等。

4. 疼痛护理 患者腹痛发作时，安慰患者，嘱其取半卧位，使腹肌放松，可有助于减轻疼痛。在病情观察期间要慎用镇痛药，对诊断明确的单纯性胆绞痛、肾绞痛等可给解痉剂和镇痛药，凡诊断不明或治疗方案未确定者应禁用吗啡、哌替啶等麻醉性镇痛药，以免掩盖病情。外科急腹症患者在未明确诊断前，应严格执行“五禁”，即禁食、禁用镇痛药、禁服泻药、禁灌肠、禁用热。

5. 手术患者的护理 术前应及时做好药物皮肤过敏试验、配血、备皮、有关常规检查等。急腹症患者一般禁止灌肠，禁止服用泻药，以免造成感染扩散。但胆道蛔虫病口服液状石蜡或肠套叠早期灌肠复位等治疗性措施例外。术后护理参考其他章节有关疾病的护理措施。

6. 心理护理 倾听患者主诉，关心、安慰患者。适当地向患者或家属说明病情变化以及采取有关治疗方法和护理措施的意义，使患者能很好配合医护工作。

【健康指导】

1. 告诉患者积极控制急腹症的各种诱因，如消化性溃疡者要正规治疗，定时服药；反复发作粘连性肠梗阻者，应避免暴饮暴食及饱餐后剧烈运动。

2. 告知患者及家属非手术治疗的意义及手术治疗的指征。如疼痛突然中止或加重均提示病情的严重变化（如肠破裂、阑尾穿孔、憩室破裂），须立即手术，以避免病情加重。

3. 术后注意早期活动，预防肠粘连。

知识拓展

老年急腹症

老年急腹症是以急性腹痛为主要特征，伴有急性全身症状等一系列表现的一种多发病。随着年龄增长，老年人脏器功能减退，心血管疾病患病率增加，肾上腺反应迟钝，因此，患急腹症时临床体征与疾病的严重程度不相符。具体表现为：体温、白细胞计数的变化不显著，腹膜炎时腹肌紧张不明显，易致脏器血运障碍而发生脏器坏死。老年人许多疾病可表现为腹痛，首诊时往往难以确诊，误诊和死亡的风险更大。因此，要详细询问病史、既往史，结合必要的辅助检查，密切观察患者的病情变化，及时发现问题，做好老年患者的腹痛管理，避免各种并发症的发生。

目标检测

单选题

1. 下列关于急腹症的描述中，通常能说明病变部位的是（　　）
   A. 腹痛的部位　　B. 出现移动性浊音的部位
   C. 腹痛压痛最明显的部位　　D. 最早出现腹痛的部位
   E. 腹部形态的改变
2. 急性胆囊炎出现右上腹或剑突下疼痛，常伴有右肩背部疼痛，这种疼痛属于（　　）
   A. 内脏性疼痛　　B. 躯体性疼痛
   C. 牵涉性疼痛　　D. 中枢性疼痛
   E. 神经性疼痛
3. 内脏性疼痛的特点叙述不正确的是（　　）
   A. 由内脏神经感觉纤维传入引起
   B. 对刺、割、灼等刺激不敏感
   C. 对较强的张力及缺血、炎症等刺激不敏感
   D. 痛感弥散，定位不准确
   E. 缓慢、持续，常伴有焦虑、恐怖、不安等或精神反应
4. 下列叙述属于内科急腹症特点的是（　　）
   A. 先发热或先呕吐后才腹痛，或呕吐、腹痛同时发生
   B. 先有腹痛，后出现发热等伴随症状
   C. 可出现腹膜刺激征
   D. 有停经史，月经不规则

E. 腹痛或压痛部位较固定，程度重

5. 关于外科急腹症的说法错误的是（　　）

A. 常有腹膜刺激症状

B. 一般先有发热而后出现腹痛

C. 有体液不足

D. 常需外科手术治疗

E. 由消化道穿孔引起者常有膈下游离气体

6. 下列不属于妇科急腹症特点的是（　　）

A. 与月经周期有关
B. 常可出现腹膜刺激征
C. 以下腹部或盆腔内痛为主
D. 常伴有白带增多、阴道流血
E. 有停经史、月经不规则

7. 急腹症最突出的表现是（　　）

A. 腹痛
B. 休克
C. 恶心呕吐
D. 腹泻
E. 败血症

8. 观察急腹症患者腹部体征时，最重要的是（　　）

A. 腹式呼吸运动是否消失
B. 肠鸣音是否消失
C. 是否出现移动性浊音
D. 是否出现腹膜刺激征
E. 有无牵涉性疼痛

9. 给一急腹症患者检查后发现有肝浊音界缩小，X 线见膈下游离气体，可判断该患者为（　　）

A. 炎症性病变
B. 穿孔性病变
C. 出血性病变
D. 梗阻性病变
E. 绞窄性病变

10. 对于诊断未明确的急腹症患者，可以采取的措施是（　　）

A. 灌肠
B. 服用泻药
C. 吗啡止痛
D. 对症处理
E. 热敷

11. 某急腹症患者病情平稳后，可采用的卧位是（　　）

A. 不限制体位
B. 上身和下肢适当抬高
C. 半卧位
D. 平卧位
E. 头高脚低位

12. 患者，男，32 岁。急性腹痛 8 小时急诊入院。查体：全腹有压痛、反跳痛和明显肌紧张，肝浊音界消失，移动性浊音可疑，诊断性腹腔穿刺抽出含有少量食物残渣的浑浊液体，初步诊断为（　　）

A. 肝破裂
B. 脾破裂

C. 肾损伤　　D. 空腔脏器穿孔

E. 胃癌穿孔

13. 患者，男，30 岁。在车祸中被汽车撞伤，现左腹疼痛，下列做法不妥的是（　　）

A. 要求患者禁食禁饮　　B. 使用吗啡止痛

C. 做好术前准备　　D. 迅速建立静脉通路

E. 及早使用抗生素

14. 患者，男，38 岁。突发上腹剧痛并逐渐波及全腹。查体：全腹有压痛、反跳痛及肌紧张，肝浊音界缩小，肠鸣音消失。X 线腹部透视见膈下游离气体，最可能是（　　）

A. 胆囊穿孔　　B. 阑尾穿孔

C. 小肠扭转　　D. 溃疡病急性穿孔

E. 急性出血性坏死性胰腺炎

15. 患者，男，40 岁。右下腹持续性疼痛、阵发性加剧 1 天，伴有恶心、呕吐、发热。查体：体温 39.8℃，右下腹压痛、反跳痛、腹肌紧张。辅助检查见：WBC 计数为 $19\times10^9/L$。该患者的病变属于（　　）

A. 穿孔性病变　　B. 出血性病变

C. 梗阻性病变　　D. 绞窄性病变

E. 炎症性病变

16. 患者，男，40 岁。因急性腹痛 3 小时就诊，腹腔穿刺抽出不凝固血性液体 10ml。提示（　　）

A. 腹腔内出血　　B. 腹腔感染

C. 空腔脏器破裂　　D. 穿刺时损伤肠管

E. 穿刺时损伤到血管

17. 患者，女，33 岁。急腹症入院手术治疗，防止患者手术后发生粘连性肠梗阻的主要措施是（　　）

A. 及时停用胃肠减压　　B. 延长使用抗生素时间

C. 腹带包扎　　D. 术后早期活动

E. 及早拔除引流管

18. 患者，男，25 岁。因打架斗殴后出现腹部疼痛急诊入院。在明确诊断前，给予该患者的护理措施不包括（　　）

A. 灌肠　　B. 禁食

C. 静脉补液　　D. 记录出入液量

E. 胃肠减压

19. 患者，男，42 岁。上腹部疼痛不适反复发作多日，2 小时前在睡眠中突发上腹部刀割样剧痛，继之波及全腹，既往有十二指肠溃疡病史，根据临床表现和辅

助检查结果，初步诊断为十二指肠穿孔。该患者先试行非手术治疗，其措施不包括（　　）

A. 静脉补液　　B. 胃肠减压

C. 禁食禁饮　　D. 应用抗生素

E. 腹腔引流

20. 患者，男，38 岁，急性阑尾炎入院。查体时患者出现了反跳痛，主要是由于（　　）

A. 腹腔内有炎症　　B. 腹腔内有肿物

C. 结核性腹膜炎　　D. 炎症累及腹膜壁层

E. 肠结核

（刘　洋）

书网融合……

微课　本章小结　自测题

第十八章 周围血管疾病患者的护理

PPT

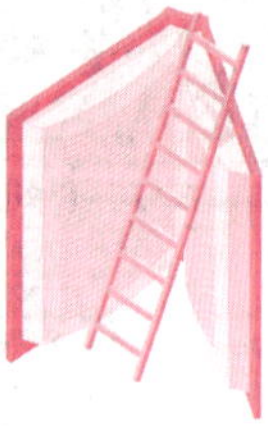

【学习目标】

1. **掌握** 原发性下肢静脉曲张、血栓闭塞性脉管炎患者的护理评估、常见护理诊断及问题和护理措施。

2. **熟悉** 下肢静脉的解剖生理。

3. **了解** 血流动力学，原发性下肢静脉曲张、血栓闭塞性脉管炎患者的护理目标。

4. 具有良好的职业道德、沟通能力以及人文关怀能力，对患者细心照顾、耐心指导。

第一节 周围血管解剖生理概要

下肢静脉包括浅静脉、深静脉、交通静脉和小腿肌静脉。浅静脉位于皮下，深静脉位于肌肉中与同名的动脉伴行，浅静脉、深静脉之间有交通静脉连接，小腿肌静脉直接汇入深静脉。

（一）浅静脉

下肢浅静脉主要有大隐静脉和小隐静脉两条主干，均起自足背静脉网。大隐静脉是人体最长的静脉，起自足背静脉网的内侧，沿下肢内侧上行，在腹股沟韧带下方穿过卵圆窝注入股静脉。大隐静脉在注入股静脉前主要有5条属支：旋髂浅静脉、腹壁浅静脉、阴部外静脉、股外侧静脉和股内侧静脉。小隐静脉起自足背静脉网的外侧，沿小腿后外侧上行，在腘窝处穿过深筋膜注入腘静脉。

（二）深静脉

下肢深静脉由胫前静脉、胫后静脉和腓静脉组成，三者先后汇合成腘静脉，经腘窝进入内收肌管裂孔上行为股浅静脉，在大腿上部与股深静脉汇合为股静脉，于腹股沟韧带下缘移行为髂外静脉。

（三）交通静脉

穿过深筋膜连接于深、浅静脉。大腿内侧的交通静脉大多位于大腿中、下1/3处。

小腿外侧的交通静脉多位于小腿中部，小腿内侧以踝交通静脉最重要。

（四）瓣膜

下肢静脉内有许多向心单向开放的瓣膜，保证下肢静脉血由下而上、由浅入深地单向回流，阻止静脉血逆流。

（五）血流动力学

下肢静脉血流能对抗重力向心回流，主要依赖于：①静脉瓣膜向心单向开放的功能；②小腿肌肉泵的作用；③心脏舒张期及胸腔吸气期产生的负压作用，对周围静脉有向心吸引作用。

第二节　原发性下肢静脉曲张

案例分析

患者，女，59岁，教师。久站后左下肢出现酸胀感，走路时感觉下肢沉重、易疲劳、足部水肿，近期症状逐渐加重，小腿内侧可见浅静脉扩张、弯曲，呈蚯蚓状。诊断：左下肢静脉曲张。

问题

1. 该患者目前存在的主要护理问题是什么？
2. 该患者同意手术后，护士需做哪些护理工作？
3. 应对该患者进行哪些健康指导？

下肢静脉曲张是指下肢浅静脉因血液回流障碍导致下肢静脉扩张、迂曲为主要表现的疾病，晚期常并发小腿慢性溃疡，是外科的一种常见病。分为原发性（单纯性）和继发性（代偿性）两种，原发性下肢静脉曲张最多见，病变主要发生在大隐静脉，以左下肢多见，但双侧下肢可先后发病。本节只介绍“原发性（单纯性）下肢静脉曲张患者的护理”。

【病因】

引起原发性下肢静脉曲张的主要原因是先天性静脉壁薄弱、静脉瓣膜缺陷，与遗传因素有关；其次是后天性因素，如长时间站立、重体力劳动、慢性咳嗽、习惯性便秘、妊娠等增加静脉血柱重力的因素，均可造成下肢静脉内压力持续增高，使静脉瓣膜承受过高的压力，逐渐松弛而关闭不全，血液就会由上而下、由深而浅倒流，最终导致下肢浅静脉扩张、迂曲。

【护理评估】

（一）健康史

重点了解引起下肢静脉曲张的相关原因，如患者的职业及工作特点，有无长期站立工作、妊娠、慢性咳嗽、习惯性便秘等引起腹内压增高的病史，有无遗传家族病史；

是否使用过弹力袜或紧身衣裤。

（二）身体状况

1. 疾病早期 症状不明显，表现为长时间站立或行走之后，下肢有沉重感、酸胀感、乏力、疲劳、疼痛等，休息后症状可缓解。

2. 疾病后期 可见患肢浅静脉扩张、迂曲、隆起于皮肤表面，状如蚯蚓，重者蜿蜒成团块状，站立时更明显。随着病情的发展，因下肢长期淤血、缺氧，皮肤可发生营养障碍性变化，常于足靴区出现皮肤萎缩、脱屑、瘙痒、皮炎、湿疹、色素沉着等。

3. 主要并发症

（1）慢性溃疡 多发生在患肢踝上足靴区，由于皮肤营养障碍，患者皮肤常有瘙痒和湿疹，皮肤破溃后形成经久不愈的溃疡。

（2）血栓性浅静脉炎 曲张静脉内血流缓慢，血栓形成后出现静脉炎症。

（3）曲张静脉破裂出血 多发生于足靴区及踝部，出血速度快而且很难自行停止，必须紧急处理。

（三）心理－社会状况

下肢静脉曲张为慢性病程，病变肢体常感不适，静脉曲张，甚至形成慢性溃疡经久不愈，可影响患者的正常生活和工作，使患者产生紧张不安、焦虑等复杂心理。注意患者对本病的了解程度及防治知识的掌握情况。

（四）辅助检查

1. 特殊检查

（1）深静脉畅通试验 可测定深静脉回流通畅情况。患者站立时，用止血带结扎腹股沟下方以阻断大隐静脉回流，待静脉充盈后，再嘱患者用力踢腿或做下蹲动作十余次，观察静脉曲张程度变化。若深静脉通畅，曲张静脉消失或充盈程度减轻；反之则说明深静脉有阻塞。深静脉通畅是进行手术治疗的前提。

（2）大隐静脉瓣膜功能试验 患者仰卧，下肢抬高使静脉血液排空，在大腿根部扎止血带压迫大隐静脉，让患者站立，放松止血带10秒内，若出现大隐静脉自上而下迅速充盈，表示大隐静脉瓣膜功能不全。如在松开止血带前，止血带下方的静脉在30秒内已充盈，则表示交通静脉瓣膜关闭不全。

（3）交通静脉瓣膜功能试验 患者取仰卧位，抬高患肢，在大腿根部扎止血带以阻断大隐静脉，然后先从足趾向上至腘窝裹缠第1根弹力绷带，再自止血带处向下缠缚第2根弹力绷带；嘱患者站直，一边向下放开第1根弹力绷带，一边继续向下缠缚第2根弹力绷带，如果两根绷带之间的间隙内出现静脉曲张，表示此处有功能不全的交通静脉。

2. 影像学检查

（1）下肢静脉造影 可观察下肢静脉通畅情况、瓣膜功能以及病变程度，是下肢静脉疾病最可靠、最有效的诊断检查方法。

（2）多普勒超声检查 可以观察瓣膜关闭活动及有无逆向血流。

（五）治疗原则

1. 非手术治疗 适用于病变范围小、症状轻、妊娠期妇女、年老体弱或重要器官功能不全而不能耐受手术者。

（1）弹力治疗 穿弹力袜或使用弹力绷带，在患肢外部加压促进下肢静脉回流，控制和延缓病情发展。

（2）硬化剂注射疗法 将硬化剂注入曲张的浅静脉内，引起炎症反应而使其闭塞。常用的硬化剂有5%鱼肝油酸钠、酚甘油溶液等。适用于病变范围小且局限、手术后残留及术后复发者。

2. 手术治疗 是下肢静脉曲张根本的治疗方法，适用于深静脉通畅、症状较重、无手术禁忌证的患者。常用的手术方式是大隐静脉或小隐静脉高位结扎加剥脱术。随着现代医学的发展，近年来出现了静脉腔内激光治疗、内镜筋膜下交通静脉结扎术以及静脉内超声消融治疗等微创疗法。

【常见护理诊断及问题】

1. 活动无耐力 与下肢静脉回流障碍有关。

2. 皮肤完整性受损 与皮肤营养不良、慢性溃疡有关。

3. 潜在并发症 小腿慢性溃疡、血栓性浅静脉炎、曲张静脉破裂出血。

4. 知识缺乏 缺乏下肢静脉曲张的预防及治疗知识。

【护理目标】

1. 患者活动耐力逐渐增加。
2. 患者皮肤完整或创面无继发感染，得到有效处理。
3. 患者未发生并发症或并发症被及时发现并妥善处理。
4. 患者了解本病的相关预防及治疗知识。

【护理措施】

（一）非手术治疗及术前护理

1. 休息与活动 避免久站久坐或长时间行走，注意休息；维持良好的坐姿，坐时双膝勿交叉或盘腿，以免压迫腘窝而影响静脉回流。休息或卧床时将下肢抬高30°～40°，以促进血液回流，减轻患肢的酸胀、沉重感。

2. 使用弹力绷带或穿弹力袜 指导患者坚持正确使用弹力绷带或穿弹力袜，达到控制和延缓病情发展的目的。包扎前，应排空曲张静脉内的血液后再穿，故以清晨起床前进行为宜；弹力绷带应自下而上包扎，从肢体远端逐渐向近端缠绕，松紧度以能将一个手指伸入缠绕的圈内为宜；弹力袜的选择必须适合患者腿部周径，穿着时保证袜子平整无褶皱，短袜在膝下1寸处结束，长袜在腹股沟下1寸处结束；弹力绷带或弹力袜需保持一定的松紧度，以不妨碍关节活动并且可扪及足背动脉搏动为宜。使用过程中注意观察肢端的皮肤色泽、温度及足背动脉搏动情况；同时定期测量腿围，观察肢体的肿胀情况；

另外还要仔细询问患者使用后的感受，如有无疼痛、麻木、瘙痒等。

3. 并发症的护理 有小腿慢性溃疡的患者，应局部湿敷，加强换药，注意保持创面的清洁，手术前2~3天用75%乙醇擦拭周围皮肤，每日1~2次，同时全身应用抗生素控制感染；血栓性浅静脉炎的患者，抬高患肢，给予抗凝治疗、局部热敷治疗及应用抗生素，禁止局部按摩；曲张静脉破裂出血的患者，应立即抬高患肢，加压包扎止血，必要时予以手术止血。

4. 严格备皮 备皮范围包括：腹股沟、会阴部和整个下肢，直达足趾。若术中需要植皮，还应做好供皮区的皮肤准备。

5. 心理护理 向患者解释本病的主要治疗方法和护理措施，加强与患者的沟通，消除其对疾病的紧张不安、忧虑、悲伤等情绪，增强战胜疾病的信心，积极配合治疗。

（二）术后护理

1. 一般护理 术后卧床休息，患肢抬高30°，以利于降低静脉内压力，促进静脉血液回流，减轻肢体肿胀；术后早期可指导患者做足背伸屈运动；如无异常情况，术后24小时应鼓励患者下床活动，防止下肢深静脉血栓形成，但要避免久站久坐、过早负重；使用弹力绷带加压包扎患肢，弹力绷带的松紧度合适，注意观察末梢血液循环，一般弹力绷带需维持1~3个月。

2. 观察病情 严密观察切口有无出血、渗血情况，注意肢体远端皮肤的温度、颜色及肢体是否有肿胀、疼痛等情况。一旦发现局部出血、感染、血栓性浅静脉炎等并发症时，应及时报告医生并积极配合处理。

【健康指导】

1. 避免久坐、久站；保持良好的坐姿，坐时尽量不要双膝交叉；休息时适当抬高患肢。
2. 指导患者正确穿弹力袜或使用弹力绷带。
3. 进行适当的体育锻炼；控制体重；保持大便通畅。
4. 注意保护好患肢，避免外伤。
5. 避免穿紧身衣物和使用过紧的腰带。

知识拓展

医用弹力袜

医用弹力袜是一种具有梯度压力、可对腿部进行压迫的长袜，主要借助于专业的压力梯度设计，在足踝部建立最高支撑压力，并沿腿部向心方向逐渐递减。压力的这种递减变化，可促进下肢静脉血液回流到心脏，保护静脉瓣膜，有效地缓解或改善下肢静脉和静脉瓣膜所承受的压力，达到预防和治疗的目的。根据长度分为：膝下型（短筒）、大腿型（长筒）、连裤袜型。根据趾端有无封口分为：封口型、开口型。根据临床作用不同分为：预防型、治疗型。医用弹力袜压力分级主要依据在足踝处施压的压力程度，可分为3~4个压力等级。

第三节　血栓闭塞性脉管炎

案例分析

患者，男，43岁，吸烟近20年，左下肢稍长距离行走后出现疼痛，被迫停下休息后疼痛缓解，但继续行走一段路后疼痛再次出现，自觉左侧足踝部发凉、麻木。查体：左下肢皮肤苍白，皮肤温度较健侧低2℃，左侧足背动脉搏动减弱。诊断：左下肢血栓闭塞性脉管炎。

问题

1. 该患者目前可能存在哪些主要护理诊断？
2. 目前的主要护理措施有哪些？
3. 如何对患者进行健康指导？

血栓闭塞性脉管炎是一种累及血管的炎症性、节段性和周期性发作的慢性闭塞性疾病。主要侵袭四肢中、小动静脉，以下肢中、小动脉为主。我国北方发病率高，多见于男性青壮年。

【病因】

本病的病因尚未完全清楚，一般认为与以下两方面因素有关。

1. 外在因素　主要有吸烟、潮湿寒冷的生活环境、慢性损伤和感染等。长期吸烟是本病发生和发展的重要因素，包括主动和被动吸烟，其机制与烟碱能导致血管收缩有关。戒烟可使病情缓解，再度吸烟常使病情反复。

2. 内在因素　自身免疫功能紊乱、前列腺素和性激素失调及遗传因素等。

【护理评估】

（一）健康史

了解患者的年龄、性别，询问是否有长期吸烟史、家族史、外伤史以及感染病史；生活环境是否寒冷与潮湿；有无与免疫系统相关的疾病等。

（二）身体状况

本病起病隐匿，进展缓慢，呈周期性发作，往往经过较长时间，症状才逐渐加重。根据肢体缺血程度可分为以下三期。

1. 局部缺血期　此期以血管痉挛为主，患肢有发凉、怕冷和感觉异常，如麻木、针刺感等。间歇性跛行是此期的典型表现，即当患者在行走一段距离后，足部或小腿肌肉出现疼痛而被迫停下来，休息几分钟后疼痛立即缓解，但继续行走一定距离后又出现疼痛。部分患者伴有游走性静脉炎，表现为下肢浅静脉出现发硬、红肿的结节或条索，有压痛，约2周逐渐消失，后又在另处发生。患肢皮肤温度低于正常，色泽较苍白，足背动脉和胫后动脉搏动明显减弱。

2. 营养障碍期 此期除血管痉挛继续加重以外，还有明显的血管壁增厚和血栓形成。静息痛为此期主要表现，即在休息时，患肢出现持续性疼痛，尤以夜间更为明显，患者因疼痛不能入睡，为减轻疼痛，将患肢垂于床下，或屈膝抱足而坐，以增加血供缓解疼痛。患肢皮肤温度显著降低，色泽明显苍白或出现潮红，皮肤干燥、脱屑，肌肉萎缩，趾甲增厚变形，足背动脉和胫后动脉搏动消失。

3. 组织坏死期 又称坏疽期，此期患肢动脉完全闭塞，侧支循环不足以维持肢体的供血，血液循环中断。肢体自远端逐渐向上发生干性坏疽。坏死组织脱落后，形成经久不愈的溃疡创面；当继发感染时，可转为湿性坏疽，常伴有全身感染中毒的症状。

（三）心理－社会状况

患者由于持续性患肢疼痛及逐渐病情加重丧失劳动能力，而产生急躁、忧虑、悲观情绪。由于剧烈疼痛，麻醉性镇痛剂使用较多，容易出现药物成瘾。发生肢端坏疽后须截肢，可能对治疗、未来的生活失去信心。

（四）辅助检查

1. 一般检查

（1）测定皮肤温度　双侧肢体对应部位皮肤温度相差2℃以上，提示皮温降低侧肢体动脉血流量减少。

（2）测定跛行距离和跛行时间　可了解患肢动脉血供情况。

（3）肢体抬高试验　嘱患者平卧，患肢抬高45°，持续3分钟后，患肢若出现麻木、疼痛、足部尤其是足趾和足掌皮肤呈苍白或蜡黄色为阳性，提示动脉供血不足。再让患者坐起，将下肢垂于床旁，若足部皮肤出现潮红或发绀，进一步提示存在严重的动脉供血障碍。

2. 特殊检查

（1）多普勒超声检查　可了解病变动脉的血流波形、形态、直径和血流速度等相关指标。

（2）肢体血流图检查　有助于了解肢体血流通畅情况。

（3）动脉造影　可进一步明确动脉病变的部位、范围、程度，并可了解侧支循环建立情况。

（五）治疗原则

1. 非手术治疗 主要的治疗原则是解除血管痉挛、促进侧支循环建立，防治局部感染。主要的措施如下。

（1）一般治疗　严格戒烟；患肢防止受寒、受潮和外伤，肢体注意保暖但禁用热疗，以免增加组织耗氧量；为促进侧支循环建立，可进行伯格运动锻炼患肢。

（2）药物治疗　血管扩张剂能改善血液循环，缓解血管痉挛；低分子右旋糖酐可降低血液黏稠度，防止血栓的形成；继发感染的患者应用抗生素；也可用中医中药进行治疗。

（3）高压氧治疗　能提高血氧的浓度，改善组织的缺氧程度。

2. 手术治疗　主要目的是重建动脉通路，增加肢体血液供应，改善缺血引起的不良后果。可根据病情选用手术方法，主要有腰交感神经节切除术、分期动静脉转流术、血管重建术、截肢（趾）术等。

【常见护理诊断及问题】

1. 慢性疼痛　与患肢组织灌注不足、组织坏死有关。

2. 焦虑　与患肢剧烈疼痛、久治不愈、失去治疗信心有关。

3. 活动无耐力　与患肢远端供血不足有关。

4. 组织完整性受损　与肢端坏疽脱落、溃疡形成有关。

5. 潜在并发症　感染、切口出血、栓塞等。

6. 知识缺乏　缺乏本病预防知识及患肢功能锻炼方法的知识。

【护理目标】

1. 患者患肢疼痛得到有效控制或缓解。
2. 患者焦虑程度减轻，情绪稳定。
3. 患者活动耐力逐渐增加。
4. 患者患肢皮肤完整、无破损。
5. 患者未出现并发症或并发症能得到及时发现和处理。
6. 患者掌握本病的预防知识并学会患肢锻炼方法。

【护理措施】

（一）非手术治疗及术前护理

1. 绝对戒烟　消除烟碱对血管的收缩作用。

2. 患肢护理　注意肢体保暖，避免寒冷刺激，但不能使用热疗，以免局部温度升高增加组织耗氧量，加重局部缺血缺氧。保持足部清洁干燥，有足癣者要及时治疗，避免搔抓导致皮肤破溃而形成溃疡。已经发生溃疡或坏疽的部位，应注意保持干燥，加强换药，避免受压和刺激，同时遵医嘱应用抗生素。

3. 疼痛护理　疼痛是本病患者最主要的症状。对早期疼痛较轻的患者，可遵医嘱应用血管扩张药物、低分子右旋糖酐、中医中药等，缓解血管痉挛，降低血液黏稠度和改善微循环。对中晚期疼痛剧烈的患者，遵医嘱应用麻醉性镇痛药物。对疼痛难以缓解者，必要时可采用连续硬膜外阻滞止痛。

4. 休息与活动　休息或睡觉时采取头高足低位，以利于下肢血液灌注；避免维持同一姿势长时间不变，应定时改变体位。鼓励患者每日适量活动，以不出现肢体疼痛为度。指导患者进行伯格运动，促进侧支循环建立。具体方法：患者取平卧位，抬高患肢45°，维持2～3分钟；然后坐起，在床边下垂双下肢2～3分钟，同时进行足部的旋转、伸屈运动；再次平卧休息2～3分钟。如此反复锻炼20分钟，每日3～4次。此方法适用于尚未发生溃疡和坏疽的患者。

5. 术前准备 严格准备手术区皮肤。若需植皮，还应做好供皮区的皮肤准备。

6. 心理护理 患者因为持续疼痛，患肢溃疡、坏死，甚至手术进行截肢等因素，常有悲观、焦虑、恐惧的心理。医护人员应同情、体贴、关心患者，给予其精神支持，消除患者的悲观情绪，使之树立战胜疾病的信心，积极配合治疗和护理。

（二）术后护理

1. 体位与活动 静脉血管重建术后，需抬高患肢30°，以促进静脉血液回流，并卧床制动1周；动脉血管重建术后，应平放患肢，同时卧床制动2周。患者卧床制动期间，应坚持做足背伸屈运动，以促进局部血液循环，避免下肢深静脉血栓形成。

2. 观察病情 密切观察患者生命体征及切口渗血情况；观察患肢远端的皮肤温度、色泽、感觉及脉搏强度来判断血管通畅情况。若动脉血栓内膜剥脱术及血管重建术后出现肢体肿胀、皮肤颜色苍白、皮温降低、动脉搏动减弱或消失，应考虑可能发生血管痉挛或继发性血栓形成。一旦发现异常，需立即通知医生并及时处理。对施行抗凝治疗的患者，应注意观察有无出血倾向。

3. 防止感染 术后遵医嘱合理应用抗生素，密切观察患者体温变化和切口情况，如发现体温升高和伤口有红肿、渗出时，应及时通知医生并处理。

【健康指导】

1. 劝告患者绝对戒烟，以消除烟碱对血管的刺激。
2. 避免久站久坐、维持同一姿势长时间不变，避免长时间双膝交叉而坐。
3. 坚持肢体功能锻炼，进行伯格运动，促进侧支循环建立。
4. 注意患肢保暖，避免受寒；不要赤脚走路，避免造成外伤；保持足部清洁、干燥，每日用温水清洗，勿用足趾试水温，以免烫伤；穿棉质袜子并勤更换，预防真菌感染；选择合脚舒适的鞋子，避免压迫。

知识拓展

血栓形成的条件

血栓形成的三个条件：心血管内皮细胞的损伤、血流缓慢或漩涡形成、血液凝固性增强。

目标检测

一、单选题

1. 原发性下肢静脉曲张发病的根本原因是（　　）

A. 肥胖　　　　B. 皮下脂肪减少

C. 深静脉阻塞　　D. 心脏功能不全
E. 先天性静脉壁薄弱

2. 原发性下肢静脉曲张的主要表现是（　　）
A. 间歇性跛行　　B. 足背部水肿、色素沉着
C. 肢端坏死　　D. 下肢浅静脉扩张、隆起、迂曲
E. 游走性静脉炎

3. 诊断原发性下肢静脉曲张最可靠的方法是（　　）
A. 深静脉通畅试验　　B. 肢体抬高试验
C. 大隐静脉瓣膜功能试验　　D. 多普勒超声检查
E. 下肢静脉造影

4. 下肢静脉曲张最根本的治疗方法是（　　）
A. 抬高患肢　　B. 手术治疗
C. 注射硬化剂　　D. 穿弹力袜
E. 弹力绷带包扎

5. 下肢静脉曲张术后护理，错误的是（　　）
A. 尽量穿宽松衣裤　　B. 弹力绷带从远心端向近心端包扎
C. 平放患肢　　D. 术后 24 小时鼓励患者下床活动
E. 严密观察切口有无出血

6. 下肢静脉曲张术后，早期活动是为了防止（　　）
A. 深静脉血栓形成　　B. 术后复发
C. 患肢水肿　　D. 肠粘连
E. 皮肤压疮

7. 下肢静脉曲张患者手术治疗的禁忌证是（　　）
A. 深静脉阻塞　　B. 小腿溃疡
C. 患肢皮肤湿疹　　D. 交通静脉瓣膜功能不全
E. 大隐静脉瓣膜功能不全

8. 血栓闭塞性脉管炎营养障碍期的典型表现是（　　）
A. 静息痛　　B. 足背动脉搏动增强
C. 足趾溃疡坏死　　D. 游走性静脉炎
E. 间歇性跛行

9. 关于血栓闭塞性脉管炎患者的护理措施，错误的是（　　）
A. 绝对戒烟　　B. 指导抬腿运动
C. 用热水袋热敷患肢　　D. 观察足背动脉搏动
E. 保持患肢干燥

10. 血栓闭塞性脉管炎患者进行伯格运动的主要目的是（　　）
A. 促进患肢舒适　　B. 减轻下肢水肿

C. 减缓患肢坏疽速度　　D. 提高生活质量
E. 促进侧支循环建立

（11～13 题共用题干）

患者，女，教师，近年来，长时间站立后感觉下肢酸胀沉重，休息后症状减轻。

11. 护士对其最可能的病情判断是（　　）
A. 痛风　　B. 动脉栓塞
C. 下肢静脉曲张　　D. 血栓闭塞性脉管炎
E. 深静脉血栓形成

12. 其病因最有可能是（　　）
A. 下肢静脉壁薄弱　　B. 下肢静脉瓣膜缺陷
C. 重体力劳动　　D. 长时间站立
E. 慢性咳嗽

13. 患者采取非手术治疗，错误的护理措施是（　　）
A. 休息时双足下垂　　B. 使用弹力绷带
C. 避免久站　　D. 硬化剂注射
E. 保持大便通畅

（14～15 题共用题干）

患者，男，40 岁。半年前左下肢出现间歇性跛行，最近出现睡觉时左下肢剧烈疼痛，无法安睡。

14. 护士对其最可能的病情判断是（　　）
A. 动脉栓塞　　B. 血栓闭塞性脉管炎
C. 下肢静脉曲张后期　　D. 动脉硬化闭塞症
E. 动静脉瘘

15. 对该患者的护理措施中，错误的是（　　）
A. 注意保暖，避免寒冷　　B. 患肢用热水袋保温
C. 足癣者需及时治疗　　D. 保持足部清洁干燥
E. 术后制动期间足部适当运动

二、多选题

16. 关于大隐静脉的叙述正确的是（　　）
A. 起于足背静脉网外侧　　B. 起于足背静脉网内侧
C. 沿下肢内侧上行　　D. 穿过卵圆窝注入股静脉
E. 有 4 条属支

17. 原发性下肢静脉曲张常见的并发症是（　　）
A. 慢性溃疡　　B. 肢端坏疽
C. 血栓性浅静脉炎　　D. 曲张静脉破裂出血
E. 感染性休克

18. 指导患者使用弹力绷带，正确的是（　　）

A. 清晨起床前包扎为宜

B. 从肢体近端向远端缠绕

C. 松紧度以能将一个手指伸入缠绕的圈内为宜

D. 注意观察肢端的皮肤色泽、肿胀情况

E. 包扎后应能扪及足背动脉搏动

三、思考题

1. 患者，女，35 岁。诊断为“左下肢大隐静脉曲张”，拟进行手术治疗，该患者术后主要护理措施有哪些？

2. 患者，男，45 岁，吸烟史 20 年，因血栓闭塞性脉管炎入院治疗。如何对该患者进行健康指导？

（尹　森）

书网融合……

微课　　本章小结　　自测题

第十九章 泌尿及男性生殖系统疾病患者的护理

PPT

【学习目标】

1. **掌握** 尿道损伤患者的身体状况和护理措施。

2. **熟悉** 泌尿及男性生殖系统常见疾病；常见护理诊断及问题、护理目标、护理评价。

3. **了解** 泌尿系统常用的诊疗方法及其意义。

4. 具有高尚的职业道德、严谨细致的工作作风和扎实的理论基础，尊重、爱护患者，保护患者隐私，维护健康。

泌尿系统疾病包括男性泌尿生殖道、女性尿道、肾上腺疾病，一部分患者最初表现出泌尿及男性生殖系统疾病特有的症状和体征，还有一部分患者则表现出泌尿系统之外的其他症状和体征。因此，治疗和护理泌尿系统疾病患者时要和其他科室人员紧密合作，结合本系统疾病特点，用优质的护理促使患者早日康复。

第一节 泌尿及男性生殖系统解剖生理概要

泌尿系统包括肾、输尿管、膀胱和尿道，男性生殖系统包括睾丸、附睾、输精管、精囊、前列腺、阴茎（图 19－1）。

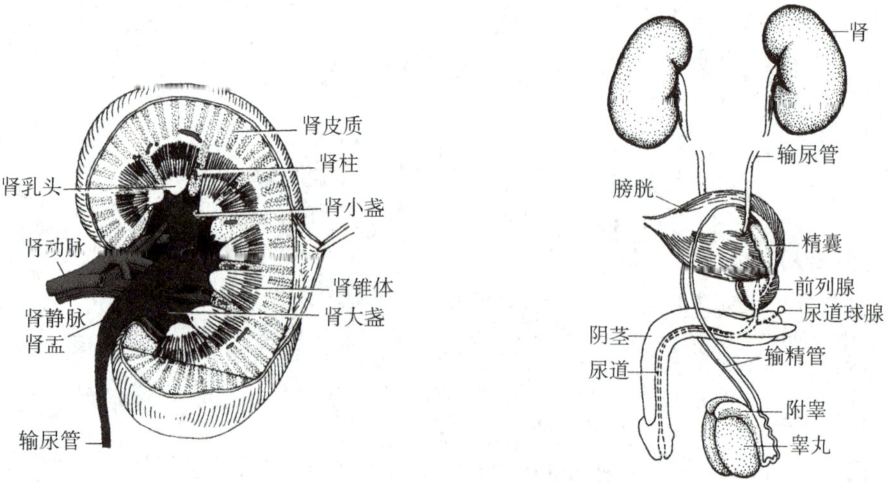

图 19－1 泌尿及男性生殖系统

（一）肾的解剖生理

肾，左右各一，位于脊柱两旁，深藏于腹膜后。左肾上极平第11胸椎，下极平第2腰椎。右肾比左肾低1～2cm。成人肾表面光滑，重量为135～150g。肾内缘凹陷，有神经、血管、淋巴管和输尿管出入，统称为肾蒂。肾能生成、浓缩尿液，排泄固体代谢产物（如尿素、肌酐、无机盐等），维持内环境相对恒定（如渗透压、pH等），具有内分泌的功能（如产生肾素、前列腺素等）。

（二）输尿管的解剖生理

输尿管位于腹膜之后，上连肾盂，沿腰椎两旁下行至盆腔进入膀胱三角，长25～30cm。有三个生理性狭窄：①肾盂输尿管连接处；②经过髂总动脉分叉处；③膀胱壁内段。此三个狭窄处均为结石易停留部位。

（三）膀胱的解剖生理

膀胱位于骨盆内腹膜外，为一空腔储尿器官。正常容量为300～400ml，两侧输尿管在膀胱基底部开口，和尿道内口共同形成膀胱三角区，是膀胱肿瘤易发的部位。

（四）尿道解剖生理

男性尿道长17～20cm，分为前尿道（球部和阴茎部）和后尿道（前列腺部和膜部）。男性尿道有三处狭窄，分别位于尿道外口、膜部和内口。

女性尿道短而直，长3.5～5cm，易于扩张。尿道外口位于阴道前庭内，与阴道口距离约1cm，容易被会阴区的细菌污染而发生逆行性感染。

第二节　泌尿及男性生殖系统疾病主要症状和检查

一、排尿异常

1. 尿频　排尿次数增多称尿频。正常人排尿次数因年龄、饮水、气候和个人习惯而不同，一般白天排尿3～5次，夜间0～1次。每次尿量为300～400ml。尿频分为生理性尿频和病理性尿频。生理性尿频因饮水过多、精神紧张及寒冷等引起。病理性尿频可分为两类：①排尿次数增多而每次排尿量正常，如糖尿病、急性肾功能衰竭多尿期等可使24小时排尿量明显增多；②排尿次数增多而每次排尿量减少，常伴尿急、尿痛等其他症状，24小时排尿量无明显增加，多由泌尿、生殖系统炎症引起，也可由膀胱容量减少引起。

2. 尿急　有尿意即迫不及待地要排尿且难以控制，尿量往往不多。常见于膀胱炎、精神紧张者。

3. 尿痛　排尿时或排尿后感尿道疼痛，多为烧灼感或刀割样痛，常合并尿频、尿急。临床上尿频、尿急、尿痛三者同时出现称为膀胱刺激征。

4. 排尿困难　尿液不能从膀胱通畅地排出，表现为排尿延迟、排尿费力、尿线变细、分叉、射程短、排尿滴沥、排尿时间延长等不同表现。常由膀胱以下尿路梗阻引起。

5. 尿潴留 尿液潴留在膀胱内不能自行排出称为尿潴留。根据发病的急缓分为急性和慢性两类。急性尿潴留常因膀胱颈部以下突然梗阻或腹部、会阴部手术后引起。慢性尿潴留则由膀胱出口以下尿路不完全性梗阻所致，起病缓慢，严重时可并发充盈性尿失禁。

6. 尿失禁 指排尿不能自行控制而尿液随意从尿道流出，可分为以下四大类型。

（1）真性尿失禁 又称完全性尿失禁，指膀胱失去控尿能力，尿液连续从膀胱流出，膀胱空虚。常见原因为膀胱颈部和（或）尿道括约肌受损，也可由神经功能失调引起。

（2）假性尿失禁 又称充溢性尿失禁，指膀胱过度充盈，压力增高，造成膀胱功能失代偿而引起尿液不断溢出，多见于前列腺增生等原因所致慢性尿潴留。

（3）压力性尿失禁 指当腹内压增加（如咳嗽、打喷嚏、大笑、突然起立）时，尿液不随意流出，多见于经产妇。

（4）急迫性尿失禁 指严重尿频、尿急时不能控制尿液而致失禁，常继发于膀胱的严重感染。

7. 少尿或无尿 24 小时总尿量少于 400ml，或每小时尿量少于 17ml 为少尿，24 小时总尿量少于 100ml 为无尿。少尿或无尿主要由急性肾功能衰竭所致。无尿应与尿潴留相区别：无尿是肾脏不能分泌尿液，膀胱是空虚的；尿潴留指膀胱内有尿而排不出。

二、尿液异常

1. 血尿 指尿液中含有过多血细胞。根据尿液中含血量的多少，将血尿分为镜下血尿和肉眼血尿。镜下血尿是指正常人尿液镜检每高倍镜视野可见到 0 ~ 2 个红细胞，离心后每高倍镜视野红细胞超过 3 个，即为镜下血尿。常为泌尿系统慢性感染、结石、急性或慢性肾炎等所致。肉眼血尿是指肉眼能见到尿中有血色和血块者，称为肉眼血尿。一般在 1000ml 尿液中含 1ml 血液即为肉眼血尿。常为泌尿系肿瘤、急性膀胱炎、创伤等所致。根据血尿在排尿过程中出现的先后顺序不同，通常将肉眼血尿分为以下三种。

（1）初（始）血尿 仅在排尿开始时尿中有血，之后为正常尿液，提示病变在膀胱颈部或尿道。

（2）终末血尿 排尿到终末时才有血尿，提示出血区域在膀胱三角区、膀胱颈部或后尿道。

（3）全程血尿 在排尿的全过程都有血液，提示病变在膀胱或其以上部位。

血尿同时有无伴随症状对病因分析有较大帮助，间歇性无症状血尿应考虑泌尿系肿瘤。

2. 脓尿 离心尿每高倍镜视野中白细胞超过 3 个为脓尿，是泌尿系统化脓性感染的主要表现。脓尿和血尿同时存在时，称为脓血尿。

3. 乳糜尿　淋巴液进入尿内，尿呈乳白色，称为乳糜尿。常为丝虫病的后遗症。

4. 晶体尿　尿中有机物或无机物沉淀、结晶，形成晶体尿。常见于尿中盐类呈过饱和状态，静置后有白色沉淀物。多饮水既可使晶体消失，又可起到预防晶体尿的作用。

三、疼痛

疼痛为泌尿系统疾病的常见症状，常在该器官所在部位，但也可沿神经放射至其他相应部位。

1. 肾和输尿管疾病引起的疼痛　肾脏病变所致的疼痛常位于肋脊角、腰部和上腹部。例如：肾结核、较大肾结石、肾积水、肾肿瘤等引起的局部疼痛，一般为持续性钝痛；肾盂输尿管连接处或输尿管急性完全性梗阻时，可引起肾绞痛，疼痛为突发性腰部绞痛，剧烈难忍，辗转不安，大汗伴恶心、呕吐，呈阵发性发作，持续数分钟至几十分钟；疼痛可沿输尿管放射至下腹、膀胱区、外阴或大腿内侧。

2. 膀胱疾病引起的疼痛　膀胱病变引起的疼痛常位于耻骨上区域，多为持续性胀痛或不适感。如由炎症、结石或肿瘤引起，常与排尿相关。

3. 前列腺疾病引起的疼痛　前列腺炎症所致的疼痛可引起会阴、直肠、腰骶部、耻骨上区、腹股沟区、睾丸的疼痛及不适。

【诊疗操作护理】

（一）实验室检查

1. 尿常规检查　尿常规检查是诊断泌尿系统疾病最主要的检查项目。取新鲜晨尿，盛在清洁容器内。男性包皮过长，应翻开包皮后收集；女性宜留取中段尿，避免混入白带或其他分泌物，月经期间不留尿道排出的尿液。正常尿液呈淡黄、透明，弱酸性、中性或碱性，相对密度（比重）为1.010～1.030，尿糖阴性，含极微量蛋白。离心沉淀后尿沉渣进行显微镜检查，观察有无白细胞、红细胞、脓细胞、细菌及管型。

2. 尿三杯试验　该试验可初步判断血尿和脓尿的来源和病变部位。在尿流连续不断的情况下，取最初10～15 ml尿液为第一杯，最后10ml尿液为第三杯，中间部分为第二杯。第一杯尿液异常，提示病变在尿道；第三杯尿液异常提示病变在后尿道、膀胱颈或膀胱三角区；三杯尿液均异常，提示病变在膀胱或膀胱以上部位。

3. 尿细菌学检查　用于泌尿系统感染的诊断和临床用药指导，常用方法有直接涂片检查和尿细菌培养。

（1）革兰染色尿沉渣涂片检查　可初步判断细菌种类。

（2）尿结核菌检查　收集12小时或24小时尿液，尿沉渣经抗酸染色做涂片检查或结核菌培养。

（3）尿细胞学检查　取新鲜尿涂片检查，常用作肿瘤的筛选或肿瘤术后的随访。

4. 肾功能检查

（1）尿相对密度测定　为判断肾功能最简便的方法。清晨时尿相对密度最高。肾功能受损时，肾浓缩功能减弱，尿相对密度降低。尿相对密度稳定在 1.010，提示肾浓缩功能严重受损。影响尿相对密度的因素较多，如脱水或尿中葡萄糖及蛋白质等大分子物质可使尿相对密度增高。尿渗透压测定较尿相对密度测定更能准确地反映肾功能。

（2）血肌酐和血尿素氮测定　用于判断肾功能。二者均为蛋白质代谢产物，主要经肾小球滤过排出。肾实质损伤严重时，体内蛋白质代谢产物潴留，血肌酐和血尿素氮增高，其增高的程度与肾损伤程度成正比，故可用于判断病情和预后。由于血尿素氮还受分解代谢、饮食和消化道出血等多种肾外因素影响，故不如血肌酐准确。

（3）内生肌酐清除率　指肾在单位时间内，将若干毫升血浆中的内生肌酐全部清除体外的比率，是反映肾小球滤过率简便、有效的方法。24 小时内生肌酐清除率正常为 90～120ml/min。

5. 前列腺液检查　用于前列腺炎的诊断。正常前列腺液呈乳白色，较稀薄。涂片镜检可见大量磷脂小体，白细胞数每高倍视野少于 10 个。标本一般经直肠做前列腺按摩由尿道口收集，但急性前列腺炎、前列腺结核时不宜按摩，以防炎症或结核播散。

6. 前列腺特异性抗原　是一种由前列腺腺泡和导管上皮细胞产生的单链糖蛋白，具有前列腺组织特异性。健康男性血清 PSA $<$ 4ng/ml，若 PSA $>$ 10ng/ml 应高度怀疑前列腺癌的可能。

7. 流式细胞仪检查　利用流式细胞仪检查尿、血、精液、实体肿瘤标本等，能快速、准确地分析细胞大小、形态，细胞表面标志，细胞内抗原和酶活性等。临床上用于泌尿及男性生殖系统肿瘤的早期诊断及预后判断、肾移植急性排斥反应及男性生育能力的判断等。

（二）器械检查

1. 检查方法

（1）导尿检查　①目的：收集尿标本，避免污染。②诊断：测定膀胱容量、压力及残余尿，注入造影剂，确定有无膀胱损伤，探测尿道有无狭窄或梗阻。③治疗：解除尿潴留，持续引流尿液，膀胱内药物灌注等。急性尿道炎时严禁导尿。

（2）残尿量测定　排尽尿液后立即插入导尿管测定残余尿量，能反映膀胱排空功能。正常时残余尿量 $<$ 5ml。现多用 B 超测定残尿量，方法简便，无痛苦，且可重复进行。

（3）尿道探查　用以探查尿道狭窄程度，治疗和预防尿道狭窄，诊断尿道结石。操作时动作应轻柔，防止损伤尿道，避免反复、多次扩张。两次尿道扩张的间隔时间不少于 3 天。

（4）尿道膀胱镜检查　可直接窥查尿道及膀胱内有无病变，通过膀胱镜可取活体组织做病理检查、钳取异物、破碎结石、进行输尿管插管。但尿道狭窄、急性膀胱炎或膀胱容量小于50ml时不能做此检查。并发症有尿道损伤、出血、急性尿路感染和急性尿潴留等。

（5）经尿道输尿管镜和肾镜检查　在椎管内麻醉下，将输尿管镜经尿道、膀胱置入输尿管及肾盂。直视窥查输尿管、肾盂内有无病变。肾镜通过经皮肾造瘘进入肾盂，可明确造影显示输尿管、肾盂充盈缺损的性质并取活组织进行病理学检查，诊断上尿路梗阻、单侧肉眼血尿的原因，治疗输尿管结石。有前列腺增生、全身出血性疾病、病变以下输尿管梗阻及其他禁忌膀胱镜检查者不能做此项检查。

（6）尿动力学测定　依据流体力学和电生理学的基本方法测定尿路各部位压力、流率及生物电活动，从而了解尿路输送、储存、排出尿液的功能和机制，为排尿功能障碍性疾病的原因分析、治疗方法的选择及疗效评定提供客观依据。主要通过尿动力仪完成。上尿路尿动力学检查包括经皮肾盂穿刺灌注测压和尿路造影时动态影像学观察；下尿路尿动力学检查可分别或同步测定尿流率、膀胱压力容积、压力、流率、漏尿点压力、尿道压力和肌电图，亦可与影像学同步检查，进而了解下尿路功能。感染急性期或严重膀胱内出血的患者严禁做尿动力学测定。

2. 器械检查患者的护理要点

（1）心理护理　器械检查属有创性检查，应在检查前做好解释工作，使患者正确认识检查的必要性，消除其恐惧心理，主动配合检查。

（2）排空膀胱　检查前嘱患者排空膀胱（导尿检查和尿动力学测定除外），动作应轻柔，忌用猛力，以减轻患者的痛苦，避免损伤。

（3）严格无菌操作　侵入性检查有可能将细菌带入体内而引起感染。因此，在检查前应清洗患者会阴部，操作过程中应严格遵守无菌操作原则，必要时遵医嘱使用抗生素，以预防感染。

（4）鼓励患者多饮水　尿道探查和内镜检查后，患者大多有肉眼血尿，应多饮水以增加尿量，2～3天后可自愈。尿动力学测定前也应多饮水，以充盈膀胱。

（5）并发症的护理　严重损伤、出血、尿道灼热者，应留院观察、输液及应用抗生素，必要时留置导尿管或膀胱造瘘。

3. 影像学检查及护理

（1）尿路平片（KUB）　常规的泌尿系平片应包括两侧肾脏（K）、输尿管（U）、膀胱（B）及后尿道，是评估泌尿系统疾病常用的初检方法，能显示肾轮廓、大小、位置，腰大肌阴影，脊柱、骨盆、肿瘤骨转移、钙化及尿路结石等。侧位片有助于确定不透光阴影位置。腰大肌阴影消失，提示腹膜后炎症或肾周感染。护理要点：检查前2～3天做肠道常规准备，包括禁用不透X线的食物，少食易产气的食物，检查前一天进少渣饮食，当天晨禁食、排便等。

（2）静脉尿路造影（IVP）　又称排泄性尿路造影，造影前应做碘过敏试验，阴性者做充分肠道准备，限制饮水6～12小时，检查前排空尿液，静脉注射有机碘造影剂20～40ml，分别于注射后5分钟、10分钟、30分钟摄片，可显示尿路形态，了解双侧肾的排泄功能。造影剂过敏、严重心肝肾功能障碍、妊娠、甲状腺功能亢进症为禁忌证。护理要点：肠道常规准备，造影前一天做碘过敏试验，适当限制饮水，检查前12小时禁食、禁水，检查后鼓励患者多饮水。

（3）逆行肾盂造影　通过尿道、膀胱做输尿管插管，再经插管注入15%有机碘造影剂，能清晰显示肾盂、输尿管形态。该法适用于禁忌做排泄性尿路造影或显影不清晰时，也可注入气体做对比。禁忌证为急性尿路感染及尿道狭窄。逆行肾盂造影护理同静脉尿路造影。

（4）肾血管造影　经股动脉穿刺插管行选择性肾动脉造影可清晰显示肾血管形态，适用于肾血管疾病、肾实质肿瘤、肾脏介入栓塞治疗等。数字减影血管造影（DSA）能清晰地显示血管影像，包括肾实质内径1mm的血管，可精确诊断肾动脉及其分支的细小病变，也可行静脉造影。护理要点：检查前护理同静脉尿路造影；检查后护理应注意观察生命体征、意识、脉搏、尿量以判断有无血管损伤后的出血和血栓形成。

（5）CT　通过CT平扫或对比增强扫描，可确定肾损伤范围和程度，为肾上腺、肾、膀胱、前列腺等部位肿瘤的诊断与分期提供可靠依据，可鉴别肾实质性和囊性疾病、肾错构瘤和肾癌；能显示腹部和盆腔转移而肿大的淋巴结、静脉内癌栓。护理要点同尿路平片。

（6）磁共振成像（MRI）　通过3个切面观察图像，分辨力更高，不需造影剂，无X线辐射，能提供较CT更为可靠的依据。可用于泌尿及男性生殖系统肿瘤的诊断和分期、区别囊性和实质性疾病、肾上腺肿瘤的诊断等。体内有金属植入或植入起搏器者不能做检查。

（7）B超　B超检查方便、无创伤，能显示各器官不同轴线及不同深度的断层图像，可动态观察病情的发展。已广泛应用于肾、肾上腺、膀胱、前列腺、精囊、阴茎和阴囊疾病的诊断、治疗和随访，对禁忌做排泄性尿路造影或不宜接受X线检查者更有意义。可用于肿块性质的确定、结石和肾积水的诊断、肾移植术后并发症的鉴别、残余尿量测定及前列腺体积测定等。护理要点：应在检查前1～2小时，饮温水400～600ml，待膀胱充盈后再检查。

4. 常见治疗及引流导管的护理

（1）膀胱冲洗及护理　膀胱冲洗是通过留置导尿管或耻骨上膀胱造瘘管，将冲洗液注入膀胱再经导管排出，常反复进行，以达到膀胱内冲洗、治疗泌尿系感染、防止尿道被血凝块或脓液堵塞的目的。

1）适应证　适用于前列腺、膀胱手术后、长期留置导尿管的患者或泌尿外科手术的术前准备。

2）禁忌证　怀疑膀胱破裂者。

3）护理　膀胱冲洗分密封式（输液瓶）冲洗法和开放式膀胱冲洗器冲洗法两种。护理要点：①冲洗液按病情不同可选用0.02%呋喃西林溶液、3%硼酸溶液、0.9%氯化钠溶液、抗生素溶液等；②冲洗液温度为35～37℃，但膀胱内出血者宜用冷冲洗液；③冲洗次数应根据具体情况决定，一般每日2～3次，每次冲洗液不超过100ml，但膀胱手术后冲洗每次注入量不超过50ml；④冲洗时应观察患者反应，如发现鲜血或感到剧痛、回流量明显少于注入量时应停止冲洗，并及时通知医生；⑤记录每次冲洗所用液量；⑥密封冲洗时，输液瓶应高于患者骨盆100cm左右，每分钟60滴，注入量每次100ml，反复冲洗3～4次；⑦开放式冲洗要注意无菌操作，注意在抽吸时不能用力过猛，吸出的液体不能再注入膀胱。

（2）尿道扩张的护理

1）适应证　先天性、炎症性、损伤性等原因引起的尿道狭窄。

2）护理　理解、关心、体贴患者，耐心解释，消除患者恐惧心理，使其积极配合治疗和护理，做好并发症的防治及护理。①操作前应了解狭窄部位、程度，后尿道自然弯曲度，探子前端弯曲度，年龄较大患者因前列腺增生而致的尿道曲张度。②扩张时不宜用过细或过粗的尿道探子，手法要轻柔，切忌暴力，以免造成假道和大出血。③术后观察有无穿破后尿道，导致前列腺及膀胱周围尿外渗。严密观察会阴、直肠、耻骨上区有无疼痛及排尿困难，一经发现应及时报告医生，协助处理。④术后嘱患者休息以观察有无尿道口出血，损伤轻微出血不多时，患者仅感轻微疼痛及轻微血尿，排尿时疼痛加重。患者应多饮水，口服抗生素，留院观察2～3小时。大出血时，血凝块可阻塞尿道，造成排尿困难，应遵医嘱及时给予处理并应用止血剂。⑤观察患者有无尿频、尿急、尿痛及灼烧感。术后数小时出现恶心、寒战、高热、呕吐、全身不适时应遵医嘱应用广谱抗生素。

（3）泌尿系统常用引流导管的护理

1）留置导尿管　常用于尿潴留、盆腔手术、危重或截瘫等患者，以观察、引流尿液；手术后留置导尿管，以备持续引流、冲洗和治疗。

2）耻骨上膀胱造瘘（永久性或暂时性）适用于尿潴留、尿道外伤、泌尿道手术或不能经尿道插管引流尿液的患者。

3）经皮穿刺肾造瘘（永久性或暂时性）适用于肾积水、肾积脓、肾盂和输尿管手术后。

4）护理要点　①妥善固定及连接：固定好各种导管及集尿袋，防止牵拉、滑脱。肾、膀胱造瘘管在术后2周内严防脱落，否则尿液外渗至周围组织间隙可引起感染。②定时观察：根据病情定时观察、记录尿液的颜色和性状、引流出的尿量、24小时总尿量，以判断双侧肾功能。③保持引流通畅：引流管长度适中，勿使导管扭曲、受压或堵塞。若引流不畅，可用手指挤压引流管，必要时用生理盐水冲洗。④防止逆行感染：无菌尿袋应低于引流部位，防止尿液倒流；保持瘘口周围清洁干燥，及时更换渗湿敷料，尿道内留置导尿管者，每日用0.25%碘伏棉球消毒尿道口及外阴2次，除去分泌物及血痂；定时放出尿袋中的尿液，每周更换1次连接管及尿袋，长期置管者应定时更换；冲洗及换管时严格无菌操作，尽量不拆卸接口处，以减少感染概率；每周做尿常规和尿细菌培养 1 次，以便及时发现感染；鼓励患者多饮水，每日 2000～3000ml 以保证足够的尿量，增加内冲洗作用。⑤根据病情拔管：留置导尿管拔除时间根据病情而定，肾损伤病情稳定后即可拔除，膀胱破裂修补术后 8～10 天拔除，前尿道吻合术后 2～3 周拔除，后尿道会师复位术后 3～4 周拔除；膀胱造瘘管应在手术 10 天以后拔除，拔管前先行夹管试验，待排尿通畅 2～3 天后，才可拔除；长期留置膀胱造瘘管的患者可先训练膀胱排尿、储尿功能，避免发生膀胱肌无力；肾造瘘管需在手术 12 天以后拔除，拔管前先夹闭 2～3 天，若患者无患侧腰痛、漏尿、发热等不良反应或经肾造瘘管注入造影剂证明排出通畅，即可拔管。

第三节　泌尿系统损伤

案例分析

患者，男，28 岁。骑车中被撞倒，会阴部骑跨在车杠上，会阴部疼痛。3 小时后发现内裤染血、排尿困难、阴囊有血肿形成。

问题

1. 该患者目前最主要的护理诊断及问题有哪些？
2. 患者最可能损伤的部位是哪里？

泌尿系统损伤以男性尿道损伤最多见，肾、膀胱损伤次之，输尿管损伤最少见，大多是胸、腹、腰部或骨盆严重损伤的合并伤。泌尿系统损伤的主要临床表现为出血和尿外渗。大出血可引起休克，血肿和尿液外渗可继发感染，严重时导致脓毒血症、周围脓肿、尿瘘或尿道狭窄。因此，尽早诊断，及时正确的治疗护理对泌尿系统损伤的预后极为重要。

一、肾损伤

肾深藏于肾窝，受到肋骨、腰肌、脊椎和前面的腹壁、腹腔内脏器、膈肌的保护，且正常肾有一定的活动度，故不易受损。但肾质地脆，包膜薄，周围有骨质结构，一旦受暴力击打也可引起肾损伤，如肋骨骨折的断端可刺入肾实质而损伤肾。

【病因与发病机制】

（一）病因

1. 开放性损伤　因刀刃、枪弹等锐器致伤，常伴有胸、腹部等其他组织器官损伤，损伤复杂且严重。

2. 闭合性损伤　因直接暴力（如挤压、撞击、肋骨骨折等）损伤，也可因间接暴力（如对冲伤、坠跌、突然暴力扭转等）所致。

（二）分型

根据肾损伤的程度可分为以下类型（图 19－2）。

1. 肾挫伤 损伤局限于肾实质，形成肾瘀斑和（或）包膜下血肿，肾包膜及肾盂黏膜完整。肾挫伤发病率高，可有轻度暂时性血尿，症状轻微，可以自行愈合。

2. 肾部分裂伤 肾实质部分裂伤，伴有肾包膜破裂，可致肾周血肿。经绝对卧床、止血、抗感染等积极治疗常可自行愈合。

3. 肾全层裂伤 肾实质深度裂伤，外及肾包膜，内达肾盂肾盏黏膜，此时常引起广泛的肾周血肿、血尿和尿外渗。肾横断或碎裂时，可导致部分肾组织缺血。这类肾损伤症状明显，后果严重，需手术治疗。

4. 肾蒂损伤 肾蒂血管损伤较少见。肾蒂血管断裂、破裂或肾段血管的部分或全部撕裂时可引起大出血、休克，常来不及诊治就死亡，必须迅速手术方可挽救生命。

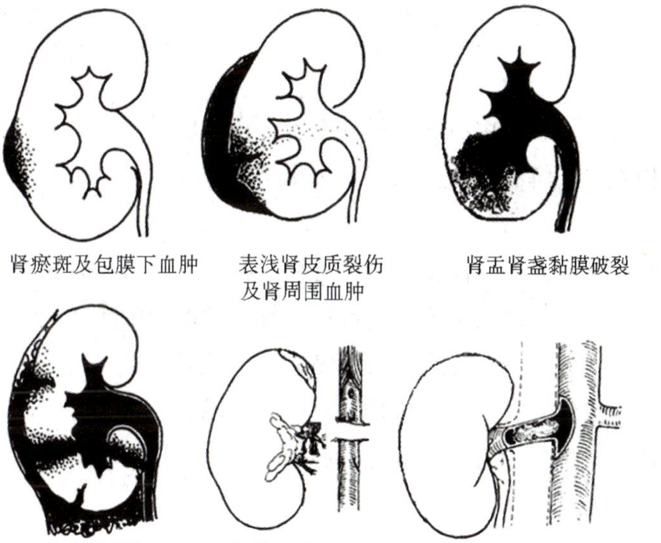

图 19－2 肾损伤类型

【护理评估】

（一）健康史

详细了解受伤史，包括原因、时间、部位、姿势、经过、致伤物性质，就诊前采取的急救措施、急救效果，以及既往健康状况等。

（二）身体状况

1. 血尿 肾损伤患者常有血尿。肾挫伤时血尿轻微，肾部分裂伤、肾全层裂伤时则呈大量肉眼血尿，形成的血块可阻塞尿路。血块阻塞输尿管、肾盂或输尿管断裂、肾蒂血管断裂时，血尿不明显。

2. 休克 严重肾裂伤、肾蒂裂伤或合并其他脏器损伤时，易发生休克而危及生命。

3. 疼痛 肾包膜下血肿、肾周围软组织损伤、出血或尿外渗引起患侧腰、腹部疼痛。尿液、血液渗入腹腔或伴有腹部器官损伤时，可出现全腹疼痛和腹膜刺激征。血块通过输尿管时发生绞痛。

4. 腰腹部肿块 血液、尿液渗入肾周围组织可使局部肿胀，形成肿块，有明显触痛和肌紧张。

5. 发热 血肿、尿外渗吸收可致发热，但多为低热。如继发感染，形成肾周围脓肿或化脓性腹膜炎，可出现高热、寒战等全身感染中毒症状，重者并发感染性休克。

（三）心理－社会状况

由于突发的暴力致伤，或因损伤出现大量血尿、疼痛等表现，患者常有焦虑、恐惧的心理状态。此外，应了解患者亲属的心理状态，对患者伤情的认知程度，对治疗和护理的配合程度等。

（四）辅助检查

1. 实验室检查

（1）尿常规检查 了解尿中有无大量红细胞、白细胞。

（2）血常规检查 了解有无血液稀释、感染迹象。

2. 影像学检查

（1）B 超 能提示肾损害的程度，了解包膜下血肿、肾周围血肿及尿外渗情况。

（2）X 线平片检查 肾区阴影增大，提示有肾周围血肿可能。

（3）CT 可清晰显示肾皮质裂伤、尿外渗和血肿范围。

（4）排泄性尿路造影 可评价贤损伤的程度和范围。

（5）肾血管造影 可显示肾实质和肾动脉损伤情况。

（五）治疗原则

1. 急救处理 有大出血、休克的患者应迅速抢救。建立静脉通道快速输液、输血。若有呼吸、心跳骤停则迅速行心肺复苏，同时密切观察病情变化，做好术前准备。

2. 非手术治疗 适用于肾挫伤或部分裂伤的患者，包括绝对卧床休息，密切观察生命体征、腰腹部肿块、尿液变化，及时补充血容量，应用广谱抗生素以预防感染，使用止痛剂、镇静剂和止血剂等。

3. 手术治疗 开放性损伤行清创、缝合及引流并探查腹部脏器有无损伤。闭合性损伤依具体情况不同可选择肾修补术、肾部分切除术、肾切除术等。

【常见护理诊断及问题】

1. 组织灌注量改变 与肾损伤或同时合并其他器官损伤引起大出血有关。

2. 疼痛 与损伤后局部肿胀、尿外渗相关。

3. 血尿 与肾损伤有关。

4. 焦虑 与对治疗效果及预后缺乏了解有关。

5. 潜在并发症　感染、压疮、尿道狭窄等。

【护理目标】

1. 预防或纠正休克。
2. 减轻疼痛。
3. 血尿逐渐消退。
4. 焦虑减轻或消除。
5. 卧床期间患者生活需要得到满足，无感染、压疮等并发症发生。

【护理措施】

1. 休息　绝对卧床休息2～4周，即使血尿消失，仍需继续卧床休息1周；过早离床活动有可能再度发生出血。

2. 病情观察　①密切观察患者生命体征，血尿、腰腹部肿块、腹膜刺激征等变化；②动态观察血尿的变化，每2～4小时留取尿液观察血尿颜色变化，若颜色逐渐加深，说明出血加重；③定时检测血红蛋白和血细胞比容，以了解出血情况及其变化；④定时观察体温和血白细胞计数，以判断有无继发感染。

3. 治疗配合　及时输液，遵医嘱补充血容量，预防休克，应用止血剂、止痛剂、镇静剂，防治感染。

4. 有手术指征者，在防治休克的同时积极进行术前准备。

5. 加强基础护理，预防压疮产生，早期或病情不允许翻身者，应经常按摩骨突出受压处，但患侧腰部禁忌按摩，随着病情的好转可逐渐增加翻身次数。

【健康指导】

1. 非手术治疗患者，告知患者绝对卧床2～4周，以及严密观察血尿、腰部肿块、腹痛等情况。
2. 介绍肾损伤基本知识。
3. 说明卧床期间保护皮肤完整性的意义。
4. 出院后3个月避免重体力劳动或竞技运动。

二、膀胱损伤

膀胱损伤是指膀胱在外力作用下发生膀胱壁层的破裂，引起膀胱腔完整性破坏，血尿外渗。膀胱空虚时位于骨盆深处，很少损伤，膀胱充盈时壁紧张而薄易遭受损伤。

【病因与发病机制】

（一）病因

1. 开放性损伤　多由弹片或锐器贯通所致，常合并其他脏器损伤，如直肠、阴道损伤，形成腹壁尿瘘、膀胱直肠瘘或膀胱阴道瘘等。

2. 闭合性损伤 膀胱损伤处不与体表相通，常由直接或间接暴力引起。产程过长，膀胱壁被扭在胎头与耻骨联合之间引起缺血性坏死，可导致膀胱阴道瘘。医源性损伤（如膀胱镜检查或治疗）、盆腔手术、腹股沟疝修补术、阴道手术等可伤及膀胱，多为闭合性。

（二）病理

1. 挫伤 仅伤及膀胱黏膜或肌层，膀胱壁未穿破，局部出血或形成血肿，无尿外渗，可发生血尿。

2. 膀胱破裂 分为腹膜外型与腹膜内型两种。

（1）腹膜内型 膀胱壁破裂伴腹膜破裂，常发生在有腹膜覆盖的膀胱顶部，膀胱与腹腔相通，尿液流入腹腔，形成腹膜炎。

（2）腹膜外型 膀胱壁破裂，但腹膜完整，如外伤性骨盆骨折刺破膀胱前壁或顶部，尿液外渗到盆腔内膀胱周围组织及耻骨后间隙。

【护理评估】

（一）健康史

了解患者的受伤史，受伤时膀胱是否充盈，是否有骨盆骨折，有无膀胱镜检查及既往健康史。

（二）身体状况

1. 休克 骨盆骨折引起剧痛、大出血，膀胱破裂致尿外渗及腹膜炎，常发生休克。

2. 腹痛 腹膜外型膀胱破裂时，尿和血液进入盆腔及腹膜后间隙引起下腹部疼痛，可有压痛及腹肌紧张，直肠指检有触痛，可触及肿物。腹膜内型，尿液流入腹腔而引起急性腹膜炎症状，并有移动性浊音。

3. 血尿和排尿困难 膀胱轻度损伤时仅有少量血尿；膀胱壁全层破裂时由于尿外渗到膀胱周围或腹腔内，患者可有尿意，但不能排尿或仅排出少量血尿。

4. 尿瘘 开放性损伤时，因体表伤口与膀胱相通而漏尿。若与直肠、阴道相通，则经肛门、阴道漏尿。闭合性损伤在尿外渗继发感染破溃后，可形成尿瘘。

（三）心理－社会状况

因膀胱损伤多为重大伤害事故所致，加上损伤后的疼痛、大出血、合并骨盆骨折等，患者及家属多有恐惧心理。

（四）辅助检查

1. 实验室检查 尿常规可见肉眼血尿，镜下红细胞满视野。

2. 影像学检查 X线平片可显示骨盆骨折，膀胱造影可见造影剂漏至膀胱外。B超能提示破裂口及腹腔有无液体。

3. 特殊检查　导尿试验。膀胱破裂时，试插导尿管可顺利插入膀胱，引流出少量血尿。经导尿管注入无菌生理盐水200ml至膀胱，引流出的量明显少于注入量则提示膀胱破裂。

（五）治疗原则

1. 紧急处理　对严重损伤、出血导致休克者，积极行抗休克治疗，如输液、输血、止痛及镇静。尽早使用广谱抗生素预防感染。

2. 保守治疗　膀胱挫伤或仅有少量尿外渗的膀胱破裂，症状轻。可留置导尿管持续引流尿液7~10天，并保持引流通畅，使用抗生素预防感染，即可痊愈。

3. 手术治疗　膀胱破裂伴有出血和尿外渗，须在休克纠正后尽早手术，清除并充分引流外渗尿液，修补膀胱缺损，做耻骨上膀胱造瘘，预防感染。

【常见护理诊断及问题】

1. 组织灌注量改变　与损伤后尿外渗、出血有关。

2. 疼痛　与损伤有关。

3. 焦虑、恐惧　与损伤、休克等有关。

4. 排尿异常　与膀胱破裂导致排尿功能受损有关。

5. 有感染的危险　与膀胱破裂，尿液流入腹腔或外渗到膀胱周围组织有关。

【护理目标】

1. 预防和纠正休克。
2. 减轻患者的疼痛与不适。
3. 患者焦虑/恐惧减轻。
4. 保持留置导尿管通畅。
5. 预防感染或感染得到控制。

【护理措施】

（一）非手术治疗及手术前患者的护理

1. 有休克等生命危险者，应先行抗休克等抢救措施。
2. 密切观察患者的生命体征和腹部症状与体征变化。
3. 留置导尿管并做好导尿管的护理。
4. 遵医嘱使用抗生素。
5. 积极做好术前准备。

（二）手术后患者的护理

同一般腹部手术后患者的护理，但应特别注意以下几点。

1. 留置导尿管　定时观察，保持引流通畅，防止逆行感染；定时清洁、消毒尿道外口；鼓励患者多饮水；每周行尿常规化验及培养一次；遵医嘱8~10天后拔除导尿管。

2. 尿外渗切开引流的护理 对有尿外渗行多处切开引流的患者，应观察引流情况，若敷料浸湿或污染者应及时更换。

3. 膀胱造瘘管的护理 ①妥善固定、定时观察、保持引流通畅，若有堵塞，可用无菌生理盐水冲洗；②保护造瘘口周围皮肤，保持敷料清洁、干燥，如每日用消毒棉球擦拭尿道外口及尿道外口处的导尿管两次；③遵医嘱定时用无菌生理盐水低压冲洗膀胱；④拔管时间一般为10天左右，但拔管前需先夹闭此管，待患者排尿情况良好后再拔除膀胱造瘘管，拔管后造瘘口适当堵塞纱布并覆盖。

【健康指导】

1. 告知患者多饮水的目的。
2. 留置导尿管，防止导尿管脱落及保持引流通畅的意义和具体护理方法。
3. 拔管前训练排尿的意义。

三、尿道损伤

男性尿道以尿生殖膈为界，分为前、后两段，前尿道包括球部和阴茎部，后尿道包括前列腺部和膜部。前尿道损伤多发生在球部，后尿道损伤多见于膜部，早期处理不当常发生尿道狭窄、尿瘘等并发症。

【病因与发病机制】

（一）病因

1. 开放性损伤 多因弹片、锐器伤所致，常伴有阴茎、阴囊、会阴部贯通伤。

2. 闭合性损伤 常因外界暴力所致，多为挫伤或撕裂伤。会阴部骑跨伤，常引起尿道球部损伤；骨盆骨折可引起膜部撕断；经尿道器械操作不妥也可引起球膜部交界处尿道损伤。

（二）病理

1. 尿道挫伤 尿道内层损伤，阴茎筋脱完整，可引起水肿和出血，常自愈。

2. 尿道裂伤 尿道壁部分全层破裂，引起尿道周围血肿和尿外渗，愈合后在此处可引起瘢痕性尿道狭窄。

3. 尿道断裂 尿道完全离断，断端退缩、分离，血肿和尿外渗明显，可发生尿潴留。

4. 尿外渗 ①尿道球部损伤时，尿液、血液渗入会阴部，使会阴、阴茎、阴囊、下腹部肿胀、淤血，若延误治疗，可发生广泛的皮肤及皮下组织坏死、感染及脓毒血症（图19－3）；②骨盆骨折致尿道膜部断裂时，骨折端和盆腔血管丛的损伤可引起大出血，尿液沿前列腺处而外渗至耻骨后间隙和膀胱周围（图19－4）。

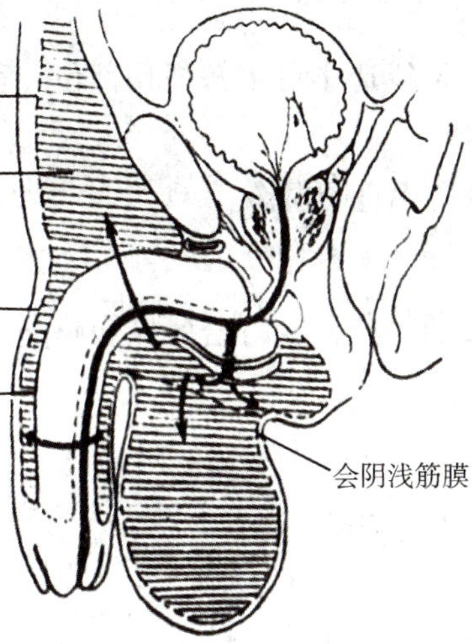

图 19－3 尿道球部损伤

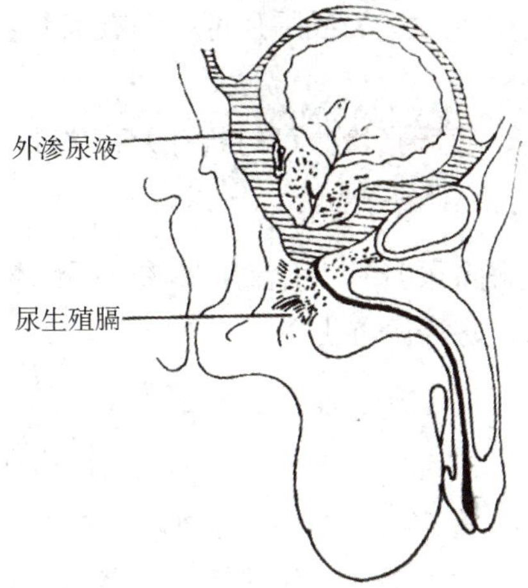

图 19－4 尿道膜部损伤

【护理评估】

（一）健康史

了解患者的受伤史，是否有骨盆骨折和（或）会阴部骑跨伤的病史，有无器械检查等医源性损伤的病史。

（二）身体状况

1. 疼痛 前尿道损伤，受伤处肿胀、疼痛，排尿时加重；后尿道损伤时有下腹痛、下腹肌肉紧张，并有压痛，伴骨盆骨折者，移动时疼痛加剧。

2. 尿道出血和血尿 前尿道破裂时可出现尿道滴血、流血，有时出血较严重；后尿道损伤排尿时，发现初始血尿或终末滴血。

3. 排尿困难和尿潴留 尿道挫裂伤时因疼痛导致括约肌痉挛，出现排尿困难；尿道完全断裂时，伤后不能排尿，可发生急性尿潴留。

4. 尿外渗 尿道全层断裂后若用力排尿会引起尿外渗至会阴、阴囊、阴茎和下腹壁。如不及时引流易继发感染和组织坏死，严重的出现脓毒血症。尿道球部损伤时，尿渗入会阴浅部，可致会阴、阴囊、阴茎和下腹壁肿胀淤血。后尿道损伤，尿外渗至腹膜外膀胱周围。若发生尿生殖膈撕裂，也可出现会阴、阴囊部水肿和尿外渗。

5. 休克 后尿道损伤常伴有骨盆骨折，可导致失血性休克。

6. 血肿与瘀斑 前尿道球部损伤，常出现会阴部肿胀、瘀斑、皮下血肿。

（三）心理－社会状况

尿道损伤后因排尿困难、尿道口滴血、尿道狭窄等，患者常出现焦虑、恐惧、忧虑等心理障碍。

（四）辅助检查

1. X 线 X 线平片可了解有无骨盆骨折，X 线造影可了解损伤部位、程度及有无尿外渗。

2. 直肠指检 可判断有无膀胱周围血肿及有无直肠损伤。

（五）治疗要点

解除尿潴留；引流尿外渗；手术恢复尿道的连续性；防治休克和感染；定期扩张尿道以防治尿道狭窄。

【常见护理诊断及问题】

1. 有感染的危险 与损伤后所致尿外渗、血肿有关。

2. 疼痛 与损伤、尿外渗及排尿困难有关。

3. 尿潴留 与尿道括约肌痉挛、水肿，尿道断裂有关。

【护理目标】

1. 预防感染。
2. 缓解疼痛。
3. 保持留置导尿管或膀胱造瘘管引流通畅。

【护理措施】

1. 密切观察病情。伤后及术后每 1 ~2 小时测量血压、脉搏、呼吸一次，并注意有无休克发生。
2. 保证输血、输液通畅，补充血容量。
3. 镇静、止痛、减轻患者痛苦，保证其休息，以利于恢复。
4. 能经口进食者，鼓励多饮水，进食高热量、高蛋白食物。
5. 观察及预防感染发生。

（1）观察患者体温及白细胞变化，及时发现感染征象。

（2）留置导尿管者，应每日用 0.1% 苯扎溴铵溶液消毒尿道口及周围皮肤 2 次，无膀胱破裂及膀胱穿刺造瘘者，每日冲洗膀胱 1 ~2 次，以预防泌尿系感染。

（3）尿外渗多处切开引流者应观察引流物的量、色、性状、气味，敷料渗湿情况，保持手术切口清洁干燥，及时发现异常，积极处理，预防感染发生。保持大便通畅，避免污染创面。

6. 做好引流管的护理，定期扩张尿道。

【健康指导】

1. 说明术后患者进食、活动、骨盆骨折及长时间卧床等的注意事项。
2. 介绍留置导尿管及膀胱造瘘的意义。
3. 说明后期尿道扩张的意义。

第四节　泌尿系统结石

案例分析

患者，女，腰背部疼痛2月余，伴肾区叩击痛，镜下血尿。B超提示双肾结石，肾盂静脉造影示肾功能正常，双侧输尿管通畅。行体外冲击波碎石治疗当天出现血尿，且有碎石排出，次日出现肾绞痛、发热、尿闭。

问题

1. 该患者考虑出现了什么问题？
2. 体外冲击波碎石治疗的护理注意事项有哪些？

泌尿系统结石又称为尿路结石或尿石症，是泌尿外科最常见的疾病之一，男性多于女性，约3∶1。尿路结石包括肾结石、输尿管结石、膀胱结石、尿道结石，按结石所在位置不同分为上尿路结石和下尿路结石。上尿路结石是指肾结石和输尿管结石，下尿路结石包括膀胱结石和尿道结石。临床上以上尿路结石多见。近年来，随着体外冲击波碎石方法及内镜技术的广泛应用，尿路结石的治疗方法有了很大进展，90%左右的结石可不采用传统的开放手术治疗。

【病因与发病机制】

尿路结石的病因极为复杂，机制尚未完全清楚。有许多因素影响尿路结石的形成，尿中形成结石晶体的盐类呈超饱和状态、抑制晶体形成物质不足和核基质的存在是结石形成的主要因素。结石成分有草酸钙、磷酸钙、磷酸镁铵、尿酸、胱氨酸等。上尿路结石以草酸钙结石多见，膀胱结石及尿道结石以磷酸镁铵结石多见。

（一）尿路结石形成的原因

1. 流行病学因素　流行病学因素包括年龄、性别、职业、饮食结构、水分摄入量、气候、代谢和遗传性疾病等因索，尿路结石好发于25～40岁人群。某些人群发病率相对较高，如高温作业人员、飞行员、海员、外科医生等。饮食中动物蛋白过多、精制糖多、纤维少者，上尿路结石发病率高。原发性膀胱结石多见于男孩，与营养不良和低蛋白饮食有关。热带、干燥地区或水质含钙高，尿路结石发病率高。

2. 局部因素

（1）尿液淤滞　肾盂输尿管交界处狭窄、前列腺增生等可引起机械性梗阻，肾下垂可引起尿动力学改变，使尿液淤滞而产生结石。正常情况下，尿中不断有晶体甚至微结石形成，梗阻使尿液淤滞于尿路，进一步发展成结石。

（2）尿路感染　泌尿系感染时，脓块、细菌、坏死组织可以形成结石的核心而逐渐形成结石。

（3）尿路异物　进入尿路的异物（如植物性、金属性、矿物性物质等）均可诱发结石。最常见的如长期留置导尿管、不吸收缝线等，可成为核心先被黏蛋白附着，然后结石盐沉积而逐渐形成结石。异物还能继发感染而诱发结石。

3. 尿液因素

（1）尿液中形成结石的物质增多　尿液中钙、草酸、尿酸量增加。如长期卧床，特发性高尿钙症、甲状旁腺功能亢进症等均可使尿钙增加；痛风、使用抗结核药物或抗肿瘤药物、慢性腹泻可使尿酸排出增加。

（2）尿 pH 改变　尿酸结石或胱氨酸结石易在酸性尿中形成，而磷酸钙及磷酸镁铵结石易在碱性尿液中形成。

（3）尿液浓缩　尿量减少至尿液浓缩时，尿中盐类和有机物质的浓度增高。

（4）尿中抑制晶体形成的物质含量减少　尿液中枸橼酸、焦磷酸盐、酸性黏多糖、镁离子、蛋白多糖、微量元素等可抑制晶体形成和聚集，这类物质含量减少时可促进结石形成。

（二）尿路结石的成分及性质

草酸盐结石最常见，质硬，粗糙，不规则，多呈桑葚状，棕褐色，X 线片可显影。磷酸钙、磷酸镁铵结石易碎，粗糙，灰白色、黄色或棕色，X 线片上呈层影，多形成鹿角状结石。尿酸结石及胱氨酸结石表面光滑，质硬，X 线片不显影。

【病理生理】

尿路结石多在肾和膀胱内形成，排出过程中可停留在输尿管和尿道，形成输尿管结石和尿道结石。肾结石在肾内逐渐增大，充满肾盂部分或全部肾盏，形成鹿角形结石，可继发感染，亦可无任何症状。输尿管结石多停留在输尿管的三个生理性狭窄处，以输尿管下 1/3 处最多见。结石的病理改变主要为局部损伤、梗阻和感染，三者互为因果，加重泌尿系损伤。泌尿系各部位的结石都能造成梗阻，导致结石以上部位积水。结石引起的梗阻，大部分属于不完全性梗阻。较大的结石或表面粗糙的结石可损伤黏膜，易并发感染。若持续时间长，可引起黏膜充血、水肿，息肉形成，加重梗阻，长期慢性刺激可发生癌变。

一、上尿路结石

【护理评估】

（一）健康史

了解患者的生活环境、平时饮食饮水情况，有无尿路梗阻、感染和异物史。有无血尿史、排石史、肾绞痛史；有无甲状旁腺功能亢进症、痛风、长期卧床史；有无长期用药史，如长期使用维生素 C、维生素 D 及水杨酸等药物史。

（二）身体状况

上尿路结石多见于男性青壮年，好发于 21 ~ 50 岁人群。以单侧多见，约占 90%。主要表现为与活动有关的肾区疼痛和血尿。其程度与结石的部位、大小、活动及有无损伤、感染、梗阻等有关。极少数患者可长期无自觉症状，直到出现泌尿系感染或积水时才发现。

1. 疼痛　结石大、移动小的肾盂、肾盏结石可引起上腹部和腰部钝痛。结石活动或引起输尿管完全梗阻时出现刀割样肾绞痛，呈阵发性腰部或上腹部剧痛，沿输尿管走行方向放射至下腹部、外阴及同侧大腿内侧，疼痛剧烈，患者辗转不安，面色苍白甚至休克。疼痛时间可持续数分钟至数小时不等，间歇期可无任何症状，可伴有肾区叩击痛。结石位于输尿管膀胱壁段和输尿管口处或合并感染时可有膀胱刺激症状，男性患者有尿道和阴茎头部放射痛。

2. 血尿　患者活动或绞痛后出现肉眼或镜下血尿，以后者多见。有些患者以活动后出现镜下血尿为其唯一表现。

3. 其他表现　上尿路结石可引起梗阻、肾积水，造成急性肾功能不全。合并急性感染时，腰痛加重，并可出现寒战、高热、膀胱刺激征和脓尿。输尿管末端结石也可出现膀胱刺激征。小儿的上尿路结石以尿路感染为重要表现。

（三）心理－社会状况

因反复出现血尿、肾绞痛，患者常烦躁、恐惧和焦虑。

（四）辅助检查

1. 实验室检查　尿常规检查可有镜下血尿，有时可见较多的白细胞或结晶。酌情测定肾功能、血钙、血磷、肌酐、碱性磷酸酶、尿酸和蛋白以及24小时尿的尿钙、尿磷、尿酸、草酸、肌酐，必要时做钙负荷试验及尿细菌培养等。

2. 影像学检查

（1）X线　泌尿系平片可显示多数结石。

（2）B超　能发现平片不能显示的小结石和透X线结石，还能显示肾结构改变和肾积水等。

（3）排泄性尿路造影　可显示结石所致的尿路形态和肾功能改变，有无引起结石的局部因素。

（4）逆行肾盂造影　仅适用于其他方法不能确诊时。

3. 输尿管肾镜检查　适用于其他方法不能确诊或同时进行治疗时。

（五）治疗原则

根据患者的全身情况，结石大小、数目、位置、成分，有无梗阻、感染、肾积水，肾实质损害程度来综合考虑制订治疗方案。

1. 非手术治疗　适用于结石直径小于0.6cm，表面光滑，无尿路梗阻、感染者。可采用解痉、止痛、利尿、中药排石等综合治疗方案。

（1）肾绞痛治疗　肌内注射哌替啶50mg或并用异丙嗪25mg，症状无缓解时每4小时可重复一次。轻者可给予山莨菪碱（654－2）、硝苯地平、吲哚美辛、黄体酮口服，双氯芬酸钠栓剂纳肛，针灸止痛。

（2）大量饮水，增加尿量，促进结石排出　保持每天饮水量在3000ml以上，尤其在睡前及半夜也应饮水，以保持夜间尿液呈稀释状态，有利于减少晶体形成。

（3）适当运动　跑步、跳跃、跳绳、上下楼梯、打球、骑车等。

（4）饮食调节　少食含钙及草酸成分丰富的食物，多食富含纤维素的食物。

（5）控制感染　可根据尿细菌培养结果选用针对性抗生素。

（6）调节尿液pH　尿酸及胱氨酸结石可服用碱化尿液的药物，如枸橼酸钾、碳酸氢钠。口服氯化铵酸化尿液，有利于防止感染性结石的形成。

（7）中药排石　如口服排石冲剂等。

2. 体外冲击波碎石（ESWL）　此方法安全、有效。通过X线、B超对结石进行定位，利用体外冲击波聚焦后击碎体内的结石，然后随尿液排出体外。此方法适宜于直径小于2.5cm的结石。

3. 手术治疗

（1）非开放手术治疗　包括输尿管肾镜取石或碎石术、经皮肾镜取石或碎石术。

（2）开放手术治疗　当以上治疗方法无效，则需考虑开放性手术治疗。手术方法有输尿管切开取石术、肾盂切开或肾窦内肾盂切开取石术、肾部分切除术和肾切除术等。

【常见护理诊断及问题】

1. 疼痛　与结石刺激引起的炎症损伤及平滑肌痉挛有关。

2. 血尿　与结石粗糙，损伤肾及输尿管黏膜有关。

3. 焦虑　与结石引起的绞痛及肾功能的减退、病情反复有关。

4. 有感染的危险　与结石梗阻、尿液淤滞和侵入性诊疗有关。

5. 知识缺乏　缺乏有关病因和预防复发的知识。

【护理目标】

1. 减轻疼痛。
2. 血尿减轻或消失。
3. 稳定患者情绪，减轻焦虑。
4. 感染的危险性下降或未发生感染。
5. 患者能说出形成尿路结石的致病因素、预防结石复发的方法。

【护理措施】

（一）非手术治疗的护理

1. 肾绞痛的护理　发作期患者应卧床休息，遵医嘱立即用药物止痛，病情较重者应输液治疗。

2. 促进排石　鼓励患者大量饮水，在病情允许的情况下，适当做一些跳跃或其他体育运动，改变体位，以增强患者代谢，促进结石排出。

3. 病情观察　每次排尿于玻璃瓶或金属盆内，观察尿液内是否有结石排出，同时观察有无血尿及尿路感染等。

（二）体外冲击波碎石的护理

1. 术前护理

（1）心理护理　向患者说明手术方法及注意事项，以解除患者恐惧心理，争取其主动配合，治疗中患者不能随意变换体位。

（2）术前准备　术前3天忌食产气类食物，术前1日服缓泻剂，术日晨禁饮食。

2. 术后护理

（1）病情观察　①严密观察和记录碎石后排尿及排石情况；②用纱布过滤尿液，收集结石碎渣做成分分析；③定时行腹部平片检查，以观察结石排出情况。

（2）一般护理　若患者无不良反应，可正常进食并多饮水，以增加尿液的排出。若患者无不适，可适当活动，经常变换体位，以增加输尿管蠕动，促进碎石排出。肾下盏结石可采用头低位，并叩击背部加速排石。巨大肾结石碎石后，为预防因输尿管堵塞引起的“石街”现象和继发感染导致肾功能改变，应采用患侧卧位，以利于结石随尿液排出。

（3）淡红色血尿一般可自行消失。若需再次治疗，间隔时间不少于1周。

（三）手术患者的护理

1. 术前护理

（1）术前准备　输尿管结石患者进入手术室前需再次行腹部平片定位。注意继发性结石或老年患者的全身情况和原发病的护理。

（2）心理护理　关心体贴患者，帮助患者解除思想顾虑，消除恐惧心理。

2. 术后护理

（1）病情观察　严密观察和记录尿液颜色、量及患侧肾功能情况。

（2）一般护理　①肾实质切开者，应卧床休息2周。上尿路术后，取侧卧位或半卧位以利引流。②输液和饮食：胃肠功能恢复后可进食，鼓励患者多饮水，每日3000～4000ml，血压稳定者应用利尿剂，增加尿量，以便冲洗尿路和改善肾功能。

（3）引流管的护理　同肾损伤中引流管的护理。

【健康指导】

1. 向患者说明大量饮水增加尿量的意义，尽早解除尿路梗阻、感染、异物等因素，可减少结石形成。

2. 说明调节饮食可预防结石。例如：含钙结石患者，宜食用富含膳食纤维的食物，限制牛奶、奶制品、豆制品等含钙量高的食物及浓茶、菠菜、番茄、土豆、芦笋等含草酸量高的食物；尿酸结石患者，不宜食用含嘌呤高的食物，如动物内脏。

3. 说明采用药物可降低有害成分。碱化或酸化尿液可预防结石复发。如氧化镁可增加尿中草酸溶解度；枸橼酸钾、碳酸氢钠等可使尿液pH保持在6.5～7以上，预防尿酸和胱氨酸结石。口服别嘌醇可减少尿酸形成，对含钙结石有抑制作用。口服氯化铵使尿液酸化，有利于防止感染性结石的发生。

4. 说明长期卧床者，必须进行适当功能锻炼，甲状旁腺功能亢进症者必须摘除腺瘤或增生组织，以防止骨脱钙，减少尿钙排出。

5. 定期行尿常规、X 线、B 超等检查，观察有无复发、残余结石情况。若出现腰痛、血尿等症状应及时就诊。

二、膀胱结石

膀胱结石分原发性和继发性两种。原发性膀胱结石多见于儿童，营养不良、低蛋白饮食是发病的主要原因，在我国经济欠发达地区仍可见到。继发性膀胱结石常见于膀胱出口堵塞、膀胱憩室、异物和肾结石排入膀胱，以男性老年人多见。结石可直接损伤膀胱黏膜，引起出血、感染，长期慢性刺激可导致癌变。

【护理评估】

（一）健康史

了解患者的生活环境、平时饮食和饮水情况；有无尿路梗阻、感染和异物史，有无上尿路结石、血尿史、排石史、肾绞痛史；有无前列腺增生、膀胱憩室、膀胱异物等。

（二）身体状况

典型症状为排尿突然中断，疼痛常放射至阴茎头部和远端，伴排尿困难和尿频、尿急、尿痛等膀胱刺激症状，改变体位后症状消失又能继续排尿。

（三）辅助检查

X 线片能显示绝大多数结石；B 超能显示结石声影；膀胱镜用于上述方法不能确诊时，可直视结石。

（四）治疗原则

多数结石可经碎石后排出，过大、过硬或有膀胱憩室时宜采用耻骨上膀胱切开取石。

【常见护理诊断及问题】

1. 血尿 与结石损伤膀胱黏膜有关。

2. 疼痛 与结石梗阻或感染有关。

3. 有感染的危险 与结石刺激有关。

4. 知识缺乏 缺乏有关病因和预防复发的知识。

【护理目标】

1. 血尿减轻或消失。
2. 疼痛缓解。
3. 预防尿路感染。
4. 给患者科普形成尿路结石的原因，预防结石复发的方法。

【护理措施】

1. 碎石术后观察并记录碎石后排尿和排石情况，必要时收集保存。

2. 膀胱、尿道操作后易出血，注意观察出血的量，尿的颜色、性状等。并观察下腹部情况，注意有无膀胱穿孔症状。

3. 耻骨上膀胱切开取石术后护理。

（1）切口护理　保持切口清洁干燥，敷料被浸湿时要及时更换。

（2）预防感染　嘱患者多饮水，并遵医嘱适量应用抗生素以预防切口感染和尿路感染。

（3）遵医嘱适当应用止痛剂。

（4）做好留置导尿管的护理。

【健康指导】

1. 向患者及其家属说明大量饮水增加尿量的意义，尽早解除尿路梗阻、感染、异物等因素，可减少结石形成。

2. 告知调节饮食、增加蛋白质摄入、使营养均衡等预防结石的方法。

3. 对手术患者宣传手术的目的、术式及放置引流管、卧床、活动等知识。

三、尿路结石

【护理评估】

尿路结石绝大多数来自肾结石或膀胱结石，多见于男性，结石可直接损伤尿路引起出血，并引发梗阻或感染。尿路结石的典型症状是排尿困难，点滴状排尿伴尿痛，重者可发生排尿困难。前尿路结石可沿尿道扪及，后尿路结石经直肠指检可触及。经 B 超、X 线检查或膀胱镜检、尿道探子容易诊断。前尿路结石一般可采取非手术治疗。后尿路结石，在麻醉下用尿路探条将结石轻轻推入膀胱，再按膀胱结石处理。

【常见护理诊断及问题】

1. 疼痛　与结石刺激引起的炎症、损伤及平滑肌痉挛有关。

2. 有感染的危险　与结石直接损伤和侵入性诊疗有关。

【护理目标】

1. 疼痛缓解。

2. 预防尿路感染。

【护理措施】

1. 嘱患者多饮水，并遵医嘱适量应用抗生素预防尿路感染，适当应用止痛剂；后尿路结石在将结石推入膀胱后，护理同膀胱结石。

2. 调节饮食、多饮水，积极预防上尿路结石和膀胱结石，控制并发症。

第五节　泌尿系统结核

案例分析

患者，男，34 岁。反复尿频、尿急、尿痛 11 年，既往有盗汗、低热史。自行服用抗生素效果不佳，查尿结核杆菌（+）。

问题

1. 该患者目前首先考虑的疾病是什么？
2. 患者出院时护理人员应如何进行健康指导？

泌尿系统结核的起源是肾，绝大多数是由肺结核经血行播散引起的。肾结核继发输尿管、膀胱、尿道感染，含有结核杆菌的尿液又可经射精管和前列腺导管感染男性生殖系统。因此，要把泌尿系统结核看作全身结核的一部分。

肾结核多发生于 20～40 岁的青壮年，约占发病患者的 70%，男性多于女性。近年来，平均发病年龄有上升趋势，老年患者增多。由于肺结核经血行播散引起肾结核需要 3～10 年以上的时间，因此 10 岁以下的小儿很少发生。

【病因】

肾结核是由肺结核、消化系统结核或骨关节结核病灶中的结核杆菌经血行播散至肾脏所致。

【病理生理】

原发病灶的结核杆菌经血行播散至肾脏，主要停留在肾小球的毛细血管丛中，形成微结核病灶，若人体免疫状况良好，可自愈而不出现症状，也不易被发现，临床上称为隐性肾结核。相反，若人体免疫力较低，病灶不愈合，则发展为肾髓质结核，出现临床症状，严重影响患者身心健康，即称肾结核。肾结核病变不能自愈，呈进行性发展，出现溃疡、干酪样坏死，并蔓延至肾盏，扩散累及全肾。肾结核如不及时治疗，结核杆菌随尿液下行，向输尿管、膀胱、尿道播散，也可蔓延至生殖系统。因此，肾结核在泌尿、男性生殖系统结核中占有重要地位。根据临床资料显示，肾结核约 90% 为单侧病变，10% 为双侧病变。

【护理评估】

（一）健康史

了解患者有无肺结核、骨关节结核、肠结核病史，有无其他疾病史；了解患者的体质、免疫力的高低等。

（二）身体状况

1. 膀胱刺激征　75%～80% 的患者早期有尿频、尿急、尿痛等膀胱刺激症状。最初由含有结核杆菌的脓尿刺激膀胱黏膜引起，当结核病变蔓延至膀胱，膀胱刺激症状加重，膀胱病变程度越重，膀胱刺激症状越明显。晚期若有膀胱挛缩，每日排尿次数可达数十次，甚至出现尿失禁。

2. 血尿 血尿是泌尿系统结核重要而常见的症状，大多数患者因血尿就诊，有时肉眼血尿为首发症状，血尿主要来自膀胱，为终末血尿。

3. 脓尿 脓尿主要是由肾盂、肾盏黏膜被破坏后排出的干酪样物质以及结核性膀胱炎或溃疡引起，尿液呈淘米水样，混有血液时呈脓血尿。

4. 肾区疼痛和肿物 肾结核一般无明显腰痛，病变影响到肾被膜，患侧肾破坏严重并继发感染，干酪样物质或血块堵塞输尿管时，可出现钝痛或绞痛；输尿管结核病变引起管腔堵塞，造成肾积水或肾积脓时，腰部出现肿块。

5. 全身症状 泌尿系统结核早期全身症状往往不明显。晚期或合并其他脏器活动性结核时，可出现消瘦、午后发热、盗汗、乏力、贫血、食欲减退和血沉加快等典型的结核病全身症状。病情严重者可出现肾功能障碍症状，如水肿、贫血、恶心、呕吐、尿少或无尿等。

（三）心理－社会状况

结核病病程长，尤其发生血尿、脓尿或需要手术治疗时患者可出现焦虑、恐惧；由于结核病具有传染性，患者在与亲属及其他人交往中可能受到冷落，容易产生自卑等心理反应。

（四）辅助检查

1. 尿液检查 尿液呈酸性，有较多的红细胞和白细胞；尿液沉淀物涂片找抗酸杆菌，阳性率为 50% ~70%；尿结核杆菌培养阳性率较高，可达 90%，结果较可靠，但费时较长（4 ~8 周），且需要特殊培养。

2. 影像学检查 包括 X 线、B 超、CT、MRI 等检查，对临床诊断、判断病变严重程度、确定治疗方案非常重要。

3. 膀胱镜检查 可观察膀胱黏膜有无充血、水肿，有无浅黄色结核结节、结核性溃疡、肉芽肿等病变，必要时可取活组织检查以明确临床诊断。

（五）治疗原则

合理、按时行抗结核药物治疗、全身营养支持疗法，必要时手术，积极治疗晚期并发症。

【常见护理诊断及问题】

1. 营养失调 与病程长、食欲缺乏、机体消耗大等有关。

2. 焦虑 与病程长、久治不愈、担心预后、惧怕手术治疗有关。

3. 排尿形态异常 与结核性膀胱炎、膀胱挛缩有关。

4. 知识缺乏 缺乏有关疾病、用药及不良反应、康复等知识。

【护理目标】

1. 维持足够的营养。

2. 稳定患者情绪。

3. 维持正常的排尿形态。

4. 患者能说出形成泌尿系统结核的致病因素、预防结核复发的方法，了解治疗时的注意事项。

【护理措施】

（一）非手术治疗患者的护理

1. 一般护理 鼓励患者进食营养丰富、富含维生素的食物，改善并纠正全身营养状况；多饮水，稀释尿液，以减轻脓尿对膀胱的刺激；保证休息，避免劳累，指导患者适当进行户外活动，以增强体质，提高免疫力。

2. 病情观察 因抗结核药物治疗时间长，应定期复查血常规、尿常规、血沉、X线尿路造影、B超及肝、肾功能，并了解有无听神经损害等。

3. 药物治疗的护理 遵医嘱指导患者服药，早期肾结核患者可通过系统、规律地服用抗结核药物而治愈。由于服药时间长等因素，患者往往不能坚持按时、足量地服药，以致影响治疗效果。因此，应指导并监督患者严格执行治疗方案。

4. 心理护理 体贴关心患者，向患者讲明长期全身治疗及手术的必要性和预后，鼓励患者树立能够治愈疾病的信心，主动配合治疗。

（二）手术治疗患者的护理

1. 手术前护理 泌尿系统结核手术前需较长时间服用抗结核药，如全肾切除术前需药物治疗至少2周以上，而部分切除术前则需服药3~6个月。检查器官功能，发现器官功能不全应予以纠正。加强营养，提高患者对手术的耐受力。临近手术前，做好术前常规护理。

2. 手术后护理 基本上与肾损伤术后护理相同，另外应注意有无并发症的发生。术后继续抗结核治疗3~6个月，以防复发。

【健康指导】

1. 耐心向患者讲解泌尿系统结核的病因、用药及康复等方面的知识，遵医嘱用药，用药要联合、规律，不可随意减量或停药。

2. 指导患者加强营养，注意休息，避免劳累，坚持适当的户外活动。

3. 告知患者避免焦虑情绪，保持愉快心情。

4. 告知患者，用药期间需注意药物的不良反应，定期复查病情，复查尿常规和尿结核杆菌，复查肝、肾功能，测听力、视力等。

5. 宣传结核病预防知识，鼓励和指导患者养成良好的卫生习惯。

知识拓展

泌尿系统结核治疗时应注意全身治疗，包括加强营养、日光浴、适当休息、避免劳累、长期应用抗结核药等。凡正规用药6～9个月无效，肾破坏严重，应在药物治疗的配合下施行手术治疗。手术后可出现活动性出血、伤口感染等并发症。

第六节　良性前列腺增生

案例分析

患者，男，70岁。近年来夜尿增多，与家人饮烈性酒后小便不能自解，体格检查发现膀胱区明显膨胀。

问题

1. 该患者目前最可能的诊断是什么？
2. 该病典型的身体状况表现有哪些？

良性前列腺增生简称前列腺增生，是引起老年男性排尿障碍中最常见的一种良性疾病。良性前列腺增生的病因未明，老龄和有功能的睾丸是目前公认前列腺增生的重要因素。随着年龄增大，体内性激素水平失调和雄、雌激素的协同效应等因素促使前列腺组织增生。

前列腺增生主要发生于前列腺尿道周围的移行带。尿道梗阻程度与前列腺体积增大不成比例，而与增生位置有关。如增生腺体突向后尿道，使尿道伸长、弯曲、受压变窄，尿道阻力增加，易引起排尿困难。前列腺的平滑肌富含α肾上腺素能受体，激活后可收缩，进而增加尿道的阻力。前列腺增生和平滑肌兴奋后收缩导致膀胱出口梗阻，排尿阻力增大，进而膀胱逼尿肌代偿性增生肥大，出现小梁，严重时形成假性憩室。失代偿后，膀胱不能完全排空，残余尿增多，膀胱壁变薄和膀胱无力扩大，可出现充溢性尿失禁或尿潴留，甚至尿液反流、上尿路积水和肾功能损害等。

【护理评估】

（一）健康史

了解患者年龄、生活和饮食习惯，有无烟酒等不良嗜好，平时饮水和排尿情况，有无定时排尿或憋尿习惯。既往有无尿路梗阻、尿潴留、尿失禁、腹外疝等病史。

（二）身体状况

1. 尿频　是前列腺增生最常见的早期症状，夜间更为明显。

2. 排尿困难　进行性排尿困难是前列腺增生最主要的症状。典型表现为排尿延迟、断续、尿线细、尿无力、射程短、终末滴沥、排尿时间延长。

3. 尿潴留、尿失禁 受气候变化、饮酒、劳累、久坐等刺激，前列腺突然充血、水肿可导致急性尿潴留。代偿期，逼尿肌肥大、顺应性降低，发生不稳定收缩后可出现急迫性尿失禁。失代偿期，增加腹内压也很难排尿可导致慢性尿潴留和充溢性尿失禁。

4. 其他 前列腺增生合并感染或结石可有尿频、尿急和尿痛。增生腺体表面黏膜血管破裂可有肉眼血尿。长期排尿困难可并发腹股沟疝、痔、脱肛等。长期尿液反流可引起肾积水、慢性肾衰竭。

5. 直肠指检 可触及增大的前列腺，表面光滑、质韧而有弹性，边缘清楚，中间沟变浅或消失。

（三）心理－社会状况

长期的尿频、排尿困难等常影响患者的休息和生活，易产生烦躁、焦虑等情绪。因担心手术风险而产生恐惧。

（四）辅助检查

1. 实验室检查 前列腺特异性抗原（PSA）检查，有助于排除前列腺癌。PSA 敏感性高，但特异性有限。

2. 影像学检查

（1）B 超检查 可显示前列腺增生的情况，测定膀胱残余尿量，有无膀胱结石和上尿路积水等。

（2）CT、MRI 检查 对 PSA 高，B 超结果不清楚者应行 CT 或 MRI 检查，排除前列腺癌的可能。

3. 尿流率测定 可确定尿道梗阻程度。检查时要求排尿量大于 150ml，如最大尿流率小于 15ml/s 表明排尿不畅；如小于 10ml/s 表明梗阻较严重，有手术指征。

4. 病理 其他检查无法排除前列腺癌时，应行前列腺穿刺活检。

（五）处理原则

原则上无明显梗阻者无须处理；梗阻较轻或不能耐受手术者，可采用非手术治疗；梗阻严重、残余尿大于 50ml、出现并发症者和非手术治疗无效者，可采用手术。

1. 药物治疗 常用药物有 α_1受体阻滞剂、5α 还原酶抑制剂和植物类药物。

2. 手术治疗 经尿道前列腺切除术（TURP）、经尿道前列腺汽化切除术（TUVP）、耻骨上经膀胱前列腺切除术、耻骨后前列腺切除术、膀胱造瘘术。其中 TURP 适用于大多数良性前列腺增生者，是目前最常用的手术方式。

3. 其他疗法 ①经尿道激光治疗，如钬激光、绿激光等；②经尿道球囊高压扩张术；③前列腺尿道网状支架；④经直肠高强度聚焦超声（HIFU）等。

【常见护理诊断及问题】

1. 排尿障碍 与膀胱出口梗阻有关。

2. 睡眠型态紊乱 与夜尿次数增多有关。

3. 有感染的危险　与尿路梗阻、尿液反流、留置导尿管等有关。

4. 潜在并发症　经尿道切除综合征（TUR 综合征）、出血、尿失禁等。

【护理措施】

（一）急性尿潴留的护理

前列腺增生突发急性尿潴留者，应及时配合医生留置导尿管引流尿液，保护膀胱功能和预防肾功能衰竭。普通导尿管插入困难时，宜选用尖端细、稍弯的前列腺导尿管。无法经尿道留置尿管时，配合医生行耻骨上膀胱穿刺造瘘引流尿液。留置导尿管或膀胱造瘘后，需做好导尿管和膀胱造瘘管的护理。

（二）一般护理

1. 饮食　进食易消化，营养丰富，含粗纤维的食物，防止便秘；鼓励患者白天多饮水、勤排尿，不憋尿。

2. 预防急性尿潴留　避免受凉、过度劳累、饮酒、便秘、久坐等，减少急性尿潴留发生。

3. 安全防范　夜尿频繁者，嘱患者睡前少喝水，床边备便器。起床如厕时应有人陪护，以防跌伤。

（三）病情观察

前列腺增生多见于老年男性，常合并慢性疾病。除观察患者的排尿情况外，同时应注意观察患者有无慢性疾病，观察心、肝、肾、肺等重要脏器的功能。药物治疗者，应注意药物不良反应，加强血压等监测。手术治疗者，应加强监测，密切观察生命体征和各重要脏器功能。及时发现并发症并报告医生。

（四）治疗配合

1. 药物治疗的护理　遵医嘱给患者服用 α_1 受体阻滞剂和 5α 还原酶抑制剂。服药后密切观察排尿情况和药物不良反应。

2. 手术治疗的护理

（1）术前护理　①完善术前检查：前列腺增生者多为老年男性，常合并慢性病，术前应全面检查重要脏器功能，评估对麻醉、手术的耐受力。②慢性尿潴留者：应先留置导尿管引流尿液，改善肾功能。③尿路感染者：遵医嘱使用抗生素控制感染。④术前常规准备：指导患者正确咳嗽、排痰，术前一晚灌肠。

（2）术后护理

1）一般护理　①体位：术后平卧，6 小时后生命体征平稳、无特殊不适和活动性出血者改为半卧位。②饮食：术后 6 小时，无恶心、呕吐即可进食，先流质，1～2 天后无腹胀，可恢复正常饮食。留置尿管期间鼓励患者多饮水，多排尿，预防感染。③活动：卧床期间，指导患者在床上适当活动，预防下肢静脉血栓形成和压疮。下床后，应加强陪护，防止意外损伤。

2）导尿管的护理　前列腺手术后常留置导尿管，利用导尿管的水囊压迫前列腺窝和膀胱颈，预防出血。护理：① 妥善固定：取无菌小纱布缠绕导尿管并打一活结置入尿道外口，将纱布结往尿道口轻推，直至压迫尿道外口；将导尿管固定于大腿内侧，稍加牵引，防止因坐起或肢体活动致水囊移位，影响压迫止血效果。②保持引流通畅：防止导尿管受压、扭曲、折叠。③保持会阴部清洁：用碘伏擦洗尿道外口，每天2次。④拔管：TURP术后5~7日尿色清亮即可拔除导尿管；耻骨上前列腺切除术后7~10日后可拔除导尿管。

3）膀胱冲洗的护理　术后持续膀胱冲洗3~7日，防止血凝块形成致尿管堵塞（参见本章第一节中的膀胱冲洗）。

4）膀胱痉挛的护理　前列腺切除术后患者可因逼尿肌功能紊乱、导管刺激、血块堵塞等诱发膀胱痉挛。表现为：尿意强烈、肛门坠胀、下腹痉挛、膀胱冲洗液流速减慢甚至逆流，冲洗液血色加深，尿道及膀胱区疼痛难忍等。护理：①及时安慰患者，缓解患者的紧张和焦虑；②术后留置硬脊膜外麻醉导管者，按需定时注射小剂量吗啡；③口服硝苯地平、地西泮或0.9%氯化钠溶液内加维拉帕米冲洗膀胱，可缓解膀胱平滑肌的痉挛。

（3）并发症的防治

1）TUR综合征　行TURP的患者术中需持续冲洗，大量的冲洗液被吸收后，血容量急剧增加，出现稀释性低钠血症。患者可在几小时内出现烦躁、恶心、呕吐、抽搐、昏迷等，严重者可出现肺水肿、脑水肿、心力衰竭等，称为TUR综合征。应密切观察病情，定期监测血清电解质变化；一旦出现，立即吸氧、减慢输液速度，遵医嘱使用利尿剂、脱水剂，静脉滴注3%氯化钠溶液纠正低钠血症。

2）尿失禁　术后尿失禁与尿道括约肌功能受损、膀胱逼尿肌功能紊乱、膀胱出口梗阻等有关，多为暂时性。可行膀胱区和会阴部热敷、针灸；鼓励患者进行提肛和膀胱功能训练。

3）出血　前列腺切除术后出血多与导尿管水囊移位未能有效压迫前列腺窝有关。指导患者正确下床活动，预防便秘和避免用力排便，术后早期禁灌肠或肛管排气，以预防出血。

（五）心理护理

长期睡眠不好，药物治疗后不良反应，手术风险，长期服药等给患者及其家属带来不同程度心理负担。术后疼痛、尿失禁、出血等不适可使患者及家属紧张和焦虑。护士应有针对性地实施心理疏导，减轻其心理负担。

【健康指导】

避免受凉、饮酒、劳累等诱发急性尿潴留因素。术后1~2个月内避免久坐、负重、剧烈活动等，防止出血和急性尿潴留。溢尿者，做提肛训练，以尽快恢复尿道括约肌功能。经尿道前列腺切除术后1个月内、经膀胱切除2个月内避免性生活。术后性生活患者常会出现逆行射精，少数可出现阳痿，先可心理干预，查明原因后针对性治疗。

第七节　泌尿及男性生殖系统肿瘤

案例分析

患者，男，65岁。间歇性全程无痛肉眼血尿1月余。膀胱镜检发现左输尿管口喷血。IVP示左肾盂充盈缺损。

问题

1. 该患者目前最可能的诊断是什么？
2. 为进一步明确诊断建议患者做何种检查？

泌尿及男性生殖系统肿瘤多为恶性，最常见的是膀胱癌，前列腺癌及肾癌发病率近年来也在不断上升。

一、肾癌

肾癌通常是指肾细胞癌，也称肾腺癌。占原发肾恶性肿瘤的85%，占成人恶性肿瘤的3%。尽管目前我国尚无肾癌发病率的流行病学调查结果，但大家认为肾癌的患病年龄趋于年轻化，发病高峰在50～60岁人群，男女之比约为2∶1，无明显种族差异。

【护理评估】

（一）健康史

肾癌的病因目前尚不清楚，目前认为与环境接触、职业暴露、遗传（抑癌基因缺失或染色体畸形）等有关。流行病学调查结果显示，吸烟人群比非吸烟人群患肾癌的危险性高两倍以上。应了解患者的一般情况，如有无吸烟，有无长期接触二甲铵、铅、镉等致癌化学物质史。了解家族中有无肾癌患者。初步判断肾癌发生时间，是否影响患者生活质量，发病特点等。

（二）身体状况

早期无明显症状，进展期主要表现为血尿、肿块、疼痛。

1. 血尿、肿块和疼痛　间歇性无痛性肉眼血尿为常见症状。疼痛在进展期出现，常为腰部钝痛或隐痛，血块通过输尿管时可发生肾绞痛。肿瘤较大时可在腹部或腰部触及肿块，质坚硬。

2. 肾外表现（也称肾外症候群）　常见的有高血压、发热、血沉加快、红细胞增多、贫血、消瘦、肝功能异常等。

（三）心理－社会状况

早期由于仅出现间歇性无痛性血尿表现，不易引起患者的重视，往往延误诊断和治疗。

随着病情加重，患者开始烦躁不安，一旦确诊，患者精神压力极大，感到恐惧和绝望。

（四）辅助检查

1. B超 简单易行，发现肾癌的敏感性高，能鉴别肾实质性肿块和囊性病变。

2. X线 X线平片可见肾外形增大、不规则，偶有钙化影。

3. 肾动脉造影 有助于早期诊断和鉴别肾实质内肿瘤的性质。

4. 排泄性尿路造影 可见肾盏、肾盂因受肿瘤挤压而有不规则变形、狭窄、拉长或充盈缺损。

（五）治疗原则

根治性肾切除术是肾癌最主要的治疗方法，肾癌化疗及放疗效果一般，免疫疗法对转移癌有一定疗效。

【常见护理诊断及问题】

1. 焦虑/恐惧 与对癌症的恐惧、害怕有关。

2. 营养失调，低于机体需要量 与肿瘤消耗，长期血尿，手术创伤有关。

3. 排尿异常 排尿困难或尿潴留，膀胱刺激症状等与肿瘤浸润及出血有关。

4. 有感染的危险 与手术切口、引流置管有关。

【护理目标】

1. 减轻或消除焦虑。
2. 维持体液平衡及肾功能状况，营养失调得到改善或纠正。
3. 维持排尿功能。
4. 手术并发症得到及时防治。

【护理措施】

（一）术前护理

1. 术前根据患者具体情况，做耐心的心理疏导，以消除患者焦虑、恐惧、绝望的心理。

2. 多饮水可稀释尿液，以免血块引起尿路堵塞。

（二）术后护理

1. 一般护理 肾癌根治术的患者，应卧床5～7天，避免过早下床活动引起手术部位出血。

2. 病情观察 严密观察患者生命体征，保证输血、输液管道通畅，防治休克。注意保护健侧肾的功能。

3. 引流管的护理 保持引流管通畅，观察引流液的量、颜色、性质；若无引流物排出，2～3天后可拔除引流管。

4. 定期复查 复查肝、肾和肺等脏器功能，及早发现转移病灶。

【健康指导】

1. 从事染料、橡胶皮革、塑料制品、油漆及有机化学加工等职业的人员，应做好劳动保护，避免直接接触有害物质。

2. 戒烟，减少咖啡饮用量，慎重应用镇痛药（如非那西丁和环磷酰胺等药物）。

3. 向患者强调定期复查的重要性，说服患者主动配合。放疗、化疗期间，定期复查血、尿常规，一旦出现骨髓抑制，应暂停治疗。

二、膀胱癌

膀胱癌是泌尿系统中最常见的肿瘤。好发年龄为50~70岁，男女发病比例约为4∶1。

【护理评估】

（一）健康史

了解患者一般情况，如有无长期接触萘胺、联苯胺及氨基双联苯，有无膀胱慢性感染与异物长期刺激，是否吸烟，是否长期大量服用镇痛药非那西丁，以及有无内源性色氨酸的代谢异常。

（二）身体状况

1. 血尿　血尿是膀胱癌最常见和最早出现的症状。常表现为间歇性无痛性肉眼血尿，出血可自行停止。出血量的多少与肿瘤大小、数目、恶性程度并不成正比。

2. 尿急、尿频、尿痛　多为膀胱癌的晚期表现。

3. 排尿困难和尿潴留　多因肿瘤较大或堵塞膀胱出口所致。

4. 其他　肾积水是由肿瘤浸润输尿管口引起，晚期有贫血、水肿和腹部肿块等表现。

（三）心理－社会状况

由于早期仅出现无痛性间歇性血尿表现，不易引起患者的重视，往往延误诊断。随着病情逐渐加重，患者开始烦躁不安，一旦确诊，患者会感到恐惧和绝望，精神压力极大。等情绪稳定下来后则希望得到及时、有效的治疗。若膀胱癌施行膀胱全切除肠代膀胱术需从腹壁造口，发生尿流改道，此时，患者易出现悲观情绪。

（四）辅助检查

1. 尿液检查　尿液中易发现脱落的肿瘤细胞，可作为初步筛选，但分化良好者不易检出。

2. 影像学检查

（1）B超检查　可发现直径大于0.5cm的膀胱肿瘤。

（2）X线检查　排泄性尿路造影可了解肾盂、输尿管有无肿瘤；膀胱造影可见充盈缺损。

（3）CT、MIR检查　可了解肿瘤浸润深度及局部转移病灶。

3. 膀胱镜检查　能直接观察肿瘤，并可取活组织检查，有助于确定诊断和治疗方案。

（五）治疗原则

治疗原则是以手术治疗为主的综合治疗。

1. 手术治疗 根据肿瘤的病理及患者全身情况选择手术方法，如尿道切除术、膀胱部分切除术、膀胱全切术等。

2. 放射、化学治疗 T4 期肿瘤用姑息性放射治疗和化学治疗可减轻症状。

3. 预防复发 严密随诊，每 3 个月复查膀胱镜 1 次，2 年无复发者，改为每半年复查一次。膀胱灌注丝裂霉素、噻替哌、羟喜树碱等抗癌药，可预防或推迟肿瘤复发。

【常见护理诊断及问题】

1. 排尿障碍 与肿瘤浸润膀胱颈部和后尿道梗阻及合并感染等有关。

2. 焦虑 与血尿、脓尿，担心预后不佳有关。

3. 营养失调，低于机体需要量 与肿瘤消耗、化疗副作用等有关。

4. 形象紊乱 与膀胱全切尿道改道引流装置的存在和不能主动排尿等有关。

5. 有感染的危险 与手术切口、引流置管、肠代膀胱和腹壁存在瘘口等有关。

6. 潜在并发症 疼痛、压疮、处理缺陷。

【护理目标】

1. 维持尿路通畅。
2. 减轻或消除焦虑。
3. 满足机体营养需要量。
4. 维持排尿功能。
5. 并发症发生时可及时治疗。
6. 日常生活得到满足，生活部分或全部自理。

【护理措施】

（一）术前护理

1. 一般护理 病程长、体质差、晚期肿瘤、有明显血尿者应卧床休息。进食营养丰富的食物，改善全身营养状况。

2. 病情观察 观察和记录每日排尿量、性状及血尿的情况。

3. 心理护理 根据患者的具体情况做耐心的心理疏导，说明膀胱癌根治术后虽然改变了正常的排尿生理，但可避免复发，延长寿命，提高生活质量，以消除其恐惧、焦虑、绝望的心理。

4. 术前准备 行膀胱全切、肠道代膀胱术的患者，按肠切除术准备。

（二）术后护理

1. 一般护理

（1）麻醉期已过、血压平稳者取半卧位；膀胱全切除术后者卧床 8 ~ 10 天，防止引流管脱落引起尿漏。

（2）经尿道膀胱肿瘤电切除术后6小时，可正常进食。多饮水可起到内冲洗作用。进食富含维生素及营养丰富的食物。

2. 病情观察　观察患者生命体征，保证输血、输液管道通畅，观察健侧肾功能。

3. 预防感染　加强基础护理，保持切口清洁。遵医嘱应用抗生素。

4. 引流管护理

（1）各种引流管应贴标签，分别记录引流情况，保持引流通畅。

（2）拔管时间　输尿管末端皮肤造口术后2周，皮瓣愈合后拔除输尿管引流管；回肠膀胱术后10～12日拔除输尿管引流管和回肠膀胱引流管，改为佩带皮肤接尿器；可控膀胱术后8～10日拔除肾盂输尿管引流管，12～14日拔除储尿囊引流管，2～3周拔除输出引流管，训练自行排尿。使用阑尾作输出道者，导尿管留置3周后逐渐更换较大口径的导尿管，至F14号为止。

5. 放疗和化疗的护理　如果病情允许，术后半月行放疗和化疗。膀胱保留术后能憋尿者，遵医嘱行膀胱灌注免疫抑制剂BCG和抗癌药可预防和推迟肿瘤复发。用法：每周灌注1次，共6次，以后每月1次，持续2年。灌注方法：插导尿管排空膀胱，将用蒸馏水或等渗氯化钠溶液稀释的药液灌入膀胱后，取平、俯、左右侧卧位，每15分钟轮换体位1次，共2小时。

【健康指导】

1. 讲解膀胱癌的基本知识，术前及术后的注意事项。对密切接触致癌物质者加强劳动保护；禁止吸烟，以防止或减少膀胱癌的发生；术后适当锻炼，加强营养，增强体质等。

2. 教会尿流改道术后腹部佩带接尿器者自我护理，避免集尿器的边缘压迫造瘘口，保持清洁，定时更换尿袋。可控膀胱术后，开始每2～3小时导尿1次，逐渐延长间隔时间至每3～4小时导尿1次。导尿时要注意保持清洁，定期用0.9%氯化钠溶液或温开水冲洗储尿囊，清除黏液及沉淀物。

3. 向患者及家属说明定期复查的重要性，说服患者主动配合。浸润性膀胱癌术后定期复查脑、肾、肺等器官功能，及早发现转移病灶；放疗、化疗期间，定期复查血、尿常规，一旦出现骨髓抑制，应暂停治疗；膀胱癌保留膀胱的术后患者，定期复查膀胱镜。

三、前列腺癌

近年来，前列腺癌发病率不断上升，其原因包括平均寿命延长、饮食结构改变等，发病率与年龄有密切关系。

【护理评估】

（一）健康史

评估患者环境、饮食中是否接触致癌物质，如高脂肪饮食、接触金属镉等。了解患者家族中是否有发病史，了解患者既往身体状况。

（二）身体状况

早期前列腺癌一般无症状。进展期肿瘤生长可挤压尿道，直接侵犯膀胱颈部、三角区，患者出现排尿困难、膀胱刺激症状；骨转移患者可出现骨痛、脊髓压迫症状、排便失禁等。直肠指检可触及前列腺结节。脊髓受压可出现下肢痛、无力。淋巴结转移时，患者可出现下肢水肿。

（三）心理-社会状况

确诊后患者因担心预后和自我形象的改变而出现焦虑、恐惧、悲观等情绪。

（四）辅助检查

1. 实验室检查 前列腺特异性抗原（PAS）作为前列腺的标记物在临床上有很重要的作用。可作为前列腺癌的筛选检查方法。

2. 影像学检查 B超检查能够对前列腺癌进行较可靠的分期，有重要的诊断意义，此外，还可为前列腺活检进行精确定位，同时也能观察到前列腺周围的肿瘤浸润情况。

3. 前列腺穿刺活检 临床上应用比较广泛的是六针法穿刺活检，即从前列腺两叶的尖部、中部、基底部各穿刺1针，共6针。能较准确地提供诊断、治疗的依据。

（五）治疗原则

局限病灶行根治性手术治疗。局部进展期前列腺癌可先给予辅助激素治疗，然后进行放疗。复发性前列腺癌一般不手术，采用局部放疗加拮抗剂去势治疗或切除双侧睾丸；70% ~80%的转移性前列腺癌对各种雄激素阻断治疗有效。

【常见护理诊断及问题】

1. 营养失调 与肿瘤消耗，手术创伤，早期骨转移有关。

2. 恐惧、焦虑 与对癌症的恐惧、害怕手术等有关。

3. 潜在并发症 出血、感染等。

【护理目标】

1. 治疗后肿瘤进展得到控制，患者消耗减少，营养状态好转。
2. 恐惧、焦虑减轻或消除。
3. 出血、感染等未发生或发生后及时发现并得到有效控制。

【护理措施】

1. 改善营养 前列腺癌早期无症状，患者有症状就医时多属中晚期，且多有不同程度的机体消耗。对这类患者在治疗疾病的同时，需给予营养支持，告知患者保持丰富的膳食营养，尤其多食富含多种维生素的食物，多饮绿茶。必要时给予肠内外营养支持。

2. 减轻焦虑和恐惧 多与患者沟通，解释病情，前列腺癌恶性程度属中等，经有效治疗后疗效尚可，5年生存率较高。让患者充分了解自己病情，如手术创伤不大、恢复快等，从而减轻思想压力，稳定情绪，消除其恐惧、焦虑心理。

3. 并发症的预防及护理

（1）出血护理　根治手术后有继发出血的可能，若血压下降、脉搏增快、引流管引出鲜红色血，很快凝固且每小时量超过50ml以上，提示有继发性出血，应立即通知医生处理。

（2）预防感染的护理　加强各项基础护理措施，保持切口清洁。敷料渗湿及时更换，保证引流管通畅且固定牢固。应用广谱抗生素预防感染。发现感染迹象时及时通知医生处理。

【健康指导】

1. 康复指导　加强营养，适当锻炼、增强体质。避免高脂肪饮食，特别是进食动物脂肪、红色肉类是导致前列腺癌的重要因素，蔬菜、水果、谷物、豆类、绿茶对预防本病有一定作用。

2. 用药指导　雌激素、雌二醇氮芥、缓退瘤或拮抗剂去势治疗、放射治疗对抑制前列腺癌的进展有作用，但也有较严重的心血管、肝、肾、肺的副作用，故用药期间应严密观察。

3. 定期随诊复查　定期检测PAS可作为判断预后的重要指标。若有骨痛应立即进行骨扫描，确定有骨转移者可进行放射治疗。

目标检测

单选题

1. 李某，就诊时主诉自己排尿开始时尿液呈红色，以后逐渐变清。预示病变部位在（　　）
   A. 前尿道　　B. 后尿道
   C. 膀胱基底部　　D. 输尿管
   E. 肾脏
2. 患者，女，35岁。行膀胱镜检查后出现血尿和疼痛，下列哪项处理不正确（　　）
   A. 给止痛药　　B. 给镇静、安定药
   C. 嘱少饮水，减少排尿　　D. 卧床休息
   E. 用抗生素
3. 患者，女，25岁。左腰区撞伤，随即出现腰痛、肾区青紫、肿胀和肉眼血尿，此时应禁忌的治疗方法是（　　）
   A. 绝对卧床　　B. 给予止痛剂
   C. 手术　　D. 留置导尿，观察尿液
   E. 疼痛、肿胀区推拿

4. 某肾结核患者，行肾部分切除术后。以下护理措施错误的是（　　）

A. 观察尿液变化量　　B. 鼓励患者多饮水

C. 嘱尽早下床活动　　D. 保持引流通畅

E. 继续抗结核药物治疗

5. 患者，男，25 岁。骑车中被撞倒，会阴部骑跨在车杠上，会阴部疼痛。3 小时后发现内裤染血、排尿困难、阴囊有血肿形成。该患者最可能的尿道损伤部位是（　　）

A. 前列腺部　　B. 球部

C. 膜部　　D. 阴茎海绵体部

E. 尿道外口

6. 10 岁男孩，一年来时有尿频、尿急、排尿痛和排尿困难，尿流常突然中断，改变体位后又能继续排尿，应首先考虑（　　）

A. 急性膀胱炎　　B. 泌尿系结核

C. 尿道狭窄　　D. 前列腺炎

E. 膀胱结石

7. 患者，男，60 岁。2 年来出现间歇性无痛性全程肉眼血尿，终末加重，近半年来出现尿频、尿痛，3 月来耻骨后感疼痛，应初步考虑诊断为（　　）

A. 膀胱炎　　B. 前列腺增生症

C. 膀胱癌　　D. 膀胱结石

E. 肾结核

8. 患者，男，30 岁。在一次剧烈运动后，突发右腰部绞痛向下腹部放射，伴恶心、呕吐，查体右腰部叩击痛，无肌紧张，实验室检查见镜下血尿。应考虑（　　）

A. 肾结核　　B. 肾、输尿管结石

C. 肾肿瘤　　D. 胆石症

E. 急性阑尾炎

9. 患者，男，30 岁，患输尿管结石收住院。当肾绞痛发作时，最重要的措施是（　　）

A. 大量饮水　　B. 应用抗生素

C. 解痉止痛　　D. 准备手术治疗

E. 嘱患者跳跃运动

10. 患者，男，25 岁。近两年来出现膀胱刺激症状，逐渐加重，青霉素治疗无效。目前尿频严重，且有终末血尿、脓尿。应首先考虑（　　）

A. 前列腺增生　　B. 慢性前列腺炎

C. 泌尿系结核　　D. 膀胱结石

E. 膀胱肿瘤

11. 患者，男出现无尿症状，无尿是指（　　）

A. 24 小时尿量 <100ml　　B. 24 小时尿量 <200ml

C. 24 小时尿量 <300ml　　D. 24 小时尿量 <400ml

E. 24 小时尿量 <500ml

12. 患者，男，55 岁，因右肾结石行 ESWL 治疗，1 周内排出数枚米粒大小结石，结石成分分析证实为草酸钙及磷酸钙结石，下列预防结石再发的措施中哪项是错误的（　　）

A. 控制尿路感染　　B. 碱化尿液

C. 多饮水　　D. 一般情况不予补充钙剂

E. 少食马铃薯、蛋黄等食物

13. 患者，女，25 岁，护理评估时发现有尿路刺激征，主要是指（　　）

A. 尿频　　B. 尿急

C. 尿痛　　D. 排尿不尽感

E. 上述症状都有

14. 患者，男，30 岁，肾损伤。护理评估时发现有少尿，其 24 小时正常尿量为（　　）

A. <100ml　　B. <400ml

C. 1000 ~ 2000ml　　D. >2500ml

E. <1000ml

15. 患者，女，20 岁，护理评估时，出现排尿次数增多，但每次尿量减少，此现象称为（　　）

A. 尿痛　　B. 尿频

C. 尿急　　D. 尿潴留

E. 尿失禁

16. 患者，男，62 岁。先有夜间尿频，后逐步排尿时间延长，排尿时淋漓不尽。今天下午排不出尿，小腹胀痛来院就诊。护士首先应如何处理（　　）

A. 膀胱穿刺抽尿　　B. 膀胱造瘘

C. 导尿并留置导尿管　　D. 压腹部排尿

E. 急诊做前列腺摘除术

17. 患者，女，20 岁。发热伴尿急、尿频、尿痛，尿液检查示：白细胞 8/HP，其结果为（　　）

A. 镜下脓尿　　B. 镜下血尿

C. 正常尿液　　D. 血红蛋白尿

E. 乳糜尿

18. 患者，男，尿频、尿急 2 月余。行膀胱镜检查时，应采取何种体位（　　）

A. 俯卧位　　B. 截石位

C. 仰卧位　　D. 膝胸位
E. 侧卧位

19. 患者，女，患肾结石。在行右肾结石切开取石术时，护士应安置的手术体位是（　　）
A. 左侧卧位　　B. 抬高腰部左侧卧位
C. 俯卧位　　D. 折刀位
E. 平卧位

20. 患者，男，67 岁。既往有进行性排尿困难多年，就诊前因饮酒后不能排尿，体检发现膀胱区明显膨隆。该患者最可能的诊断是（　　）
A. 前列腺增生症　　B. 前列腺癌
C. 膀胱肿瘤　　D. 膀胱结石
E. 尿道狭窄

（郭　楠）

书网融合……

微课　　本章小结　　自测题

第二十章 骨与关节疾病患者的护理

PPT

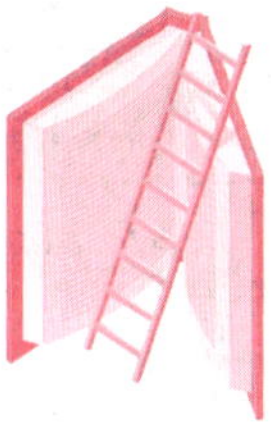

【学习目标】

1. **掌握** 骨折、关节脱位患者的护理评估和护理措施；常见类型骨折、关节脱位的专有体征；脊柱骨折的搬运方法及注意事项。

2. **熟悉** 骨折、关节脱位的病因、分类、临床表现和处理原则；颈椎骨折、脊髓损伤、腰椎间盘突出症的护理评估、护理措施及处理原则；骨肿瘤患者的护理评估、护理措施。

3. **了解** 骨折愈合的影响因素、常见并发症及其预防措施；骨折、关节脱位的治疗步骤及注意事项；脊柱骨折的主要护理要点。

4. 具有良好的心理素质和较好的医护团队合作能力，减轻患者病痛，促进患者康复，维护患者健康。

第一节 概 述

案例分析

患者，女，69岁。车祸导致左上肢疼痛、肿胀1小时余。急诊入院查体：体温36.9℃，脉搏106次/分，呼吸23次/分，血压95/60mmHg。左上肢肱骨中下段肿胀、畸形，有反常活动，骨擦音（感）明显，X线检查示：左肱骨干骨折。

问题

1. 如何对患者进行护理评估？
2. 需要对患者实施哪些护理措施？

骨与关节疾病是指发生在骨、关节、肌肉、韧带、肌腱、软骨以及营养和支配它们的血管、神经的疾病。这些疾病主要影响人的活动，给患者的日常生活、工作、劳动等带来一定的困难，严重时造成肢体残疾。护理患者时，要做好患者及家属的心理疏导，使其积极主动参与疾病的治疗、护理，使患者的肢体功能得到最大程度的恢复，以提高患者的生存质量。

一、小夹板固定患者的护理

1. 小夹板固定 是利用小夹板在适当部位加固定垫，在骨折部位肢体的外面，外扎横带，以固定骨折（图 20－1）。

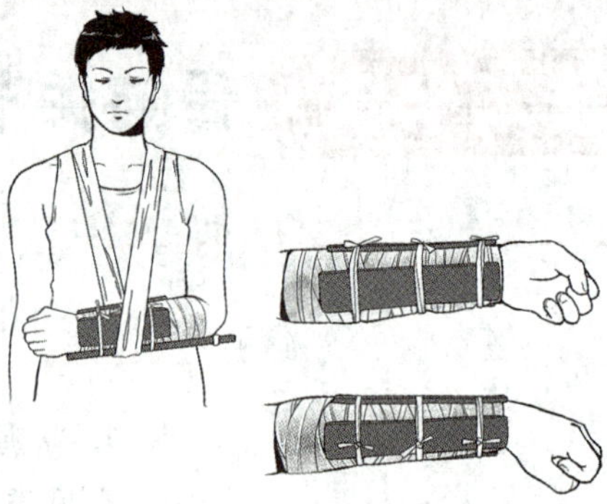

图 20－1 小夹板固定

2. 护理要点 ①协助医生选择大小、型号合适的小夹板，准备衬垫物及固定垫。②夹板固定松紧适度，夹板固定的布带能上下可移动 1cm 或两块夹板之间能容纳成人一横指。③抬高患肢，促进血液循环，减轻肿胀和疼痛。④门诊患者，如果出现末梢肿胀、青紫、麻木、疼痛、活动障碍、脉搏减弱或消失，及时返院复诊；前 3 天每日复查一次，随着肿胀的加重或减轻，可能出现固定过紧或过松，以便及时调整。⑤定期拍 X 线片，以便了解骨折有无移位，避免发生畸形愈合，影响外观和功能。⑥指导患者进行功能锻炼。

二、牵引术及牵引患者的护理

1. 准备工作 向患者及其亲属介绍牵引的意义、目的、步骤、注意事项，以取得其配合。牵引肢体局部皮肤必须用肥皂水和清水擦洗干净，去除油污。备皮，行颅骨牵引时，应剃除全部头发。了解药物过敏史。准备好牵引用物。牵引操作过程中，摆好并维持患者患肢位置，协助医生麻醉、做牵引。操作后保持有效牵引（图 20－2）。

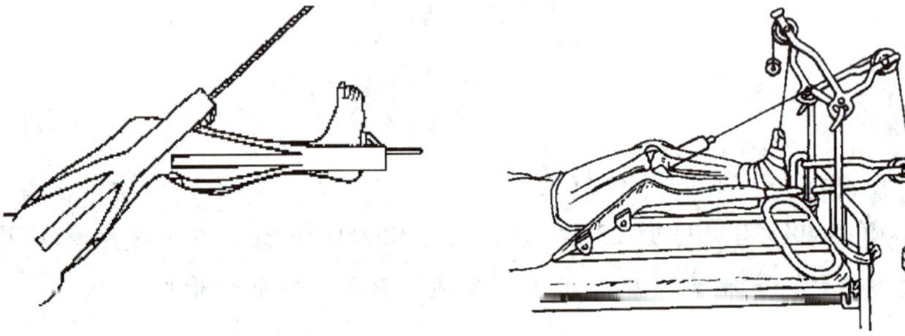

图 20－2 牵引复位

2. 护理要点 ①皮牵引时胶布绷带有无松脱，扩张板位置是否正确；若出现移位，应及时调整。颅骨牵引时，每日检查牵引弓，并拧紧螺母，防止牵引脱落。②保持有效牵引，牵引绳不可随意放松，也不应有其他外力作用，以免影响牵引力。牵引锤应保持悬空，牵引重量不可随意增减或移去，以免影响骨折的愈合。③保持对抗牵引力量。颅骨牵引时，应抬高床头；下肢牵引时，应抬高床尾 15～30cm。若身体移位、抵住了床头或床尾，应及时调整，以免失去牵引作用。④骨牵引患者，应保持牵引针孔周围皮肤清洁，在针孔处滴 75% 乙醇，每日 2 次，预防感染。⑤每日测量肢体长度，两侧对比，防止牵引力量不足或过度牵引。⑥告知患者和亲属牵引期间始终保持正确位置，牵引方向与肢体长轴应成直线，以达到有效牵引。

三、石膏绷带固定术及患者的护理

1. 准备工作　向患者及其亲属说明石膏固定的必要性。解释操作过程中石膏散热属正常现象，并告知患者肢体关节必须固定在功能位或所需的特殊体位，中途不能随意变动，以取得患者配合。做好石膏固定处的皮肤准备：用肥皂水及清水清洁皮肤并擦干；有伤口者更换敷料；发现皮肤异常应记录并报告医生。准备温水（35～40℃）；根据固定范围的大小，选择适合的石膏卷并折叠；将准备好的石膏卷平放并完全浸没在水中，待其停止冒泡，完全浸透后，两手持石膏卷两头取出，并向中心轻挤，以挤出过多水分。

2. 协助包扎　石膏绷带固定分为石膏托固定和石膏管型固定。在石膏固定处的皮肤表面覆盖一层衬垫以防局部受压形成压疮。石膏托固定时，应注意用手掌托起石膏，切忌用手指捏、提，协助医生使用纱布卷轴绷带将石膏托妥善固定好；石膏管型固定时强调石膏绷带自肢体近端向远端包扎，松紧度适中，每圈压前一圈的1/3。暴露肢体末端，便于观察血运、感觉及运动。修整石膏边缘，伤口处开窗，以便日后换药（图20－3）。

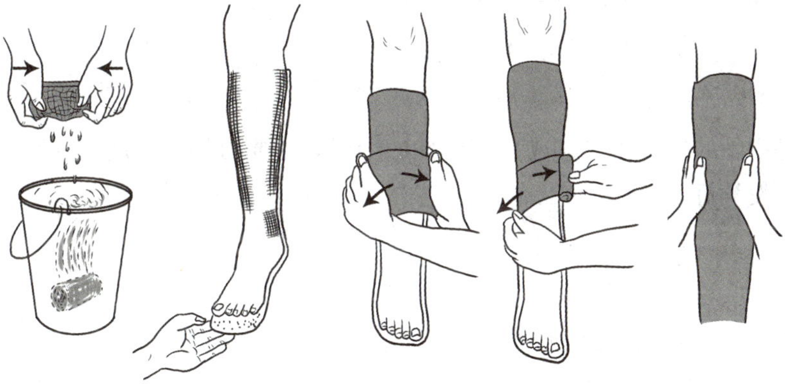

图20－3　石膏绷带固定

3. 加速石膏凝固　石膏完全干固需24～72小时；应创造条件加快干固，可适当提高室温或用灯泡烤箱、红外线照射烘干。但应注意石膏传热，温度不宜过高，以防灼伤。石膏潮湿容易断裂和变形，需搬运时，用手掌平托石膏固定的肢体，维持肢体位置，避免石膏折断。

4. 保持石膏清洁、干燥　石膏污染时可用布沾洗涤剂擦拭，清洁后立即擦干，避免浸湿。及时更换断裂、变形或严重污染的石膏。

5. 石膏切开与更换　肢体肿胀时，为防止血管和神经受压，可将石膏切开。切开时注意全层切开以充分减压和避免伤及皮肤。石膏管型固定后，若因肢体肿胀消退或肌萎缩而失去固定作用时，应予重新更换，以防骨折错位。

6. 石膏拆除　拆除管型石膏前向患者解释拆除的过程，协助医生保护肢体，石膏下的皮肤一般有一层暗褐色的痂皮或死皮、油脂等，其下的新生皮肤较为敏感，避免搔抓，可用温开水清洗后，涂抹护肤霜。

石膏固定患者的常见并发症有压疮、骨质疏松和关节僵硬、化脓性皮炎、骨筋膜室综合征、石膏综合征等。骨筋膜室综合征的预防方法是包扎不要过紧，密切观察，及时发现，迅速减压；石膏综合征多由于大型石膏或包扎过紧，导致患者呼吸费力，进食困难，胸部发憋，腹部膨胀。预防方法是包扎石膏绷带时松紧适当，食量不要过多，上腹开窗等。

第二节　骨　折

案例分析

患者，女，23 岁。车祸后急诊入院，自述左下肢疼痛剧烈，不能活动。查体：神志清楚，脉搏 102 次/分，血压 90/60mmHg，伤处可见骨折断端露出，出血较多。

问题

1. 首先应对患者做如何处理？
2. 该患者手术治疗应做哪些准备？

一、概述

骨折是指骨的连续性和（或）完整性的中断。主要由外伤引起，少数因骨质的严重病变而继发骨折。

【分类】

（一）根据骨折原因分类

1. 外伤性骨折

（1）直接暴力　骨折发生在受力的部位（图 20－4），多为横断骨折和粉碎骨折。

（2）间接暴力　骨折发生在远离暴力作用的部位（图 20－5），多为斜形骨折、螺旋形骨折、压缩性骨折。

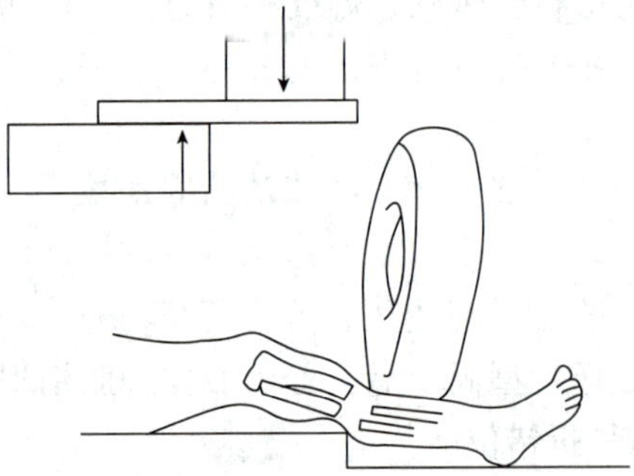

图 20－4　直接暴力

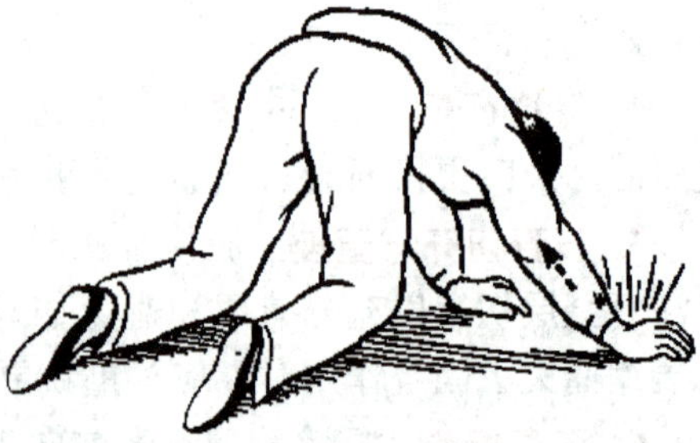

图 20－5　间接暴力

（3）牵拉暴力　当肌肉猛烈收缩，牵拉其附着处的骨质，使其发生骨折。

（4）疲劳应力　伤力较弱，但长期反复作用于骨的某个部位导致骨折，如长途行军所致的第2、3跖骨颈骨折。

2. 病理性骨折　骨质被肿瘤、结核、骨髓炎等疾病破坏，在轻微外力作用下即可导致骨折。

（二）根据骨折端是否与外界相通分类

可分为闭合性骨折和开放性骨折。闭合性骨折者皮肤黏膜完整，细菌不易侵入骨折端。开放性骨折皮肤黏膜完整性破坏，骨折端与外界相通，易发生感染。

（三）根据骨折的程度及形态分类

1. 不完全性骨折　骨折后，骨的完整性或连续性仅有部分破坏中断。如颅骨、肩胛骨及长骨的裂缝骨折，儿童的青枝骨折等均属不完全性骨折。

2. 完全性骨折　骨折后，骨的完整性或连续性完全中断，多见于管状骨。根据骨折线的方向和形态可分为横形骨折、斜形骨折、螺旋形骨折、粉碎性骨折、嵌插骨折、压缩骨折、凹陷性骨折和骨骺分离等（图20－6）。

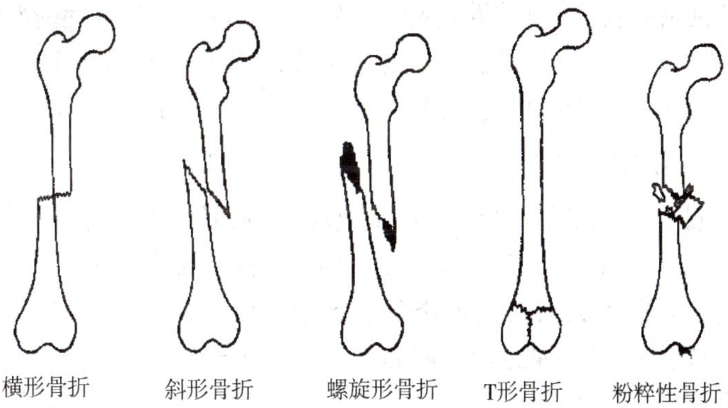

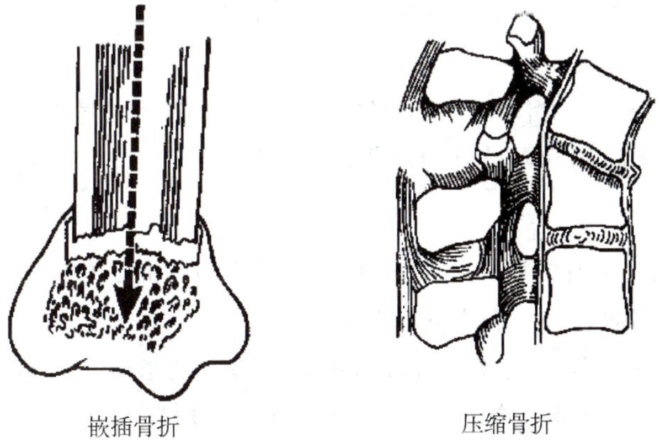

图20－6　完全骨折

（四）根据骨断端的稳定性分类

1. 稳定性骨折 骨断端不易移位或复位固定后不易发生再移位者。例如裂缝骨折、青枝骨折、横形骨折、嵌插骨折等。

2. 不稳定性骨折 骨断端易移位或复位固定后易发生再移位者。例如斜形骨折、螺旋形骨折、粉碎性骨折等。

（五）根据骨折时间长短分类

分为新鲜骨折和陈旧骨折，3 周以内为新鲜骨折，3 周以上为陈旧骨折。

【骨折愈合】

（一）骨折愈合过程

根据组织学和细胞学的变化，通常将骨折的愈合过程分为三个阶段。

1. 血肿机化期 这一过程持续 2 ~3 周才能初步完成，骨断端形成纤维连接，附近骨内外膜处形成骨样组织。

2. 原始骨痂形成期 一般需 4 ~8 周。断端处逐渐形成内骨痂、外骨痂、桥梁骨痂、环状骨痂和腔内骨痂，这些骨痂不断钙化加强，当其达到足以抵抗肌收缩及剪力和旋转力时，则骨折达到临床愈合。患者可拆除外固定，进行功能锻炼，逐渐恢复日常活动。

3. 骨痂改造塑型期 原始骨痂逐渐被改造成为永久性骨痂，具有正常的骨结构。骨髓腔可再通，恢复骨原形，此时可进行正常劳动。这一过程成人需要 1 ~2 年。

（二）影响骨折愈合因素

骨折的愈合过程可受多种因素的影响而致愈合延迟、不愈合或畸形愈合。影响骨折愈合的因素有全身因素、局部因素和治疗因素。全身因素有年龄、性别、发育、营养及健康状况等；局部因素有骨折的类型和数量、引起骨折的原因、骨折部位血运情况、周围软组织损伤程度、神经功能障碍、感染、软组织的嵌入等；治疗因素有过度牵引、复位不及时或复位不当、固定不妥、手术操作不当、过早或不当的康复治疗等。

【护理评估】

（一）健康史

了解患者的受伤经过及受伤后的急救处理经过；既往有无骨肿瘤史或骨折及手术史；询问患者近期有无服用激素类药物及药物过敏史。

（二）身体状况

1. 一般表现 患处可有肿胀、瘀斑或出血、疼痛和压痛、功能障碍等表现。开放性骨折患者可见伤口出血，并可有骨断端外露。

2. 专有表现 畸形、反常活动、骨擦音或骨擦感。畸形是由于骨折段的移位导致受伤肢体外形改变，表现为肢体短缩、成角、弯曲等。反常活动是指在没有关节的部位发生了类似关节样的活动。骨擦音或骨擦感是指在活动骨断端时可以感觉到粗糙物体之间的摩擦感觉或听到摩擦的声音。在检查骨折专有体征时，切忌反复检查，以免增加患者的痛苦或造成神经血管的损伤。

3. 并发症的评估　骨折的早期并发症有感染、休克、血管损伤、神经损伤、脂肪栓塞、骨筋膜室综合征、内脏损伤等；晚期并发症有关节僵直、畸形愈合、损伤性骨化、骨形成异常、创伤性关节炎、缺血性骨坏死等。尤其需要重点关注以下并发症。

（1）创伤性休克　骨折引起大出血或重要器官损伤所致。患者有休克征象时，应积极止血、输液，有重要脏器损伤时及时处理。

（2）神经、血管损伤　骨断端引起神经损伤，使其支配部位的感觉减退或消失、肌力减退、运动功能障碍、生理反射减弱或消失等。血管损伤，肢体远端血液循环障碍，出现皮肤苍白、发凉、脉搏减弱或消失、肢体坏死。搬运患者时注意避免继续损伤，出现肢体远端血液循环障碍的应立即报告医生处理。

（3）感染　多见于开放性骨折细菌侵入伤口，引起化脓性骨髓炎或脓毒症。

（4）骨筋膜室综合征　最多见于前臂和小腿闭合性骨折。是指骨折时出血、水肿，导致骨筋膜室内压力急聚增高，压迫神经和血管。主要表现为局部剧烈肿胀、疼痛、皮肤张力增高，有时可见到水疱，肢体呈微屈曲状态，被动伸展剧痛，远端动脉搏动减弱或消失。

（5）关节僵硬　是骨折和关节损伤最为常见的晚期并发症。患肢长时间固定，静脉和淋巴回流不畅，关节周围组织中浆液性渗出和纤维蛋白沉积，发生纤维粘连，并伴有关节囊和周围肌挛缩，致使关节活动障碍。积极进行康复期间的功能锻炼是预防和治疗关节僵硬的有效方法。

（三）心理－社会状况

骨折引起的疼痛、运动障碍等，使患者表现出忧虑、失眠、烦躁等情绪。多发性损伤患者多需住院和手术等治疗，由此形成的压力可影响患者与家庭成员的心理状态和相互关系。

（四）辅助检查

1. 实验室检查　血常规检查可了解骨折是否合并感染；尿常规检查可了解有无泌尿系损伤。

2. 影像学检查　X 线检查可以明确骨折的部位、程度及类型，判断治疗的效果及骨折愈合情况等。CT、MRI 检查可以帮助了解结构复杂的骨折和其他组织的损伤，如脊柱骨折引起脊髓损伤等。

（五）治疗原则

骨折的治疗原则是复位、固定和功能锻炼。复位有手法复位、手术复位、牵引复位。固定方法有外固定和内固定，外固定包括小夹板、石膏、外固定架、牵引固定等；内固定包括螺丝钉、钢板、髓内针等。功能锻炼分为三个阶段，早期（2 周内）、中期（2 周 ~2 个月）、后期（2 个月以上）。

【常见护理诊断及问题】

1. 急性疼痛　与骨折、肢体肿胀、感染等有关。

2. 躯体活动障碍　与疼痛、制动、外固定有关。

3. 潜在并发症 感染、骨筋膜室综合征、关节僵硬等。

【护理目标】

患者疼痛得到缓解；肢体功能得到最大程度的保留与恢复；未发生感染等并发症，积极配合治疗与护理。

【护理措施】

（一）现场急救护理

1. 抢救生命 骨折患者出现呼吸心跳停止、休克、大出血、窒息、张力性气胸时，应配合医生或独立进行现场急救。注意观察患者呼吸、脉搏、血压、神志情况，并做详细记录。

2. 处理伤口 伤口用无菌敷料或现场清洁布单进行包扎，以压迫止血和避免伤口进一步污染；伤口出血用绷带加压包扎止血或止血带止血，使用止血带止血时，注意标明止血带使用时间，每40～60分钟放松1次。如果骨断端外露者，不能强行使骨折端复位，以免细菌侵入。

3. 妥善固定 固定是骨折急救的重要措施。凡疑有骨折者均应按骨折处理。用简单的方法做骨折肢体的固定，最好用小夹板固定，也可现场取材，如树枝、木棍、木板等。必要时可利用人体进行固定，上肢用纱布绷带固定于躯干、下肢用纱布绷带固定于健侧，以达到防止继续损伤、减轻疼痛、便于搬运的目的。

4. 搬动转运 经过简单的现场处理后，快速将患者送往附近医院进行治疗。转运患者应选用合适的转运工具，如救护车等。

（1）骨盆骨折者 在搬动时，先行骨盆兜固定、平拉下肢翻动或将患者平行托起，防止骨盆分离和上移。

（2）脊柱骨折者 尽量减少搬动，必须搬动时，3～4人平行托起，平行放下，始终保持脊柱中立位，切忌背驮、抱托或坐立。

（3）颈椎骨折者 双手牵引头部使颈椎维持中立位，将患者平置于硬板上，将沙袋置于头颈两侧放置以限制头颈活动，现场有条件者可行牵引术并安放颈托，保持头颈与躯干平直，不能屈曲、旋转，防止发生移位，损伤颈部脊髓。

（二）一般护理

1. 卧床护理 对长期卧床者，定时协助翻身、按摩、擦洗、修剪指甲等，做好口腔及皮肤护理；保持病室环境和床单整洁，空气新鲜，增加患者舒适感；指导患者预防下肢静脉血栓形成以及呼吸系统的并发症。

2. 饮食护理 给患者提供高蛋白、高热量、富含维生素饮食，多吃蔬菜水果，以防便秘；长期卧床者应多饮水，预防泌尿系结石形成。

（三）病情观察

1. 生命体征 创伤严重者观察体温、脉搏、呼吸、血压的变化。

2. 肢端血运状况 观察患肢末梢皮肤的色泽、温度，了解有无肿胀、青紫、感觉异常及肢体运动障碍等；评估患肢肿胀程度，判断是否发生骨筋膜室综合征。

3. 伤口情况　对于开放性损伤或手术者，观察伤口渗血情况；观察伤口有无红、肿、热痛、流脓等感染迹象。

（四）手术患者的护理

（1）手术前护理重点是备皮，术前2～3日每日用肥皂水彻底清洗手术区皮肤，用75%乙醇消毒后用无菌巾包扎，手术日晨重新消毒后更换无菌巾包扎。开放性骨折患者紧急处理后进行清创术，遵医嘱注射TAT以及抗生素。

（2）手术后护理，制动、抬高患肢以促进血液循环，减轻水肿；遵医嘱使用有效抗生素预防感染。

（五）心理护理

多与患者进行交流，耐心听取患者诉说，同情患者的心理感受，消除患者及其家属的焦虑情绪。

【健康指导】

嘱患者出院后继续康复治疗；向患者及其家属介绍有关夹板、石膏或外固定器材的应用和护理知识；指导患者使用轮椅、步行辅助器材，提高患者自我照顾的能力；肢体如出现肿胀或疼痛明显加重、骨折远端肢体感觉麻木、肢端发凉等，应立即到医院复查。

二、常见骨折患者的护理

（一）桡骨下端骨折

1. 病因及分类　桡骨下端骨折是指距桡骨下端关节面3cm以内的骨折。伸直型骨折（Colles骨折）最多见，多为腕关节处于背伸位、手掌着地、前臂旋前时发生。骨折远端向桡、背侧移位，近端向掌、尺侧移位。

2. 临床表现　桡骨下端伸直型骨折主要表现为伤侧腕关节肿胀、疼痛、活动受限，侧面呈“餐叉状”畸形，正面呈“枪刺刀状”畸形（图20－7）。

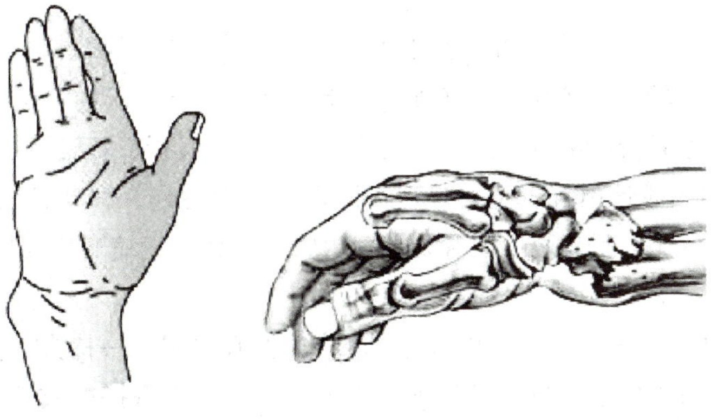

图20－7　Colles骨折畸形示意图

3. 护理要点 用吊带或三角巾将患肢托起，避免患肢下垂引起的静脉回流障碍。石膏固定时注意观察患肢皮肤颜色、温度、有无肿胀及桡动脉搏动情况。指导患者早期进行拇指及其他手指的主动运动、用力握拳、充分屈伸五指的练习，以减轻水肿，增加静脉回流。同时进行肩、肘关节康复治疗，防止关节僵硬或肌萎缩。伤后 2 周进行腕关节背伸和桡侧偏斜练习，同时进行前臂旋转运动。

（二）肱骨髁上骨折

1. 病因及分类 肱骨髁上骨折是指肱骨干与肱骨髁交界处发生的骨折。多发生于 10 岁以下儿童，主要由间接暴力引起，可分为伸直型和屈曲型两种，以伸直型多见。

2. 临床表现 肱骨髁上骨折主要表现为手掌着地后肘部出现疼痛、肿胀、皮下瘀斑，肘部后突处于半屈位。肘后三角关系正常。可有骨擦音、反常活动等；可伴有正中、桡、尺神经损伤，表现为手的感觉、运动功能障碍。可致肱动脉挫伤或受压，发生血管痉挛致前臂缺血，出现剧痛、手部皮肤苍白、发凉、麻木，被动伸指疼痛，桡动脉搏动减弱或消失，严重者可造成前臂缺血性肌痉挛（爪形手）等表现（图 20－8）。

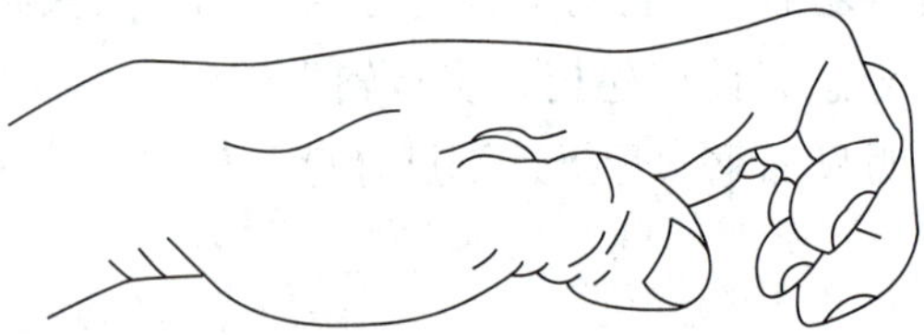

图 20－8 前臂缺血性肌痉挛——爪形手畸形

3. 护理要点 上肢制动，固定于功能位。注意观察患肢是否出现疼痛、麻木、肿胀、苍白或发绀。开放性骨折和手术后患者注意伤口有无红、肿、热、痛、分泌物等，一旦发现及时通知医生。观察神经损伤的恢复情况。伤后第 1 周，患侧肢体避免活动；1 周后逐渐开始握拳、伸指、腕关节屈伸及肩关节活动；4～5 周后在去除外固定后，进行肘关节屈伸康复训练。

（三）股骨颈骨折

1. 病因及分类 股骨颈骨折多发生于中、老年人，与骨质疏松导致的骨质量下降有关。股骨颈血供较差，尤其头下型骨折又造成血管损伤，不愈合率高，易发生股骨头坏死及塌陷。按骨折的部位分为头下型骨折、经颈型骨折、基底部骨折。

2. 临床表现 股骨颈骨折主要表现为跌倒后髋部疼痛，移动患肢时疼痛更明显，不能站立或行走，患肢呈现轻度屈髋屈膝、内收、外旋、短缩畸形（图 20－9）。大粗隆上移，髋部有压痛，纵向叩击痛阳性。

3. 护理要点 保守治疗时患肢制动，卧床时两腿之间放一枕头，使患肢呈外展中立位，防止髋关节外旋或脱位。通过下肢支架或沙袋固定保持患肢于合适体位。有手术指征时可采用内固定术、人工股骨头置换术、人工关节置换术等。观察患肢的血液

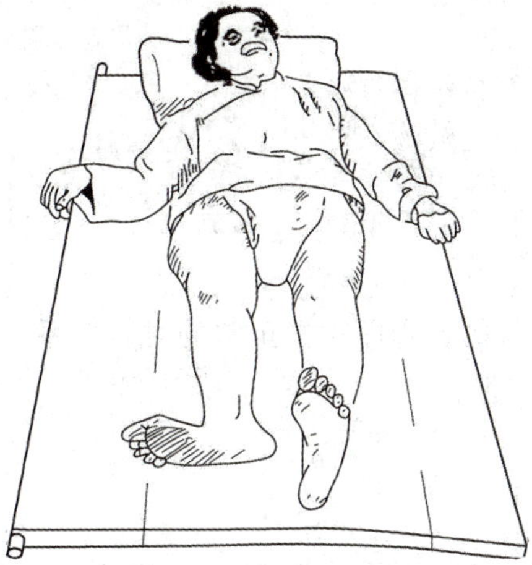

图 20－9　股骨颈骨折伤肢的外旋畸形

循环，如有异常及时报告医生。卧床患者，若条件允许，定期翻身拍背、排痰，鼓励深呼吸，防止肺部感染等并发症；定时翻身、沐浴，保持床单清洁、干燥，防止压疮发生；多饮水，多食粗纤维食物，防止便秘。后期指导患者练习股四头肌等长收缩、双上肢及健侧下肢的全范围关节活动和康复治疗；一般 8 周后复查 X 线片，若无异常可去牵引后在床上坐起；3 个月可先扶拐患肢不负重活动，后逐渐换单拐部分负重活动；6 个月后复查 X 线片检查显示骨折愈合牢固后，可完全负重行走。

知识拓展

骨折临床愈合标准

① 局部无压痛及纵向叩击痛；② 局部无异常活动；③ X 线片显示骨折处有连续性骨痂，骨折线已模糊；④ 拆除外固定后，上肢能向前平举 1kg 重物持续达 1 分钟；下肢不扶拐能在平地步行 3 分钟，并不少于 30 步；连续观察 2 周骨折处不变形。

第三节　关节脱位

案例分析

患者，男，19 岁。1 小时前因打篮球摔倒后右侧肩膀着地，自述患处疼痛剧烈，活动受限，急诊入院。查体：体温 36.9℃，脉搏 92 次/分，呼吸 22 次/分，血压 115/90mmHg，右侧肩膀呈“方肩”畸形，杜加（Dugas）征阳性，X 线示：右肩关节前脱位。

问题

1. 应首先对患者采取什么处理措施?
2. 如何指导患者进行功能锻炼?

一、概述

关节脱位是指组成关节的各骨面失去正常的对合关系。多发生于青壮年和儿童，上肢关节脱位多于下肢关节脱位。

【病因与分类】

1. 病因

(1) 创伤　有外来暴力作用于正常关节引起的脱位，多发生于青壮年，是脱位最常见的原因。

(2) 病理改变　由于关节疾病导致关节结构发生病变，骨端遭到破坏，不能维持关节面正常的对合关系。

(3) 先天性关节发育不良　胚胎发育异常导致关节先天性发育不良，出生后即发生脱位且逐渐加重。

(4) 习惯性脱位　创伤性脱位后，关节囊及韧带松弛或在骨附着处被撕脱，使关节结构不稳定，轻微外力即可导致再脱位，如此反复，形成习惯性脱位。

2. 分类

(1) 按脱位程度分类　分为全脱位与半脱位。前者指关节面对合关系完全丧失，后者指关节面对合关系部分丧失。

(2) 按脱位发生的时间分类　分为新鲜性脱位与陈旧性脱位。脱位发生在 2 周以内称新鲜性脱位；关节脱位发生在 2 周以上称陈旧性脱位。

(3) 按脱位后关节腔是否与外界相通分类　分为开放性脱位和闭合性脱位。开放性脱位者脱位关节腔与外界相同；闭合性脱位者局部皮肤完好，脱位处不与外界相通。

【护理评估】

(一) 健康史

了解受伤的经过，暴力的大小、性质、受伤部位、受伤的时间及治疗情况；了解有无其他疾病史。

(二) 身体状况

1. 一般表现　为关节疼痛、肿胀、局部压痛，关节功能障碍。

2. 专有体征

(1) 畸形　关节脱位后骨端移位导致外形的改变，产生畸形。

(2) 弹性固定　关节脱位后，患肢固定于异常位置，被动活动时有弹性阻力称弹性固定。

（3）关节腔空虚　关节脱位后在体表触摸关节腔，其内空虚，附近可触及脱位的骨端。

（三）心理－社会状况

脱位后关节疼痛、功能障碍及担心预后等，患者常产生焦虑和烦躁等情绪。

（四）辅助检查

1. X线检查　可了解脱位的部位、程度、类型、是否合并骨折。

2. CT检查　可进一步了解是否合并骨折及骨坏死。

（五）治疗原则

关节脱位治疗的原则是复位、固定、功能锻炼。对于新鲜的闭合性脱位，采用手法复位外固定。对于开放性脱位及早进行清创缝合，复位固定。对于陈旧性脱位、手法复位失败或合并有关节内骨折者应切开复位外固定。

1. 复位　包括手法复位和切开复位，以手法复位为主。

2. 固定　复位后将关节固定于功能位2～3周，使损伤的关节囊、韧带、肌肉等软组织得以修复。

3. 功能锻炼　目的是防止肌肉萎缩及关节僵硬。在固定期间要经常进行关节周围肌肉的伸缩活动和患肢其他关节的主动活动。固定解除后，逐步进行患处关节的主动功能锻炼，可配合理疗、按摩等方法，促使关节功能早日恢复。

【常见护理诊断及问题】

1. 急性疼痛　与关节脱位及关节周围软组织损伤有关。

2. 躯体移动障碍　与脱位后关节功能障碍及伤肢固定有关。

3. 潜在并发症　周围神经、血管损伤等。

【护理目标】

患者疼痛得到缓解；关节活动能力和舒适度得到改善；无并发症发生或得到及时发现与治疗。

【护理措施】

（一）急症护理

开放性脱位，积极做好清创前准备，及时配合医生实施清创术。闭合性脱位，及时配合医生进行复位、固定。固定期间做好常规护理工作。

（二）非手术治疗护理及手术前护理

1. 病情观察　观察局部肿胀和血肿情况，复位后症状和体征是否消失，有无再脱位的危险。复位后感觉、运动、反射是否正常，末梢血运有无改变，动脉搏动是否正常。

2. 治疗配合　①解除疼痛：及时复位，妥善固定，必要时遵医嘱使用止痛剂。

②固定：复位后保持有效的固定。③体位：抬高患肢，以利静脉回流，减轻肿胀。关节脱位经手法复位后，应注意保持患肢于关节功能位。

3. 心理护理 了解患者的心理反应，正确引导患者正视疾病。给予解释安慰，减轻紧张情绪，使其树立起战胜疾病的信心，配合治疗和护理。

（三）手术后护理

1. 病情观察 手术后密切观察患者生命体征，观察伤口有无渗血；观察肢体远端动脉搏动情况，有无肿胀；观察肢体远端的感觉和运动情况，了解神经是否损伤。

2. 治疗配合 伤口出血较多，协助医生包扎止血；伤口有感染迹象，及时进行换药，必要时遵医嘱使用有效的抗生素。

【健康指导】

向患者讲述复位后固定、防止习惯性脱位的重要性。指导患者进行正确的功能锻炼，在固定期间，非固定关节进行关节活动锻炼，固定关节进行肌肉舒缩活动。在外固定解除后逐渐进行肢体功能的主动锻炼，防止肌肉萎缩及关节粘连。肩关节脱位主要锻炼肩关节的前屈、后伸、旋转、环转、上举等功能；肘关节脱位主要锻炼肘关节的屈、伸功能；髋关节脱位主要锻炼髋关节的屈、伸、内收、外展、负重、行走功能。

二、关节脱位患者的护理

临床上常见的关节脱位有肩关节脱位、肘关节脱位、髋关节脱位。其中以肩关节脱位最多见。

（一）肩关节脱位

1. 病因及分类 肩关节脱位多由间接暴力引起。可分为前脱位、后脱位、下脱位和盂上脱位四种类型，以前脱位多见。

2. 临床表现 肩关节脱位主要表现为患肩疼痛、肿胀、功能障碍，弹性固定，功能受限，常用健手托扶患侧前臂。三角肌塌陷，呈“方肩”畸形（图 20－10），关节盂空虚，在关节盂外可触及肱骨头。杜加试验（Dugas 试验，也称搭肩试验）阳性是指患侧手掌搭于健侧肩上时，肘部不能紧贴胸壁；如果肘部紧贴胸壁，患侧手掌不能搭于健侧肩上。临床可通过 X 线检查明确脱位的类型及有无合并骨折。

3. 治疗原则 肩关节脱位一般在局麻下行手法复位，常用手牵足蹬法及牵引旋转法（图 20－11）。少数手法复位失败者采用手术切开复位。复位后可用长臂石膏托将关节固定于内收、内旋位，屈肘 90°，患侧前臂用三角巾悬吊于胸前，一般固定 3 周左右。固定期间须活动腕部与手指，解除固定后，鼓励患者主动进行肩关节功能锻炼。

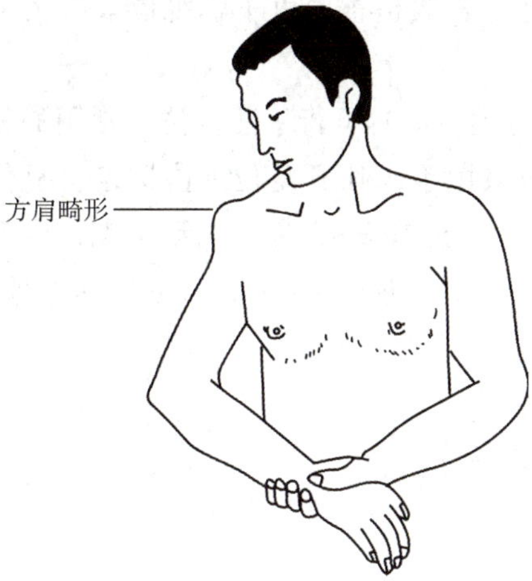

图 20－10　方肩畸形

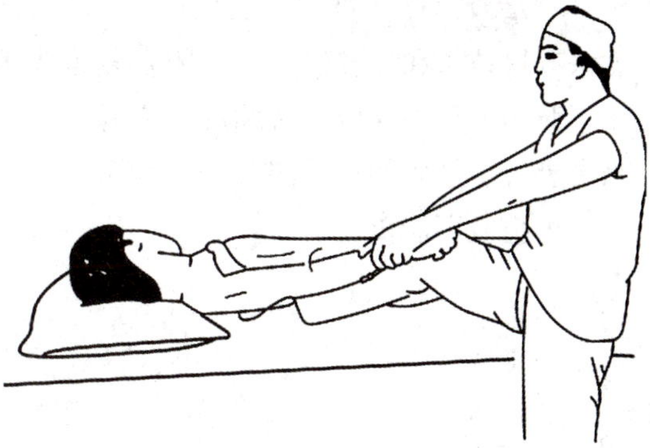

图 20－11　足蹬复位法

（二）肘关节脱位

1. 病因及分类　肘关节脱位发生率仅次于肩关节脱位，好发于 10～20 岁青少年，多为运动损伤。肘关节脱位多由间接暴力所引起，根据脱位的方向可分为后脱位、侧方脱位和前脱位，以后脱位多见。

2. 临床表现　肘关节脱位主要表现为肘部疼痛、肿胀、活动障碍，畸形，弹性固定于半屈位，患者以健手托住患侧前臂。肘后空虚，可摸到凹陷，尺骨鹰嘴明显向后突出，肘后三角失去正常关系。临床通过 X 线检查，可了解脱位情况及有无合并骨折。

3. 治疗原则　肘关节脱位应尽早手法复位，对于手法复位失败者及超过 3 周的陈旧性肘关节脱位应施行切开复位。复位后用长臂石膏托固定肘关节于屈曲 90°位，前臂用三角巾悬吊于胸前，一般固定 2～3 周。在固定期间即开始肌肉的伸缩锻炼，如伸掌、握拳、手指屈伸等活动，同时在外固定保护下做肩、腕关节活动。解除固定后应尽早练习肘关节屈、伸和前臂旋转活动。

（三）髋关节脱位

1. 病因及分类　髋关节脱位的发生率较低，一般在强大的暴力作用和特殊姿势下导致脱位，往往同时合并骨折。按股骨头脱位后的位置可分为后脱位、前脱位和中心脱位，其中以后脱位最为常见。

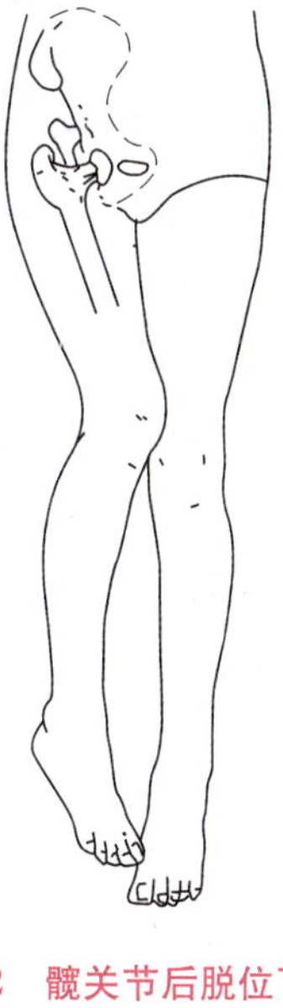

图 20－12　髋关节后脱位下肢畸形

2. 临床表现　髋关节脱位主要表现为患侧髋关节疼痛，主动活动功能丧失，被动活动时引起剧痛。髋关节后脱位时，患侧下肢呈屈曲、内收、内旋和短缩畸形，臀后隆起，可触及脱位的股骨头（图 20－12）。髋关节前脱位时，患侧下肢呈外展、外旋和屈曲畸形。临床通过 X 线检查，可了解脱位及有无合并髋臼或股骨头骨折。

3. 治疗原则 髋关节脱位后，最好于24小时内在麻醉下行手法复位，常用的复位方法有提拉法和旋转法。对于闭合复位失败者应采用手术切开复位加内固定。复位后置下肢于外展中立位，持续皮肤牵引或穿丁字鞋固定患肢2～3周。制动早期，应鼓励患者进行患肢股四头肌的等长收缩锻炼，3周后开始活动关节，4周后可扶拐下地，3个月内患肢不能负重。

第四节 化脓性骨髓炎

案例分析

患者，男，12岁。左小腿剧痛伴寒战、高热5天。检查：体温39.6℃，痛苦面容，左小腿上段剧痛，呈半屈曲状，抗拒主动与被动运动，局部皮温增高，左小腿上段肿胀，压痛明显。化验：WBC 12×10^9/L，中性粒细胞比例0.85。临床诊断：急性化脓性骨髓炎。

问题

1. 该患者的护理诊断有哪些？
2. 应对该患者采取哪些护理措施？

化脓性骨髓炎是化脓性细菌引起的骨膜、骨质、骨髓的化脓性感染。病变并不局限于髓腔内，涉及骨膜、骨密质、骨松质与骨髓等组织。多见于儿童，好发于长骨的干骺端，以胫骨上段和股骨下段多见。最常见的致病菌是金黄色葡萄球菌，其次是乙型溶血性链球菌。主要感染途径为血行转移。

一、急性血源性骨髓炎患者的护理

急性血源性骨髓炎是指身体其他部位的化脓性病灶中的细菌经血液循环播散至骨骼而引起的化脓性细菌感染。最常见的致病菌为金黄色葡萄球菌。80%以上为12岁以下儿童，男性多于女性。好发部位为长骨的干骺端。

【护理评估】

（一）健康史

急性骨髓炎发病前大多有原发性感染病灶，如软组织常见的化脓性感染，开放性损伤的伤口感染等，当原发病灶处理不及时或不当，机体抵抗力下降时，化脓性致病菌即由病灶进入血流而引起感染。

（二）身体状况

1. 全身感染中毒症状 起病急骤，寒战，高热，体温可高达39℃以上，脉搏加快，烦躁不安，嗜睡，严重者出现感染性休克。

2. 局部症状　患肢持续性、进行性加重的疼痛，活动受限，局部皮肤温度增高，干骺处有局限性深压痛。数日后，局部肿胀，压痛明显，此时骨膜下脓肿形成。当脓肿穿破骨膜形成感染时，则出现红、肿、热、痛局部感染症状。脓肿穿破皮肤时，疼痛反而减轻，体温随之下降，但局部经久不愈形成窦道。由于骨骼受到炎症破坏，1～2周后易发生病理性骨折。

（三）辅助检查

1. 实验室检查　白细胞计数明显增高，中性粒细胞百分比可达90%以上。患者寒战高热时或应用抗生素之前血培养，可获得阳性致病菌。

2. X线检查　早期无骨质改变，对诊断意义不大。后期骨膜增厚，骨密质变薄，骨质破坏，死骨形成。

3. CT、MRI检查　可提前发现骨膜下脓肿。

4. 局部脓肿分层穿刺　在肿胀和压痛最明显部位穿刺，抽出脓液即可确诊，同时做药敏试验。

（四）治疗原则

急性血源性骨髓炎早期诊断、早期治疗非常重要，否则极易形成慢性骨髓炎。应在药物敏感试验指导下及早、足量、联合使用抗生素；全身支持疗法；患肢制动。常用手术方式有：钻孔引流或开窗减压引流；伤口闭式灌洗引流或单纯闭式引流。

【常见护理诊断及问题】

1. 疼痛　与炎性刺激及骨髓腔内压力增高有关。

2. 体温过高　与感染有关。

3. 自理缺陷　与关节疼痛、功能障碍、治疗需要限制活动有关。

4. 潜在并发症　病理性骨折、感染性休克等。

【护理目标】

患者疼痛减轻；体温维持在正常范围；生活自理；无并发症发生或得到及时发现与治疗。

【护理措施】

（一）术前护理

1. 控制感染　配合医生尽快明确致病菌。遵医嘱联合应用抗生素，以控制感染和发热。一般在体温和白细胞计数正常后继续用药2～3周。

2. 降温　患者发热且体温较高时，采用冰袋、擦浴等物理降温措施。仍不能控制时适当采用药物降温。

3. 其他　抬高患肢以利静脉血回流，减轻肿胀或疼痛。限制患肢活动，缓解肌痉挛，解除疼痛，防止炎症扩散，避免患肢畸形，预防病理性骨折。

（二）术后护理

1. 卧床休息，抬高患肢；加强营养，多饮水。

2. 预防病理性骨折 骨组织感染后，可发生骨质疏松和破坏，易发生病理性骨折。保护患肢，移动时稳、准、轻。限制患肢活动，必要时用石膏托或牵引固定于功能位。

3. 保持伤口灌洗引流有效 ①输液瓶应距床60～70cm，引流袋位置低于患肢50cm。引流管宜与一次性负压引流袋相连，并保持负压状态。②保持引流通畅，避免引流管堵塞、扭曲、受压。如发现滴入不畅或流出困难，要及时寻找原因并处理，保证引流灌洗有效。严格无菌操作，连接处用乙醇消毒，并每日更换引流袋，避免逆行感染。③进行开窗引流冲洗时密切观察引流液的颜色、性质和计量，及时准确记录，严格执行交接班制度，保持出入量的平衡。④冲洗液中抗生素根据细菌培养和药敏试验选择。一般情况下，每天用1500～2000ml抗生素溶液冲洗伤口，要合理调节滴速，维持24小时持续冲洗。及时倾倒引流液，按时更换冲洗液。⑤引流管一般要留置3周，待体温下降、引流液连续3次培养阴性，引流液清亮无脓时方可拔管。

【健康指导】

1. 向患者和家属告知急性血源性骨髓炎治疗不彻底或机体抵抗力低下时，易转为慢性骨髓炎，因此必须坚持使用抗生素至体温正常后2周。

2. 保持患肢功能位，防止过早负重而致病理性骨折。

3. 若伤口愈合后又出现红、肿、热、痛、流脓等，提示转为慢性，需及时复诊。

二、慢性骨髓炎患者的护理

慢性骨髓炎是指急性血源性骨髓炎未能彻底控制，反复发作演变而成；或低毒性细菌感染，在发病时即表现为慢性骨髓炎。病理表现为骨壳、死骨、无效腔和窦道。由于有窦道形成，病灶与外界相通，造成多种细菌混合、反复感染，难以根治。

【护理评估】

（一）健康史

通过询问了解有无急性血源性骨髓炎或外伤史、手术史。

（二）身体状况

1. 病变不活动时，仅见肢体增粗及变形，邻近关节挛缩，皮肤薄色泽暗，有多处瘢痕，稍有破损即引起经久不愈的溃疡；或有长期不愈合的窦道，窦道口肉芽组织突起，流出臭味脓液。

2. 机体抵抗力低下或体质差时，诱发急性发作。表现为疼痛，表面皮肤红、肿、热及压痛；原已闭塞的窦道口开放，排出大量脓液，有时排出死骨。

（三）辅助检查

X线显示骨骼失去原有外形，增粗、不规则、密度不均。有新骨形成，可见三角状或葱皮样骨膜反应。CT检查可显示脓腔与小型死骨。

（四）治疗原则

以手术治疗为主，以清除死骨、炎性肉芽组织，消灭无效腔，闭合伤口为原则。有死骨形成，无效腔和窦道流脓者均应手术治疗。小儿可采用闭式灌洗的方法来达到消灭无效腔的目的。

【常见护理诊断及问题】

1. 营养失调：低于机体需要量　与感染中毒致食欲下降，体温过高致分解代谢增强有关。

2. 有皮肤完整性受损的危险　与脓肿穿破皮肤形成窦道有关。

3. 自理缺陷　与关节疼痛、功能障碍、治疗需要限制活动有关。

4. 其他　有废用综合症的危险。

【护理目标】

患者营养状况改善，皮肤保持完好，生活能够自理，无并发症发生或得到及时发现与治疗。

【护理措施】

（一）术前护理

1. 改善营养状况，鼓励患者进食高蛋白、高糖、多维生素饮食，必要时给予少量多次输血。

2. 病情重者，尤其是儿童，应记录出入量，密切观察生命体征及神态的变化。

3. 合理应用抗生素，注意观察用药后的毒副作用。

（二）术后护理

1. 抬高患肢并置于功能位，限制活动。注意伤口护理，及时更换敷料。

2. 保持伤口灌洗引流有效。

3. 加强功能锻炼，预防肌肉萎缩和关节挛缩。当肢体不能进行活动时，给予按摩，并练习肌肉的等长收缩，以感觉肌肉有轻微酸痛为度。

【健康指导】

1. 向患者及其家属说明本病长期、彻底治疗的必要性。

2. 对未闭合的伤口，避免污染，定期换药，预防复发。

3. 加强营养和户外活动，提高机体抵抗力。

第五节　骨与关节结核

案例分析

患者，男，18岁。右膝关节疼痛、肿胀1周。1周前无明显诱因出现右膝关节疼痛，近几日疼痛加剧，明显肿胀。入院检查：右膝关节轻度屈曲，肿胀明显，皮肤不红，皮温无升高，压痛不明显。浮髌试验阳性。右膝关节穿刺抽出8ml淡黄色液体。X线显示：右膝关节面毛糙，间隙变窄。临床诊断：右膝关节结核。

问题

1. 该患者应重点评估哪些方面？
2. 该患者目前主要的护理诊断有哪些？
3. 该患者可采取哪些相应护理措施？

骨与关节结核是由结核分枝杆菌侵入骨或关节而引起的一种继发性结核病，其原发病灶大多源于肺结核，其次是胸膜结核和消化道结核。多见于儿童和青少年，好发于负重大、活动多、易于损伤的部位，如脊柱、膝关节、髋关节及肘关节。人感染结核分枝杆菌后，结核分枝杆菌由原发病灶经血液循环或淋巴管到达骨与关节，进行繁殖、破坏骨质及关节，当机体抵抗力下降时，出现临床症状。骨与关节结核病变初期为单纯性骨结核或滑膜结核，逐渐发展为全关节结核，严重时致关节毁损，功能丧失。

【护理评估】

（一）健康史

评估患者年龄、性别、发育、营养状况，有无呼吸系统、消化系统及淋巴结结核病史，有无起抵抗力下降的因素，有无外伤史。

（二）身体状况

1. 症状

（1）全身症状　起病缓慢，症状隐匿，可无明显全身症状或只有轻微结核中毒症状。患者可有午后低热、乏力、盗汗，典型病例还可见消瘦、食欲缺乏、贫血等症状。

（2）局部症状　发病初期局部疼痛不明显，多为关节隐痛，活动时疼痛加重，逐渐转为持续疼痛，随病情进展逐渐加重，活动后尤甚，休息后减轻。疼痛向背部、腹部及下肢放射。

2. 体征

（1）肿胀、畸形　浅表关节结核可有积液、肿胀，并有压痛。活动时疼痛引起肌肉痉挛，致使关节活动受限，持续性肌肉痉挛可引起关节挛缩或变形，如脊柱结核可呈“驼背”畸形，甚至使脊髓受压而发生截瘫。患肢因失用而致肌萎缩，产生不同程度的畸形和关节功能障碍。

（2）脓肿与窦道　脓肿向体表破溃可形成窦道，有米汤样脓液流出。脓肿与内脏器官相通，可形成内瘘。脓肿破溃后若合并混合感染，则出现急性炎症反应。脊柱结核的冷脓肿可压迫邻近脊髓引起瘫痪。

膝关节结核可有浮髌试验阳性，髋关节结核托马斯（Thomas）征阳性（图20－

13）、“4”字试验阳性，脊柱结核拾物征阳性。

（三）心理－社会状况

结核病程缓慢，治疗时间较长，需要长时间连续服药，治疗效果多不理想，严重者留有后遗症，患者常有不同程度的焦虑、恐惧、悲观等不良情绪。

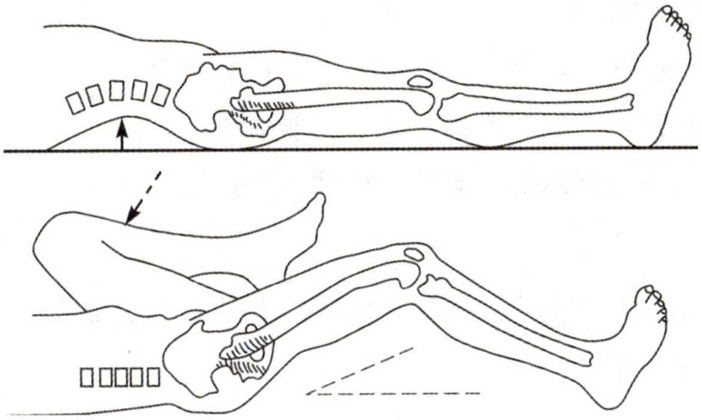

图 20－13　托马斯（Thomas）征阳性

（四）辅助检查

1. 实验室检查

（1）血液检查　轻度贫血，血红蛋白含量和红细胞计数下降，少数患者白细胞计数升高。红细胞沉降率在病变活动期明显增快，是检测病变是否静止和有无复发的重要指标。C 反应蛋白的高低与疾病的炎症反应程度关系密切，可用于结核活动性及临床治疗疗效的判定。

（2）结核菌素试验　强阳性有助于支持结核病的诊断，对于儿童特别是 1 岁以下幼儿可作为结核诊断的依据。

（3）结核杆菌培养　单纯冷脓肿穿刺液结核杆菌培养阳性率约为 70%。

2. 影像学检查

（1）X 线检查　早期无明显改变。6～8 周后可有区域性骨质疏松、钙化及骨质破坏，周围有软组织肿胀影。病变进一步发展，可见边界清楚的囊性变并伴有明显硬化反应和骨膜反应。

（2）CT、MRI 检查　CT 能发现 X 线检查不能发现的病灶，确定软组织病变程度，清晰显示病灶、死骨和寒性脓肿；MRI 可在炎症浸润阶段显示异常信号，有助于早期诊断。

（五）治疗原则

1. 非手术治疗　充分休息，避免劳累，加强营养，每日摄入足够的蛋白质和维生素，贫血严重者可给予少量多次输血；早期、联合、适量、规律和全程应用有效抗结核药物；局部制动，以保持关节处于功能位，减轻疼痛，防止病理性骨折，预防与矫正畸形；早期单纯滑膜结核，关节腔内可注射抗结核药物。

2. 手术治疗 在全身支持疗法和抗结核药物的控制下，及时进行手术治疗可以缩短疗程。常用术式有：脓肿切开引流术、病灶清除术、关节融合术、关节置换术、截骨融骨术。

【常见护理诊断及问题】

1. 疼痛 与局部病灶有关。

2. 营养失调：低于机体需要量 与长期慢性消耗等有关。

3. 活动无耐力 与营养失调、疼痛、关节功能障碍等有关。

4. 潜在并发症 关节功能障碍、畸形、病理性骨折等。

【护理目标】

患者疼痛缓解，营养状况改善，肢体功能得到最大程度的保留与恢复，无并发症发生或得到及时发现与治疗。

【护理措施】

（一）非手术治疗护理及手术前护理

1. 休息与制动 脊柱结核应卧床休息，颈椎结核用颈托，胸腰椎结核用腰围或石膏背心保护。髋、膝关节结核卧床制动，行皮肤牵引或石膏固定，一般固定 1 ~ 3 个月。

2. 加强营养 指导和鼓励患者进食高蛋白、高热量、富含维生素的食物。消化功能和肝功能不良者，给予低脂、优质蛋白、清淡饮食，以减轻胃肠及肝脏的负担。有贫血者可考虑输新鲜全血，保持血红蛋白在 100g/L 以上。

3. 皮肤护理 长期卧床、营养低下等，易出现皮肤破损。保持患者床单干燥、整洁、平坦、舒适，常擦浴、更衣，鼓励床上活动肢体，预防压疮的形成。

4. 病情观察 观察患者生命体征，特别是体温的变化。注意局部脓液的变化，重点是脓液色泽、性状、气味、量的改变，局部疼痛、肿胀变化，以观察治疗效果。观察有无并发症发生，如肌肉萎缩、关节强直、病理性骨折等。注意观察抗结核药物治疗的不良反应。

5. 用药的护理 骨与关节结核手术前，常规联合应用抗结核药物至少 2 ~ 4 周，以改善全身症状，避免术后病变复发或扩散。有窦道合并感染者，用广谱抗生素至少 1 周。

6. 疼痛护理 保持病房清洁、舒适、空气流通，有充足的阳光。卧床休息，减少活动，减轻肢体负荷，缓解疼痛。局部制动，防止病理性骨折和截瘫。多参加娱乐活动，室内放音乐和看电视，以分散患者的注意力。

7. 心理护理 骨与关节结核病程长，体能消耗大，生活自理能力下降，易产生焦虑。用药可长达 2 年左右，药物可出现不良反应，对患者的心理均有一定影响。在护理时耐心细致，解除患者顾虑，树立起战胜疾病的信心，积极配合治疗。

（二）术后护理

1. 体位　根据麻醉及手术方式选择体位。颈椎结核术后需用颈托或沙袋固定颈部，髋、膝关节结核术后保持功能位，脊柱结核术后脊柱不稳定或脊柱融合术后，必须局部确切制动，避免继发性损伤及植骨块脱落等。

2. 饮食　给予高蛋白、高能量、高维生素、易消化、易吸收的食物。

3. 病情观察

（1）严格监测生命体征　如有脉率增快、血压下降等情况，可能有出血或血容量不足，适当加快输液并报告医生。胸椎结核病灶清除术后，患者出现呼吸困难，可能为气胸所致，及时通知医生并协助处理。

（2）局部观察　髋、膝关节术后注意观察肢端温度、色泽改变，及时发现并处理患肢缺血性或淤血性改变。

4. 抗结核药物应用护理　继续按疗程使用抗结核药物。

5. 并发症护理　防止肌肉萎缩及关节僵硬，长期卧床患者，在不影响病情的情况下尽早进行肢体被动、主动活动，主动练习翻身、坐起、下床活动。对脊柱不稳定者，切忌随意搬动。瘫痪患者实施相应护理。

6. 心理护理　手术后患者会留有后遗症，鼓励患者正视现实，进行主动锻炼，尽可能恢复肢体功能。

【健康指导】

出院后继续坚持功能锻炼；坚持抗结核治疗，向患者及其家属交代抗结核药物的剂量、用法、副作用及药物的保存方法。指导患者生活、皮肤、大小便等的自我护理。长期卧床患者，防止压疮的形成及呼吸道护理。

知识拓展

骨结核检查试验

1. 拾物试验　腰椎结核患者不能弯腰，故拾物时屈髋、屈膝、挺腰下蹲，一手撑大腿，另一手去拾地上的东西，称拾物试验阳性。

2. 托马斯征（Thomas）　患者平卧于硬板床上，将其健侧髋、膝关节屈曲，使膝部尽可能靠近前胸，腰背平贴于床上，若大腿与床面成角（成角越大，表明髋关节畸形越重），即为托马斯征阳性。

3. 浮髌试验　患者平卧，伸直患肢，检查者左手拇指和其他手指分别固定在膝关节上方两侧并加压，然后用右手示指将髌骨连续向后方按压数次，松开时有髌骨随手浮起感，称为浮髌试验阳性。

第六节　颈、腰椎退行性疾病

案例分析

患者，男，48岁。双下肢无力1个月，右侧明显，近1周步态不稳，左手不能正常扣纽扣。无外伤、发热。体格检查：颈背部无明显压痛，双上肢前臂、手尺侧皮肤感觉减退，右侧尤其明显，四肢肌张力增高，肱二头肌反射亢进，双膝踝反射亢进，左侧阵挛阳性。

问题

1. 该患者最有可能的临床诊断是什么？
2. 该患者目前的护理诊断及问题是什么？
3. 该患者如果要进行手术治疗，需要做哪些术前准备？

一、颈椎病

颈椎病又称颈椎综合征，是因颈椎间盘退行性变及其继发性椎间关节退行性变，刺激或压迫相邻的脊髓、神经、血管和食管等结构而表现出的一系列临床症状和体征。发病年龄多在中年以上，男性较多，好发于$C_{5\sim6}$、$C_{6\sim7}$椎间盘。

【概述】

（一）病因

1. 颈椎间盘退行性变　是颈椎病发生和发展的最基本原因。退行性变引起颈椎之间不稳定、骨质增生与椎间盘突出，导致椎间孔与椎管狭窄，刺激与压迫神经根、脊髓及椎动脉。

2. 损伤　急性损伤加重已退行性变的颈椎和椎间盘损害而诱发颈椎病；慢性损伤加速颈椎退行性变过程。

3. 先天性颈椎椎管狭窄　此类患者颈椎退行性变轻微，但可以出现压迫或刺激症状。

4. 风湿寒冷　是颈椎病的诱发因素。

（二）分类

根据受压部位和临床表现的不同，颈椎病主要分为以下4种类型。

1. 神经根型　最常见，占颈椎病的50%～60%。是由于颈椎退行性变压迫或牵拉脊神经根所致。

2. 脊髓型　此型最严重，占颈椎病的10%～15%。因颈椎退行性变压迫脊髓所致。

3. 椎动脉型　由于颈椎横突孔增生狭窄、颈椎稳定性下降，椎间关节活动移位等直接刺激或压迫椎动脉，引起椎－基底动脉供血不足所致。

4. 交感神经型　由于颈椎结构退行性变刺激或压迫颈部交感神经节后纤维所致。

【护理评估】

（一）健康史

了解患者的年龄、职业等情况，其职业是否与头颈部的频繁活动或长期伏案工作有关。有无颈部损伤史、伤后治疗及康复情况。

（二）身体状况

根据受压神经或刺激的组织不同，临床上将颈椎病分为以下几种类型。

1. 神经根型　主要表现为与脊神经根分布区相一致的感觉、运动及反射障碍。其典型表现为颈肩痛、前臂桡侧痛、手的桡侧三指痛。查体：颈部活动受限，颈肩部有压痛；相应的神经根支配区出现感觉异常、肌肉萎缩；腱反射早期活跃，中后期减退或消失；牵拉试验阳性（Eaton 试验）和压颈试验阳性（Spurling 征）。

2. 脊髓型　起病缓慢，先有双下肢无力，发麻及步态不稳，有踩棉花感，随病情加重出现自下而上的运动神经源性瘫痪；躯干有紧束感；大小便功能障碍。查体：肢体有不同程度的瘫痪，手精细活动障碍；腱反射亢进，Babinski 征阳性，髌阵挛、踝阵挛阳性。

3. 椎动脉型

（1）眩晕　最常见。转动头部时眩晕加重，多伴有复视、耳鸣、恶心呕吐等。

（2）猝倒　表现为四肢麻木、软弱无力而跌倒，多在头部突然活动或改变姿势时发生。

（3）头痛　表现为发作性胀痛，以枕部、顶部为主，发作时可出现恶心、呕吐、出汗、心慌及血压改变等自主神经功能紊乱的症状。

4. 交感神经型　表现为交感神经兴奋或抑制。

（1）兴奋症状　头痛或偏头痛、视物模糊、畏光、眼窝胀痛，心跳加快，耳鸣、听力障碍，多汗。

（2）抑制症状　头晕、眼花、流泪、鼻塞，心动过缓、血压下降等。

（三）心理－社会状况

颈椎病症状复杂，反复发作，会给患者造成严重不适，对工作、学习、生活影响较大，患者常因此焦虑或烦躁。患者及其家属对手术、术后康复及可能出现的后遗症缺乏认知。

（四）辅助检查

1. 颈椎 X 线检查　正、侧位片可见颈椎椎间隙狭窄或增生、生理前凸减少或消失；斜位片可见椎间孔变形、缩小；过伸、过屈位片可见颈椎不稳。

2. CT、MRI 检查　可见椎间盘突出，椎管、神经根管狭窄及脊髓、脊神经受压情况。

3. 椎动脉造影 可显示椎动脉局部受压、梗阻、血流不畅迹象。

（五）治疗原则

颈椎病的治疗原则是改善受压，减轻症状，促进循环。

1. 非手术治疗 主要适用于神经根型、椎动脉型、交感神经型颈椎病。治疗方法包括牵引治疗、应用颈托、理疗、药物治疗、推拿按摩等。

2. 手术治疗 适用于上述3种类型颈椎病经非手术治疗半年以上无效者，或症状较重影响生活、工作者；脊髓型颈椎病症状逐渐加重者。手术方式有经颈椎前路椎间盘摘除术、椎体间植骨融合术、经后路椎骨扩大成形术。

【常见护理诊断及问题】

1. 疼痛 与炎症、神经根受刺激或压迫、交感神经兴奋、椎动脉供血不足等有关。

2. 焦虑 与担心治疗效果不佳、手术风险较大有关。

3. 躯体活动障碍 与脊髓受压或术后活动受限有关。

4. 潜在并发症 术后呼吸困难、失用性肌萎缩、呼吸及泌尿系统感染等。

【护理目标】

患者疼痛缓解，情绪稳定、焦虑程度减轻，肢体功能得到最大程度的保留与恢复，无并发症发生或得到及时发现与治疗。

【护理措施】

（一）非手术治疗护理及术前护理

1. 体位 自由体位，避免长久静坐。椎动脉型颈椎病避免头颈急速旋转，以防猝倒。

2. 饮食 高热量、高蛋白、富含维生素与粗纤维食物，多饮水，以预防便秘。

3. 病情观察 观察牵引效果，头、颈及上肢疼痛、麻木的变化，上肢运动、感觉改变。观察药物疗效及不良反应。

4. 颌枕带牵引治疗 适用于脊髓型以外的各型颈椎病。取坐位或卧位，头微屈。牵引重量为2～6kg（图20－14），每次0.5～1小时，每日1～2次，15日为一疗程，牵引后症状加重者，应改用其他方法。

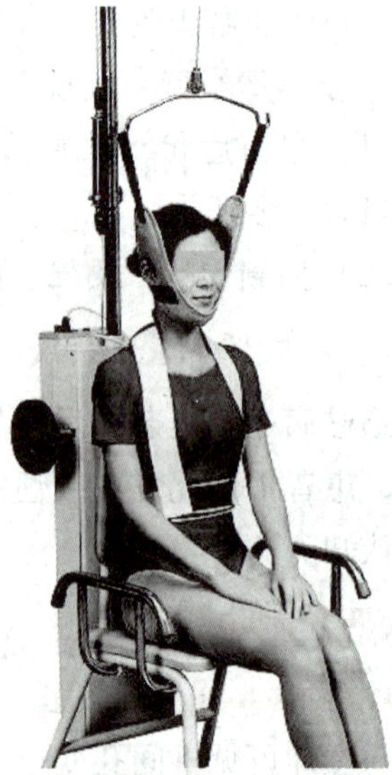

图20－14 颌枕带牵引

5. 应用颈托制动 适用于慢性病例，能限制颈椎过度活动，不影响患者日常生活（图20－15）。

6. 物理治疗 可改善颈肩部血液循环，促进炎性水肿消退和松弛肌肉及止痛，如超短波、红外线、热疗、磁疗等。

7. 推拿按摩　对减轻肌痉挛、改善局部血液循环有一定效果，但对脊髓型颈椎病易导致脊髓损伤，因而要慎用。

8. 用药护理　非甾体抗炎药、肌松药及镇静剂等均属对症治疗药物，但长期使用可产生一定不良反应，故宜在症状剧烈、严重影响生活及睡眠时才短期交替使用。

9. 术前准备　做好骨科术前常规准备；做好适应性训练，如颈部过伸位训练、呼吸功能训练、气管和食管推移训练等。

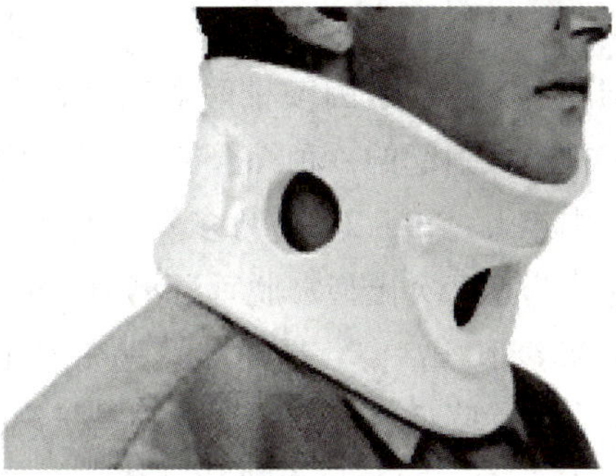

图 20－15　颈托

10. 心理护理　与患者及家属多沟通，消除对手术的恐惧心理，说明手术的必要性和重要性，增强其信心，配合治疗。

（二）术后护理

1. 活动与体位　平卧位或半卧位，颈部两侧置沙袋或佩戴颈围，松紧适度，搬动患者或翻身时切勿旋转颈部。为防止植骨块脱落移位，手术后保持稳定的头颈部体位，颈部用颈围或颈托制动，头颈两侧垫枕或沙袋；避免头颈过多屈伸，控制旋转活动；在咳嗽、喷嚏或用力排便时，用手轻按颈部切口处。

2. 病情观察　术后观察患者生命体征，尤其在术后 1～3 天，应严密观察呼吸情况；观察切口出血及引流情况，保持伤口内负压引流管通畅；观察肢体感觉、运动功能，术后脊髓水肿反应，可致肢体感觉、运动功能障碍，术后 48 小时为水肿高峰期，每 1 小时观察一次，发现肢体麻木、肌力减退时，立即通知医生做相应处理；观察引流液的颜色、量、性状，如有异常及时报告医生。

3. 治疗配合　术后如有感染迹象，遵医嘱使用抗生素；及时更换引流袋，协助医生进行局部换药。

【健康指导】

1. 鼓励患者生活自理　病情许可时，帮助和指导患者做颈部功能锻炼，逐渐加大活动范围，促进恢复自理能力。

2. 选择正确睡眠姿势　枕头宜选用透气性好、松软适宜的材料，中间低两头高，长度以超过肩宽 10～16cm，高度以头颈部枕后 10cm 高为宜，睡姿以保持颈胸腰自然屈曲，髋膝略屈曲为佳。

3. 避免损伤　行走或劳动时注意避免损伤颈肩部，乘车时应抓好扶手，系好安全带，以防急刹车扭伤颈部。

4. 加强功能锻炼　长期伏案工作者应间歇远视以缓解颈部肌肉慢性劳损。

二、腰椎间盘突出症

【概述】

腰椎间盘突出症是因腰椎间盘变性，纤维环破裂、髓核组织突出，刺激和压迫马尾神经或神经根引起的一种综合征，是腰腿痛最常见的原因之一。可发生于任何年龄，最多见于中年人，20～50岁为多发年龄，男性多于女性。好发于$L_{4\sim5}$和$L_5\sim S_1$椎间隙。分为膨隆型、突出型、脱垂游离型、Schmorl结节及经骨突出型。常见病因如下。

1. 椎间盘退行性变 是腰椎间盘突出症的基本病因。随年龄增长，纤维环和髓核水分减少，弹性降低，椎间盘变薄，易于脱出。

2. 长期震动 驾驶员在驾驶过程中，长期处于座位及颠簸状态，腰椎间盘承受的压力过大，可导致椎间盘退变和突出。

3. 过度负荷 当腰部负荷过重时，髓核向后移动，引起后方纤维环破裂。长期从事重体力劳动者，如建筑工人，因过度负荷造成纤维环破裂。

4. 外伤 是腰椎间盘突出的重要因素。

5. 妊娠 妊娠期间体重突然增加，腹压增高，韧带相对松弛，椎间盘容易膨出。

6. 其他 遗传、吸烟及糖尿病等因素。

【护理评估】

（一）健康史

了解有无腰部急性或慢性损伤史，了解受伤经过及诊疗情况，排除结核病史；了解有无其他部位的肿瘤，治疗经过及疗效。

（二）身体状况

1. 腰痛 超过90%的患者有腰痛表现，也是最早出现的症状。为急性剧痛或慢性隐痛，弯腰负重、咳嗽、打喷嚏、长时强迫体位时加重，休息后可减轻；腰痛向下肢放射。

2. 坐骨神经痛 约97%的患者出现坐骨神经痛，这是由于腰椎间盘突出多发于L_4 L_5及$L_5\sim S_1$椎间隙的缘故。多为单侧。痛初为痛觉过敏或钝痛，逐渐加重，放射至臀部、大腿后外侧、小腿外侧至足跟部或足背，严重者相应区域感觉迟钝或麻木。咳嗽、打喷嚏等增加腹内压的行为都可使腿痛加重。腿痛重于腰痛是椎间盘突出症的重要表现。

3. 马尾综合征 突出的髓核或脱垂的椎间盘压迫马尾神经，出现鞍区感觉异常，大小便功能障碍。

4. 体征

（1）腰椎侧凸 是一种为减轻疼痛的姿势性代偿畸形。

（2）腰部活动受限 其中以前屈受限最为明显。

（3）压痛、叩痛 在病变椎间隙的棘突侧1cm处多有深压痛、叩痛，向下肢放射。

（4）直腿抬高试验及加强试验阳性（图 20－16）。

（5）感觉及运动功能减弱　L_5 神经根受累时，患侧小腿前外侧和足内侧的痛、触觉减退，足跗背伸力下降；S_1 神经根受累时，外踝附近及足外侧的痛、触觉减退，足跖屈肌力减弱，踝反射减弱或消失；马尾神经受压时肛门反射减弱或消失。

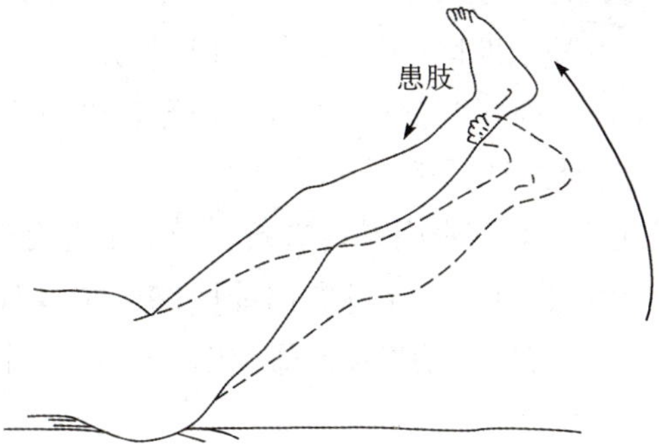

图 20－16　直腿抬高试验及加强试验阳性

（三）心理－社会状况

患者病程较长，呈慢性过程，时轻时重，迁延不愈，给生活和工作带来不便，患者常焦虑或抑郁。

（四）辅助检查

1. X 线检查　能直接反映腰部有无侧突、椎间隙有无狭窄等。

2. CT 和 MRI 检查　CT 可显示骨性椎管形态，黄韧带是否增厚及椎间盘突出的大小、方向等，有较大诊断价值。MRI 可全面观察各腰椎间盘病变，也可在矢状面了解髓核突出的程度和位置，并鉴别是否存在椎管内其他占位性病变。

3. 肌电图检查　有助于腰椎间盘突出的诊断，并可以推断神经受损的节段。

（五）治疗原则

1. 非手术治疗　适应于初次发作、病程较短且早期症状较轻者。治疗措施包括：绝对卧床休息、骨盆牵引、理疗和推拿按摩、应用腰围、皮质激素硬膜外注射、髓核化学溶解法、佩戴腰围等。

2. 手术治疗　急性发作有明显马尾神经症状，诊断明确经保守治疗无效、症状较重、影响工作和生活者可采取手术治疗，常用术式有：全椎板或半椎板切除髓核摘除术、经皮腰椎间盘切除术、显微外科腰椎间盘摘除术、人工椎间盘置换术。

【常见护理诊断及问题】

1. 急性疼痛或慢性疼痛　与髓核压迫引起的炎症有关。

2. 躯体活动障碍　与疼痛、肌肉痉挛有关。

3. 潜在并发症　血管或神经损伤、神经根粘连等。

【护理目标】

患者疼痛缓解，肢体功能得到最大程度的保留与恢复，无并发症发生或得到及时发现与治疗。

【护理措施】

（一）非手术治疗的护理及手术前护理

1. 体位与休息 急性期应严格卧硬板床休息，3～4周后多数可好转，起床活动时须戴腰围，以防扭伤加重。卧床期间坚持深呼吸和四肢肌肉关节的功能锻炼，以促进血液循环，预防肺内感染及肌肉萎缩。3个月内不做弯腰拾物动作。

2. 饮食 卧床期间给予易消化易吸收的食物，多饮水，以防泌尿系感染发生。

3. 病情观察 牵引期间，观察牵引是否有效，牵引带有无松动，疼痛是否减轻。

4. 骨盆牵引 牵引增宽椎间隙，促进突出物回缩，减轻对神经根的刺激或压迫。牵引重量根据个体差异在7～15kg，抬高床尾做反牵引，共2周。孕妇、高血压和心脏病患者禁用。

5. 理疗和推拿 可缓解肌痉挛，对部分早期病例有较好的效果。

6. 其他 卧床患者注意皮肤、呼吸道、大小便的护理。

（二）手术后护理

1. 体位与休息 手术后平卧2周，戴腰围起床活动，以防神经根粘连。

2. 饮食 给予高蛋白、高热量、高维生素饮食。

3. 病情观察 手术后观察患者生命体征，下肢运动、感觉和反射、切口出血及引流等。

4. 引流护理 保持切口敷料清洁干燥，及时进行换药。放置引流管的患者，保持引流通畅，及时更换引流瓶。一般引流管于术后24～48小时拔除。观察引流液的颜色、量和性状，注意有无脑脊液流出，有无活动性出血等。

5. 功能锻炼

（1）直腿抬高锻炼 术后1日开始进行直腿抬高锻炼，抬放时间相等，每次15～30分钟，每日2～3次，以能耐受为限；逐渐增加抬腿幅度，以防神经根粘连。

（2）四肢肌肉、关节的功能锻炼 卧床期间坚持定时活动四肢关节，以防关节僵硬。

（3）腰背肌锻炼 指导患者锻炼腰背肌，以增加腰背肌肌力，预防肌萎缩和增强脊柱稳定性。非急性期患者及手术后恢复期均可进行。一般术后第7日开始，先用五点支撑法，1～2周后改为三点支撑法（图20－17），每日3～4次，每次50下，循序渐进，逐渐增加次数，但腰椎有破坏、感染性疾病、内固定物植入、年老体弱及心肺功能障碍者不宜进行腰背肌锻炼。

（4）行走训练 制定活动计划，帮助患者按时下床活动。一般卧床2周后借助腰围或支架下床活动可视手术情况适当缩短或延长下床时间。

6. 并发症的护理 常见并发症为脊髓神经根粘连和脑脊液漏。

（1）神经根粘连 术后及时评估脊髓神经功能情况，观察下肢感觉、运动情况，

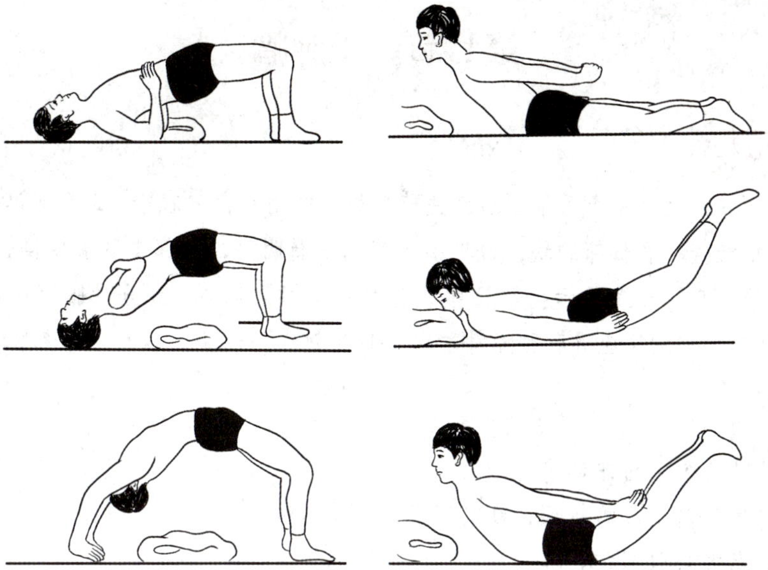

图 20－17　腰背肌锻炼示意图

并与健侧和术前对比，评估患者术后疼痛情况有无缓解。

（2）脑脊液漏　若引流袋内引流出淡黄色液体，患者出现头痛、呕吐等症状，应考虑发生脑脊液漏，须立即报告医师予以处理；同时适当抬高床尾，去枕平卧 7～10 日；监测及补充电解质；遵医嘱使用抗生素预防颅内感染发生。

（三）心理护理

向患者解释手术的必要性和重要性，病情加重的原因，常用的非手术治疗方法及注意事项，使患者解除焦虑心理。

【健康指导】

1. 知识宣传　教会患者及其家属有关腰腿痛的防治知识。

2. 腰背肌训练　应循序渐进加强腰背肌功能训练，以增加脊柱的稳定性。

3. 其他　指导患者正确坐、卧、立、行和劳动姿势，以减少急、慢性损伤发生的机会。

知识拓展

牵拉试验（Eaton 试验）和压颈试验（Spurling 征）

1. 牵拉试验（Eaton 试验）阳性　检查者一手扶患侧颈部，一手握患腕，向相反方向牵拉。此时因臂丛神经被牵张，刺激已受压的神经根而出现放射痛。

2. 压颈试验（Spurling 征）阳性　患者端坐，头后仰并偏向患侧，检查者用手掌在其头顶加压，出现颈痛并向患手放射。

第七节　骨肿瘤

案例分析

患者，男，24 岁。1 个月前感右膝关节疼痛，能耐受，未就诊。3 天前疼痛加重，来院就诊。体格检查：右膝部肿块，边界不清楚，压痛明显，局部皮肤温度高，静脉怒张，右膝关节不能伸直。X 线显示：右股骨下端骨质浸润性破坏，部分骨膜突起可见明显的 Codman 三角，形成的反应骨和肿瘤骨呈现“日光射线”现象。诊断为骨肉瘤。

问题

1. 应从哪几个方面评估患者?
2. 该患者目前主要的护理诊断有哪些?
3. 应对患者采取哪些护理措施

骨肿瘤是指骨组织（骨膜、骨和软骨）及骨附属组织（骨的血管、神经、脂肪、纤维组织等）所发生的肿瘤。骨肿瘤的发病具有年龄特点，如骨肉瘤多见于青少年、骨巨细胞瘤多见于青壮年、骨髓瘤多见于老年。骨肿瘤的发病率占所有肿瘤的 2% ~3%。

骨肿瘤分为原发性和继发性两大类，原发性骨肿瘤是由骨组织及其附属组织本身所发生的肿瘤；继发性骨肿瘤是由其他器官或组织发生的恶性肿瘤通过血液循环、淋巴转移到骨组织及其附属组织所发生的肿瘤或直接浸润到骨组织及其附属组织所发生的肿瘤。按骨肿瘤的细胞来源可有骨性、软骨性、纤维性、骨髓性、脉管性、神经性等。根据肿瘤组织的形态、细胞的分化程度及细胞间质的类型，可分为良性、中间性和恶性三大类。恶性以骨肉瘤占首位。

【护理评估】

（一）健康史

了解患者的年龄、性别、职业、工作环境、生活习惯、既往有无肿瘤病史或手术治疗史和家族中有无肿瘤患者。了解患者的一般健康状况。评估患者的营养状态即对手术治疗的耐受力，重要器官的功能状态等；注意疼痛的性质和进展情况，用什么措施可缓解或减轻疼痛；肢体肿胀情况，是否有压迫或转移症状；了解畸形的部位和活动受限的原因。

（二）身体状况

1. 骨软骨瘤　是最常见的良性骨肿瘤，多发于 10 ~ 20 岁青少年，男性多于女性。可分为单发和多发两种，多数有家族史，可恶变，多发性骨软骨瘤发生恶变的机会要比单发性的多。骨软骨瘤早期无症状，多见于生长活跃的干骺端，如股骨下端、胫骨上端和肱骨上端。当肿瘤生长到一定程度时，可因压迫周围组织，如肌腱、神经、血管等出现隐痛而影响功能。大多数患者是在无意中发现骨性肿块而就诊。X 线片显示长管骨的干骺端骨性凸起，有完整的骨皮质和骨松质，形如菜花状、蒂状或鹿角状。骨软骨瘤虽属良性，因有恶变可能，应早期手术切除。

2. 骨巨细胞瘤　起源于松质骨的溶骨性肿瘤，好发于 20～40 岁，女性多于男性，属潜在恶性，好发于长管骨的干骺端。主要症状为局部疼痛，随肿瘤的生长而疼痛加重，多见于股骨下端或胫骨上端。若侵及关节软骨，将影响关节功能。X 线片显示长骨干骺端偏心性、溶骨性破坏，呈“肥皂泡”样改变，骨皮质膨胀变薄，界限较清晰，周围无骨膜反应。骨巨细胞瘤按分化程度分：①Ⅰ级，基质细胞少，有大量巨细胞；②Ⅱ级，基质细胞较多，巨细胞数量减少；③Ⅲ级，以基质细胞为主，巨细胞数量很少，有明显肉瘤证据。分级对治疗有参考价值，但不能判断其良、恶性。骨巨细胞瘤以手术治疗为主，化疗无效，放疗虽有效，但易发生照射后肉瘤变。

3. 骨肉瘤　为最常见的原发性恶性骨肿瘤，恶性程度高，预后差，多见于年轻人。常见于股骨下端，胫骨或腓骨上端、肱骨上端的干骺端。主要症状是进行性加重的疼痛，开始时呈间歇性发作的隐痛，逐渐转为持续性剧痛。患肢关节有不同程度的功能障碍。病变局部肿胀，很快形成肿块，肿瘤表面皮肤温度高，表浅静脉怒张。骨肉瘤实验室检查可有贫血、血沉加快、碱性磷酸酶和乳酸脱氢酶增高。X 线片显示病变部位骨质浸润性破坏，边界不清，病变区可有排列不齐、结构紊乱的肿瘤骨，可以使骨膜突起，形成骨膜下三角形新骨（Codman 三角），形成的反应骨和肿瘤骨呈日光放射状，即影像学中的“日光射线”现象（图 20－18），周围有软组织肿块阴影。骨肉瘤采取手术为主、化疗为辅的综合治疗。一般术前进行化疗 3～8 周，然后做瘤段切除后假体植入等保肢术或截肢术，术后再继续进行化疗的综合性治疗。

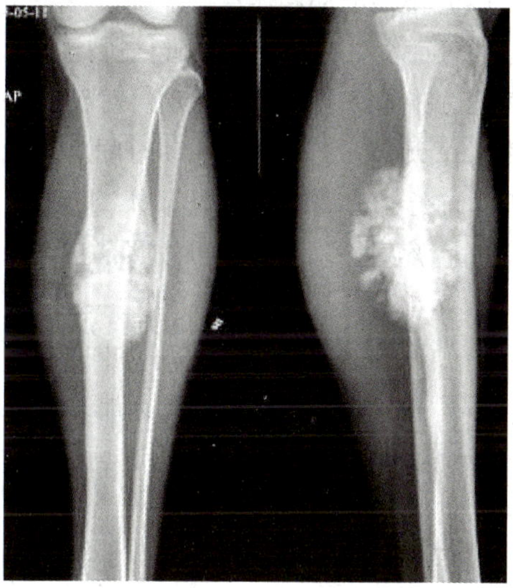

图 20－18　骨肉瘤

（三）心理－社会状况

了解患者的心理状况，对手术治疗的并发症及生理功能改变的心理承受能力。家庭人员对本病的认识程度即家庭对患者治疗的经济承受能力。

【常见护理诊断及问题】

1. 焦虑、恐惧　与肢体功能丧失或担心预后有关。

2. 疼痛　与肿瘤浸润或压迫神经有关。

3. 躯体移动障碍 与疼痛或肢体功能损失有关。

4. 潜在并发症 病理性骨折。

【护理目标】

患者焦虑、恐惧得到缓解，疼痛缓解，肢体功能得到最大程度的保留与恢复，无并发症发生或得到及时发现与治疗。

【护理措施】

（一）术前护理

1. 一般护理

（1）营养护理 宜清淡、易消化饮食。鼓励患者摄取足够营养，合理进食高蛋白、高热量、高维生素饮食。必要时进行少量多次输血和补液，以增强抵抗力，为手术治疗创造条件。

（2）适当活动和休息 应嘱咐患者下地时患肢不要负重，以防发生病理性骨折和关节脱位而发生意外损伤；脊柱肿瘤患者应绝对卧床休息，避免下床活动脊柱骨折造成截瘫，指导患者做松弛活动。对于允许下床活动而不能走动的患者，可利用轮椅帮助患者每天有一定的室外活动时间。对无法休息和睡眠的患者，应注意改善环境，必要时睡前给予适量镇静止痛药物，以保证患者休息。

（3）疼痛护理 疼痛可按照“三级止痛”方案用药。

2. 术前准备

（1）脊柱、下肢手术者，手术前一日晚肥皂水灌肠，防止术后长时间卧床而腹胀。

（2）骶尾部手术，术前3天服用肠道抗菌药物，术前一日晚清洁灌肠。

（二）术后护理

1. 病情观察

（1）密切观察残肢端创口的情况，注意有无出血、水肿、水疱、皮肤坏死及感染，及时更换敷料。

（2）用石膏外固定时，注意肢端血运情况，鼓励患者适当做肌收缩活动，石膏解除后加强锻炼，促进功能恢复。

2. 控制感染 遵医嘱及时应用抗生素，预防感染。

3. 指导患者 进行残肢锻炼以增强肌力，保持关节活动的正常功能，鼓励患者使用辅助工具（拐杖），早期下床活动，为安装假肢做准备。

（三）心理护理

观察并理解患者的心理变化，给以心理安慰和支持，消除害怕和焦虑，使患者情绪稳定；耐心向患者解释病情，解释治疗措施尤其是手术治疗对挽救生命、防止复发和转移的重要性。同时要注意社会因素对患者心理的影响，做好亲属的心理指导。截肢或关节离断术后，患者往往出现某些精神失常症状，要有专人护理，防止患者发生意外。术后出现幻肢痛应耐心解释原因，并指导对症处理。

【健康指导】

1. 向患者讲解一些骨肿瘤的知识，树立战胜疾病的信心，稳定情绪，促进身心健康。

2. 告诉患者合理应用镇静止痛药物，提高患者的生活质量。

3. 指导患者进行各种形式的功能锻炼，最大限度地提高患者的生活自理能力。

4. 嘱咐患者按时复查，出现异常情况如局部肿胀、疼痛等应及时就诊。

第八节　脊髓损伤

案例分析

患者，男，27岁。1小时前不慎从高空坠落后导致背部疼痛，不能活动。来院检查发现：T_{10}棘突处有明显压痛和叩击痛，脊椎活动受限，有后突畸形。

问题

1. 患者可能发生了什么损伤？
2. 该患者目前主要的护理诊断有哪些？
3. 如何进行现场急救和搬运？

脊髓损伤是脊柱骨折的严重并发症，由于椎体的移位或碎骨片突入椎管内，使脊髓或马尾神经产生不同程度的损伤。多发生于胸腰段。脊髓损伤最常见的原因是闭合性钝性外伤。截瘫是指脊髓胸腰段损伤使下肢的感觉与运动发生障碍。

【护理评估】

（一）健康史

了解患者受伤的时间，暴力的性质、方向和大小、作用部位，受伤的体位、搬运方法、治疗过程及疗效。

（二）身体状况

1. 脊髓震荡　损伤平面以下的感觉、运动、反射及括约肌功能完全丧失。在数分钟或数小时内可完全恢复。

2. 脊髓挫伤　表现为受伤平面以下单侧或双侧同一水平的感觉、运动、反射及括约肌功能全部暂时消失或减弱。其预后取决于脊髓挫伤程度、出血量、受压程度及解除压迫时间。

3. 脊髓圆锥损伤　会阴部表现为皮肤鞍状感觉障碍，大小便失禁、尿潴留和性功能障碍。双下肢感觉、运动功能正常。

4. 脊髓断裂　损伤平面以下的感觉、运动、反射及括约肌功能完全丧失。

5. 马尾神经损伤　损伤平面以下弛缓性瘫痪，有感觉及运动功能障碍，括约肌功能丧失，肌张力下降，腱反射消失。

（三）心理－社会状况

评估患者和家属对疾病的心理承受能力，对疾病治疗的态度。

（四）辅助检查

1. X线检查 了解脊柱损伤情况。

2. CT、MRI检查 主要了解脊髓受压或损伤程度、损伤范围。

（五）治疗原则

及早稳定骨折，及早解除脊髓压迫，减轻脊髓水肿和继发性损害。后期重点是预防并发症，鼓励生活自理。

【常见护理诊断及问题】

1. 躯体活动障碍 与疼痛及神经损伤有关。

2. 有体温失调的危险 与脊髓损伤、自主神经功能紊乱有关。

3. 有皮肤完整性受损危险 与长期卧床、躯体不能自主活动有关。

4. 潜在并发症 肺部感染、泌尿系感染等。

【护理目标】

患者肢体功能得到最大程度的保留与恢复，体温得到有效控制，皮肤无受损，无并发症发生或得到及时发现与治疗。

【护理措施】

（一）一般护理

1. 生活护理 及时进行康复治疗，教会患者如何自行完成进食、穿衣、沐浴等，提高生活自理能力。教会丧失行走能力的患者使用拐杖及轮椅。

2. 皮肤护理 参见脊柱骨折患者的皮肤护理。

（二）病情观察

1. 手术前观察 注意定时监测患者的生命体征；持续监测感觉平面有无上升趋势；观察有无咳嗽、咳痰、呼吸困难；有无尿频、尿急、尿痛；骨质隆突处有无红肿、糜烂。

2. 手术后观察 继续监测生命体征；观察伤口的出血情况、有无感染发生；观察运动、感觉、反射、自主神经功能有无改善。

（三）治疗配合

1. 手术后护理 遵医嘱补液、营养支持，使用抗生素防止感染；做好术后各种引流管的护理。

2. 呼吸道并发症护理 禁止吸烟；鼓励患者进行深呼吸和咳嗽排痰；每2～3小时翻身，拍背一次；痰液黏稠时，给雾化吸入，保持呼吸道畅通；对于四肢截瘫者，及早吸氧，必要时行气管切开或辅助机械呼吸。

3. 泌尿系统并发症护理　按常规进行膀胱冲洗；持续导尿2～3周后改为定时开放，每隔4～6小时开放导尿管一次，以训练膀胱的自主节律性，防止膀胱萎缩；鼓励患者多饮水，使每日尿量在1500ml以上。

4. 维持正常体温　严密监测体温变化，高热时物理降温，低温时注意保暖。

（四）心理护理

应关心体贴患者，随时了解患者及其家属的心理变化和情绪波动，帮助患者最大限度的进行生活自理，保持患者自尊感，增强患者自信心。

【健康指导】

指导患者按计划进行功能锻炼；指导患者进行排尿、排便训练；教会患者正确起坐和使用轮椅；教会患者及家属做好皮肤护理及预防压疮的方法。

知识拓展

截瘫指数

估计瘫痪程度常以截瘫指数来衡量，截瘫指数由运动、感觉和内脏括约肌功能（大小便）障碍程度来决定，一般分为0、1、2三级，0表示功能正常，1表示部分功能丧失，2表示功能完全丧失。将此三项的级别相加所得到的数值，则为截瘫指数。从截瘫指数可以大致反映脊髓损伤的程度、发展情况等，还可以预计治疗效果。

目标检测

单选题

1. 下列哪项不是骨折的专有体征（　　）
   A. 功能障碍　　B. 畸形
   C. 假关节活动　　D. 骨擦音
   E. 骨擦感
2. 最常见的关节脱位是（　　）
   A. 肩关节　　B. 肘关节
   C. 膝关节　　D. 髋关节
   E. 踝关节
3. 不稳定骨折是指（　　）
   A. 青枝骨折　　B. 压缩性骨折
   C. 嵌插骨折　　D. 骨折端易移位或复位后易再移位

E. 骨折端不易移位或复位后不再发生移位

4. 下述哪项不是骨折的早期并发症（　　）

A. 缺血性肌挛缩　　B. 脂肪栓塞综合征

C. 内脏器官损伤　　D. 血管神经损伤

E. 骨筋膜室综合征

5. “餐叉”和“枪刺形”畸形，可出现于（　　）

A. 肱骨髁上骨折　　B. 桡骨远端骨折

C. 肘关节脱位　　D. 肩关节脱位

E. 以上均不对

6. 牵引术后患者，一般床头或床尾应抬高（　　）

A. 10～15cm　　B. 15～20cm

C. 20～25cm　　D. 25～30cm

E. 15～30cm

7. 关于肩关节脱位，叙述不正确的一项是（　　）

A. 多为前脱位　　B. 有方肩畸形

C. Dugas 征阳性　　D. 多用足蹬法复位

E. 复位后固定于肩关节外展位

8. 急性血源性骨髓炎少见于（　　）

A. 肱骨　　B. 股骨

C. 胫腓骨　　D. 脊柱

E. 尺骨

9. 关于急性血源性骨髓炎，叙述不正确的一项是（　　）

A. 发病前可有身体其他部位的化脓性病灶

B. 常发生于长骨的干骺端

C. X 线摄片可提供早期诊断依据

D. 骨开窗引流是常用的治疗手段

E. 患肢制动可缓解疼痛，防止畸形和病理性骨折

10. 骨关节结核最常见的部位是（　　）

A. 髋关节　　B. 脊柱

C. 膝关节　　D. 肘关节

E. 肩关节

11. 患者，男，75 岁。股骨颈骨折患者，既往体弱多病，拟行持续牵引治疗，宜选择的牵引方法是（　　）

A. 骨牵引　　B. 皮牵引

C. 兜带牵引　　D. 骨盆牵引

E. 跟骨牵引

12. 患者，男，34 岁。右胫骨骨折行石膏管型固定后 5 小时，诉石膏管型内非骨折部位疼痛难忍，不正确的护理措施是（　　）

A. 抬高患肢　　B. 继续观察病情变化

C. 鼓励患者功能锻炼　　D. 在疼痛部位石膏开窗

E. 向石膏管型内填棉花

13. 患者，女，63 岁。因左桡骨远端伸直型骨折已行手法复位，石膏夹板外固定术，在骨折后 1 ~2 周内功能锻炼的方式主要是（　　）

A. 骨折上下关节活动　　B. 患肢肌肉主动舒缩活动

C. 全身活动　　D. 肘关节活动

E. 腕关节活动

14. 患者，女，71 岁。因股骨颈骨折接受牵引治疗，该患者最常见的并发症是（　　）

A. 缺血性骨坏死　　B. 关节僵硬

C. 骨化性肌炎　　D. 缺血性肌挛缩

E. 创伤性关节炎

15. 患者，男，20 岁。因打球造成左肩关节脱位，几经治疗未完全好转而入院治疗，初步诊断为陈旧性关节脱位，关节脱位的专有体征是（　　）

A. 疼痛　　B. 肿胀

C. 压痛　　D. 弹性固定

E. 关节功能障碍

16. 患者，男，10 岁。因突起寒战、高热 39℃ 伴右下肢疼痛 3 天入院。该患儿 1 周前有咳嗽、咽痛等症状，未予重视。评估：患儿右下肢呈半屈曲状胫骨上段处压痛，周围肌痉挛，因疼痛抗拒做主动与被动运动，局部皮温增高。初步诊断为急性血源性骨髓炎，该病的好发部位是（　　）

A. 松质骨　　B. 密质骨

C. 扁骨　　D. 短骨

E. 长骨的干骺端

（17 ~18 题共用题干）

患者，男，65 岁。行走时不慎滑倒，左臀部着地后左髋部疼痛，不能站立、行走。查体：左髋部有压痛，左下肢短缩、外旋、屈曲畸形

17. 该患者最可能的诊断是（　　）

A. 左股骨颈骨折　　B. 左股骨干骨折

C. 左胫、腓骨骨折　　D. 骨盆骨折

E. 尾骨骨折

18. 最有诊断意义的表现是（　　）

A. 左髋部疼痛　　B. 局部肿胀

C. 局部压痛　　D. 不能行走

E. 患侧肢体短缩、外旋、屈曲畸形

（19～20 共用题干）

患者，男，7 岁，高热、寒战 5 小时，左下肢活动受限。左胫骨上端剧痛，且有深压痛。血白细胞计数 $21\times10^9/L$，中性粒细胞 0.90。X 线片未见异常。4 天前有左膝部碰伤史。

19. 其可能的诊断是（　　）

A. 左膝化脓性关节炎　　B. 急性血源性骨髓炎

C. 急性蜂窝织炎　　D. 膝关节结核

E. 创伤性关节炎

20. 其致病菌常为（　　）

A. 肺炎球菌　　B. 金黄色葡萄球菌

C. 乙型溶血性链球菌　　D. 真菌

E. 大肠埃希菌

（刘鸿业）

书网融合……

微课　　本章小结　　自测题

目标检测参考答案

第二章

1. C　2. E　3. B　4. E　5. C　6. D　7. C　8. D　9. B　10. D　11. E　12. B　13. A
14. C　15. B　16. C　17. A　18. A　19. E　20. A

第三章

1. C　2. C　3. D　4. C　5. D　6. D　7. B　8. A　9. B　10. E　11. C　12. B　13. C
14. E　15. C　16. C　17. B　18. C　19. B　20. D　21. E　22. C　23. A　24. D　25. D
26. ABCDE　27. ABD　28. DE　29. BCE

第四章

1. B　2. E　3. A　4. E　5. C　6. D　7. E　8. C　9. B　10. A　11. D　12. B　13. D
14. E　15. C　16. D　17. A　18. B　19. B　20. C

第五章

1. C　2. B　3. B　4. B　5. E　6. B　7. D　8. C　9. D　10. C　11. C　12. B　13. E
14. D　15. E　16. C　17. A　18. E　19. D　20. C

第六章

1. A　2. A　3. B　4. B　5. C　6. C　7. A　8. A　9. E　10. B　11. B　12. E　13. D
14. D　15. C　16. E　17. B　18. E　19. C　20. A

第七章

1. E　2. C　3. B　4. C　5. C　6. A　7. B　8. A　9. D　10. C　11. E　12. B　13. C
14. A　15. D　16. A　17. D　18. E　19. A　20. E

第八章

1. C　2. C　3. E　4. B　5. D　6. A　7. C　8. A　9. C　10. D　11. B　12. B　13. A
14. D　15. B　16. B　17. C　18. E　19. D　20. B

第九章

1. D　2. E　3. C　4. C　5. A　6. E　7. C　8. C　9. C　10. D　11. E　12. D　13. B
14. B　15. C　16. B　17. E　18. E　19. B　20. A

第十章

1. B　2. E　3. D　4. D　5. E　6. C　7. B　8. D　9. C　10. A　11. A　12. D　13. D
14. A　15. D

第十一章

1. C　2. E　3. D　4. A　5. B　6. D　7. A　8. D　9. A　10. E　11. D　12. B　13. B
14. B　15. D　16. D　17. B　18. E　19. B　20. E

第十二章

1. C 2. C 3. E 4. B 5. A 6. E 7. E 8. E 9. E 10. C 11. C 12. E 13. E 14. B 15. A 16. D 17. E 18. A 19. B 20. E

第十三章

1. D 2. B 3. E 4. E 5. E 6. B 7. B 8. A 9. C 10. C 11. A 12. A 13. E 14. D 15. D 16. B 17. D 18. E 19. A 20. D

第十四章

1. B 2. C 3. A 4. D 5. D 6. E 7. D 8. B 9. D 10. D 11. C 12. A 13. E 14. A 15. B 16. D 17. E 18. C 19. B 20. C

第十五章

1. E 2. D 3. C 4. C 5. D 6. D 7. E 8. E 9. C 10. B 11. D 12. A 13. B 14. D 15. B 16. D 17. A 18. B 19. B 20. D

第十六章

1. B 2. A 3. B 4. A 5. A 6. A 7. B 8. D 9. C 10. A 11. A 12. D 13. A 14. B 15. C 16. B 17. A 18. A 19. A 20. C

第十七章

1. C 2. C 3. C 4. A 5. B 6. B 7. A 8. D 9. B 10. D 11. C 12. D 13. B 14. D 15. E 16. A 17. D 18. A 19. E 20. D

第十八章

1. E 2. D 3. E 4. B 5. C 6. A 7. A 8. A 9. C 10. E 11. C 12. D 13. A 14. B 15. B 16. BCD 17. ACD 18. ACDE

第十九章

1. A 2. C 3E 4. C 5. B 6. E 7. C 8. B 9. C 10. B 11. A 12. E 13. E 14. B 15. B 16. C 17. A 18. B 19. A 20. A

第二十章

1. A 2. A 3. D 4. A 5. B 6. E 7. E 8. D 9. B 10. B 11. B 12. E 13. B 14. A 15. D 16. E 17. A 18. E 19. B 20. B

参考文献

[1] 易淑明，刘毅．外科护理学．北京：中国医药科技出版社，2018
[2] 梁桂仙，宫叶琴．外科护理学．北京：中医医药科技出版社，2016
[3] 郭子健，黄舟．外科学．北京：中国医药科技出版社，2017
[4] 林建兴，张德．外科护理学．北京：中国医药科技出版社，2019
[5] 闵晓松，阴俊．外科护理．2 版．北京：科学出版社，2016
[6] 唐少兰，杨建芬．外科护理．3 版．北京：科学出版社，2015
[7] 方向明，王英伟．麻醉学．北京：中国医药科技出版社，2019
[8] 蔡恩丽．外科护理．北京：中国中医药出版社，2015
[9] 陈孝平．外科学．9 版．北京：人民卫生出版社 2020
[10] 吴文秀．外科护理．北京：人民卫生出版社，2018
[11] 李勇、俞宝明．外科护理学．3 版．北京：人民卫生出版社，2015
[12] 江跃华．外科护理．北京：人民卫生出版社，2018